丁震医学教育 www.dzyxedu.com 系列考试丛书

U0690127

2017

丁震外科护理学（中级）

单科一次过（第4科）专业实践能力

DINGZHEN WAIKE HULIXUE（ZHONGJI）DANKE
YICIGUO（DISIKE）ZHUANYE SHIJIAN NENGLI

编著◎丁 震

北京航空航天大学出版社
BEIHANG UNIVERSITY PRESS

图书在版编目（CIP）数据

丁震外科护理学（中级）单科一次过. 第4科，专业实践能力 / 丁震编著. -- 北京：北京航空航天大学出版社，2018.9

ISBN 978-7-5124-2777-8

Ⅰ．①丁… Ⅱ．①丁… Ⅲ．①外科学－护理学－资格考试－自学参考资料Ⅳ．① R473.6

中国版本图书馆 CIP 数据核字（2018）第 163597 号

丁震外科护理学（中级）单科一次过（第4科）专业实践能力
丁 震 编 著
责任编辑：熊晓然 陈 蕾

*

北京航空航天大学出版社出版发行

北京市海淀区学院路 37 号（邮编 100191） http：//www.buaapress.com.cn
发行部电话：（010）82317024 传真：（010）82328026
读者信箱：yxbook@buaacm.com.cn 邮购电话：（010）82316936
涿州市新华印刷有限公司印装 各地书店经销

*

开本：787×1092 1/16 印张：20.5 字数：525 千字
2018 年 9 月第 1 版 2019 年 1 月第 2 次印刷
ISBN 978-7-5124-2777-8 定价：65.00 元

　　本书是2019年全国外科护理学（中级）资格考试的复习参考书，专为在上一年度考试中第4科（专业实践能力）考试未通过的考生编写。全书分为考点和单科试卷两个部分。考点部分根据考试大纲对单科目考核的内容要求（外科护理学的内容）和历年考试命题情况编写，确保单科复习的系统性和完整性。在每章考点之后，同步对应若干试题以加强对考点的理解。试卷部分精选4套单科试卷，共400题，供考生专项实战模拟；400道题均配有作者的原创解析，对有干扰价值的选项逐项对比解析，帮助考生深刻理解考试重点。图书考点部分采用双色印刷，重点内容用绿色字区分。

全国卫生专业技术资格（中初级）以考代评工作从 2001 年开始正式实施，参加并通过考试是单位评聘相应技术职称的必要依据。目前，除原初级护士并轨、独立为全国护士执业资格考试外，全国卫生专业技术资格（中初级）考试涵盖了护理、临床医学、药学、检验、影像、康复、预防医学、中医药等 118 个专业。考试涉及的知识范围广，有一定难度，考生对应考复习资料的需求较强烈。

2009 年由我提出策划方案、组织全国数百名作者参与编写的全国卫生专业技术资格考试及护士执业资格考试丛书在人民军医出版社出版，共 50 余本，内容覆盖了护士、护理学（师）、护理学（中级）、药学、检验、临床医学等上百个考试专业。由于应试指导教材精练、准确；模拟试卷贴近考试方向、命中率高，已连续畅销 10 年，深受全国考生认可。

在图书畅销的同时，我和编写本套丛书的作者团队却感到深深的无奈，因为我们发现，市场上有相当比例的同类考试书和某些培训机构的网上试题都在抄袭我们的创作成果，有些抄袭的试题顺序都没有变。而市场上盗印、冒用"军医版"图书的情况更加严重，由我策划编著的《护考急救包》《单科一次过》等经典考试图书目前已有多个冒用版本在销售，使考生难辨"李逵"和"李鬼"。这些侵权、盗印、冒用出版物的质量粗劣，欺骗、误导考生，使原创作者和读者两方的利益都受到严重侵害。

因此，请考生一定认清，丁震是原人民军医出版社考试中心主任，原军医版的护士、护理学（师）、护理学（中级）及药学、检验、临床医学等职称考试图书均为丁震策划编写。人民军医出版社已从 2017 年后停止出版护理类及医学职称考试图书，丁震与原班作者队伍继续修订和出版本套考试图书，只有丁震编著的护理类或担任总主编的职称考试图书为原军医版的合法延续，目前市场上其他众多的"军医版"、"军医升级版"等考试图书均属冒用、盗印或侵权行为，我们将保留追究其法律责任的权利！

为了使本套考试书已经形成的出版价值得到进一步延续和提升，更好地为全国考生服务，2019 年，由我编著的 40 本护理类考试图书和我担任总主编的 82 本卫生专业技术资格（中初级）考试图书全部授权北京航空航天大学出版社独家出版。

40 本护理类考试图书包括护士考试 8 本、护理学（师）考试 12 本、护理学（中级）考试 20 本，延续了原军医版图书精练、准确及命中率高的特点，但较原军医版的质量有了巨大提升，主要体现在以下四个方面：

一是急救包、应试指导、点线学习法、单科一次过等教材，归纳总结了大量表格，帮助考生强化考点对比，加深理解，便于掌握和记忆；教材采用双色印刷，重要内容用绿色字标识，重点突出。

二是试卷类图书，严格按照真题重新组卷，做到了对试题的全解析，即每道试题都配有解析，对有干扰价值的选项逐一解析，以达到"举一反三"的目的；且根据近几年考试情况，删除了部分不常考的老题，增加了部分新题，尤其是护士执业资格考试新增了图形题。

三是网上学习卡，《护考急救包》的视频课程为2019年度全新录制，重点章节由我承担，并邀请全国经验丰富的护理教师共同讲解；增加了微信小程序功能，优化了"丁震医学教育"APP，网上做题更加流畅。

四是考生答疑，丁震医学教育开通了QQ客服、微信、微博等多种网络媒介，有一支专业的助教团队负责全程回答考生提出的专业问题和上网技术问题。

在护理类考试图书编写中，我始终坚持两个基本原则，一是做考试原创内容的理念，所有的考点总结和试题解析均为原创；二是年年修订，对每年考过的试题都作详细分析、增补，使考点总结更准确，试题解析更清晰，只有经过不断修订，才能出精品图书。

经过十余年的不断积累，我已建成了由数万道试题构成的护理考试题库。为了向考生提供质量更高的考试用书，我从不同角度对题库进行分析，总结历年考试的规律和变化趋势，从而较准确地预测下一年的考试方向和细节。在图书编写过程中，查阅了大量教科书、诊治指南等参考资料，以学术研究的态度对待每一个考点、每一道试题，使内容更加权威、准确。

由于编写和出版的时间紧、任务重，书中如仍有不足，请考生批评指正。

丁　震
2018年8月于北京

目 录

第一章　水、电解质及酸碱平衡紊乱 ·· 1

一、正常体液平衡 ·· 1

二、水和钠代谢紊乱 ·· 2

三、钾代谢异常 ·· 4

四、钙、镁、磷代谢异常 ·· 5

五、酸碱平衡失调 ·· 6

第二章　外科休克 ·· 10

一、概述 ·· 10

二、外科休克的护理 ·· 12

第三章　多器官功能障碍综合征 ·· 15

一、概述 ·· 15

二、急性呼吸窘迫综合征 ·· 15

三、急性肾衰竭 ·· 16

四、弥散性血管内凝血 ·· 18

第四章　麻醉护理 ·· 21

一、概述 ·· 21

二、麻醉护理 ·· 21

第五章　复苏 ·· 25

一、概述 ·· 25

二、心肺脑复苏 ·· 25

丁震医学教育 010-88453168
www.dzyxedu.com

北京航空航天大学出版社
BEIHANG UNIVERSITY PRESS

第六章　重症监护 ·· 29

一、重症患者的监测和护理 ·································· 29

二、氧治疗 ·· 31

三、机械通气的临床应用 ···································· 31

第七章　外科围手术期护理 ································ 35

一、手术前护理 ··· 35

二、手术室护理工作 ·· 37

三、手术后护理 ··· 38

第八章　疼痛护理 ·· 42

一、概述 ·· 42

二、疼痛护理 ··· 43

第九章　营养支持患者的护理 ····························· 45

一、手术、创伤、严重感染后的营养代谢特点 ······· 45

二、肠内营养 ··· 45

三、肠外营养 ··· 46

第十章　外科感染 ·· 49

一、概述 ·· 49

二、全身性感染 ·· 50

三、破伤风 ·· 51

第十一章　损伤 ·· 54

一、概述 ·· 54

二、烧伤 ·· 56

第十二章　器官移植 ··· 61

一、概述 ·· 61

二、肾移植 ·· 63

第十三章　肿瘤 ·· 66

　　一、概述 ·· 66

　　二、肿瘤护理 ·· 69

第十四章　颈部疾病 ·· 74

　　一、解剖生理概要 ·· 74

　　二、甲状腺功能亢进症 ·· 74

　　三、甲状腺肿瘤 ·· 76

　　四、其他常见颈部肿块 ·· 77

第十五章　乳房疾病 ·· 80

　　一、解剖生理概要 ·· 80

　　二、乳腺癌 ·· 80

　　三、乳房良性肿块 ·· 82

第十六章　腹外疝 ·· 85

　　一、概述 ·· 85

　　二、常见腹外疝 ·· 85

　　三、腹外疝的护理 ·· 87

第十七章　急性化脓性腹膜炎 ·· 90

　　一、急性化脓性腹膜炎 ·· 90

　　二、腹腔脓肿 ·· 91

　　三、急性化脓性腹膜炎的护理 ·· 92

第十八章　腹部损伤 ·· 94

第十九章　胃、十二指肠疾病 ·· 97

　　一、解剖生理概要 ·· 97

　　二、胃、十二指肠溃疡的外科治疗 ······································ 97

　　三、胃癌 ·· 100

第二十章　肠疾病 …… 103

一、解剖生理概要 …… 103

二、急性阑尾炎 …… 103

三、肠梗阻 …… 105

四、肠瘘 …… 108

五、大肠癌 …… 109

第二十一章　直肠肛管疾病 …… 113

一、直肠肛管的解剖生理 …… 113

二、常见直肠肛管疾病 …… 113

第二十二章　门静脉高压症 …… 119

第二十三章　肝脏疾病 …… 122

一、解剖生理概要 …… 122

二、原发性肝癌 …… 122

三、肝脓肿 …… 124

第二十四章　胆道疾病 …… 127

一、解剖生理概要 …… 127

二、胆道疾病的特殊检查及护理 …… 127

三、胆石症和胆道感染 …… 128

四、胆道肿瘤 …… 131

第二十五章　胰腺疾病 …… 133

一、解剖生理概要 …… 133

二、急性胰腺炎 …… 133

三、胰腺癌和壶腹部癌 …… 136

四、胰岛素瘤 …… 137

第二十六章　急腹症 …… 140

第二十七章　周围血管疾病 …… 143

一、深静脉血栓形成 ……………………………………………………………… 143
二、血栓闭塞性脉管炎 …………………………………………………………… 144

第二十八章　颅内压增高 ……………………………………………………… 148
一、颅内压增高 …………………………………………………………………… 148
二、急性脑疝 ……………………………………………………………………… 150

第二十九章　颅脑损伤 ………………………………………………………… 153
一、颅骨骨折 ……………………………………………………………………… 153
二、脑损伤 ………………………………………………………………………… 154

第三十章　常见颅脑疾病 ……………………………………………………… 158
一、颅内肿瘤 ……………………………………………………………………… 158
二、颅内动脉瘤 …………………………………………………………………… 158
三、颅内动静脉畸形 ……………………………………………………………… 158
四、脑卒中的外科治疗 …………………………………………………………… 159
五、颅脑疾病的护理 ……………………………………………………………… 159

第三十一章　胸部损伤 ………………………………………………………… 162
一、解剖生理概要 ………………………………………………………………… 162
二、肋骨骨折 ……………………………………………………………………… 162
三、气胸 …………………………………………………………………………… 163
四、血胸 …………………………………………………………………………… 164
五、心脏损伤 ……………………………………………………………………… 164
六、胸部损伤 ……………………………………………………………………… 165

第三十二章　脓胸 ……………………………………………………………… 169
一、急性脓胸 ……………………………………………………………………… 169
二、慢性脓胸 ……………………………………………………………………… 169
三、脓胸的护理 …………………………………………………………………… 170

第三十三章　肺部疾病外科治疗 ……………………………………………… 172
一、解剖生理概要 ………………………………………………………………… 172

丁震医学教育 010-88453168 www.dzyxedu.com　　北京航空航天大学出版社 BEIHANG UNIVERSITY PRESS

二、肺结核 ·· 172

三、肺癌 ·· 172

第三十四章　食管癌 ··· **176**

一、解剖生理概要 ··· 176

二、食管癌 ··· 176

第三十五章　心脏疾病 ·· 179

一、概述 ··· 179

二、后天性心脏病的外科治疗 ·· 180

三、冠状动脉粥样硬化性心脏病 ·· 182

四、体外循环围手术期护理 ··· 183

第三十六章　泌尿、男性生殖系统疾病的主要症状及辅助检查 ·········· 186

一、主要症状 ··· 186

二、辅助检查 ··· 187

第三十七章　泌尿系损伤 ·· 189

一、肾损伤 ··· 189

二、膀胱损伤 ··· 190

三、尿道损伤 ··· 191

第三十八章　泌尿系结石 ·· 193

一、概述 ··· 193

二、上尿路结石 ··· 193

三、膀胱结石 ··· 194

四、泌尿系结石的护理 ··· 194

第三十九章　泌尿、男性生殖系统结核 ···································· 196

一、肾结核 ··· 196

二、男性生殖系统结核 ··· 197

第四十章　泌尿系统梗阻 ·· 198

一、概述 ·· 198

二、良性前列腺增生 ·· 198

三、急性尿潴留 ·· 200

第四十一章　泌尿、男性生殖系统肿瘤 ······································· 202

一、肾癌 ·· 202

二、膀胱癌 ·· 203

三、前列腺癌 ··· 204

第四十二章　男性性功能障碍及男性节育 ··································· 206

一、男性性功能障碍 ·· 206

二、男性节育 ··· 206

第四十三章　肾上腺疾病外科治疗 ·· 208

一、皮质醇症 ··· 208

二、原发性醛固酮增多症 ·· 209

三、儿茶酚胺症 ·· 210

第四十四章　骨科患者的一般护理 ·· 213

一、牵引术与护理 ·· 213

二、石膏绷带术与护理 ··· 214

三、骨科患者的功能锻炼 ·· 215

第四十五章　骨与关节损伤 ··· 217

一、骨折概述 ··· 217

二、常见的四肢骨折患者的护理 ·· 218

三、脊柱骨折 ··· 220

四、骨盆骨折 ··· 223

五、关节脱位 ··· 223

六、断肢（指）再植 ·· 225

第四十六章　骨与关节感染 ··· 227

一、化脓性骨髓炎 ·· 227

二、化脓性关节炎 ·· 228

三、骨与关节结核 ·· 229

第四十七章　腰腿痛及颈肩痛 ·· 232

一、腰椎间盘突出症 ··· 232

二、腰椎管狭窄症 ·· 233

三、颈椎病 ·· 234

第四十八章　骨肿瘤 ··· 237

外科护理学（中级）专业知识单科试卷 ··························· 239

单科试卷一 ·· 241

单科试卷二 ·· 251

单科试卷三 ·· 261

单科试卷四 ·· 271

单科试卷一答案与解析 ·· 281

单科试卷二答案与解析 ·· 290

单科试卷三答案与解析 ·· 299

单科试卷四答案与解析 ·· 307

第一章 水、电解质及酸碱平衡紊乱

一、正常体液平衡

1. 水平衡

（1）体液的含量与分布：人体内体液总量与性别、年龄及体重有关。肌肉组织含水量较多，脂肪细胞不含水分。由于男性的体脂含量比女性少，因此成年男性的体液量约为体重的 60%，成年女性约为 50%，婴幼儿为 70% ~ 80%。体液可分为细胞内液和细胞外液，男性细胞内液占体重的 40%，女性占 35%。细胞外液分为血浆和组织间液两部分，男、女性细胞外液均占体重的 20%，组织间液为 15%，血浆为 5%；小儿间质液的比例较成人高。

（2）24 小时液体出入量的平衡：显性失水为尿、粪和失血等的总和，不显性失水为皮肤和呼吸道挥发的水分，一般为 600 ~ 1000ml/d。内生水为体内代谢所产生的水分，约 300ml/d。肾功能正常时尿液浓缩后可含溶质 1200mmol/L，要排出全部溶质每天至少需排尿 500ml。

（3）体液平衡的调节：体液的正常渗透压通过下丘脑 - 神经垂体 - 抗利尿激素系统来恢复和维持，血容量的恢复和维持是通过肾素 - 醛固酮系统。

2. 电解质平衡

（1）Na^+ 的平衡：Na^+ 是细胞外液的主要阳离子，正常值为 135 ~ 145mmol/L。钠的主要生理功能是维持细胞外液的渗透压及神经肌肉的兴奋性。

（2）K^+ 的平衡：体内 K^+ 总含量98% 存在于细胞内，是细胞内液主要的阳离子。血清 K^+ 正常值为 3.5 ~ 5.5mmol/L。K^+ 的作用极其重要，可参与、维持细胞的正常代谢，维持细胞内液的渗透压和酸碱平衡，维持神经肌肉组织的兴奋性，以及维持心肌正常功能等。

（3）Cl^- 和 HCO_3^-：Cl^-、HCO_3^- 和蛋白质是细胞外液中的主要阴离子，二者含量有互补作用，以维持细胞外液阴离子的平衡。

（4）Ca^{2+} 的平衡：血清 Ca^{2+} 浓度为 2.25 ~ 2.75mmol/L。Ca^{2+} 的生理功能包括：是构成骨髓和牙齿的重要成分；调节心脏和神经的传导以及肌肉的收缩；参与凝血过程；是多种酶的激活剂；降低毛细血管和细胞膜的通透性。

（5）磷的平衡：血清磷正常值为 0.96 ~ 1.62mmol/L。磷是核酸、磷脂及高能磷酸键的基本成分，此外，磷还参与蛋白质的磷酸化、参与细胞膜的组成，以及参与酸碱平衡等。

（6）Mg^{2+} 的平衡：Mg^{2+} 是细胞内的主要阳离子，正常血清 Mg^{2+} 浓度为 0.70 ~ 1.10mmol/L。Mg^{2+} 可影响神经活动的控制、神经肌肉兴奋性的传递、肌肉收缩及心脏激动性。

3. 酸碱平衡

人体代谢过程中不断产生的酸性和碱性物质，必须通过体内缓冲系统及肺、肾的调节作用使 pH 稳定在正常范围。

（1）血液缓冲系统：最重要的是 HCO_3^-/H_2CO_3，正常比值为 20 ∶ 1，对于维持细胞外液的 pH 起决定作用。

（2）肺：通过呼吸，肺将 CO_2 排出，使血中 $PaCO_2$ 下降，调节血中的 H_2CO_3。

（3）肾：是调节酸碱平衡的重要器官。肾脏通过改变排出固定酸及保留碱性物质的量，来维持正常的血浆 HCO_3^- 浓度，保持血浆 pH 稳定。

二、水和钠代谢紊乱

临床将水、钠代谢紊乱分为 4 种类型：等渗性脱水、低渗性脱水、高渗性脱水和水中毒。外科最常见的为等渗性缺水。

1. 不同性质脱水的临床特点及治疗　见表 1-1。

表1-1　不同性质脱水的临床特点及治疗

	等渗性	低渗性	高渗性	水中毒
血钠（mmol/L）	135～150	轻度<135 中度<135 重度<120	>150	
病　因	消化液或体液急性丧失，如大量呕吐、肠瘘、肠梗阻、烧伤等	消化液持续丢失，长期胃肠减压失钠；限盐的肾脏、心脏疾病反复利尿；大面积烧伤慢性渗液；等渗性脱水补水过多等	摄入水分不足，如食管癌吞咽困难鼻饲高浓度营养液；高热大量出汗；大面积烧伤暴露疗法等	机体水分摄入量超过排出量，如肾功能不全；各种原因导致的抗利尿激素分泌过多；大量摄入不含电解质的液体或静脉补充水分过多等
水、钠丢失比例	水、钠等比例丢失	失钠多于失水	失水多于失钠	
主要丧失液区	细胞外液	细胞外液	细胞内液	
临床表现	恶心、乏力、少尿，但不口渴；眼窝凹陷，皮肤干燥；体液丢失达体重5%，可有脉速、肢冷等血容量不足表现，体液丢失达体重的6%～7%可有休克	初期无口渴，恶心、视物模糊、乏力、尿量正常或略增多；中度可出现脉搏细速、血压下降、站立性晕倒，尿量减少；严重者神志不清，肌痉挛性抽痛，腱反应消失，昏迷，休克；尿钠、氯低，尿比重低	体液丢失达体重2%～4%为轻度，口渴明显，无其他症状；4%～6%为中度，极度口渴，烦躁，乏力，眼窝凹陷，尿少，尿比重高；>6%为重度，躁狂，幻觉，谵妄，昏迷	急性水中毒起病急骤，可出现神经、精神症状，重者发生脑疝；慢性水中毒发病缓慢，易被原发疾病掩盖，出现体重增加、软弱无力、恶心、呕吐、嗜睡等表现

（续　表）

	等渗性	低渗性	高渗性	水中毒
治疗原则	消除病因是关键，补液选择平衡盐溶液或等渗盐水。平衡盐溶液更为安全合理，等渗盐水的Cl⁻含量高于血清Cl⁻含量，大量补充有导致高氯性酸中毒的危险	轻症者仅静脉输注高渗盐水；休克者首先补充血容量，先晶（复方乳酸氯化钠、等渗盐水）后胶（羟乙基淀粉、右旋糖酐或血浆），再补高渗盐水（5%氯化钠）	鼓励患者饮水和静注5%葡萄糖或0.45%氯化钠溶液	立即停止水分摄入，进行脱水治疗，如甘露醇、呋塞米（速尿）等

2. 护理措施

（1）等渗性脱水：体液不足时应遵医嘱及时补充液体，补液时遵循定量、定性、定时原则，见表1-2。

表1-2　等渗性脱水补液

	累计损失量	继续丢失量	生理需要量
定　量	每丧失体重的1%，补液400～500ml。第1个24小时补1/2量，次日补剩余1/2量	体温每升高1℃，增补3～5ml/kg。中度出汗：500～1000ml；大量出汗：1000～1500ml；湿透1套衬衣裤：1000ml	体重的第1个10kg×100ml/（kg·d）＋体重的第2个10kg×50ml/(kg·d)＋其余体重×20ml/（kg·d），如无体重按2000ml估算
定　性	据脱水性质选择	据实补充	成人日需量：氯化钠4～6g；氯化钾3～4g；糖相当于5%～10%葡萄糖溶液1500～2000ml
定　时	若各器官代谢功能良好，第1个8小时补充总量的1/2，剩余1/2在后16个小时内均匀输入		

（2）低渗性脱水：应严格控制滴速，每小时不超100～150ml。补钠量：(mmol)＝［正常血钠值（mmol/L）－测得血钠值（mmol/L）］×体重（kg）×0.6（女性为0.5），17mmol Na⁺相当于1g钠盐。一般当天先补1/2缺钠量，剩余第2天补充。

（3）高渗性脱水：补液量估算按每丧失体重的1%，补液量400～500ml；还可据血清钠浓度计算，补水量（ml)＝［血清钠测定值（mmol/L）－血清钠正常值（mmol/L）］×体重（kg）×4。一般2天补完。

（4）水中毒：停止各种可能继续增加体液量的治疗。严格控制水的摄入量，纠正体液较多。每天水的入量应控制在700～1000ml，现此数据已较少使用。

（5）补液原则：先盐后糖，先晶后胶，先快后慢，液种交替，见尿补钾。

（6）补液观察与监测：观察脱水是否改善，注意观察生命体征、精神状态、尿量等。体液过多时应限制入量，脱水利尿。

三、钾代谢异常

体内钾总含量98%存在于细胞内，K^+是细胞内液主要的阳离子。血钾正常值为3.5～5.5mmol/L，细胞外液含钾量仅占2%，但钾的作用极其重要，可参与、维持细胞的正常代谢，维持细胞内液的渗透压和酸碱平衡，维持神经肌肉组织的兴奋性，以及维持心肌正常功能等。钾代谢紊乱的临床特点及治疗见表1-3。

表1-3　钾代谢紊乱的临床特点及治疗

	低钾血症	高钾血症
血钾浓度	<3.5mmol/L	>5.5mmol/L
病因	①长期进食不足 ②丢失过多：严重呕吐、腹泻，持续胃肠减压，肠瘘，长期使用排钾利尿药（呋塞米等）、盐皮质激素（醛固酮），急性肾衰多尿期等 ③钾向细胞内转移：大量注射葡萄糖和胰岛素、代谢性或呼吸性碱中毒、纠正酸中毒的过程中	①排钾减少：急性肾衰竭、长期使用保钾利尿药（螺内酯） ②补钾过多：补过量、过快、浓度过高，输入大量库存血 ③钾向细胞外转移：严重组织损伤、溶血、缺氧、休克、代谢性酸中毒等
临床表现	①心脏：心肌收缩无力，心音低钝，心动过速，室颤，心衰，猝死 ②骨骼肌：肌无力最早出现，一般先出现四肢软弱无力，后累及躯干和四肢。严重时腱反射迟钝或消失，呼吸肌受累致呼吸困难或窒息 ③胃肠道及泌尿道平滑肌：恶心、食欲缺乏、肠蠕动减弱，腹胀，肠鸣音减弱，便秘，肠麻痹，尿潴留 ④泌尿系统：因低钾、低氯性碱中毒，出现反常性酸性尿 ⑤神经系统：表情淡漠，反应迟钝，定向力差，昏睡、昏迷	①心脏：抑制心脏传导系统，抑制心肌收缩，心动过缓，房室传导阻滞，心脏停搏 ②骨骼肌：四肢软弱无力，腱反射迟钝或消失，严重者呈弛缓性瘫痪 ③神经系统：精神萎靡，嗜睡
心电图	T波低平，ST段下降，QT间期延长，出现u波	T波高尖，PR间期延长，P波下降或消失，QRS波群增宽，ST段升高
治疗原则及护理	①轻度缺钾首选口服补钾，最安全，一般用量3～6g/d，即可使血钾浓度升高1.0～1.5mmol/L ②中度、重度缺钾需静脉补钾，静滴浓度<0.3%（40mmol/L） ③严重低钾者每天补钾<15g，速度<20mmol/h，滴速<60滴/分 ④尿量>40ml/h方可补钾特别重要 ⑤禁止静脉推注补钾，补钾浓度过高会抑制心肌致停搏，刺激静脉致疼痛	①立即停止口服和静脉补钾，避免进食水果等含钾高的食物，停用保钾利尿药及含钾的药物 ②静脉缓慢推注10%葡萄糖酸钙或5%氯化钙，对抗钾离子对心肌的抑制作用 ③促进钾向细胞内转移：5%碳酸氢钠碱化细胞外液，快速静滴；葡萄糖加胰岛素快速静滴；支气管扩张药沙丁胺醇吸入 ④加速排钾：排钾利尿药呋塞米，阳离子交换树脂，腹腔或血液透析

四、钙、镁、磷代谢异常

1. 钙代谢异常 血清钙浓度正常值为 2.25～2.75mmol/L。低钙血症血清钙浓度＜2.25mmol/L；高钙血症＞2.75mmol/L。

（1）低钙血症

①病因：见于急性重症胰腺炎、坏死性筋膜炎、肾功能衰竭和甲状腺手术误伤或颈部放射影响使甲状旁腺功能受损等。

②临床表现：神经肌肉兴奋性增强，出现口周和指（趾）尖麻木及针刺感、手足抽搐、腱反射亢进、以及面神经叩击征（Chvostek 征）阳性。

③治疗及护理：长期治疗可口服钙剂和维生素 D。静脉补钙可 10% 葡萄糖酸钙 10～20ml 或 5% 氯化钙 10ml 静脉注射，必要时 8～12 小时后重复。

（2）高钙血症

①病因：多见于甲状旁腺功能亢进症，其次是骨转移性癌。

②临床表现：早期无特异性，血钙浓度进一步增高时可出现头痛、背和四肢疼痛等。血清钙＞4.5mmol/L，可发生高钙血症危象，患者出现严重脱水、高热、心律失常等，有致死危险。

③治疗及护理：处理原发疾病，促进钙排泄。指导患者采取低钙饮食，多饮水，多食粗纤维食物以利于排便。

2. 镁代谢异常 正常血清镁浓度为 0.75～1.25mmol/L。低镁血症血清镁浓度＜0.75mmol/L；高镁血症＞1.25mmol/L。钾、钙、镁三种离子的相互作用、表现及护理见图1-1。

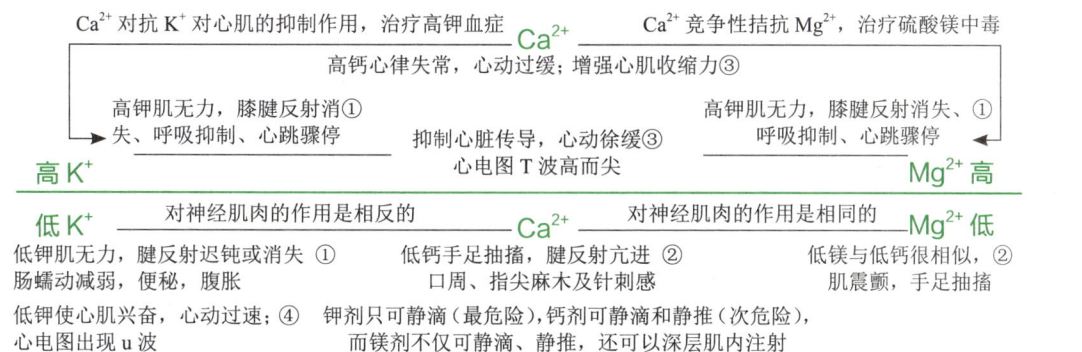

图1-1 钾、钙、镁三种离子的相互作用、表现及护理

（1）低镁血症

①病因：饥饿、长时期的胃肠道消化液丧失（如肠瘘），以及长期静脉输液中不含镁等。

②临床表现：表现为精神紧张、手足抽搐等，血清镁浓度与机体镁缺乏不一定相平行，凡有诱因、且有症状者，即应怀疑低镁血症。与低钙血症相似，补钙后症状不减轻，考虑低镁血症。

③治疗及护理：处理原发疾病，适当补镁。症状消失后应继续补充镁剂 1 ～ 3 周。

（2）高镁血症

①病因：主要发生于肾功能不全时，偶见于应用硫酸镁治疗子痫的过程中。

②临床表现：中枢神经系统和外周神经肌肉的兴奋性受抑制，表现为疲乏、软弱无力、肌肉软瘫，严重者可出现呼吸肌麻痹甚至心搏骤停。

③治疗及护理：立即停用镁剂。缓慢静脉注射 10% 葡萄糖酸钙或氯化钙溶液 10 ～ 20ml，以对抗镁对心脏和肌肉的抑制作用。

3. 磷代谢异常　正常血清磷浓度为 0.96 ～ 1.62mmol/L。低磷血症血清磷浓度 < 0.96mmol/L；高磷血症 > 1.62mmol/L。

（1）低磷血症

①病因：可见于甲状旁腺功能亢进症、严重烧伤或感染，大量葡萄糖及胰岛素输入使磷进入细胞内，以及长期肠外营养未补充磷制剂等。

②临床表现：缺乏特异性。可出现头晕、肌无力、严重者现昏迷甚至呼吸肌无力死亡。

③治疗及护理：积极治疗原发疾病。鼓励患者进食含磷丰富的食物。

（2）高磷血症

①病因：临床少见，可见于急性肾衰竭、甲状旁腺功能减退、挤压伤等。

②临床：表现不典型，常继发低钙血症，出现相应表现。

③治疗及护理：积极治疗原发病，同时处理低钙血症。应用磷结合剂时指导患者与食物同服，不可空腹。

五、酸碱平衡失调

正常血液的 pH 为 7.35 ～ 7.45，pH < 7.35 为酸中毒，pH > 7.45 为碱中毒。怀疑患者酸碱平衡失调时，作血气分析可明确诊断，具体对比见表 1-4。

1. 代谢性酸中毒　是最常见的酸碱平衡紊乱，主要由细胞外液的 H^+ 增加或 HCO_3^- 丢失导致。

（1）常见病因

①碱性物质从消化道或肾脏丢失：如腹泻，肠瘘，小肠、胆管引流，肾小管酸中毒等。

②摄入过多的酸性物质：如氯化钙、氯化镁等，静脉输入过多不含 HCO_3^- 的含钠液。

③酸性代谢产物堆积：是代谢性酸中毒最主要的原因。如摄入热量不足使体内脂肪氧化增加，产生酮体；血容量减少，组织缺氧，乳酸堆积等；糖尿病酮症酸中毒。

（2）临床表现：依据 HCO_3^- 测定结果，分为轻、中、重 3 度。轻度酸中毒症状不明显，呼吸代偿因素反应迅速，呼吸深快最先出现；典型的酸中毒表现为精神萎靡或烦躁不安，呼吸深快，频率可高达 40 ～ 50 次 / 分钟，呼气带酮味，面红或口唇樱桃红色，腹痛，呕吐，腱反射减弱或消失，嗜睡甚至昏迷。酸中毒时通过 H^+-K^+ 交换使细胞外 K^+ 增高，可导致心律失常。

（3）治疗要点：积极治疗腹泻、缺氧、组织低灌注等原发病，轻度代谢性酸中毒多可自行纠正，不必使用碱性药物。重症酸中毒患者首选 5% 碳酸氢钠，加 5% 葡萄糖稀释为 1.4% 碳酸氢钠。酸中毒时，血 Ca^{2+} 增多，即使患者原有低钙血症，也不会出现手足抽搐，但纠正酸中毒后，血 Ca^{2+} 降低，发生低钙血症；快速纠正酸中毒时，可使大量血 K^+ 转移至细胞内，引起低钾血症，故纠正酸中毒的同时应注意补钾、补钙。

2. 代谢性碱中毒

（1）常见病因

表1-4　酸碱代谢紊乱血气分析对比

		pH	PaCO$_2$	HCO$_3^-$	BE（碱剩余）
正常值	——	7.35～7.45	35～45mmHg（4.67～6.0kPa）	22～27mmol/L	−3～+3mmol/L
代谢性酸中毒	代偿期	正常	正常	稍降低	负值增大
	失代偿期	下降	正常或稍降低	明显降低	负值增大
代谢性碱中毒	代偿期	正常	正常	稍升高	正值增大
	失代偿期	升高	正常或稍升高	明显增高	正值增大
呼吸性酸中毒	——	下降	升高	正常或稍升高	正常
呼吸性碱中毒	——	升高	降低	代偿降低	正常
代酸＋呼碱		——	降低		负值增大
代酸＋代碱		变化不大，据临床资料判断			
呼酸＋代碱		——	升高		正值增大
混合型酸碱中毒	代酸＋呼酸	明显下降	升高	降低	负值增大
	代碱＋呼碱	明显升高	降低	升高	正值增大

①胃液丢失过多：外科代谢性碱中毒最常见的原因。如幽门梗阻或高位肠梗阻严重呕吐或长期胃肠减压。

②碱性物质摄入过多：如大量输入库存血，抗凝剂入血后转化为 HCO$_3^-$。

③低钾血症：使细胞内的 K$^+$ 和细胞外的 Na$^+$、H$^+$ 交换，引起细胞外碱中毒。呋塞米等排钾利尿药可导致低钾低氯性碱中毒。

（2）临床表现：一般无明显症状。有时有呼吸变浅、变慢，嗜睡、精神错乱，常伴有低钾血症和脱水的表现，严重者可昏迷。

（3）治疗要点：积极治疗原发疾病。由胃液丢失引起时，等渗盐水或葡萄糖盐水是轻症代谢性碱中毒最佳的治疗选择，同时可纠正低氯血症。

3. 呼吸性酸中毒

（1）常见病因

①呼吸系统抑制：应用麻醉药或镇静药、颅内损伤、脑血管意外等。

②气道梗阻或肺实质病变：慢性阻塞性肺疾病、哮喘等。

③人工呼吸机使用不当：呼吸机参数调整不当。

④胸廓、胸膜病变：气胸、血胸、胸腔积液等。

（2）临床表现：胸闷，呼吸困难，躁动不安，头痛。CO$_2$ 潴留先兴奋、后抑制，兴奋表现为失眠、躁动、昼睡夜醒；体表小静脉扩张，皮肤充血，颜面潮红，球结膜水肿，四肢及皮肤温暖潮湿。慢性严重 CO$_2$ 潴留时抑制神经中枢，可出现神志淡漠、嗜睡、昏迷、抽搐、扑翼样震颤、腱反射减弱或消失等肺性脑病的表现。

（3）治疗要点：积极治疗原发病，改善通气功能。

4. 呼吸性碱中毒

（1）常见病因：主要为通气过度。癔症、疼痛、发热、创伤、呼吸机辅助过度通气等。

（2）临床表现：呼吸加快，神经肌肉兴奋性增高，急性轻者可有口唇、四肢发麻、刺痛、肌肉颤动；重者有眩晕、昏迷、视力模糊、抽搐，可伴胸闷、胸痛、口干、腹胀等。

（3）治疗要点：积极治疗原发病。用纸袋罩住口鼻，增大呼吸道死腔，减少 CO_2 呼出。使用呼吸机通气过度者应调整呼吸频率和潮气量。

---

1. 血清钠正常见于

A. 高渗性脱水　　　　　　　B. 低渗性脱水　　　　　C. 等渗性脱水

D. 水中毒　　　　　　　　　E. 慢性脱水

2. 幽门梗阻患者因长期呕吐造成的电解质酸碱失衡类型是

A. 低钾低氯性代谢性碱中毒　　　　B. 低钾高氯性代谢性碱中毒

C. 低钾低氯性代谢性酸中毒　　　　D. 高钾低氯性代谢性碱中毒

E. 高钾低氯性代谢性酸中毒

3. 反映呼吸性酸碱平衡的最佳指标是

A. pH 值　　　　　　　　　　　　B. CO_2CP（二氧化碳结合力）

C. $PaCO_2$（二氧化碳分压）　　　D. SB（标准碳酸氢盐）

E. BE（剩余碱）

4. 细胞外液的主要阴离子是

A. Pr^-、HPO_4^{2-}、HCO_3^-　　　　　B. Pr^-、SO_4^{2-}、HCO_3^-

C. HPO_4^{2-}、HCO_3^-、SO_4^{2-}　　　　D. Pr^-、Cl^-、SO_4^{2-}

E. Cl^-、HCO_3^-、Pr^-

5. 参与机体酸碱平衡调节的主要组织器官是

A. 皮肤　　　　　　　　　　B. 脾脏　　　　　　　　C. 肝脏

D. 心脏　　　　　　　　　　E. 肾脏

6. 患者，男，35 岁。体重 60kg，其细胞外液量约为

A. 6000ml　　　　　　　　　B. 9000ml　　　　　　　C. 12 000ml

D. 15 000ml　　　　　　　　E. 18 000ml

7. 正常成人若要将体内固体代谢产物排出体外，每天至少需要排尿

A. 100～200ml　　　　　　　B. 300～400ml　　　　　C. 500～600ml

D. 800～900ml　　　　　　　E. 1000～1500ml

8. 成年男性体液量约占体重的

A. 35%　　　　　　　　　　B. 45%　　　　　　　　C. 50%

D. 60%　　　　　　　　　　E. 65%

9. 成年男性细胞外液占体重的

A．5%　　　　　　　　　　B．15%　　　　　　　　　C．20%

D．40%　　　　　　　　　　E．60%

10．调节酸碱平衡的重要器官是

A．肺、血管　　　　　　　　B．肺、肾

C．肝　　　　　　　　　　　D．肾、血管

E．大脑

答案：1．C。2．A。3．C。4．E。5．E。6．C。7．C。8．D。9．C。10．B。

第二章 外科休克

一、概 述

休克是机体受到强烈的致病因素侵袭后，引起有效循环血容量锐减、组织灌注不足、细胞代谢紊乱和功能受损为特征的病理性综合征。氧供给不足和需求增加是休克的本质，产生炎症介质是休克的特征。

1. 病因与分类　根据病因分类可分为5类(表1-5)。低血容量性休克和感染性休克在外科最常见。

表1-5　休克的病因与分类

分　类	病　因
低血容量性休克	失血性、创伤性休克：消化道大出血，严重损伤，骨折，肝、脾破裂出血等
心源性休克	心排出量急剧减少所致，如大面积急性心梗、严重心律失常等
感染性休克	细菌及毒素作用所致，如严重胆道感染、急性化脓性腹膜炎、脓毒症等
过敏性休克	药物、血清制剂或疫苗等过敏所致
神经源性休克	剧烈疼痛、高危脊髓麻醉或损伤引起血管运动中枢抑制

2. 病理生理　有效循环血量锐减、组织灌注不足及产生炎症介质是各类休克共同的病理生理基础。

（1）微循环的变化

①微循环收缩期：又称为缺血缺氧期，机体通过一系列代偿机制调节和矫正病理变化。毛细血管前括约肌收缩，后括约肌相对开放，大量真毛细血管网关闭，同时直捷通路和动静脉间短路开放，回心血量增加，血液重新分布，以保证心、脑等重要器官血供。微循环处于"只出不进"的低灌注状态。

②微循环扩张期：又称为淤血缺氧期，毛细血管前括约肌舒张，后括约肌收缩，微循环处于"只进不出"的再灌注状态，血液滞留，进一步减少回心血量。

③微循环衰竭期：又称为不可逆休克期，血液浓缩、高凝，形成微血栓，甚至发生 DIC，微循环处于"不进不出"的停滞状态。凝血因子大量消耗和纤维蛋白溶解系统激活，易导致严重出血倾向。由于细胞严重缺氧，细胞自溶、死亡，最终引起广泛组织损害，甚至多器官功能受损。多系统器官功能障碍（MODS）是休克患者主要的死亡原因。

（2）代谢改变

①能量代谢障碍：由于组织灌注不足和细胞缺氧，体内的葡萄糖以无氧酵解为主，产生的能量较少，造成机体能量严重不足。创伤和感染使机体处于应激状态，使机体儿茶酚胺和肾上腺皮质激素明显升高，抑制蛋白合成、促进蛋白分解，以便为机体提供能量和合成急性期蛋白的原料，同时胰

岛素分泌减少、胰高血糖素分泌增多，促进糖异生、抑制糖降解，导致血糖水平升高。

②代谢性酸中毒：葡萄糖无氧酵解增强，乳酸生成增多。肝脏对乳酸的代谢能力下降，使乳酸堆积，出现代谢性酸中毒。

（3）内脏器官的继发性损害

①肺：休克引起 MODS 时最常累及。低灌注和缺氧状态下可损伤肺毛细血管的内皮细胞和肺泡上皮细胞，血管壁通透性增加，导致肺间质水肿。肺泡表面活性物质生成减少，肺泡表面张力升高，可继发肺泡萎陷，出现局限性肺不张，进而出现急性呼吸窘迫综合征（ARDS）。

②肾：休克时儿茶酚胺、血管升压素和醛固酮分泌增加，肾血管收缩、血流量减少，肾小球滤过率降低，尿量减少。同时肾内血流重新分布，使血流主要转向髓质，滤过尿量减少，肾皮质肾小管发生缺血坏死，引起急性肾衰竭。

③心：休克早期一般无心功能异常。休克加重后，可出现心肌坏死和心力衰竭。

④脑：休克早期脑的血液供应基本能够保证。随着休克的发展，脑灌注压下降和血流量减少，导致脑缺氧。可继发脑水肿严重者形成脑疝。

⑤胃肠道：胃肠道最早发生缺血和酸中毒，胃肠道黏膜发生糜烂、出血或应激性溃疡。

⑥肝：休克时肝血流量减少，肝细胞因缺血、缺氧而明显受损。肝脏的解毒和代谢能力下降，可发生内毒素血症，严重时出现肝性脑病和肝衰竭。

3. 临床表现　按照休克的发病过程，可分为休克代偿期和休克抑制期，又称为休克早期和休克期（表1-6）。

表1-6　休克的临床表现

程　度	休克代偿期	休克抑制期	
	轻度	中度	重度
失血量	＜20%（800ml以下）	20%～40%（800～1600ml）	＞40%（1600ml以上）
神　志	清楚，紧张或烦躁不安	反应迟钝，表情淡漠	意识模糊或昏迷
皮肤颜色	苍白	苍白或发绀	显著苍白，肢端青紫
皮肤温度	正常或湿冷	发凉、潮湿	厥冷（肢端明显）
心　率	＜100次/分，尚有力	100～200次/分，较弱	很弱或摸不清
血　液	正常或稍升高，脉压减小	收缩压70～90mmHg，脉压＜20mmHg	收缩压＜70mmHg或测不到
尿　量	正常或稍少	减少	极少或无尿

4. 外科常见的休克

（1）低血容量性休克：短时间内大量出血及体液丢失所致，多见于上消化道大出血、异位妊娠破裂、腹部实质脏器破裂、大血管破裂等。应及时补充血容量、治疗病因和制止继续失血、失液。

（2）创伤性休克：多由严重外伤导致血液和体液同时丢失所致，如严重烧伤、挤压伤、大面积撕脱伤等。应补充血容量同时给予急救、手术等对症处理。

（3）感染性休克：常继发于各种感染，主要为革兰阴性菌感染，又称内毒素休克。可分为冷休克和暖休克。冷休克外周血管收缩，阻力增高，血容量和心排量减少，为低动力性；暖休克外周血管扩张，阻力降低，心排量正常，为高动力型。应纠正休克同时控制感染，休克纠正后以控制感染为主。

5. 治疗要点 尽早去除病因，迅速恢复有效循环血量，改善微循环障碍，恢复正常代谢，防治MODS 是纠正休克的关键。

（1）紧急处理：创伤制动，大出血止血，保证呼吸道通畅。安置患者于休克体位，以增加回心血量。尽早建立静脉通路，注意保暖，尽量减少搬动，适当给予镇痛药。

（2）补充血容量：是纠正组织低灌注和缺氧的关键，是纠正休克的基础。迅速建立 2 条以上静脉通路。根据血压、尿量、中心静脉压等监测指标，估算输液量及判断补液效果。一般先补充扩容迅速的晶体液，首选平衡盐溶液；再补充扩容作用持久的胶体液，如低分子右旋糖酐溶液（既可扩容，又可降低血液黏稠度，改善微循环），全血（补充血容量的最佳胶体液，急性失血量超过 30% 快速输注）等。

（3）积极处理原发病：积极抗休克的同时，及早手术处理原发病。

（4）纠正酸碱平衡失调：休克都存在不同程度的酸中毒。轻度酸中毒无须纠正。休克严重、酸中毒明显、经扩容后效果不佳者，需给予碱性药物，常用 5% 碳酸氢钠。

（5）应用血管活性药物：经补液、纠正酸中毒等措施后仍未能有效改善休克时，可酌情采用。常用血管收缩药、血管扩张药及强心药物。血管扩张药使用前必须充分补足血容量。

（6）改善微循环：治疗 DIC，诊断明确的 DIC 应立即用肝素治疗。还可应用抗纤溶药物及抗血小板聚集药物如阿司匹林等。

（7）应用糖皮质激素和其他药物：适用于感染性休克和严重休克，主张大剂量应用，静脉滴注，一般只用 1～2 次。

二、外科休克的护理

1. 护理评估

（1）身体状况

①意识和精神状态：反映脑组织血液灌流情况，是反映休克的敏感指标。

②生命体征：血压为最常用的监测指标，收缩压＜ 90mmHg、脉压差＜ 20mmHg，提示休克；脉率增快是休克的早期诊断指标；常用脉率 / 收缩压（mmHg）计算休克指数，≥ 1.0 提示休克，＞ 2.0提示严重休克；呼吸＞ 30 次 / 分或小于 8 次 / 分、体温骤升至 40℃以上或骤降至 36℃以下提示病情危重。

③尿量：是反映组织灌流情况最佳的定量指标，也是判断血容量是否补足简单而有效的指标。尿量＜ 25ml、尿比重增高，提示肾血管收缩或血容量不足；若血压正常尿量仍少且尿比重低提示急性肾衰竭。尿量＞ 30ml/h 提示休克好转。

（2）辅助检查

①血常规：红细胞计数、血红蛋白降低提示失血；血细胞比容增高提示血浆丢失；白细胞计数和中性粒细胞比值升高提示感染。

②凝血功能：注意有无 DIC，血小板计数＜ 80×10^9/L、血浆纤维蛋白原＜ 1.5g/L 或呈进行性下降、凝血酶原时间较正常延长＞ 3 秒、3P（血浆鱼精蛋白副凝固）试验阳性等提示 DIC。

③动脉血气：PaO$_2$ ＜ 60mmHg 且经吸氧无法改善，提示 ARDS；PaCO$_2$ 可作为判断呼吸性酸碱平衡失调指标。

④动脉乳酸盐：反映细胞缺氧情况。正常值为 1～1.5mmol/L，乳酸盐值越高，预后越差。

⑤毛细血管楔压（PCWP）：反映肺静脉、左心房和右心室压力。正常 6～15mmHg，偏低提示血容量不足，偏高提示肺循环阻力增加。

2．护理措施

（1）补充血容量：原则是及时、快速、足量。常根据血压和中心静脉压指导补液（表1-7）。中心静脉压（CVP）代表右心房或胸段腔静脉内的压力变化，在反映全身血容量及心功能状态方面早于动脉压。CVP 的正常值为 5～12cmH$_2$O，＜5cmH$_2$O 提示血容量不足，＞15cmH$_2$O 提示心功能不全，＞20cmH$_2$O 提示存在充血性心力衰竭。

表1-7　血压、中心静脉压与补液的关系

血　压	中心静脉压	原　因	处理原则
低	低	血容量严重不足	充分补液，加快输液速度
正常	低	血容量不足	适当补液
低	高	心功能不全或血容量相对过多	给予强心药，纠正酸中毒，舒张血管
正常	高	容量血管过度收缩	舒张血管
低	正常	心功能不全或血容量不足	补液试验

（2）改善组织灌注：取休克体位，头和躯干抬高 20°～30°、下肢抬高 15°～20°。必要时使用抗休克裤。抗休克裤既能控制腹部和下肢出血，又能增加血液回流，改善组织灌流。

（3）保持呼吸道通畅：神志淡漠或昏迷患者，头偏向一侧，防止窒息。密切观察呼吸改变，及时清除呼吸道分泌物。常规给氧，予以氧浓度 40%～50%、氧流量 6～8L/min。必要时行气管插管或气管切开。

（4）用药护理：小剂量、低浓度缓慢使用血管活性药物，直至血压平稳后逐渐停药。注意避免药物外渗，若注射部位出现红肿、疼痛，应立即更换滴注部位，并用普鲁卡因行局部封闭。

（5）保暖：每4小时监测1次体温，通过加盖棉被、毛毯和调节室温等方法进行保暖，但禁用热水袋、电热毯等体表加温方法，避免烫伤，并防止皮肤血管扩张导致休克加重和耗氧量增加。

1．休克期微循环变化的中期改变是
A．收缩期　　　　　B．扩张期　　　　　C．衰竭期
D．DIC 期　　　　　E．痉挛期

2．休克早期引起少尿的常见原因不包括
A．血容量不足　　　　B．儿茶酚胺分泌增加　　C．抗利尿激素分泌增加
D．肾血流量减少　　　E．急性肾功能衰竭

3．关于休克造成的肺损伤的描述，错误的是
A．毛细血管内皮损伤　　　B．肺血管通透性增加　　C．肺泡过度膨胀
D．氧弥散障碍　　　　　　E．通气/血流比例失调

4．休克最基本的病理生理改变为
A．有效循环血量锐减和组织灌注不足　B．有效循环血量锐减和微循环障碍

C. 有效循环血量锐减和代谢障碍　　　D. 有效循环血量锐减和细胞受损

E. 微循环障碍和组织灌注不足

5. 失血性休克患者应首先输入

A. 新鲜全血　　　　　　　　　B. 血液制品　　　　　　C. 新鲜血浆

D. 平衡液　　　　　　　　　　E. 生理盐水

6. 感染性休克常继发于

A. 革兰阳性杆菌　　　　　　　B. 革兰阳性球菌　　　　C. 革兰阴性杆菌

D. 革兰阴性球菌　　　　　　　E. 真菌

7. 各型休克共同的病理生理特点是

A. 血压下降　　　　　　　　　B. 中心静脉压下降　　　C. 脉压缩小

D. 尿量减少　　　　　　　　　E. 有效循环血量锐减

8. 休克患者经处理后，临床上微循环改善的最重要指标是

A. 神志恢复清楚　　　　　　　B. 血压回升　　　　　　C. 脉搏减慢

D. 尿量增多　　　　　　　　　E. 肢端温度上升

9. 休克患者代偿期的主要表现为

A. 脉细速、血压低、脉压显著缩小　　B. 脉细速、血压低、脉压轻度缩小

C. 脉细速、血压正常、脉压无变化　　D. 脉稍快、血压正常或稍高、脉压缩小

E. 脉细速、血压轻度降低、脉压无变化

10. 外科休克中最常见的类型是

A. 低血容量性和感染性　　　　B. 创伤性和失血性　　　C. 感染性和心源性

D. 心源性和神经性　　　　　　E. 神经性和过敏性

答案：1. B。2. E。3. C。4. A。5. D。6. C。7. E。8. D。9. D。10. A。

第三章　多器官功能障碍综合征

一、概　述

在急性危重病情况下，出现两个或者两个以上器官或系统同时或先后发生功能不全或衰竭，称为多器官功能不全综合征（MODS）。

1. 病因　严重的损伤感染、心脏骤停复苏后、重症胰腺炎、各种原因引起的休克、原有基础疾病加重以及免疫功能低下均可引起 MODS。输血、输液、用药或呼吸机使用不当也可引起 MODS。肺脏是多器官功能障碍最常见的器官，同时也是最常见的首发器官。其次是肾、肝、心、中枢神经系统、胃肠、免疫系统以及凝血系统。

2. 预防

（1）熟悉 MODS 的高危因素，出现严重创伤、感染、烧伤等应提高警惕，及早治疗。

（2）治疗 MODS 应有整体观念，当某一系统器官出现功能障碍时，客观衡量病情，防止出现其他系统器官的功能不全。

（3）防治感染，使感染病变局限化。

（4）及早处理最先发生功能不全的器官，阻断病理的连锁反应，以免形成 MODS。

二、急性呼吸窘迫综合征

急性呼吸窘迫综合征（ARDS）是指由肺内、肺外因素导致的急性弥漫性肺损伤，以及由此而发展的急性呼吸衰竭。急性肺损伤（ALI）和 ARDS 为同一疾病过程的两个阶段，ALI 代表早期和病情相对较轻的阶段，ARDS 代表后期病情较严重的阶段。

1. 病因与发病机制　可分为肺内因素（直接损伤）和肺外因素（间接损伤）两类。ARDS 的本质是肺部炎症反应，即系统性炎症反应综合征（SIRS）的肺部表现。常见的危险因素包括肺炎、大面积创伤、吸入性肺损伤、非心源性休克、药物过量、输血相关急性肺损伤、溺水等。

2. 病理　弥漫性肺泡损伤是 ARDS 的病理改变。病理过程的 3 个阶段（渗出期、增生期和纤维化期）常重叠存在。

（1）渗出：肺泡和（或）肺血管内皮受损，血管通透性增高，肺泡渗出液中富含蛋白质，导致肺间质和肺泡水肿，肺泡内透明膜形成，炎症细胞浸润，常伴肺泡出血。大体表现为暗红或紫红肝样变，有"湿肺"之称。肺水肿和肺泡萎陷，导致功能残气量和肺泡数量相对减少，称为"小肺"。以上变化导致严重的通气／血流比例失调、肺内分流和弥散障碍，从而造成顽固性低氧血症和呼吸窘迫。

（2）增生期和纤维化期：1～3 周后可见 II 型肺泡上皮细胞、成纤维细胞增生；部分肺泡透明膜经吸收而消散，也有部分形成肺泡纤维化。

3. 临床表现

（1）症状：ARDS 发病迅速，多在原发病后的 72 小时内发生，病程一般不超过 7 天。除原发病的表现外，最早出现的症状是呼吸加快，呼吸困难进行性加重等呼吸窘迫表现，伴烦躁、焦虑、多汗等。呼吸深快、呼吸费力，伴明显发绀，不能用一般的吸氧法改善，也不能用其他原发心肺疾病解释。

（2）体征：早期体检无明显异常体征，或仅闻少量细湿啰音。后期听诊双肺可有中小水泡音、管状呼吸音。

4．辅助检查

（1）X线胸片：类似肺水肿的特点，快速多变。早期无异常，肺纹理可增多；进展期X线胸片有广泛性点、片状阴影。

（2）动脉血气分析：是疾病诊断与病情判断的重要检查。PaO_2 降低、$PaCO_2$ 降低、pH升高是典型的变化。氧合指数（PaO_2/FiO_2）是指在吸入某一氧浓度（FiO_2）时的 PaO_2 与该 FiO_2 的比值，$PaO_2/FiO_2 \leq 300mmHg$ 是 ARDS 诊断的必备条件，$PaO_2/FiO_2 \leq 300mmHg$ 为轻度低氧血症，$PaO_2/FiO_2 \leq 200mmHg$ 为中度，$PaO_2/FiO_2 \leq 100mmHg$ 为重度。

（3）肺功能监测：肺顺应性降低，无效腔通气量比例增加。

5．治疗要点

（1）治疗原发病：积极寻找原发病灶并彻底治疗。

（2）氧疗：迅速纠正缺氧是抢救 ARDS 最重要的措施。一般需高浓度（＞50%）、高流量面罩给氧，使 $PaO_2 \geq 60mmHg$ 或 $SaO_2 \geq 90\%$。

（3）机械通气：改善肺泡通气功能，纠正低氧血症，尽早进行机械通气，维持适当的气体交换，选用呼气末正压（PEEP）模式。

（4）液体管理：控制输液速度，合理限制液体入量，以输入晶体液为主，适当给予白蛋白。失血较多者应给予新鲜血。酌情使用利尿药，液体出入量可轻度负平衡。

（5）营养支持治疗：提倡全胃肠营养。根据呼吸、循环及水、电解质、酸碱平衡等及时调整营养治疗方案。

6．护理措施

（1）休息活动护理：取半卧位或坐位，改善呼吸状态，躁动患者应防止意外伤害。

（2）饮食护理：给予高热量、高蛋白、易消化、产气少的饮食。昏迷患者给予鼻饲或静脉提供足够的营养。

（3）病情观察：ARDS患者需收入ICU治疗。持续监测患者的心率、血压变化。观察呼吸的频率、幅度、类型等，注意有无皮肤颜色、温度改变。

（4）保持呼吸道通畅：协助患者翻身叩背，遵医嘱给予相应药物化痰，指导患者做深呼吸和有效咳嗽，保持人工通气管的湿化。持续监测气囊压，维持在 $20 \sim 30cmH_2O$。

（5）预防感染：严格无菌操作，气管插管每天更换位置，气管切开处每天换药1次。

（6）日常生活指导：加强营养，人工气道拔除24小时后可进流食，逐渐过渡到半流质及普食。急性期绝对卧床休息，保证充足的睡眠。避免诱因，指导患者戒烟，注意预防感冒。

三、急性肾衰竭

急性肾衰竭又称急性肾损伤，是指由各种原因引起的短时间内肾功能急剧下降而出现的临床综合征。

1．病因、病理 根据病变发生的解剖部位不同，可分为肾前性、肾后性和肾性3种（表1-8）。挤压伤是最常见的急性肾衰竭，横纹肌溶解，肌红蛋白堵塞肾小管，致其坏死所致。

表1-8　急性肾衰竭的病因与发病机制

	肾前性肾衰	肾性肾衰	肾后性肾衰
发病机制	肾血流灌注不足，导致肾小球滤过率降低	肾实质损伤	急性尿路梗阻
常见疾病	血容量不足：大量脱水、出血；心输出量减少：严重心脏病；周围血管扩张：降压过快、感染性休克；肾血管阻力增加：使用去甲肾上腺素等	急性肾小管坏死：如挤压伤，是最常见的急性肾衰竭类型；急性间质性肾炎；肾小球或肾微血管疾病；肾大血管疾病；庆大霉素、链霉素等肾毒性药物；蛇毒、鱼胆等生物毒素	前列腺增生、肿瘤、输尿管结石、腹膜后肿瘤压迫

2. 临床表现

（1）起始期：未发生明显的肾实质损伤，急性肾衰竭尚可预防，持续数小时至几天。

（2）维持期（少尿期）：一般持续 7～14 天，可见血尿素氮和肌酐进行性上升，出现一系列尿毒症表现。

①全身表现：消化系统症状常为首发症状，还可出现咳嗽、呼吸困难、高血压、心力衰竭、意识模糊、抽搐、出血倾向、感染（主要的死亡原因之一）、多脏器功能衰竭等症状。

②水、电解质和酸碱平衡失调：可表现为代谢性酸中毒、高钾血症、低钠低氯血症、水过多等，以代谢性酸中毒和高钾血症最常见。高钾血症可致各种心律失常，严重者发生心室颤动或心脏骤停，是最主要的电解质紊乱和最危险的并发症，是少尿期的首位死因。

（3）恢复期：持续 1～3 周，可有多尿表现，每天尿量可达 3000～5000ml，随后逐渐恢复正常。多尿期早期仍可有高钾血症，后期可出现低钾血症。

3. 治疗要点　尽早明确诊断，及时纠正可逆的病因是恢复肾功能的关键。主要包括尽早识别并纠正可逆病因，维持体液稳定，营养支持，防治并发症及肾脏替代治疗等。透析治疗是治疗高钾血症最有效的方法。

4. 护理措施

（1）休息活动护理：少尿期应绝对卧床休息，以减轻肾脏负担。下肢水肿者抬高下肢，促进血液回流。当尿量增加、病情好转时，可逐渐增加活动量。

（2）饮食护理：在少尿期 3 天以内，不宜摄入蛋白质，严禁含钾食物，如橘子、榨菜、紫菜、菠菜、香蕉、香菇、薯类、山药、坚果等。少尿期 3～4 天之后，给予低蛋白、高热量、高维生素的清淡流质或半流质饮食，严格禁止摄入含钾食物或药物等。限制蛋白质 0.8g/（kg·d），以优质蛋白（肉类、蛋类、奶类）为宜。不能进食者可鼻饲或静脉营养，尽量减少钠、钾、氯的摄入量。

（3）维持水平衡：少尿期患者严格限制液体入量，坚持"量出为入，宁少勿多"的补液原则。严格记录 24 小时液体出入量，每天补充液量＝前 1 天总排出量＋500ml。恢复期患者，初期补充排出水分的 1/3～1/2，注意多饮水和及时补充钾、钠。

（4）病情观察：密切监测患者的生命体征、尿量、肾功能及电解质的变化，血清尿素氮和血清肌酐逐渐下降，提示患者肾功能好转。注意观察有无体液过多的表现，包括：皮下水肿，体重增加＞0.5kg/d，血钠偏低且无失盐，中心静脉压＞12cmH$_2$O，胸部 X 线显示肺充血征象，心率增快、呼吸急促、血压增高但无感染等。

（5）高钾血症的护理：密切监测血钾浓度，注意有无心律失常表现；应严格限制钾的摄入，忌用紫菜、香蕉等富含钾的食物，积极预防和控制感染、及时纠正酸中毒、禁止输入库存血。当血钾＞6.5mmol/L，应配合医生给予紧急处理。

（6）预防感染：遵医嘱适当应用抗生素，做好呼吸道及尿管护理。透析治疗时注意无菌操作。

（7）病情监测：指导患者避免诱因，自我监测，定期复查肾功能。

四、弥散性血管内凝血

弥散性血管内凝血（DIC）是以微血管体系损伤为病理基础，凝血及纤溶系统被激活，导致机体弥散性微血栓形成、凝血因子大量消耗并继发纤溶亢进，从而引起全身性出血和微循环障碍的临床综合征。

1. 病因与发病机制

（1）严重感染：最多见，包括细菌、病毒、立克次体等。

（2）严重创伤与恶性肿瘤：休克、急性白血病、淋巴瘤、前列腺癌、胰腺癌、大面积烧伤、严重挤压伤、大手术等。

（3）其他：严重疾病、中毒、产科意外、输血反应、移植排斥等。

2. 病理

（1）高凝期：血液呈高凝状态，循环血液中有血栓形成。护士抽血取化验标本时发现血液不易抽出、易凝固，重者皮肤出现瘀点或紫斑。血液凝血时间缩短，血小板黏附性增高。

（2）消耗性低凝期：血管内凝血消耗大量的凝血因子和血小板，使血液转入低凝状态。以出血为主要表现，全身各个部位均可发生。实验室检查表现为出、凝血时间和凝血酶原时间延长，凝血因子减少。

（3）继发性纤溶期：由于大量纤溶酶与纤维蛋白（原）降解产物的纤溶和抗纤凝作用，此期血液凝固性更低，出血倾向更为明显，表现为严重出血和渗血、休克等。实验室检查见血浆鱼精蛋白副凝固试验（3P试验）阳性。

3. 临床表现

（1）出血：是DIC最常见和最早被发现的症状。表现为突然发生的自发性、多发性的出血，部位可遍及全身，多见于皮肤黏膜、伤口及穿刺部位。

（2）低血压、休克或微循环障碍：轻症多为血压降低，重症则出现休克或微循环障碍，早期即可出现多个重要器官功能不全，但休克程度与出血量常不成比例。顽固性休克是DIC病情严重及预后不良的先兆。

（3）栓塞和溶血：内脏栓塞常见于肾、肺、脑等。

4. 治疗要点

（1）消除诱因，治疗原发病：是终止DIC最关键和根本的治疗措施。

（2）抗凝疗法：应在有效治疗原发病的前提下，与补充凝血因子同步进行。肝素是DIC首选的抗凝治疗药物。其他抗凝及抗血小板聚集药物，如阿司匹林、低分子右旋糖酐等。

（3）补充凝血因子和血小板。

（4）抗纤溶治疗。

5. 护理措施

（1）一般护理：卧床休息，吸氧。休克患者取中凹位，呼吸困难严重者取半坐卧位。加强皮肤护理和排泄护理。给予流质或半流质饮食，必要时禁食。

（2）病情观察：密切观察生命体征、神志和尿量的变化，及时识别休克。观察有无持续、多部位的出血或渗血，注意出血部位、范围和出血量。

（3）应用肝素的护理：肝素主要的不良反应是出血，应用时最常见的临床监测指标是部分凝血活酶时间（APTT），较正常参考值延长 1.5 ～ 2.0 倍为宜。也可检测凝血时间（CT），在 20 分钟左右为宜。超过 30 分钟提示过量。肝素过量可缓慢静注鱼精蛋白解救。DIC 患者若使用血液制品，应使用纤维蛋白原。

1. 发生多器官功能障碍综合征最常见的器官是
A．肺脏　　　　　　　　　　B．肝脏　　　　　　　　C．心脏
D．肾脏　　　　　　　　　　E．脑

2. 肾衰竭少尿期，错误的是
A．严禁含钾食物　　　　　　B．禁用含钾药物　　　　C．不输库存血
D．摄入高蛋白食物　　　　　E．观察有无心律失常

3. 急性肾功能衰竭无尿期护理正确的是
A．尿量增加时快速补液　　　B．多进食优质蛋白　　　C．多吃橘子补充钾离子
D．严格限制静脉补液量　　　E．输入库存血纠正贫血

4. 急性肾衰竭少尿期最危险的并发症是
A．水中毒　　　　　　　　　B．尿毒症　　　　　　　C．胃肠道出血
D．高钾血症　　　　　　　　E．酸中毒

5. 关于肺泡表面活性物质的描述，错误的是
A．降低肺泡表面张力　　　　B．稳定肺泡容积　　　　C．增加肺的顺应性
D．维持肺泡的扩张状态　　　E．使毛细血管通透性增加

6. 急性呼吸窘迫综合征发生时，肺部的病理生理改变不正确的是
A．肺血管通透性增高　　　　B．肺泡萎陷　　　　　　C．肺顺应性降低
D．功能残气量增高　　　　　E．肺内弥散障碍

7. 患者，男，39 岁。因多发性肋骨骨折、肺挫伤导致急性呼吸窘迫综合征，医生查房听诊时双肺有中小水泡音，管状呼吸音，X 线胸片检查示两肺有散在斑片状阴影，可见支气管充气征。提示患者处于
A．初期　　　　　　　　　　B．稳定期　　　　　　　C．进展期
D．进展期和末期　　　　　　E．末期

8. ARDS 患者维持有效循环，输液种类主要采用
A．晶体　　　　　　　　　　B．胶体　　　　　　　　C．蛋白
D．血浆　　　　　　　　　　E．全血

9. 患者，女，32 岁。在严重创伤后突然出现呼吸困难，呼吸频率加快。动脉血氧分压 60mmHg，给予吸氧后呼吸困难仍不能缓解，此时患者气体交换受损的原因是
A．与肺泡萎陷有关　　　　　　B．与痰液黏稠无法咳出有关
C．与急性气道梗阻有关　　　　D．与肺内血流量减少有关
E．与人工气道有关

10. 危重病患者出现进行性呼吸困难、心率加速、血压偏低、尿量 10ml/h 持续 3 小时，提示

A．必须严密监测　　　　　B．病情加重　　　　　C．诊断不明确

D．治疗效果欠佳　　　　　E．多器官功能障碍综合征可能

答案： 1．A。2．D。3．D。4．D。5．E。6．D。7．C。8．A。9．A。10．E。

第四章　麻醉护理

一、概　述

麻醉是指用药物或其他方法使患者全身或局部暂时失去感觉，达到有效消除疼痛和不适感，并使局部肌肉松弛，为手术治疗或其他医疗检查提供条件。可分为局部麻醉、椎管内麻醉和全身麻醉。

1. 麻醉前准备

（1）择期手术患者术前 8～12 小时禁食，4 小时开始禁水，以使胃排空，预防反流和误吸。

（2）改善患者体质，使患者各器官功能处于良好的状态，提高身体的耐受力。

（3）做好心理护理，缓解患者恐惧焦虑的情绪。

2. 术前用药

（1）镇痛药：提高痛阈，镇静，镇痛。与全身麻醉药起协同作用，减少全身麻醉药的用量。常用药物有吗啡、哌替啶等。

（2）苯二氮䓬类药物：镇静，催眠，抗惊厥，抗焦虑，预防局麻药毒性。常用药物有地西泮、咪达唑仑等。

（3）巴比妥类药物：主要抑制大脑皮质，有镇静、催眠、抗惊厥作用，并可减少局麻药的毒性反应。常用苯巴比妥（鲁米那）。

（4）抗胆碱药：可抑制呼吸道腺体和唾液腺分泌，以保持呼吸道通畅。还可抑制迷走神经反射，提升心率。常用药物有阿托品、东莨菪碱等，但目前不主张常规使用。

（5）H_2 受体阻断剂：有抗组胺作用，可减少胃液量，提高胃内 pH 值。常用于急腹症及临产妇未能做空腹准备者，可减少术中胃液反流和误吸的风险。

二、麻醉护理

（一）局部麻醉

局麻简便易行，安全有效，患者的神志清楚，并发症较少，适用于浅表部位的手术。局部麻醉方法包括表面麻醉、局部浸润麻醉、区域阻滞、神经及神经丛阻滞。

1. 常用局部麻醉药物

（1）酯类：常用药有普鲁卡因、氯普鲁卡因、丁卡因等。酯类局麻药在体内的代谢产物可成为半抗原，引起变态反应，导致少数患者出现过敏。局部浸润麻醉常用普鲁卡因。表面麻醉常用丁卡因。

（2）酰胺类：常用药有利多卡因、布比卡因等。酰胺类局麻药在体内代谢后不形成半抗原，过敏反应极罕见。

2. 局部麻醉药物中毒

（1）原因：局麻药过量，单位时间内药物吸收过快，药物误注入血管内，患者全身情况差。

（2）临床表现

①中枢神经系统毒性反应：舌或口唇麻木、头晕、耳鸣、视物模糊、抽搐、惊厥、昏迷，甚至呼吸停止。

②心血管系统毒性反应：心律失常、心肌收缩力减弱、血压下降，甚至心脏骤停。

（3）预防

①根据需要选择不同浓度、不同剂量的局麻药，防止过量。

②注射局麻药前须行回抽试验，证实无气、无血、无脑脊液后方可注射。

③局麻药液中加肾上腺素，可使局部血管收缩，延长局麻药吸收，减少局麻药用量。局麻药中加入肾上腺素的浓度一般为1∶200 000。但手指、足趾和阴茎等处的局麻手术或甲亢、心律失常、高血压及周围血管疾病等患者，不应加肾上腺素。

（4）治疗：一旦发生应立即停药；支持循环和呼吸功能，给氧；遵医嘱给予地西泮；控制抽搐或惊厥可用2.5%硫喷妥钠。

3. 局部麻醉的护理

（1）一般护理：局麻术后休息片刻，无异常反应方可离去。告知患者如有不适随时就诊。

（2）过敏反应及护理

①表现：在使用少量局麻药后，出现荨麻疹、喉头水肿、支气管痉挛、低血压及血管神经性水肿，严重者危及生命。

②处理：一旦发生应立即停药；保持呼吸道通畅，给氧；遵医嘱给予肾上腺素、糖皮质激素及抗组胺药。

（二）椎管内麻醉

1. 蛛网膜下腔阻滞
简称腰麻，是将局部麻醉药注入蛛网膜下腔，使脊神经根的前根和后根神经传导暂时阻滞的麻醉方法。适用于2～3小时的下腹部、盆腔、下肢、肛门会阴部的手术，如阑尾切除术，疝修补术等。优点是局麻药用量小，全身毒性作用较轻。

2. 硬膜外阻滞
是将局麻药注入硬脊膜外腔，暂时阻滞脊神经根神经传导的麻醉方法。适用于横膈以下各种腹腔、盆腔及下肢的手术。优点是可通过置管连续给药，使麻醉时间根据手术需要延长；缺点是局麻药用量大，可导致全身反应。

3. 麻醉前用药
常用巴比妥类，如苯巴比妥，以镇静和增强对局麻药的耐受性。

4. 并发症的观察与护理

（1）蛛网膜下腔阻滞麻醉

①头痛：是最常见的并发症，主要因脑脊液经穿刺孔漏出，引起颅内压下降、颅内血管扩张所致。去枕平卧6～8小时，可防止因脑脊液外漏所致头痛。典型的头痛常位于枕部、顶部或颞部，呈搏动性，抬头或坐起时加重。轻度头痛经卧床2～3天可自行消失；中度头痛治疗可采取平卧或头低位，补液，应用小剂量镇静、镇痛药；严重头痛可采用硬膜外间隙充填疗法。

②尿潴留：主要由支配膀胱的骶2～4神经被阻滞后恢复较迟、手术后切口疼痛、下腹部手术时膀胱直接刺激及患者不习惯在床上排尿的体位等所致。表现为尿液不能排出，下腹部膨胀疼痛等。应首先诱导患者自行排尿，必要时可留置导尿。

③神经并发症：脑神经受累，假性脑脊膜炎，粘连性蛛网膜炎，马尾神经综合征等。

（2）硬脊膜外腔阻滞麻醉

①全脊麻：指全部脊神经受阻滞，是硬膜外阻滞最危险的并发症。原因为穿刺针或导管误入蛛网膜下腔而未被及时发现，将超量局麻药注入而产生异常广泛的神经根阻滞。主要表现为注药后迅速出现低血压，意识丧失，呼吸、循环停止，全部脊神经支配区域无痛觉，处理不及时可发生心脏骤停。

预防应严格操作规程,不能省略"试验剂量"。发生全脊麻后,应维持呼吸和循环功能,输液,机械通气,应用升压药;心脏骤停应立即行心肺复苏。

②穿刺针或导管误入血管:注药前务必回抽。一旦误入血管将发生毒性反应,出现抽搐或心血管症状。处理应给予吸氧,静脉注射地西泮或硫喷妥钠抗惊厥,同时维持有效的循环和呼吸。

③血压下降:常因交感神经被阻滞所致。应去枕平卧 4 ～ 6 小时,防止血压波动,加快输液速度,给予升压药物等。

④呼吸抑制:因肋间肌及膈肌运动被抑制所致。预防应减少局麻药用量,严密观察病情变化,给氧,做好急救准备。

⑤硬膜外血肿:硬膜外血肿少见,却是并发截瘫的首要原因。一经确诊,尽早(8 小时内)手术清除血肿。超过 12 小时再手术恢复的可能性极小。

⑥其他并发症:脊神经根损伤,脊髓损伤,导管折断,硬膜外脓肿等。

(三)全身麻醉

1. **吸入麻醉**　麻醉药经呼吸道吸入到体内,产生全身麻醉作用,称为吸入麻醉。常用的吸入麻醉药有氟烷、恩氟烷、异氟烷、氧化亚氮、七氟烷、地氟烷等。

2. **静脉麻醉**　将麻醉药直接经静脉注入血液循环,作用于中枢神经系统,产生全身麻醉的方法称为静脉麻醉。硫喷妥钠为超短效巴比妥类药, 15 ～ 30 秒即可使患者入睡,常用于麻醉诱导。其他药物还有氯胺酮、咪达唑仑、丙泊酚、芬太尼,肌松药琥珀胆碱、筒箭毒碱等。

3. **复合全身麻醉**　临床麻醉中应用最多的全身麻醉方法。

4. **并发症的观察与护理**

(1)反流与误吸:误吸大量胃内容物后的死亡率极高,完全呼吸道梗阻可立即导致窒息,危及生命;误吸胃液可引起肺水肿和肺不张。预防的主要措施有:术前应禁食、禁水,促进胃排空,提高胃液的 pH 值,加强呼吸道防护;术后去枕平卧,头偏向一侧。全麻清醒的可靠指征是能准确地回答问题。

(2)呼吸道梗阻

①上呼吸道梗阻:是指声门以上的呼吸道梗阻。主要原因为舌后坠、异物及口腔分泌物阻塞,喉头水肿或喉痉挛等。典型表现有三凹征、鼾声等。一旦发生,应迅速将下颌托起,放入口咽或鼻咽通气管,清除异物和分泌物。喉头水肿者给予糖皮质激素;硫喷妥钠易引起喉痉挛, 喉痉挛者首先去除诱因,加压给氧,无效者给予肌松药,必要时行气管内插管。

②下呼吸道梗阻:是指声门以下的呼吸道梗阻。主要原因为气管导管扭折、导管斜面紧贴在气管壁上、误吸等。轻者出现肺部啰音,重者出现呼吸困难、发绀、心率加快、血压下降。一旦发现,立即报告医生处理。

(3)高血压和低血压:麻醉过深、失血过多等会导致低血压;高血压发生与原发疾病、麻醉浅、镇痛药不足等引起的应激有关。

(4)低氧血症:主要原因为吸入氧浓度过低、气道阻塞、肺不张、肺水肿及误吸等。表现为呼吸急促、发绀、躁动不安等。应及时给氧,必要时给予机械通气。

(5)肺不张:痰液等分泌物导致呼吸道梗阻为最常见的原因。肺不张时患者出现持续性低氧血症。术前应充分准备,戒烟、指导呼吸功能锻炼;术中及时吸痰;术后给予有效镇痛,病情允许情况下鼓励患者深呼吸有效咳嗽,术后早下地、多活动,必要时给予雾化吸入、吸痰和抗生素治疗。

1. 引起局麻药毒性反应的原因<u>不包括</u>
A. 药量过大
B. 药液浓度过高
C. 体弱患者对局麻药的耐受性差
D. 注射部位血管丰富
E. 局部药物误注入血管

2. 属于抗组胺药物的是
A. 地西泮
B. 阿托品
C. 芬太尼
D. 异丙嗪
E. 吗啡

3. 成人麻醉术前需禁食的时间是
A. 2～4 小时
B. 4～6 小时
C. 8～12 小时
D. 12～20 小时
E. 20～24 小时

4. 麻醉前使用的抗胆碱能药是
A. 地西泮
B. 东莨菪碱
C. 异丙嗪
D. 吗啡
E. 芬太尼

5. 患者麻醉前肌注阿托品的目的是
A. 镇静
B. 催眠
C. 减少呼吸道分泌物
D. 止痛
E. 强心

6. <u>不属于</u>麻醉前用药的是
A. 镇静催眠类
B. 镇痛药类
C. 抗胆碱能药
D. 抗组胺药
E. 降压药

7. 麻醉前使用异丙嗪的目的是
A. 镇静
B. 催眠
C. 镇痛
D. 抗胆碱能
E. 抗组胺

8. 患者，女。局麻下行乳房肿块切除，注射局麻药物后不久患者出现面色苍白、心悸气短、多语和烦躁不安等表现，首先应考虑其出现了
A. 低血糖
B. 疼痛阈值低
C. 精神过度紧张
D. 局麻药毒性反应
E. 原有疾病病情变化

9. 属于抗组胺药物的是
A. 地西泮
B. 阿托品
C. 芬太尼
D. 异丙嗪
E. 吗啡

10. 局麻药内加肾上腺素的首要目的是
A. 延缓药物吸收，避免或减轻中毒
B. 延缓药物吸收，缩短作用时间
C. 使局部血管扩张，减少出血
D. 预防术中血压下降
E. 预防术中脉搏减慢

答案：1. B。2. D。3. C。4. B。5. C。6. E。7. E。8. D。9. D。10. A。

第五章 复 苏

一、概 述

1．心跳、呼吸骤停的类型

（1）心搏停止：心脏处于舒张状态，心肌张力低，心电图呈一直线。

（2）心室纤颤：心室不协调连续颤动，心电图呈不规则的室颤波。

（3）快速型心律失常：包括室性心动过速与室上性心动过速，需紧急处理。

（4）无脉电活动：包括心电机械分离、室性自主节律等。

2．心跳、呼吸骤停的诊断　典型三联症包括突发意识丧失、呼吸停止和大动脉搏动消失。

（1）突然倒地，意识丧失。

（2）大动脉搏动消失，触摸不到颈动脉或股动脉。

（3）呼吸停止或呈叹息样呼吸。

（4）双侧瞳孔散大，对光反射消失。

（5）脑缺氧常引起抽搐和大小便失禁。

（6）皮肤苍白或青紫。

（7）听诊心音消失、血压测不出、脉搏摸不到。

二、心肺脑复苏

心肺复苏是针对心跳、呼吸骤停所采取的急救措施，包括运用胸外心脏按压、人工呼吸等方法恢复患者的自主心脏搏动和自主呼吸，达到挽救生命的目的。由于复苏中维持脑组织血流是重点，中枢神经系统功能的恢复是目标，心肺复苏扩展为心肺脑复苏。

1．心肺脑复苏时间　因大脑对缺血缺氧耐受力最差,最先受到损害。心脏骤停后10秒意识丧失，突然倒地，大小便失禁；20～30秒断续或无效呼吸；60秒自主呼吸逐渐停止，瞳孔散大；3分钟开始出现脑水肿；超过4～6分钟大脑即可发生不可逆的损害。因此，要求心肺脑复苏应在呼吸、心脏骤停后4～6分钟内实施，避免脑细胞死亡。

2．基础生命支持（BLS）　关键步骤包括:立即识别心脏骤停,启动急救反应系统,早期心肺复苏,快速除颤。

（1）识别心脏骤停

①发现意识丧失突然倒地者，应在评估环境安全、做好自我防护的情况下，快速判断心脏骤停。如环境无不安全因素，尽可能不要搬动患者。

②首先拍打患者双肩并大声呼叫患者，如无反应，接下来同时判断呼吸和检查脉搏，可以在患者没有呼吸或不能正常呼吸（仅有喘息）的情况下开始心肺复苏。

③检查呼吸的最佳方法是暴露胸部皮肤，直接观察胸腹部有无起伏，5～10秒。即将传统"一看二听三感觉"简化为"一看"，不再推荐将耳朵贴近患者口鼻听呼吸和感觉呼气的方法。

④识别心搏骤停最可靠的临床征象是意识丧失伴大动脉搏动消失。通常成人检查颈动脉，儿童检查股动脉，婴儿检查肱动脉。医务人员如需检查脉搏，时间不应超过 10 秒，如果无法明确触摸到脉搏，就应开始心肺复苏，切不可因反复测脉搏、观察瞳孔变化等而贻误复苏时机。

（2）启动急诊医疗服务：单人施救者，在判断患者心脏骤停后应拨打急救电话求助，并立刻返回患者身边开始心肺复苏。两人以上施救者，一人拨打电话，另一人即开始心肺复苏。

（3）胸外按压（chest compressions，C）：胸外心脏按压是心脏骤停后急救处理的第一个步骤。有效的胸外心脏按压可产生 60 ~ 80mmHg 的动脉压，对成功复苏极为关键。

①复苏体位：将患者放置于仰卧位，平躺在坚实平面上。

②按压部位：胸骨下段，即胸骨下 1/3 处，乳头连线与胸骨交界处。

③按压手法：施救者跪在患者一侧，双手掌根部相叠，十指交叉相扣，身体稍前倾，肩、肘、腕关节呈一条直线，以上身的重力垂直按压。按压应快速、用力。为保证每次按压后胸廓完全回弹，放松时手掌应离开胸壁，施救者不可倚靠患者，也不得采用冲击式按压。

④按压频率和深度：按压频率 100 ~ 120 次 / 分，使胸骨下陷 5 ~ 6cm。

⑤按压通气比例：单人施救时，应首先从进行 30 次按压开始心肺复苏，之后再给予 2 次通气。每个周期 5 组，大约 2 分钟。成人不论两人施救还是单人施救，均为 30：2。

⑥按压和放松时间：比例为 1：1 时，心排血量最大。

⑦施救轮换：胸外按压时，施救者易疲劳，故两人或两人以上施救时，应每 2 分钟（即 5 个按压呼吸周期）轮换一次，以保持按压的质量。每次轮换应在 5 秒内完成，按压中断的时间应不超过 10 秒。

（4）开放气道（airway，A）：解开患者衣领、皮带，清除口鼻分泌物、呕吐物及义齿。在患者无明显头、颈部外伤采用仰头提颏法。在怀疑有头、颈部外伤时采用推举下颌法。

（5）人工呼吸（breathing，B）：非窒息性心脏骤停后的最初几分钟，通气并不重要，不能因为给予通气而延误或中断心脏按压。但为了维持一定水平的血氧含量，人工呼吸是必需且有效的。方法有口对口（鼻）人工呼吸、口对屏障装置呼吸、球囊 - 面罩通气、高级气道通气（气管插管）等。

①口对口（鼻）人工呼吸：最简易、有效、及时的人工呼吸法是口对口（鼻）人工呼吸，可使患者的 PaO_2 达到 75 ~ 85mmHg。施救者捏闭患者鼻孔，以口唇包紧患者口部，口对口密闭施行人工呼吸。每次吹气应持续 1 秒以上，看见患者胸廓抬起方为有效。潮气量 500 ~ 600ml。平均每 5 ~ 6 秒给予一次人工通气，即频率为 10 ~ 12 次 / 分；建立高级气道后，可 6 ~ 8 秒给予一次人工通气，即频率为 8 ~ 10 次 / 分。在通气时不可停止胸外按压。口对口吹气时，施救者应正常呼吸，而不是深呼吸，防止深呼吸造成施救者头晕及患者肺充气过度、胃扩张、反流或误吸，过度通气还会增加患者胸内压，减少静脉回流至心脏等。

②口对屏障装置呼吸：通过口对口通气而传播疾病危险的可能性微乎其微，且使用防护装备也并不能有效减少传染病的传播风险，因此，用或不用屏障装置进行人工呼吸都是合理的，施救者不可因此延误胸外按压。

③球囊 - 面罩通气：仅在具备 2 名训练熟练的施救者时才可使用，一名施救者开放气道并将面罩紧贴患者面部，另一名挤压球囊。挤压一次的空气量约 500 ~ 1000ml。

④气管插管：要求具有熟练的操作技能和经验，在心脏骤停的急救中失败率高。

（6）早期除颤：成人心脏骤停时，最初发生较为常见且较容易治疗的心律失常为室颤。单纯心肺复苏一般不可能终止室颤而恢复有效循环灌注，迅速除颤是治疗室颤最好的方法。一旦除颤仪准备就绪，应立即实施除颤，采用直流非同步电复律，但在等待除颤仪的过程中，应进行心肺复苏。

（7）复苏成功的标志

①神志：出现眼球运动、对光反射、手足抽动、发出呻吟等意识恢复表现。

②面色及口唇颜色：由发绀转为红润。

③大动脉搏动：若停止按压，脉搏依然存在，说明患者已恢复自主心跳。

④瞳孔：缩小。

⑤自主呼吸恢复：出现较强的自主呼吸。

3. 高级生命支持（ACLS） ACLS 是以基础生命支持为前提，借助医疗仪器和特殊技术，建立和维持更为有效的通气和循环功能，识别及治疗心律失常，建立静脉通路并应用药物，改善并维持心肺功能及治疗原发疾病的一系列救治措施。

（1）建立给药途径：心脏骤停时给药途径以静脉给药为主，有条件者建立中心静脉通路。无法建立静脉通路时，可选择骨髓腔给药，也可用气管内给药。

（2）常用药物

①肾上腺素：是心脏复苏的首选药物，通过兴奋 α 肾上腺素受体，激发心肌自主收缩，增强心肌收缩力，升高血压，加快心率，使心排血量增加；通过收缩外周血管，从而保证心脏及重要脏器的血供；并可使心室纤颤由细颤转为粗颤，使电除颤易于生效。当患者的心律失常不适合电除颤时，应尽早给予肾上腺素，可增加存活率，减少神经系统损伤。常用剂量为 1mg，每 3～5 分钟重复使用一次。肾上腺素可显著收缩皮肤、黏膜、肾、胃肠道平滑肌的血管，而对脑和肺的血管收缩不明显；可舒张冠状动脉及肝脏和骨骼肌血管。还可兴奋支气管平滑肌的 β₂ 受体，发挥强大的舒张支气管的作用。

②胺碘酮：是目前临床应用最广泛的抗心律失常药，用于治疗对心肺复苏、除颤和血管加压药物无反应的室颤或无脉性室速。

③利多卡因：在无法获得胺碘酮时考虑使用。

④硫酸镁：是用于治疗或防止尖端扭转型室性心动过速复发的辅助药物，不建议常规使用。

⑤阿托品：可减弱心肌迷走神经反射，提高窦房结的兴奋性，促进房室传导，对心动过缓有较好疗效。

⑥碳酸氢钠：只在心脏骤停前已存在代谢性酸中毒、高钾血症、三环类抗抑郁药物过量等情况下适当补充，不作为常规用药。

（3）控制气道与氧疗。

4. 脑复苏及复苏后处理 心搏呼吸骤停引起脑损害的基本病理是脑缺氧和脑水肿。脑复苏是防治脑缺血缺氧、减轻脑水肿、保护脑细胞、恢复脑功能到心搏骤停前水平的综合措施。心脏骤停后 60 秒即出现脑细胞损害，故应尽早实施脑复苏。

5. 脑复苏的主要治疗和护理措施

（1）降温治疗：低温可减少脑耗氧量，将体温降至 32～34℃，维持 12～24 小时。

（2）维持适当的血压水平：维持正常或稍高于正常水平的血压，保证有足够的脑灌注压维持脑血流。

（3）脱水治疗：20% 甘露醇或 25% 山梨醇，每次 200～250ml，快速（15～30 分钟）静脉滴注。可防治脑水肿。

（4）糖皮质激素：可降低颅内压，抑制血管内凝血，降低毛细血管通透性，维持血脑屏障的完整性，防止细胞自溶和死亡。

（5）解除脑血管痉挛：常用钙通道阻滞剂。

（6）高压氧治疗。

6. 脑复苏后的主要治疗和护理措施

（1）专人监护心率、心律：理想心率为 80～120 次 / 分。对心动过缓、过速或心律失常应及时采取防治措施。

（2）维持良好的呼吸功能：保持呼吸道通畅，及时清除呼吸道分泌物。

（3）防治肾衰竭：监测尿量及血生化改变，防治肾衰竭。

（4）确保有效循环稳定：理想血压为 80～90/50～60mmHg。

---

1. 心搏停止后，可发生不可逆性脑损害的时间为
A. 1～2分钟　　　　　　　B. 2～4分钟　　　　　　C. 4～6分钟
D. 6～8分钟　　　　　　　E. 8～10分钟

2. 心脏复苏的首选药物是
A. 利多卡因　　　　　　　B. 阿托品　　　　　　　C. 肾上腺素
D. 去甲肾上腺素　　　　　E. 碳酸氢钠

3. 人脑耐受完全缺血缺氧性损害的时限（常温下）为
A. 2～3分钟　　　　　　　B. 4～6分钟　　　　　　C. 7～8分钟
D. 9～10分钟　　　　　　　E. 11～12分钟

4. 急性心肌梗死患者突然发生青紫、呼吸困难、神志不清、大动脉搏动消失，首选的抢救措施是
A. 非同步电复律　　　　　B. 静脉注射利多卡因　　C. 胸外心脏按压
D. 静脉注射肾上腺素　　　E. 口对口人工呼吸

5. 重症监护室的收治对象不包括
A. 严重创伤者　　　　　　B. 器官移植术后患者　　C. 麻醉意外者
D. 酸碱平衡失调者　　　　E. 心肺复苏后患者

6. 影响中心静脉压最小的因素是
A. 血容量　　　　　　　　B. 肺动脉楔压　　　　　C. 静脉血管张力
D. 静脉回心血量　　　　　E. 右心室排血能力

7. 指导临床液体治疗的常用监测项目是
A. 中心静脉压、平均动脉压　　　　　B. 中心静脉压、肺毛细血管楔压
C. 平均动脉压、监测气道峰值压　　　D. 中心静脉压、监测气道峰值压
E. 平均动脉压、肺毛细血管楔压

8. 一般情况下，ICU护士总数与病床数之比为
A. 1～2：1　　　　　　　B. 2～3：1　　　　　　C. 3～4：1
D. 4～5：1　　　　　　　E. 5～6：1

9. 能较好反映左心房平均压及左心室舒张末期压的血流动力学指标是
A. 中心静脉压（CVP）　　　　　B. 肺动脉楔压（PAWP）C. 肺毛细血管楔压（PCWP）
D. 心排出量（CO）　　　　　　　E. 左室做功指数（LVSWI）

10. 胸外心脏按压的部位是
A. 胸骨上段　　　　　　　B. 胸骨中段　　　　　　C. 胸骨下段
D. 心尖搏动处　　　　　　E. 剑突处

答案：1. C。2. C。3. B。4. C。5. D。6. B。7. A。8. C。9. C。10. C。

第六章　重症监护

一、重症患者的监测和护理

1. ICU 概述

（1）收治对象：主要收治经过严密监测、积极治疗和加强护理后有可能恢复的各类重危患者。主要包括：严重创伤、大手术及器官移植术后需要监测器官功能的患者；各种原因引起的循环功能失代偿，需要以药物或特殊设备支持的患者；有可能发生呼吸衰竭，需要严密监测呼吸功能，或需用呼吸机治疗的患者；严重水、电解质紊乱及酸碱平衡失调的患者；麻醉意外、心脏停搏复苏后需要继续治疗和护理的患者等。

（2）ICU 结构及要求：ICU 护士总数与床位数的比例为 3 ～ 4：1，护士长 1 ～ 2 名，负责护理培训和护士培训工作，并参与行政管理。

2. 血流动力学的监测和护理

（1）血流动力学检测：常用参数见表 1-9。

表1-9　血流动力学检测常用参数

参　数	反映的功能	正常值
平均动脉压（MAP）	心动周期的平均血压	70～105mmHg
中心静脉压（CVP）	测定上、下腔静脉或右心房内的压力，评估血容量、右心前负荷及右心功能的重要指标，测压玻璃管的"0"点应对准第4肋间腋中线（右心房中点）	5～12cmH$_2$O
肺动脉楔压（PAWP）	较准确地反映整个循环情况，有助于判定左心室功能，反映血容量是否充足	6～12mmHg
肺毛细血管楔压（PCWP）	能较好地反映左心房平均压及左心室舒张末期压，对CVP影响较小	5～12mmHg
平均肺动脉压（MPAP）	MPAP升高常见于肺血流量增加、肺血管阻力升高、二尖瓣狭窄、左心功能不全；MPAP降低见于肺动脉瓣狭窄	1.47～2.0kPa
心排血量（CO）	反映心泵功能的重要指标，尤其是左心功能	5～6L/min
每搏排血量（SV）	一次心搏由一侧心室射出的血量	60～90ml/beat
心脏指数（CI）	指每分钟每平方米体表面积的心排血量	3.5±0.5L/（min·m^2）

（续　表）

参　数	反映的功能	正常值
体循环阻力指数（SVRI）	是监测左心室后负荷的主要指标	
肺循环阻力指数（PVRI）	是监测右心室后负荷的主要指标	
左室做功指数（LVSWI）	反映左心室收缩功能	$60g \cdot m/m^2$
右室做功指数（RVSWI）	反映右心室收缩功能	$2 \sim 6g \cdot m/m^2$
Swan-Ganz肺动脉漂浮导管	对左、右心室的负荷进行量化测定	

（2）监测血流动力学静脉置管患者的护理

①预防感染：严格无菌操作，及时更换敷料。

②加强监测：出现静脉压升高、颈静脉怒张，心音遥远、心搏微弱，脉压小、动脉压降低，应考虑为 Beck 三联征。

③管道护理：妥善固定，连接紧密。

④中心静脉导管护理：每天更换输液管道，准确记录出入液量。严禁在中心静脉导管处输血、静脉取血。

⑤肺动脉漂浮导管测压期间的护理：防止气体进入引起气栓。检查肢体末梢循环情况，观察皮肤颜色、脉搏及微血管充盈程度的变化。

⑥拔管后的护理：局部加压固定后敷料覆盖，必要时用沙袋压迫。

3. 呼吸功能的监测　常见参数见表 1-10。

表1-10　呼吸系统检测常用参数

参　数	反映的功能	正常值
潮气量（VT）	平静呼吸时，每次吸入或呼出的气体容量	$8 \sim 12ml/kg$
肺活量（VC）	平静呼气末吸气至不能吸为止，然后呼气至不能呼出时所能呼出的所有气体容量	$65 \sim 75ml/kg$
无效腔气量/潮气量（VD/VT）	反映肺泡有效通气量	$20\% \sim 40\%$
肺内分流量（QS/QT）	测定氧含量	$3\% \sim 5\%$
血pH	血浆酸碱度	$7.35 \sim 7.45$
动脉血氧分压（PaO_2）	是动脉血中物理溶解的O_2产生的压力，反映机体氧合状态	$80 \sim 100mmHg$
动脉血二氧化碳分压（$PaCO_2$）	血液中物理溶解的CO_2所产生的压力，是衡量肺通气和判断酸碱失衡的重要指标	$35 \sim 45mmHg$
动脉血氧饱和度（SaO_2）	动脉血中血红蛋白实际结合的氧量与所能结合的最大氧量之比，是反映肺功能状况的指标	$96\% \sim 100\%$

4．其他系统及脏器功能的监护

（1）中枢神经系统功能监护：观察患者意识状态、瞳孔变化、反射活动等。对颅脑损伤的患者还应关注脑电图、颅内压、脑血流图等检查的变化。

（2）肝功能监护：加强肝功能指标的测定，如血清胆红素、白蛋白、腹水等。观察患者皮肤巩膜有无黄疸及神志改变，若患者出现嗜睡、神志恍惚、昏迷等表现，应警惕可能出现肝昏迷或肝性脑病。

（3）肾功能监护：准确记录尿液的量、颜色及性状。做好肾功能检测，如肾小球滤过率、血尿素氮、肾血流量测定、肾小管功能测定。出现急性肾衰竭时，应积极治疗原发病、控制发病环节。

二、氧治疗

氧气疗法指通过给氧，提高动脉血氧分压（PaO_2）和动脉血氧饱和度（SaO_2），纠正低氧血症和组织缺氧的方法。

1．氧疗指征和缺氧程度的判断　血气分析检查是氧疗的客观指标。PaO_2是反映缺氧的敏感指标，是决定是否给氧的重要依据，是监测氧疗效果最准确的方法。对成年患者，特别是慢性呼吸衰竭者，$PaO_2 < 60mmHg$是比较公认的氧疗指标。

（1）伴CO_2潴留：可给予较高浓度吸氧，使PaO_2提高到60mmHg以上或SaO_2达90%以上。

（2）伴明显CO_2潴留：应予低浓度（<35%）持续吸氧，控制PaO_2于60mmHg或SaO_2于90%或略高。

2．氧疗方法

（1）鼻导管与鼻塞：简单方便、氧浓度不恒定。氧气吸入浓度与流量换算：吸氧浓度（%）＝21＋4×氧流量（L/min）。

（2）面罩：主要包括简单面罩、带储气囊无重复呼吸面罩和文丘里（Venturi）面罩。吸氧浓度较恒定，可调节，但影响进食、咳痰。

（3）其他：机械通气氧疗、高压氧疗等。

3．用氧注意事项

（1）注意用氧安全：做好"四防"，即防震、防火、防热、防油。

（2）正确使用：使用氧气前先检查导管是否通畅。应先调节流量后再插导管。停用氧气时，应先拔出导管，再关闭氧气开关。中途改变氧气流量，先将氧气和鼻导管分离，调节流量后再接上，以免误操作，使大量气体冲入呼吸道，损伤肺组织。

（3）湿化吸入：湿化瓶具有湿化氧气和观察氧流量两个作用，内装1/3～1/2冷开水或蒸馏水。

三、机械通气的临床应用

机械通气是在患者自然通气和（或）氧合功能出现障碍时，运用器械（主要是呼吸机）恢复患者有效通气并改善氧合的方法。根据是否建立人工气道分为有创机械通气和无创机械通气。

1．人工气道　目前常用的人工气道包括气管插管和气管切开。

（1）建立人工气道的目的：解除气道梗阻；及时清除呼吸道内分泌物；防止误吸；严重低氧血症和高碳酸血症时实行正压通气治疗。

（2）人工气道的护理

①气管插管的护理

a．妥善固定导管，每班测量末端到牙齿的距离，并观察气管插管有无移位；每天拍摄床旁X线胸片，确保插管位置正确。

b. 注意保持导管通畅，定时翻身扣背，给予雾化吸入，可在气管内滴入生理盐水或蒸馏水稀释痰液。及时吸出导管、口腔内分泌物。

c. 气管插管留置时间一般不超过72小时，推荐使用高容量低张力气囊导管，定时（推荐4小时）监测气囊压，维持其在20～30cmH_2O范围内，采用测压法进行气囊注气调节气囊压力，不常规进行放气，防止造成通气不足或黏膜受压坏死等。

d. 拔管后注意观察患者呼吸情况，监测生命体征，注意有无喉头水肿、喉痉挛等并发症。

②气管切开的护理

a. 注意观察切口周围皮肤，每天更换气管切开处敷料和清洁气管内套管1～2次，防止感染。

b. 妥善固定气管切开套管，固定导管纱布松紧适宜，以容纳一指为宜。

2. 机械通气临床应用

（1）适应证：慢阻肺急性加重、哮喘急性发作等通气障碍为主的疾病；胸廓畸形、间质性肺疾病等限制性通气功能障碍；重症肺炎、ARDS等换气功能障碍为主的疾病。

①预防性机械通气：长时间休克；严重感染；慢性阻塞性肺疾病患者行胸腹部手术，明显代谢紊乱；酸性物质误吸综合征；恶质病。

②治疗性机械通气：心肺复苏后期治疗；换气功能衰竭；通气功能不全或衰竭；呼吸功能失调或丧失；不能代偿呼吸做功增加的非特异性衰弱患者。

（2）禁忌症：无绝对禁忌证，相对禁忌证为严重气胸及纵隔气肿未行引流。

（3）常用的机械通气模式

①持续强制通气（CMV）：呼吸机完全替代患者自主呼吸，包括容量控制和压力控制。

②间歇强制通气（IMV）：呼吸机按预设频率给予CMV，但允许患者进行自主呼吸。由于呼吸机以固定频率呼吸，可影响患者自主呼吸，出现人机对抗。

③同步间歇强制通气（SIMV）：在IMV基础上增加了人机协调，呼吸机预设的呼吸频率由患者触发，是目前最常用的通气模式。

④压力支持通气（PSV）：由患者自主呼吸触发，并决定呼吸频率和吸/呼比例，适用于有一定自主呼吸能力、呼吸中枢驱动稳定或准备撤机的患者。

⑤持续气道正压（CPAP）：气道处于持续正压状态，可防止肺与气道萎缩，改善肺顺应性，减少吸气阻力。

⑥呼气末正压（PEEP）：呼气末气道压及肺泡内压维持在高于大气压水平，可降低肺内分流量，纠正低氧血症。

（4）呼吸机撤离：由机械通气状态恢复到完全自主呼吸的过渡过程。应循序渐进进行，撤机前应基本去除呼吸衰竭的病因，改善重要脏器的功能，纠正水电解质酸碱失衡。可采用T型管、PSV、有创-无创序贯通气等方式。

（5）护理措施

①加强监护

a. 监测血氧饱和度和动脉血气分析。动脉血气分析是监测治疗效果最重要的指标，可判断血液氧和状态，机体酸碱平衡状态等。

b. 监测患者有无自主呼吸，自主呼吸与呼吸机是否同步，呼吸的频率、节律等。出现异常及时查找原因并处理。

c. 监测气道峰值压（PAP），气道压力增高常见于咳嗽、痰液过多或黏稠阻塞气道、输入气体管道扭曲、受压、气管插管斜面贴壁；下降见于气体管道衔接不紧、气囊漏气或充盈不足等。

②吸入气体的加温和湿化：机械通气时需使用加温加湿器，维持吸入气体的温度在 32 ～ 36℃，相对湿度 100%。注意湿化罐内只能加无菌蒸馏水，禁用生理盐水或加入药物，湿化罐内水量要恰当。

③吸痰：吸痰前后应给予高浓度（$FiO_2 > 70\%$）氧气吸入 2 分钟，1 次吸痰时间不超过 15 秒。

④撤机护理：撤机应循序渐进。患者具备撤机能力后，按撤离呼吸机→气囊放气→拔管（气管切开除外）→吸氧步骤进行。撤机时加强监护。

1. 重症监护室的收治对象不包括

A. 严重创伤者　　　　　　　B. 器官移植术后患者　　C. 麻醉意外者

D. 酸碱平衡失调者　　　　　E. 心肺复苏后患者

2. 影响中心静脉压最小的因素是

A. 血容量　　　　　　　　　B. 肺动脉楔压　　　　　C. 静脉血管张力

D. 静脉回心血量　　　　　　E. 右心室排血能力

3. 气管插管留置时间不宜超过

A. 12 ～ 24 小时　　　　　　B. 48 ～ 72 小时　　　　C. 4 ～ 5 天

D. 6 ～ 7 天　　　　　　　　E. 8 ～ 10 天

4. 患者，男，24 岁。外伤抢救后，意识清楚，带气管插管返回 ICU。该患者表达健康问题宜采用的交流方式是

A. 言语　　　　　　　　　　B. 表情　　　　　　　　C. 肢体

D. 书写　　　　　　　　　　E. 眼神

5. 患者，女，45 岁。体外循环二尖瓣置换术后第 1 天，血压 80/40mmHg，心率 128 次 / 分，测中心静脉压 $18cmH_2O$，8 小时输入液体总量 1500ml。此时最可能的情况是

A. 血容量不足　　　　　　　B. 静脉回流受阻　　　　C. 输入液体过多

D. 右心功能不全　　　　　　E. ARDS

6. 指导临床液体治疗的常用监测项目是

A. 中心静脉压、平均动脉压　　　　B. 中心静脉压、肺毛细血管楔压

C. 平均动脉压、监测气道峰值压　　D. 中心静脉压、监测气道峰值压

E. 平均动脉压、肺毛细血管楔压

7. 一般情况下，ICU 护士总数与病床数之比为

A. 1 ～ 2 : 1　　　　　　　　B. 2 ～ 3 : 1　　　　　　C. 3 ～ 4 : 1

D. 4 ～ 5 : 1　　　　　　　　E. 5 ～ 6 : 1

8. 能较好反映左心房平均压及左心室舒张末期压的血流动力学指标是

A. 中心静脉压（CVP）　　　　　　B. 肺动脉楔压（PAWP）　C. 肺毛细血管楔压（PCWP）

D. 心排出量（CO）　　　　　　　　E. 左室做功指数（LVSWI）

9. 关于中心静脉压，正确的是

A. 指右心房、左心房的压力　　　　B. 指腹腔、胸腔静脉压力

C. 指右心房、左心室的压力　　　　D. 指胸腔内上腔静脉压力

E. 指右心房及胸腔内上、下腔静脉的压力

10. 机械通气患者气道峰压增高见于

A. 导管套囊充气不足　　　　B. 呼吸机管道漏气　　　C. 呼吸机管道脱落

D. 小潮气量　　　　　　　　E. 呼吸机管道堵塞

答案：1. D。2. B。3. B。4. D。5. D。6. A。7. C。8. C。9. E。10. E。

第七章　外科围手术期护理

围术期是指从确定手术治疗时起，至与这次手术有关的治疗基本结束为止的一段时间。包括手术前、手术中、手术后3个阶段。手术前期指从患者决定接受手术到将患者送至手术台。手术期指从患者被送上手术台到患者手术后被送入复苏室（观察室）或外科病房。手术后期指从患者被送到复苏室或外科病房至患者出院或继续追踪。

一、手术前护理

1. 护理评估

（1）一般资料：年龄、性别、职业背景、现病史、健康史、心理状况等。

（2）辅助检查：三大常规（血、尿、便），血液生化，肺功能，心电图，影像学，出、凝血功能检查。

2. 护理措施

（1）心理准备：手术前护理最重要的措施是消除患者的恐惧心理。应耐心解释手术的必要性，介绍医院技术水平和手术成功的例子，增强治疗的信心。帮助患者正确认识病情，指导患者提高认知和应对能力，积极配合治疗和护理。帮助患者了解疾病、手术的相关注意事项，掌握术后配合技巧及康复知识，对手术的风险及可能出现的并发症有足够的认识及心理准备。

（2）身体准备：帮助患者完善必要的实验室、影像学等检查。

（3）预防性使用抗生素：如使用抗生素预防手术部位感染，通常于手术前1小时给予第1个剂量，使血中抗生素浓度在手术时已达到最低抑菌浓度。

①Ⅱ类（清洁-污染）切口及部分Ⅲ类（污染）切口手术，主要是进入胃肠道（从口咽部开始）、呼吸道、女性生殖道的手术。

②使用人工材料或人工装置的手术，如心脏人工瓣膜置换术、人工血管移植术、人工关节置换术、腹壁切口疝大块人工材料修补术。

③清洁大手术，手术时间长，创伤较大，或涉及重要器官、一旦感染后果严重者，如开颅手术、心脏和大血管手术、门体静脉分流术或断流术、脾切除术、眼内手术等。

④患者有感染高危因素如高龄（＞70岁）、糖尿病、免疫功能低下（尤其是接受器官移植者）、营养不良等。

（4）手术区皮肤准备：清除皮肤微生物，预防切口感染。手术前1天下午或晚上清洁皮肤。细菌密度较高的部位，如手、足及不能使用强刺激性消毒剂的部位，如面部和会阴部，术前用氯己定反复擦洗。根据手术部位备皮，重点是充分清洁手术野皮肤和剃除毛发，备皮范围包括切口皮肤至少15cm的区域。骨科手术对备皮要求严格。常见手术区备皮范围，见表1-11。

（5）呼吸道准备：术后患者因伤口疼痛，不愿配合有效咳嗽和排痰，容易引起肺不张和肺炎。因此，应做好术前呼吸道准备。术前2周戒烟，肺部已有感染者术前3～5天起应用抗生素，痰液黏稠者给予超声雾化吸入。胸部手术者训练腹式呼吸，腹部手术者训练胸式呼吸。促进有效排痰。

（6）胃肠道准备：目的是减少麻醉引起的呕吐及误吸，也可以预防消化道手术中的污染。

①禁食禁饮，必要时胃肠减压。成人择期手术患者术前8～12小时禁食，术前4小时开始禁水。

一般对局麻下的小手术，如脓性指头炎切开引流术，术前可不必禁食。

表1-11　常见手术区备皮范围

手术部位	备皮范围
颅脑手术	剃除除眉毛外全部头发及颈部毛发
颈部手术	上自唇下，下至乳头水平、两侧至斜方肌前缘
胸部手术	上自锁骨上及肩上，下至脐水平，包括患侧上臂和腋下，胸背均超过中线5cm以上
上腹部手术	上自乳头水平，下至耻骨联合，两侧至腋后线
下腹部手术	上自剑突，下至大腿上1/3前内侧及会阴部，两侧至腋后线，剃除阴毛
腹股沟手术	上自脐平线，下至大腿上1/3内侧，两侧至腋后线，包括会阴部，剃除阴毛
肾手术	上自乳头平线，下至耻骨联合，前后均过正中线
会阴部及肛门手术	上自髂前上棘，下至大腿上1/3，包括会阴部及臀部，剃除阴毛
四肢手术	以切口为中心包括上、下方各20cm以上，一般超过远、近端关节或为整个肢体

②胃肠道手术：术前1～2天开始进流质饮食，手术当天早晨常规放置胃管。幽门梗阻患者术前3天每晚用生理盐水洗胃。结肠或直肠手术前3天口服肠道不吸收抗生素，术前1天及手术当天行清洁灌肠或结肠灌洗。腹部急诊手术严禁灌肠。

（7）排便排尿护理：因多数患者不习惯在床上大小便，容易导致尿潴留和便秘，故术前应在床上练习排便；术前排空小便，下腹部、盆腔手术及手术时间超过4小时的患者，应在手术当天早晨放置导尿管，避免术中误伤。

（8）其他准备：促进休息和睡眠。拟行大手术前，做好血型鉴定和交叉配血试验。术晨测量生命体征，如有发热、血压升高或女性患者月经来潮，及时通知医师。入手术室前取下义齿、发夹、眼镜、手表、首饰等。备好手术需要的物品，随患者带入手术室。体温＞38.5℃者应考虑延期手术。

（9）特殊准备

①低蛋白血症：术前应尽可能纠正低氧血症。若血浆白蛋白测定值低于30g/L或转铁蛋白＜0.15g/L，则需术前行肠内或肠外营养支持。

②心血管病：血压＞160/100mmHg者应给予降压药物，使血压得以有效控制后再手术。急性心肌梗死的患者发病后6个月内不作择期手术。6个月以上无心绞痛发作者，可在良好的监护条件下施行手术。心力衰竭患者，最好在心力衰竭控制3～4周后手术。

③糖尿病：仅以饮食控制者，术前无需特殊准备；口服降糖药患者，应继续服用至术前夜；如口服长效降糖药，应在术前2～3天停用，改为胰岛素皮下注射；禁食患者静脉输注葡萄糖加胰岛素；维持血糖5.6～11.2mmol/L的轻度升高状态。

④肺功能障碍：肺功能不全者，术前应做血气分析、肺功能检查、胸部X线和心电图等；急性呼吸道感染者，择期手术应推迟至治愈后1～2周，如系急症手术，需用抗生素并避免吸入麻醉。

二、手术室护理工作

1. 物品准备和无菌处理

（1）布类用品：布单类用品应选用质地细柔且厚实的棉布，颜色以深绿色或深蓝色为宜。布单类均采用高压蒸汽灭菌，保存时间在夏季为 7 天、冬季为 10 ～ 14 天，过期应重新灭菌。手术衣折叠时衣面向里，领子在最外侧，避免取用时污染。

（2）敷料类和器械类：敷料类包括吸水性强的脱脂纱布和脱脂棉花。用于术中止血、拭血及压迫、包扎等。器械类包括基本器械和特殊器械。

（3）缝线和缝针

①缝线：分为不可吸收和可吸收 2 类。不可吸收指不能被组织酶消化的缝线，如丝线、金属线、尼龙线等，最常用的缝线是黑色丝线；可吸收包括天然和合成 2 种，天然缝线有肠线和胶原线，合成缝线比肠线更易吸收，组织反应更轻，但价格较高。

②缝针：常用的有三角针和圆针 2 类。

（4）引流物：包括乳胶片引流条、纱布引流条、烟卷式引流条、引流管等。

2. 患者的准备

（1）一般准备：手术患者须提前送至手术室。手术室护士应按手术安排表仔细核实患者，确保手术部位、所带物品和药品准确无误。同时做好患者的心理准备，以配合手术的顺利进行。

（2）手术体位：常用的手术体位包括仰卧位、侧卧位、俯卧位、截石位、半坐卧位等。

（3）手术区皮肤消毒：消毒前先检查手术区域皮肤的清洁程度、有无破损及感染。消毒范围包括手术切口周围 15 ～ 20cm 的区域，若切口延长应扩大消毒范围。

（4）手术区铺单法：除手术切开部位外，手术切口周围必须覆盖四层或四层以上无菌巾。铺巾原则是：先铺相对不洁区（如下腹部、会阴部），最后铺靠近操作者的一侧，并用布巾钳将交角夹住，以防移动。无菌巾铺设完成，不可随便移动，如果位置不准确，只能由手术区向外移，不能由外向内移动。

3. 手术室中的无菌原则

（1）明确无菌范围：刷手后手臂不可接触未经消毒的物品，手臂保持在腰水平以上，肘部内收，靠近身体。手术衣的无菌范围为肩以下、腰以上、双手、双臂、腋中线以前的区域。不可接触手术床边缘及无菌桌缘以下的布单。凡下坠超过手术床边缘以下的器械、敷料及缝线等一概不可再取回使用。无菌桌仅桌缘平面以上属无菌，不得扶持无菌桌的边缘。

（2）保持物品呈无菌状态：无菌区内所有物品均应严格灭菌。疑有污染、破损、潮湿，应立即更换。铺好的无菌桌使用时限为 4 小时。一份无菌物品只供一位患者使用，打开后即使未用，也不能给其他患者使用，需重新包装、灭菌。若手套破损污染后应更换无菌手套。无菌区的布单若被水或血湿透，应加盖干的无菌巾或更换新的无菌单。

（3）保护皮肤切口：切开皮肤前可先粘贴无菌塑料薄膜，再经薄膜切开皮肤，以保护切口。切开皮肤及皮下脂肪层后，切口边缘应以无菌大纱布垫或手术巾遮盖，仅显露手术野。凡与皮肤接触的刀片和器械不应再用，若需延长切口或缝合前，需用 75% 乙醇溶液再消毒皮肤 1 次。手术因故暂停时，切口应用无菌巾覆盖。

（4）正确传递物品和调换位置：不可在手术人员背后或头顶方向传递器械及手术用品，应由器械护士从器械升降台侧正面方向递给。手术人员应面向无菌区，在规定区域内活动。同侧手术人员如需交换位置，一人应先退后一步，背对背转身到达另一位置，以防接触对方背部非无菌区。对侧手术人员如需交换位置，需经器械台侧交换。

（5）感染手术的隔离技术：进行感染手术时，切开空腔脏器前，先用纱布垫保护周围组织，并随时吸除外流的内容物。被污染的用物应放在污染器械盘内，避免与其他器械接触。完成全部感染步骤后，手术人员应用灭菌用水冲洗或更换无菌手套，减少污染机会。

（6）减少空气污染：手术进行时应关闭门窗，尽量减少人员走动，以免扬起尘埃，污染手术室内空气。手术过程中保持安静，尽量避免咳嗽、打喷嚏，不得已时须将头转离无菌区。手术间参观人数不超过2人，参观手术人员不可过于靠近手术人员或站得太高，不可在室内频繁走动。

4. 外科手消毒

（1）刷洗法：不建议常规使用。范围为自手指开始向上刷至肘关节上10cm，刷洗完毕后双手呈拱手姿势，自然待干，不得下垂。

（2）冲洗法：取适量的手消毒剂揉搓双手的每个部位、前臂和上臂下1/3，约2～6分钟，用流动水冲净，无菌巾彻底擦干。

（3）免冲洗法：取适量的手消毒剂涂抹双手的每个部位、前臂和上臂下1/3，直至消毒剂干燥。

三、手术后护理

1. 护理评估
了解术中情况，包括手术术式，麻醉类型，术中出血、输血、输液情况，术中病情变化，放置引流管情况等。

2. 护理措施

（1）体位护理

①全麻未清醒患者应去枕平卧，使头偏向一侧至清醒，防止口腔分泌物和呕吐物误吸。

②蛛网膜下腔阻滞麻醉者应去枕平卧6～8小时，防止因脑脊液外漏致头痛。

③硬脊膜外腔阻滞麻醉者应平卧4～6小时，防止血压波动。

④麻醉清醒，前提条件是血压平稳后，方可根据手术部位或病情需要调整体位，见表1-12。

表1-12 麻醉清醒后体位

分 类	体 位	原 因
颅脑手术	15°～30°头高脚低斜坡卧位	利于颅内静脉回流，预防脑水肿
颈、胸部手术	高半坐位卧位	利于呼吸和引流
腹部手术	低半坐卧位或斜坡卧位	减少腹壁张力，便于引流
脊柱或臀部手术	俯卧或仰卧位	
腹腔有感染患者	半坐卧位或头高脚低位	利于引流和感染局限
肥胖患者	侧卧位	利于呼吸和静脉回流

（2）观察生命体征：全麻或大手术患者术后每15～30分钟测量一次脉搏、呼吸、血压及观察瞳孔、神志恢复情况，病情平稳后可改为每小时测量一次或遵医嘱定时测量。术后患者体温会略有升高，为外科手术热，但一般低于38℃，1～2天后恢复正常体温。维持呼吸功能，保持呼吸道通畅，及时吸痰。维持有效循环血量和水电解质平衡，给予静脉补液。

（3）饮食护理：为促进术后恢复，禁食期间应补充足够的水、电解质及营养。局麻下实施的小手术，如体表或肢体手术，术后即可进食。经蛛网膜下腔或硬脊膜外腔阻滞麻醉的非胃肠道手术者，术后3～6小时即可进食。胃肠道手术者一般术后禁食24～48小时，待肠蠕动恢复、肛门排气后开始进水和少量流食，逐步过渡到半流食、普食。开始进食早期应避免食用牛奶、豆类等易产气的食物。

（4）休息活动护理

①早期下床活动：病情平稳后应鼓励患者早期床上活动，并尽早离床活动。术后早期活动主要目的是预防肺部并发症，可增加肺活量，促进肺的扩张和分泌物的排出；另外可改善全身血液循环，促进伤口愈合，减少下肢静脉血流缓慢所致深静脉血栓形成；有利于肠道和膀胱功能恢复，减少腹胀和尿潴留的发生。

②特殊情况：术后早期活动可加重伤口疼痛或出血，门脉分流术、肝叶切除术等患者，术后易导致出血，不宜早期下床活动；休克、心力衰竭、严重感染、出血、重度贫血、极度衰弱等患者，也不宜早期下床活动。

（5）术后不适及并发症的护理

①疼痛：麻醉作用消失后，患者开始感觉切口出现疼痛，此外，患者术后咳嗽、深呼吸以及进行功能锻炼等均可引起疼痛。应观察疼痛的时间、部位、性质及规律；安置舒适体位；遵医嘱给予镇静镇痛药，如哌替啶、地西泮等；指导患者分散注意力。

②恶心、呕吐：常见原因是麻醉反应，待麻醉作用消失后，即可停止。其他原因如药物影响、严重腹胀、肠梗阻等。观察呕吐物的性质及量，准确记录；取合适的体位，头偏向一侧，防止呕吐物误吸入气管，引起窒息或肺部并发症。可先给予镇静镇吐药物，查明原因后进行对因治疗。

③腹胀：术后早期腹胀是由于胃肠蠕动受抑制所致，胃肠蠕动恢复即可自行缓解；若多日仍未缓解，可能出现肠麻痹。鼓励患者活动；行胃肠减压、肛管排气等；遵医嘱使用促进胃肠蠕动的药物，如新斯的明；重者应手术治疗。

④呃逆：可能是神经中枢或膈肌直接受刺激所致，多为暂时性。遵医嘱给予镇静、解痉药；压迫眶上缘，抽吸胃内积气、积液；顽固性呃逆者应及时查明原因，对症处理。

⑤尿潴留：较多见。主要由麻醉后排尿反射受抑制、手术后切口疼痛、下腹部手术时膀胱的直接刺激及患者不习惯在床上排尿的体位等所致。稳定患者情绪；让患者听流水声，热敷、按摩腹部；使用刺激膀胱收缩药物促使患者排尿；无效时应行导尿术。

⑥发热：手术后患者的体温可略升高，一般不超过38℃，临床称为外科手术热。术后24小时体温＞39℃，术后3～6天发热，或体温降至正常后复升，应考虑出现感染或其他不良反应。监测体温；行物理降温或遵医嘱使用退热药物；积极寻找病因，对因治疗。

⑦术后出血：少量出血者，经更换敷料、加压包扎和使用止血药物可止血；出血量大时，应手术止血。

⑧切口感染：术后3～4天，切口疼痛加重，出现红、肿、热、痛或波动感等，伴有体温升高、脉率加快和白细胞计数升高，应怀疑为切口感染。合理使用抗生素，勤换敷料，化脓切口需拆除缝线，充分敞开伤口并行脓液引流。为预防肺部感染，不宜使用镇咳药，以免痰液聚集在肺部，加重病情。

⑨切口裂开

a. 多见于腹部及肢体邻近关节部位。常发生于术后1周左右或拆除皮肤缝线后24小时内，常由一次突然用力或有切口的关节伸屈幅度较大导致，如剧烈咳嗽、打喷嚏等。

b. 术前应加强营养；缝合时应在良好麻醉、腹壁松弛条件下缝合切口；术后延缓拆线时间，使用腹带加压包扎；及时处理腹胀、便秘等易引起腹内压增高的因素；切口位于肢体关节部位者，拆线后避免大幅度动作；切口完全裂开时，应使患者保持镇静，用无菌生理盐水覆盖切口，腹带包扎，通知医师重新手术缝合。

⑩肺不张：常发生在胸部、腹部大手术后，特别是老年人、有长期吸烟史、术前合并呼吸道感染者。术前应积极治疗原有肺部感染疾病，戒烟；术后取平卧位，头偏向一侧，防止误吸；协助患者翻身、体位排痰或给予药物化痰；病情稳定应鼓励患者自行咳嗽排痰；合理应用抗生素。

⑪尿路感染：尿潴留和未严格无菌操作是常见原因。急性膀胱炎主要表现为尿频、尿急、尿痛，伴或不伴有排尿困难，一般无全身症状；急性肾盂肾炎多见于女性，出现畏寒、发热、肾区疼痛等表现。留置导尿时，应严格无菌操作；鼓励患者多饮水；合理应用抗生素，控制感染。

⑫深静脉血栓形成：多见于术后腹胀，长时间制动，长期卧床、活动减少的老年人或肥胖者。鼓励患者术后早期下床活动；穿弹力袜，促进下肢静脉回流。发生后患肢禁忌输液、按摩；患肢抬高、制动，局部 50% 硫酸镁湿敷；遵医嘱使用复方丹参片、阿司匹林等药物，以降低血液黏滞度，改善微循环。

---

1. 关于手术患者术前呼吸道的准备，<u>不正确</u>的是
   A. 术前 2 周戒烟
   B. 指导患者行深呼吸训练
   C. 指导患者行有效咳嗽训练
   D. 腹部手术者行胸式呼吸训练
   E. 术前 3 天常规预防性应用抗生素

2. 患者，男，71 岁。膀胱肿瘤，体重 50kg。患病以来食欲差，术前检查空腹血糖 6.9mmol/L，血清白蛋白 28g/L，血压 155/95mmHg，患者首先需要纠正
   A. 调整血压
   B. 缓解焦虑
   C. 纠正低蛋白血症
   D. 调整睡眠
   E. 调整血糖

3. 急性心肌梗死发病后，选择择期手术的时间至少应
   A. 2 个月
   B. 3 个月
   C. 4 个月
   D. 5 个月
   E. 6 个月

4. 一般择期手术患者的术前呼吸道准备措施是
   A. 进行体位引流
   B. 应用抗生素
   C. 应用支气管扩张药
   D. 口服地塞米松
   E. 吸烟患者戒烟 2 周

5. 腹部急诊手术的术前准备<u>不包括</u>
   A. 禁食、留置胃管
   B. 麻药过敏试验
   C. 灌肠
   D. 配血
   E. 备皮

6. 结肠手术前准备与其他手术<u>不同</u>的项目是
   A. 禁食 12 小时
   B. 肥皂水灌肠
   C. 术前 3 天开始洗胃
   D. 口服肠道抑菌剂
   E. 胃肠减压

7. 属清洁手术，且需要预防性使用抗生素，<u>错误</u>的是
   A. 有人造物置换或留置
   B. 心脏瓣膜病或已植入人工心脏瓣膜
   C. 器官移植术
   D. 涉及大血管的手术
   E. 甲状腺切除术

8. 手术日晨的准备中<u>错误</u>的是

A．询问女患者是否月经来潮　　　B．如有义齿者应取下　　　C．嘱患者排尽尿液

D．体温升高者给予退热药　　　　E．准备手术需要的资料和物品带入手术室

9．预防术后肺炎、肺不张措施，<u>错误</u>的是

A．术前 3 天戒烟　　　　　　　　B．术前锻炼深呼吸　　　　C．术前控制呼吸道感染

D．术中或术后防止呕吐物吸入　　E．加强翻身拍背，帮助咳痰

10．巡回护士和器械护士的共同职责是

A．热情接待患者并仔细核对　　　　B．术前洗手穿无菌手术衣

C．术前、关腹前清点器械　　　　　D．术中正确传递器械

E．术毕协助医生包扎伤口

答案：1．E。2．C。3．E。4．E。5．C。6．D。7．E。8．D。9．A。10．C。

第八章 疼痛护理

一、概 述

疼痛是个体主观的知觉体验，是不舒适的最高表现形式，表现出一系列生理和心理变化，疼痛是机体对有害刺激的一种防御性保护。疼痛是临床常见的症状之一，是第5生命体征。

1. 疼痛的传导和处理

（1）疼痛的传导纤维：Aδ纤维可传入定位准确，呈尖锐、针刺样快痛。C纤维可传入烧灼性或钝性、定位不准的延迟性疼痛。

（2）脊髓：疼痛信号处理的初级中枢。

（3）疼痛的调制：神经系统内还存在一个以脑中线结构为中心，由许多脑区组成的调制痛觉的神经网络系统。丘脑和大脑皮质也直接或间接参与痛觉信息的调制过程。

2. 疼痛对机体的影响

（1）神经内分泌及代谢：疼痛刺激可引起应激反应，致儿茶酚胺、肾上腺皮质激素、醛固酮等激素分泌增加，使分解代谢增加，合成代谢减少，导致水钠潴留，血糖升高，酮体和乳酸生成增加，机体呈负氮平衡。

（2）心血管系统：剧痛使交感神经系统兴奋，血压升高，心率加快，甚至心律失常。剧烈的深部疼痛可引起交感神经和副交感神经功能紊乱，可造成血压下降，脉率减慢，甚至发生虚脱、休克。

（3）呼吸系统：疼痛可引起肌张力增加及膈肌功能降低，使肺顺应性下降、通气/血流比例下降，易导致低氧血症。腹部或胸部手术患者由于不敢呼吸和咳嗽，易并发肺不张和肺炎。

（4）消化及泌尿系统：疼痛可引起交感神经兴奋，反射性抑制胃肠道功能，导致恶心、呕吐等胃肠道症状；可引起膀胱或尿道排尿无力，导致尿潴留；抗利尿激素分泌增加可致尿量减少，增加了泌尿系感染几率。

（5）免疫及凝血系统：疼痛可引起机体免疫力下降；使血小板黏附功能增强、纤溶功能减弱，使机体处于高凝状态。

（6）精神、情绪反应：短期急性疼痛可致患者兴奋、焦虑；长期慢性疼痛可致抑郁、淡漠。

3. 疼痛的治疗

（1）临床常用药物

①麻醉性镇痛药：为术后镇痛最常用的药物，多用于癌性镇痛。通过对阿片受体的激动而发挥作用，如芬太尼、吗啡等，多有成瘾性。

②非麻醉性镇痛药：是治疗慢性疼痛的首选药。通过抑制前列腺素的合成而发挥作用。包括对氨基酚衍生物和非甾体抗炎药。对头痛、牙痛、神经痛、肌肉痛或关节痛效果好。易产生依赖性和耐药性。

③催眠镇静药：苯二氮䓬类药物最常用，如地西泮、艾司唑仑等；还包括巴比妥类药物。

④其他：还包括抗癫痫药、抗抑郁药等。

（2）术后镇痛：常用阿片类镇痛药。

①肌内注射：肌内注射比口服给药起效快，易于迅速产生峰值作用。不能及时止痛、血药浓度波动大，但简单方便。

②静脉注射：静注阿片类药物可采取单次或分次间断给药。

③患者自控镇痛（PCA）：术后镇痛比较优良的方法。常用麻醉性镇痛药，镇痛效果好；用药效果个体化；用药总量少，不易过量，中毒反应少，很少产生呼吸抑制；主动参与感强，患者满意度高。

④椎管内镇痛：包括硬膜外或蛛网膜下注药。硬膜外留置注药镇痛，吗啡的用量范围为 $0.5 \sim 10mg$，常用剂量为 $2 \sim 3mg$。

（3）慢性疼痛

①口服：是治疗慢性疼痛最基本、最常用的治疗方法。起效慢、作用时间长。

②神经阻滞：是治疗慢性疼痛的主要手段。

③其他：包括硬膜外注药、痛点治疗、介入治疗、针灸疗法、按摩和物理疗法等。

二、疼痛护理

1. 护理评估

（1）疼痛相关资料：了解疼痛的部位、时间、性质、强度及影响因素等。躯体痛定位准确，感觉敏锐；内脏痛定位不准确，发生缓慢，持续时间长。

（2）疼痛对患者的影响：评估患者的生命体征及非语言行为，及疼痛对患者休息、活动、饮食等的生活形态的影响。

（3）疼痛的测量工具：包括数字评分法、文字描述评分法、视觉模拟评分法、面部表情测量法、口述分级评分法等。

2. 护理措施

（1）在未明确疼痛的情况下，不宜随便给镇痛药，以免延误病情。

（2）观察疼痛的规律，尽量做到疼痛前给药。

（3）应用镇痛药物的过程中应注意观察其疗效及患者的不良反应，麻醉性药物镇痛时要注意药物的成瘾性，给药后 20 ~ 30 分钟记录患者应用镇痛药的效果，以判断镇痛的护理措施是否有效。

（4）允许并鼓励患者表达疼痛的感受。向患者介绍疼痛的评估方法及应对方法。

（5）癌性疼痛止痛采用三阶梯疗法

①第一阶段：适用于轻度疼痛患者。常选用非阿片类、解热镇痛类、抗炎类药物，如布洛芬、阿司匹林、对乙酰氨基酚等。

②第二阶段：适用于中度疼痛患者。在使用非阿片类药物镇痛无效时，可选用弱阿片类药物，如可待因、氨酚待因、曲马多等。

③第三阶段：适用于重度疼痛和剧烈性癌痛患者。选用强阿片类药物，如吗啡、哌替啶、美沙酮等。

---

1. 躯体性疼痛的特点是

A. 痛觉迟钝，痛感弥散　　　　　B. 定位正确，感觉敏锐　C. 过程缓慢而持久

D. 伴有焦虑不安　　　　　　　　E. 对张力、压力性刺激敏感

2. 人体在应激反应早期的代谢变化

A. 脂肪代谢增强　　　　　　　　B. 糖类代谢增强　　　　　C. 蛋白质代谢增强

D. 糖代谢紊乱　　　　　　　　　E. 糖原合成增加

3. 非麻醉性镇痛药为

A. 可待因   B. 吗啡   C. 度冷丁

D. 阿司匹林   E. 美沙酮

4. 疼痛调控的初级中枢是

A. 脊髓   B. 脑干网状系统   C. 丘脑

D. 边缘系统   E. 纹状体 - 苍白球系统

5. 疼痛对机体的影响<u>不包括</u>

A. 使心率增快，血压升高   B. 引起缺氧和二氧化碳蓄积

C. 使血糖降低   D. 导致血栓形成

E. 引起腹胀、恶心

6. 关于疼痛，<u>不正确</u>的是

A. 疼痛会使交感神经兴奋，激活肾素 - 血管紧张素系统，导致患者血压降低，心动过速

B. 诊断明确或术后患者主诉疼痛应积极控制，最好在疼痛发作前给镇痛药

C. 疼痛可以引起交感神经兴奋，可反射性的抑制胃肠道功能，使患者出现腹胀、恶心、尿潴留

D. 疼痛可引起内分泌系统功能改变

E. 疼痛可引起免疫机制改变

7. 自控止痛法的优点<u>不包括</u>

A. 用药量少，不易过量   B. 止痛效果好   C. 有利于全身情况的恢复

D. 不会产生呼吸抑制   E. 患者有主动参与感

8. 内脏痛的主要特点是

A. 刺痛   B. 慢痛   C. 定位不精确

D. 必有牵涉痛   E. 对牵拉不敏感

9. 评估儿童疼痛的工具宜采取

A. 口述分级评分法   B. 数字评分法   C. 模拟评分法

D. 表情测量法   E. Prince-Henry 评分法

10. 目前术后镇痛最好的方法是

A. 舌下含服   B. 肌内注射   C. 皮下注射

D. 神经阻滞   E. 患者自控止痛法

答案：1. B。2. B。3. D。4. A。5. C。6. A。7. D。8. C。9. D。10. E。

第九章 营养支持患者的护理

一、手术、创伤、严重感染后的营养代谢特点

创伤后，由于下丘脑-垂体-肾上腺皮质轴、交感神经和肾素-血管紧张素-醛固酮系统被激活，创伤或感染时机体总体上处于一种分解代谢的状态，表现为基础代谢率增高，能量消耗增加，糖、蛋白质、脂肪分解加速，糖异生增加。

1. **营养基质概述**

（1）糖类：是食物中供给机体最主要的营养素，也是人体供能的主要物质。人体内糖原储备有限，在饥饿情况下供能的最长时间是 24 小时。

（2）脂肪：是人体能量的主要贮存形式。体脂是人体最大的能源仓库，是饥饿时的主要能源，可通过肱三头肌皮褶厚度来估算。

（3）蛋白质：是构成人体的主要成分，是生命的物质基础。氮平衡试验可判断体内蛋白质代谢情况，是判定患者营养摄入充分与否和分解代谢演变的指标。肌酐身高指数为测定肌蛋白消耗的指标，可以了解体内骨骼肌含量。

2. **糖代谢** 内源性糖异生增加，肝糖原分解增强，葡萄糖氧化利用下降和胰岛素抵抗，从而造成高血糖。

3. **脂代谢** 创伤、感染等应激时脂肪分解代谢增强，其分解产物最为糖异生作用的前体物质，从而减少蛋白质分解，保存机体蛋白质。

4. **蛋白质** 蛋白质分解代谢增加、负氮平衡，其程度与创伤程度、创伤前营养状况、年龄及应激后营养支持有关。

5. **基础能力消耗测定（H-B 公式）** 男性 BEE（kcal）=66.47 + 13.75× 体重（kg）+5.0× 身高（cm）− 6.76× 年龄（岁）；女性 BEE（kcal）=655.1 + 9.56× 体重（kg）+1.85× 身高（cm）− 4.68× 年龄（岁）。

二、肠内营养

肠内营养是指经消化道提供全面营养素的营养支持方式。

1. **适应证** 患者因原发疾病或治疗需要不能或不愿经口摄食，或摄食量不足以满足机体需要时，宜采用肠内营养。

2. **禁忌证** 胃肠道梗阻、有活动性出血、腹泻及休克患者等。

3. **肠内营养的优点** 营养物质经肠道和门静脉吸收，能很好地被机体利用，符合生理过程，相对安全；维持肠黏膜细胞的正常结构，保护肠道屏障功能；严重代谢并发症少，安全、经济；对技术和设备的要求少，提供途径方便。在肠道功能允许条件下首选肠内营养。

4. **制剂分类**

（1）非要素制剂：以整蛋白为主，溶液的渗透压接近等渗（约320mmol/L），口感较好，适用于胃肠道功能较好的患者。

（2）要素制剂：由氨基酸、蛋白质、脂肪、维生素、矿物质、微量元素等组成，无需消化即可直接或接近直接吸收，适用于胃肠道消化、吸收功能部分受损者。

（3）组件制剂：以某种或某类营养素为主，对完全型肠内营养制剂进行补充或强化，以适应患者的特殊需要。

（4）疾病专用制剂：根据疾病的不同特点给予患者个体化的营养支持，如糖尿病、肾病、肝病、婴幼儿等专用制剂。肾病制剂特点是低蛋白、低钠、低磷，氮源通常只包括必需氨基酸。肝病制剂特点是增加支链氨基酸、降低芳香族氨基酸、低脂、高纤维素。

5. 供给途径

（1）口服：能经口摄食且耐受者可采用口服。

（2）鼻胃管或鼻肠管：简单易行，临床使用最多的方法。适用于短期(＜2～3周)营养支持的患者。

（3）胃及空肠造瘘管：适用于长期营养支持的患者。可采用手术或经皮内镜辅助放置胃/空肠造瘘管。

6. 护理措施

（1）预防误吸

①管道护理：选择管径适宜的喂养管，妥善固定；输注前确定喂养管位置，不可上移。

②体位护理：宜取半卧位，防止反流和误吸。

③评估胃内残留量：经胃进行肠内营养时每隔4小时评估1次胃内残留量，超过150ml时，应减慢或暂停输注。

（2）提高胃肠道耐受性：输液速度应循序渐进；防止营养液污染，营养液现用现配，暂不用时置于4℃冰箱保存，24小时内用完。输注时保持营养液温度接近体温，口服温度一般为37℃左右，鼻饲及经造瘘口注入时的温度宜为41～42℃。

（3）保护皮肤黏膜：使用材质细软的喂养管；用油膏涂抹鼻腔黏膜，保持鼻腔润滑；造瘘口周围皮肤保持清洁、干燥。

（4）防止并发症

①胃肠道并发症：表现为恶心呕吐、腹胀腹泻等，腹泻是肠内营养最常见的并发症。应控制营养液的浓度、渗透压、输液速度、温度等。

②感染性并发症：吸入性肺炎、急性腹膜炎等。严格无菌操作，防止反流与误吸；出现不适应立即停止输注，遵医嘱合理使用抗生素。

③代谢性并发症：水、电解质、酸碱代谢紊乱，各脏器功能异常等。

三、肠外营养

肠外营养是经静脉途径提供营养素的营养支持方式。所有营养素完全经肠外获得的营养支持方式称为全肠外营养（TPN）。

1. 适应证　1周以上不能进食、因胃肠道功能障碍、不能耐受肠内喂养者；通过肠内营养无法达到机体需要的目标量时采用肠外营养。

2. 制剂分类

（1）葡萄糖：是肠外营养的主要能源物质。供给量一般为3～3.5g/（kg·d）。

（2）脂肪乳剂：是肠外营养中较理想的能源物质，可提供能量、生物合成碳原子及必需脂肪酸。

成人每天用量 1 ～ 2g/kg。

（3）氨基酸：是肠外营养的唯一氮源，摄入量一般为 1.0 ～ 1.5g/（kg·d）。对肝功能不全者，应增加支链氨基酸的比例。

（4）电解质：补充钾、钠、钙、镁及磷等，以维持水电解质及酸碱平衡。

（5）其他：维生素、矿物质及微量元素。

3. 输注方法

（1）输注途径

①经周围静脉肠外营养支持：操作较简单、安全性高、并发症较少，适用于肠外营养时间 < 2 周、部分补充营养素的患者。

②经中心静脉肠外营养支持：适用于长期肠外营养、营养素需要量较多及营养液的渗透压较高的患者。

（2）输注方式

①全营养液混合液输注：又称全合一（AIO）营养液，其优点是减少了代谢性并发症的发生，可经周围静脉输注，简化过程和减少感染机会。

②单瓶输注：不具备全营养混合液输注条件时，可采用单瓶输注。由于各营养素非同时输注，易造成浪费。

4. 并发症

气胸、空气栓塞、感染、糖代谢紊乱、高渗性非酮症昏迷、肝功能异常、血栓性静脉炎、过敏反应等。

5. 护理措施

（1）控制输液速度，葡萄糖输注速度应控制在 5mg/（kg·min）以下；输液浓度也应由较低浓度开始，逐渐增加。

（2）营养液应在 24 小时内输完，暂不用者保存于 4℃冰箱保存。

（3）静脉营养导管严禁输入其他液体、药物及血液，也不可在此处采集血标本或测中心静脉压。

（4）出现感染者，取营养液做细菌培养，每天 1 次。

（5）密切观察患者的临床表现，注意有无并发症的发生；严格无菌操作。高渗营养液经外周静脉输注易发生血栓性静脉炎。

---

1. 饥饿初期的机体代谢变化主要表现为

A. 机体的代谢率降低

B. 机体组织此时均利用脂肪氧化供能

C. 初期蛋白质分解增加，几天后分解减少

D. 糖原分解加强

E. 蛋白质分解释出的氨基酸经糖异生作用生成葡萄糖

2. 给予患者营养支持治疗时，其不能正常进食的时间是连续

A. 3 天　　　　　　　　　　　B. 5 天　　　　　　　　C. 7 天

D. 14 天　　　　　　　　　　E. 30 天

3. 消瘦型营养不良的主要特点是

A. 蛋白质缺乏为主　　　　　　B. 脂肪缺乏为主　　　　C. 糖缺乏为主

D. 能量缺乏为主　　　　　　　E. 蛋白质和能量缺乏为主

4. 应激早期糖代谢的特点是

A. 肝糖原分解增强，胰岛素水平提高　　B. 肝糖原分解增强，胰岛素水平无提高

C. 肝糖原分解降低，胰岛素水平提高　　D. 肝糖原分解降低，胰岛素水平无提高

E. 肝糖原分解与胰岛素水平均无改变

5. 判定患者营养摄入充分与否和分解代谢演变的指标是

A. 肱三头肌皮褶厚度　　　　　B. 上臂中部周长　　　　　C. 肌酐 / 身高指数

D. 血清转铁蛋白量　　　　　　E. 氮平衡试验

6. 食物中供给机体最主要热量的营养素是

A. 脂肪　　　　　　　　　　　B. 无机盐　　　　　　　　C. 蛋白质

D. 维生素　　　　　　　　　　E. 糖类

7. 关于应激状态下机体代谢变化的叙述正确的是

A. 血糖降低　　　　　　　　　B. 机体组织仅利用脂肪氧化供能

C. 蛋白质分解增加　　　　　　D. 糖类分解减少

E. 机体代谢率减低

8. 肠外营养时葡萄糖的输注速度是

A. 5mg/（kg·min）　　　　　B. 6mg/（kg·min）　　　　C. 7mg/（kg·min）

D. 8mg/（kg·min）　　　　　E. 9mg/（kg·min）

9. 患者，男，55 岁。食管癌晚期。无法手术也无法经口进食。应建立营养支持最适应的是

A. 鼻胃管进行短暂管饲　　　　　　B. 深静脉置管进行长期全营养混合液输注

C. 胃造瘘管进行长期管饲　　　　　D. 鼻肠管进行长期管饲

E. 外周静脉进行短期营养液输注

10. 临床膳食中，无需消化过程，可直接被肠道吸收的是

A. 混合奶　　　　　　　　　　B. 混合米汤　　　　　　　C. 混合粉

D. 匀浆液　　　　　　　　　　E. 要素膳

答案：1. D。2. C。3. D。4. B。5. E。6. E。7. C。8. A。9. C。10. E。

第十章 外科感染

一、概述

外科感染是指需要外科干预治疗的感染，包括与创伤、烧伤以及与手术相关的感染。

1. 分类

（1）按致病菌种类和病变性质分类

①非特异性感染：又称化脓性或一般性感染，如疖、痈、急性淋巴结炎、急性阑尾炎等。

②特异性感染：指由一些特殊的病菌、真菌等引起的感染。如结核、破伤风、气性坏疽、念珠菌病等，可引起较为独特的病变。

（2）按病变进程分类：分为急性感染、亚急性感染与慢性感染3种。病程在3周之内为急性感染，超过2个月为慢性感染，介于两者之间为亚急性感染。

2. 病因与发病机制

外科感染发生的原因包括2个方面，即病原菌的致病因素和机体的易感因素。病原菌的数量和毒力直接影响了外科感染的病程及程度。正常情况下，人体天然免疫和获得性免疫共同参与抗感染的防御机制，当某些局部因素或全身因素导致防御机制受损时，就可能引起感染。常见致病菌包括革兰阴性杆菌、革兰阳性球菌、无芽胞厌氧菌、真菌等。

3. 临床表现

（1）局部表现：红、肿、热、痛、功能障碍。浅部脓肿形成后，触之有波动感。深部脓肿穿刺可抽出脓液。

（2）全身症状：轻者无全身症状；较重者可出现头痛头晕、精神不振、心悸出汗等全身不适的表现；重者可出现营养不良，代谢紊乱，肺、肝、肾、脑、心等重要器官的功能障碍，甚至并发感染性休克、脓毒症等。

（3）特异性表现：特异性感染的患者可因致病菌不同而出现不同的症状和体征。如破伤风可出现肌紧张性收缩及阵发性强烈痉挛。

4. 辅助检查

（1）实验室检查：血常规可见白细胞计数增加；做细菌培养可确定致病菌；深部的感染灶可行穿刺取得脓液进行培养；必要时可重复培养。

（2）影像学检查：B超、X线、CT和MRI。

5. 治疗要点

局部治疗与全身治疗并重。消除感染病因，祛除毒性物质，增强抗感染能力和促进组织修复。

（1）局部治疗：保护感染部位，抬高患处，避免感染扩散；局部物理疗法与用药；形成脓肿后应手术切开引流，积极处理感染病灶。厌氧菌感染伤口换药，应选用3%过氧化氢，过氧化氢具有强氧化作用，可以使伤口环境处于有氧环境，抑制厌氧菌的生长。

（2）全身治疗：合理应用抗生素；对症及支持疗法。

6. 浅部组织化脓感染

（1）疖：指单个毛囊及其周围组织的化脓性感染，多由金黄色球菌感染所致，局部表现为早期为红、肿、热、痛的小硬结，直径＜2cm。后期硬结中央出现脓栓，一般无全身症状。面疖，尤其是危险三角区，即上唇、鼻、鼻唇沟的疖，被挤压时，易致颅内化脓性海绵状静脉。

（2）痈：指相邻多个毛囊及其周围组织的急性细菌性化脓性感染，好发于颈部、背部。局部暗红硬肿，其中可有多个脓点。

（3）急性淋巴管炎：可分为网状淋巴管炎（丹毒）和管状淋巴管炎。丹毒好发于下肢和面部，患者皮肤出现鲜红色片状红疹、略隆起，红肿区可有水疱，下肢丹毒反复发作可发展为橡皮肿。浅层急性淋巴管炎会在表皮下形成红色线条，很少发生化脓。自原发病灶向近心端延伸，质硬、有压痛。深层淋巴管炎皮肤无红线，但患肢肿胀，沿淋巴管有压痛。

（4）急性蜂窝织炎：是发生在皮下、筋膜下、肌间隙或深部结缔组织的一种急性弥漫性化脓性感染。多由 A 组 β 溶血性链球菌、金黄色葡萄球菌所致。首选青霉素或磺胺类药物，合并厌氧菌感染用甲硝唑。

二、全身性感染

全身性感染是指致病菌侵入人体血液循环，并在体内生长繁殖或产生毒素而引起的严重的全身性感染中毒症状。全身性外科感染主要包括脓毒症和菌血症。

1. 病因
全身性外科感染常继发于严重创伤后的感染或各种化脓性感染，感染的发生与致病菌数量、毒力和（或）机体抗感染能力低下有关。

2. 病理病生

（1）革兰阴性杆菌感染：最常见，主要有大肠埃希菌、铜绿假单胞菌、变形杆菌。革兰阴性杆菌所致的脓毒症一般较严重，此类细菌的主要毒性在于内毒素。可出现"三低"现象（低温、低白细胞、低血压），早期即可发生感染性休克。

（2）革兰阳性球菌感染：较常见的有金黄色葡萄球菌、表皮葡萄球菌、肠球菌。其外毒素能使周围血管麻痹、扩张，易经血液播散，可在体内形成转移性脓肿，感染性休克出现较晚。金黄色葡萄球菌可产生血浆凝固酶，使感染局限化和形成血栓，常不发生全身感染。

（3）无芽胞厌氧菌感染：易被忽略。厌氧菌感染有 2/3 同时有需氧菌。两类细菌有协同作用，能使坏死组织增多，形成脓肿。脓液可有粪臭样恶臭。常见的无芽胞厌氧菌包括拟杆菌、梭状杆菌、厌氧葡萄球菌和厌氧链球菌。

（4）真菌：可经血性播散，常同细菌感染混合存在，临床不易区别，容易漏诊、误诊。

3. 临床表现

（1）共同表现：全身性感染起病急骤、发展迅速，体温可高达 40 ～ 41℃。出现头痛头晕、食欲缺乏、恶心呕吐、腹胀腹泻、神志淡漠、谵妄、甚至昏迷。心率加快、脉搏细速、呼吸急促甚至困难。肝、脾可肿大，出现肝、肾功能损害，重者有黄疸或皮下出血、瘀斑等。

（2）差异表现：菌血症热型多呈稽留热，血细菌培养为阳性，偶为阴性，一般不出现转移性脓肿；脓毒症热型多呈弛张热，转移性脓肿多发生在腰背部及四肢的皮下或深部软组织内。

4. 辅助检查
血白细胞计数显著增高或降低，中性粒细胞核左移、幼稚型增多，出现中毒颗粒。寒战、高热时做血液细菌或真菌培养，血培养找到致病菌是诊断菌血症最重要、最可靠依据。

5. 治疗要点
应采用控制感染和全身支持疗法，关键是处理原发感染灶。具体包括：及时彻底清除坏死组织和异物，充分引流；及时、有效、合理使用抗生素；补充血容量、纠正低蛋白血症；控制高热。

6. 护理措施

（1）控制感染

①正确采集血标本做细菌培养。

②遵医嘱使用抗生素。

③维持正常体温，做好物理降温或药物降温。

④严格无菌操作。

（2）营养支持：鼓励患者多饮水，给予高热量、高蛋白、易消化饮食。重者可输入白蛋白、血浆。

三、破伤风

破伤风是由破伤风梭菌经皮肤或黏膜伤口侵入人体，在缺氧环境中生长繁殖所导致的特异性感染，常继发于创伤后，尤其是窄而深的伤口，伤口分泌物无恶臭。

1. 病因、病理生理 破伤风梭菌为专性厌氧菌，革兰染色阳性。其发病的主要因素是缺氧环境，致病因素主要是外毒素（痉挛毒素和溶血毒素）。其中痉挛毒素是引起临床症状的主要毒素，可致全身横纹肌持续性收缩与阵发性痉挛，血压升高、心率加快、发热、大汗等。而溶血毒素可引起局部组织坏死和心肌损害。

2. 临床表现

（1）临床分期

①潜伏期：长短不一，通常 7 ～ 8 天。潜伏期越短，预后越差。

②前驱期：症状无特异性，以张口不便为主要特征，出现乏力、头痛、头晕、咀嚼无力、反射亢进等前驱症状。

③发作期：典型症状是肌紧张性收缩及阵发性强烈痉挛，以咀嚼肌最先受累，咀嚼不能、张口困难，随后依次为面部表情肌、颈、背、腹、四肢肌，最后为膈肌。出现相应的表现如苦笑面容，颈项强直，角弓反张，累及膈肌可致呼吸困难，甚至呼吸暂停。轻微的刺激（声、光、疼痛、接触、饮水等）均可诱发强烈的阵发性痉挛。发作时患者神志清楚，表情痛苦，可持续数秒至数分钟。

（2）并发症：常合并肺部感染、骨折、尿潴留、呼吸骤停、水电解质紊乱和酸碱平衡失调等。主要死亡原因为窒息、心力衰竭和肺部感染。病程多为 3 ～ 4 周，缓解期平均约 1 周，肌紧张与反射亢进可继续一段时间。恢复期精神症状多可自行恢复。

3. 治疗要点

（1）预防：关键在于创伤后早期彻底清创，改善局部循环。也可应用主动免疫和被动免疫进行有效预防。

（2）治疗：控制和解除痉挛是治疗的中心环节。

①清除毒素来源：主要措施为彻底清创、敞开伤口、充分引流，用 3% 的过氧化氢溶液冲洗伤口，短期应用青霉素或甲硝唑。

②中和游离毒素：损伤后早期注射破伤风抗毒素（TAT）。儿童与成人剂量相同，出现过敏时，将 1ml 抗毒素分成 0.1ml、0.2ml、0.3ml、0.4ml，以生理盐水分别稀释至 1ml，剂量自小到大按序分次肌内注射，每次间隔半小时，直至全量注完。破伤风人体免疫球蛋白早期应用有效，一般只需一次肌内注射。

③控制并解除肌痉挛：可交替使用镇静药和解痉药。常用药物有 10% 水合氯醛、苯巴比妥钠、地西泮、冬眠 1 号等。痉挛发作频繁不易控制者，可缓慢静注硫喷妥钠，但须警惕喉痉挛和呼吸抑制。

新生儿破伤风慎用镇静和解痉药物，可酌情使用呼吸兴奋药。

④防治并发症：保持呼吸道通畅，严重时尽早行气管切开和吸痰，防治肺部并发症。加强营养支持，及时补充水、电解质，定时翻身拍背。已发生肺部感染者，根据菌种选用抗生素，常选用青霉素。

⑤抗生素治疗：青霉素可抑制破伤风梭菌，也可给予甲硝唑。

4. 护理措施

（1）休息活动护理：安置于单人隔离病室，温湿度适宜，保持室内安静，限制探视，尽量减少搬动患者，避免光、声、寒冷及精神等各类刺激。医护人员走路轻、语声低，治疗和护理操作尽量集中，多于应用镇静药 30 分钟内进行。室内急救药品和物品齐全，备气管切开包及氧气吸入装置，以便抢救窒息等严重并发症。

（2）饮食护理：痉挛发作间歇期，给予高热量、高蛋白、高维生素饮食。病情稳定时可少量多次，以免呛咳或误吸。病情严重时应提供肠内、外营养。

（3）病情观察：专人护理，每 4 小时监测并记录患者的生命体征和神志，注意观察抽搐发作的次数、时间和症状。痉挛严重发作时，注意观察有无窒息发生。

（4）保持呼吸道通畅：定时翻身、拍背，痰液黏稠时给予雾化吸入，必要时吸痰。无法咳痰或有窒息危险者，尽早行气管切开。进食时注意避免呛咳、误吸，频繁抽搐者禁止经口进食。

（5）防止受伤：卧床休息，床边加护栏，必要时加用约束带，防止坠床。剧烈抽搐时禁止强行按压肢体，上下牙齿之间放置牙垫，避免舌咬伤。关节部位放置软垫保护，以防肌腱断裂和骨折。

（6）隔离护理：破伤风梭菌具传染性，应严格执行接触隔离制度。所有器械、敷料均需专用，使用后灭菌处理，敷料应焚烧。定期进行病室消毒，尽可能使用一次性物品，重复使用的碗、筷、药杯等应用 0.1% ～ 0.2% 过氧乙酸浸泡后，再煮沸消毒 30 分钟。排泄物经严格消毒后再处理。医护人员进入病室应穿隔离衣，戴帽子、口罩、手套等，体表有伤口者避免接触患者。

（7）用药护理：遵医嘱应用镇静、解痉药。每次抽搐发作后检查静脉通路，及时发现抽搐引起的静脉通路堵塞、脱落。

5. 健康教育

（1）注意自我保护，避免皮肤损伤，教会居民正确处理伤口的方法。普及科学接生，避免不洁接产，以防新生儿及产妇破伤风。

（2）一旦出现深窄伤口、伤口沾染粪便、未经消毒的急产或流产、陈旧性异物摘除术前，应接受破伤风主动免疫或被动免疫。

（3）破伤风的发病不能确保形成对破伤风的免疫，在确诊破伤风 1 个月后，应给予破伤风类毒素，完成主动免疫。儿童应定期注射破伤风类毒素或百白破三联疫苗，以获得主动免疫。

---

1. 经接触传染的感染病变是

A. 疖   B. 痈   C. 指头炎

D. 气性坏疽   E. 急性淋巴结炎

2. 外科感染的主要病原体是

A. 病毒   B. 细菌   C. 真菌

D. 寄生虫   E. 螺旋体

3. 金黄色葡萄球菌感染，炎症局限的原因是该菌能产生

A. 溶血素   B. 血浆凝固酶   C. 透明质酸酶

D．杀白细胞素　　　　　　　　　　　E．链激酶

4．管状淋巴管炎常见于

A．背部　　　　　　　　B．下肢　　　　　　　C．面部

D．上肢　　　　　　　　E．耳后

5．蜂窝织炎的主要致病菌为

A．溶血性链球菌　　　　　　　　B．金黄色葡萄球菌　　　　C．铜绿假单胞菌

D．厌氧菌　　　　　　　　　　　E．大肠埃希菌

6．面部危险三角区的部位是

A．双眼、鼻及口唇　　　　　　　B．双脸颊及鼻梁部　　　　C．前额及鼻部

D．上唇和鼻部　　　　　　　　　E．眼眶及鼻部

7．急性感染病程时间范围为

A．1天　　　　　　　　B．1周　　　　　　　C．3周

D．3个月　　　　　　　E．半年

8．创伤和感染时，机体代谢的主要反应是

A．能量代谢增高，蛋白质丢失增加　　B．能量代谢降低，蛋白质丢失增加

C．能量代谢增高，脂肪丢失增加　　　D．能量代谢降低，脂肪丢失增加

E．能量代谢增高，电解质丢失增加

9．革兰阳性菌脓毒症的主要病菌是

A．大肠埃希菌　　　　　　　　B．链球菌　　　　　　　C．金黄色葡萄球菌

D．结核杆菌　　　　　　　　　E．铜绿假单胞菌

10．关于外科感染，叙述正确的是

A．多为单一细菌感染

B．局部症状和体征不明显

C．愈合后不影响局部功能

D．当人体抵抗力优、治疗及时或有效时，炎症被局限

E．不易形成瘢痕组织

答案： 1．D。2．B。3．B。4．B。5．A。6．D。7．C。8．A。9．C。10．D。

第十一章　损　伤

一、概　述

损伤是指各类致伤因素对人体所造成的组织结构完整性的破坏或功能障碍。

1. **分类**　按皮肤完整性，可分为闭合性损伤和开放性损伤。

（1）闭合性损伤：损伤部位的皮肤黏膜完整，多由钝性暴力所致。具体类型及表现见表 1-13。

表1-13　闭合性损伤的常见类型和表现

分　类	发生原因	表　现
挫　伤	最常见的软组织损伤，钝性暴力引起	局部肿胀、触痛，皮肤红或青紫
挤压伤	肌肉丰富部位受重物长时间挤压	挤压综合征，出现高钾血症和急性肾衰竭
扭　伤	间接暴力使关节超出生理活动范围	
爆震伤（冲击伤）	爆炸产生的强烈冲击波造成	体表无明显损伤，但脏器或鼓膜可出血、破裂或水肿

（2）开放性损伤：损伤部位的皮肤黏膜破损，深部组织经伤口与外界相通。具体类型及表现见表 1-14。

表1-14　开放性损伤的常见类型和表现

分　类	发生原因	表　现
擦　伤	与表面较粗糙的物体快速摩擦造成	创面有擦痕、小出血点和浆液渗出
切割伤	锐利器械切割	创缘平整，创口小、深，易造成血管、神经、肌腱等深部组织损伤
刺　伤	尖锐物体刺入组织	伤口深而细小，可伤及深部器官
撕脱伤	浅表和深部组织撕脱、断裂	组织破坏较严重，出血多，易休克和感染。最严重的头皮损伤是头皮撕脱伤
裂　伤	钝器打击造成皮肤及皮下组织断裂	伤口不规则，创缘多不整齐
火器伤	枪弹或弹片所致	贯通或盲管伤，损伤范围大，坏死组织多，病情复杂，易感染

丁震医学教育 010-88453168
www.dzyxedu.com

北京航空航天大学出版社
BEIHANG UNIVERSITY PRESS

2. 病理生理

（1）局部反应：主要表现为局部创伤性炎症反应，与一般炎症基本相同。

（2）全身反应：是非特异性应激反应，表现为发热、神经内分泌反应、分解代谢增强、免疫力下降。

3. 创伤的修复 组织修复的过程分为炎症反应阶段、组织增生和肉芽形成阶段及组织塑形阶段。愈合类型有一期愈合和二期愈合。

（1）一期愈合：又称原发愈合。组织修复以原来细胞为主，仅含少量纤维组织，伤口边缘整齐、严密、呈线状，组织结构和功能修复良好。

（2）二期愈合：又称瘢痕愈合。以纤维组织修复为主，修复较慢，瘢痕明显，愈合后对局部构和功能有不同程度的影响。

（3）影响创伤愈合的因素

①局部因素：以伤口感染最常见。

②全身性因素：包括老年、营养不良、大量使用细胞增生抑制剂、免疫功能低下、慢性疾病及全身严重并发症等。

4. 临床表现

（1）局部症状：疼痛、肿胀、功能障碍、伤口和出血（开放性损伤特有的征象）。伤口按清洁度可分为3类。

①清洁伤口：无菌手术切口或经清创术处理后的、无明显污染的创伤伤口。

②污染伤口：被异物或细菌污染、但未发生感染的伤口，一般指伤后8小时以内的伤口。可分为轻度和重度，重度污染伤口多有合并感染的可能。

③感染伤口：伤口有脓液、渗出液及坏死组织，周围皮肤红、肿、热、痛。

（2）全身症状：轻者无明显全身表现。重者可有发热、脉速、呼吸加快、食欲缺乏等全身炎症反应综合征的表现。

（3）并发症：严重损伤后，易发生感染、休克、脂肪栓塞综合征、应激性溃疡、凝血功能障碍、器官功能障碍等。

5. 治疗要点

（1）急救处理：处理原则为抢救生命、重点检查、止血包扎、妥善固定、速转快运。

（2）闭合性损伤：单纯软组织损伤者，应局部制动，抬高患肢。闭合性骨折和脱位者，先复位再固定。合并深部组织损伤者，行手术探查和修复处理。

（3）开放性损伤：最基本的手段是及早清创缝合。清创术将污染伤口变成清洁伤口，减少感染机会，为组织愈合创造良好条件。感染伤口应先引流再换药，是处理感染伤口的基本措施。伤后12小时内预防性使用破伤风抗毒素。

6. 护理措施

（1）紧急护理

①对创伤患者最先采取的措施是抢救生命。评估伤情，立即就地抢救。必须优先抢救心搏和呼吸骤停、窒息、大出血、开放性或张力性气胸、休克、腹腔内脏脱出等特别危急患者。

②一旦发生心搏和呼吸骤停，应立即实施胸外心脏按压和口对口人工呼吸。

③保持呼吸道通畅：清理口鼻腔，开放气道，给氧。

④迅速有效止血：采用指压法、加压包扎（最常见）、填塞法、止血带法等迅速控制伤口大出血。胸部开放性伤口要立即封闭。使用止血带时，应注意正确的缚扎部位、方法和止血时间，以能止住出血为度，一般每隔1小时放松1～2分钟，一般不应超过4小时，防止肢体缺血坏死。

⑤补充血容量：有效止血后，迅速开放2～3条静脉输液通道。

⑥包扎：用无菌或清洁的敷料包扎伤口。腹腔内脏脱出者，先用干净器皿保护后再包扎。

⑦固定：肢体骨折或脱位应妥善固定。

⑧转运：搬动前对四肢骨折者应妥善固定。疑有脊柱损伤者，必须保持伤处稳定，可平卧于硬板床上，避免弯曲或扭动，以防加重损伤。胸部损伤重者，宜取伤侧向下的低斜坡卧位，促进健侧呼吸。运转途中患者头部朝后（与运行方向相反），避免脑缺血突然死亡。

（2）软组织闭合性损伤的护理：抬高患肢15°～30°，局部制动，以减轻局部肿胀和疼痛。软组织创伤后12小时内局部冷敷，禁止热敷，以减少出血和肿胀。12小时后热敷、红外线治疗和药物外敷，促进吸收和炎症消退。病情稳定后指导患者进行功能锻炼。

（3）软组织开放性创伤的护理：污染伤口清创缝合后护理：严密观察伤口有无出血、感染及引流是否通畅。注意肢端循环情况，定时更换伤口敷料，遵医嘱使用抗生素预防感染。换药时严格执行无菌操作。

（4）病情观察：若伤口出现红、肿、热、痛或出现体温升高、白细胞计数增高等，表明已发生感染；严重挤压伤后应注意观察尿量、尿色，警惕挤压综合征的发生。

二、烧　伤

烧伤是指由火焰、热液、高温气体、激光、炽热金属液体或固体等所引起的组织损害。

1. 病理生理

（1）急性体液渗出期（休克期）：体液渗出在6～12小时内最快，持续24～36小时，严重烧伤可延迟至48小时。休克是烧伤后48小时内最大的危险，也是导致患者死亡的最主要原因。大面积烧伤使毛细血管通透性增加，大量血浆外渗至组织间隙及创面，引起有效循环血量锐减，而发生低血容量性休克。

（2）急性感染期：严重烧伤由于皮肤、黏膜屏障功能受损，机体免疫功能受抑制，抵抗力降低，易感性增加，易发生全身性感染。

（3）创面修复期：创面的修复与烧伤的深度、面积及感染的程度密切相关。

（4）康复期：进行锻炼、工疗、体疗和整形以促进恢复。

2. 临床表现

（1）烧伤面积

①中国新九分法：将体表面积划分为11个9%的等份，另加会阴的1%，构成100%的总体表面积，见表1-15。

②手掌法：患者本人五指并拢，单掌手掌的面积约为体表总面积的1%，适用于小面积烧伤，也可辅助九分法评估烧伤面积。

（2）烧伤深度：通常采用三度四分法，见表1-16。

（3）烧伤严重程度：按烧伤的总面积和烧伤的深度将烧伤程度分为4度（表1-17）。

（4）吸入性烧伤：又称呼吸道烧伤，常与头面部烧伤同时发生，由吸入浓烟、蒸汽、热气或吸入有毒、有刺激性的气体所致。多表现为口鼻有黑色分泌物、咳炭末样痰、声嘶、呛咳、呼吸困难、发绀等。因吸入性窒息，部分患者无体表烧伤即已死亡，故头面部烧伤的患者应重点观察呼吸情况。

3. 治疗要点

（1）现场救护主要目标是尽快消除致伤原因、脱离现场和施行生命救治。

（2）烧伤处理：正确处理创面是治愈烧伤和全身性感染的关键环节。

①初期清创：Ⅰ度和浅Ⅱ度小水疱不需要特殊处理，可自行消退。浅Ⅱ度大水疱抽去水疱液，疱

皮破裂应剪除。深Ⅱ度创面的疱皮及Ⅲ度创面的坏死表皮须去除。

②包扎疗法：适用于面积小或四肢Ⅰ度和浅Ⅱ度烧伤、无条件暴露者。

表1-15　新九分法估计烧伤面积

部　位		占成人体表面积		占儿童体表面积
头颈部	发	3%	9%	9%＋（12-年龄）%
	面	3%		
	颈	3%		
双上肢	双手	5%	9%×2＝18%	18%
	双前臂	6%		
	双上臂	7%		
躯　干	腹侧	13%	9%×3＝27%	27%
	背侧	13%		
	会阴	1%		
双下肢	双臀	5%	9%×5＋1%＝46%	46%－（12-年龄）%
	双足	7%		
	双小腿	13%		
	双大腿	21%		

注：（1）女性烧伤面积修正为：双臀和双足各占6%。

　　（2）记忆口诀：三三三上五六七，腹背十三会阴一，双臀男五女为六，下七十三二十一。

表1-16　烧伤深度的评估

深　度	烧伤深度	临床表现	预　后
Ⅰ度	伤及表皮角质层、透明层和颗粒层	皮肤红斑（红斑性烧伤），痛觉过敏，无水疱	3～7天愈合，不留痕迹
浅Ⅱ度	伤及真皮浅层（乳头层），部分表皮生发层（基底层）健在	创面红润潮湿，疼痛剧烈，大小不一的水疱（水疱性烧伤），疱壁较薄，含黄色澄清液体	2周左右愈合，有色素沉着，不留瘢痕
深Ⅱ度	伤及真皮乳头层以下，仍残留部分网状层	触之较韧，痛觉迟钝，有拔毛痛，创面苍白与潮红相间，有水疱，疱壁较厚	3～4周可自行愈合，留有瘢痕
Ⅲ度	伤及皮肤全层，皮下、肌肉或骨骼	痛觉消失，创面无水疱，干燥如皮革样或呈蜡白、焦黄，痂下可见树枝状栓塞的血管	3～4周后焦痂自然脱落，难愈合，须植皮

表1-17 烧伤严重程度的判断

严重程度	判断标准
轻度烧伤	Ⅱ度面积＜10%
中度烧伤	Ⅱ度面积11%～30%，或有Ⅲ度烧伤但面积＜10%
重度烧伤	总面积31%～50%，或Ⅲ度面积11%～20%，或并发休克、复合伤或吸入性烧伤
特重烧伤	总面积＞50%，或Ⅲ度面积＞20%，或已有严重并发症

③暴露疗法：适用于Ⅲ度烧伤、特殊部位（头面部、颈部、会阴部）烧伤、创面严重感染及大面积烧伤。创面可涂1%磺胺嘧啶银霜、碘伏等。磺胺嘧啶银具有磺胺嘧啶的抗菌作用和银盐的收敛作用，对铜绿假单胞菌感染也有效，用于预防、治疗Ⅱ度、Ⅲ度烧烫伤的创面感染，并可促使创面干燥、结痂和促进愈合。涂药后，遇光渐变成深棕色。

④去痂和植皮：适用于Ⅲ度烧伤。

（3）防治休克：液体疗法是主要措施。烧伤较轻者，可口服淡盐水或每100ml含氯化钠0.3g、碳酸氢钠0.15g的烧伤饮料。

（4）防治感染：及早使用抗生素药物和破伤风抗毒素。

4．护理措施

（1）现场救护

①迅速脱离热源。尽快脱离火场，脱去燃烧或沸水浸渍的衣物，就地翻滚、跳入水池或用非易燃物品覆盖，禁止用手扑打火焰、奔跑呼叫。中小面积烧伤，尤其是四肢烧伤立即用冷水连续冲洗或浸泡，既可减轻疼痛，又可防止余热继续损伤组织。

②抢救生命。

③防治休克。

④保护创面。

⑤尽快转送。

（2）休克期护理：大面积烧伤患者遵医嘱及时补液是休克期的首要护理措施。

①补液量：伤后第一个24小时补液量＝体重（kg）×Ⅱ、Ⅲ度烧伤面积（%）×1.5ml（小儿1.8ml，婴儿2ml）+生理日需量2000ml。补液总量的一半应在伤后8小时内输完，另一半在其后的16小时内输完。伤后第2个24小时，晶体液和胶体液为第1个24小时计算量的1/2，生理日需量不变。

②补液种类与安排：一般晶体液：胶体液为2：1（如1.5ml中电解质液1ml，胶体液0.5ml），特重度烧伤与小儿烧伤为1：1。补液原则一般是先晶后胶、先盐后糖、先快后慢，晶体液和胶体液交替输入。晶体液首选平衡盐溶液，适当补充碳酸氢钠溶液。胶体液首选血浆，也可用全血或血浆代用品。生理日需量常用5%～10%葡萄糖液。

③观察指标：监测每小时尿量是判断血容量是否充足的简便而可靠的指标，也是调整输液速度最有效的观察指标。成人每小时尿量30～50ml，小儿每公斤体重每小时不低于1ml。此外，还应观察精神状态（无烦躁不安，无明显口渴）、皮肤黏膜颜色、血压（不低于90mmHg）和心率（不高于120次/分）等，有条件者应监测肺动脉压、中心静脉压（5～12cmH$_2$O）和心输出量，随时调整输液的量和成分。

（3）维持有效呼吸

①保持呼吸道通畅：及时清除呼吸道分泌物，鼓励患者深呼吸、有效咳嗽、咳痰；密切观察呼吸

情况，患者出现刺激性咳嗽、咳炭末样痰、呼吸困难、血氧分压下降等表现，做好气管插管或气管切开准备。

②吸氧：吸入性损伤常伴缺氧，一般鼻导管或面罩给氧，氧浓度 40%，氧流量 4 ～ 5L/min。

（4）创面护理

①包扎疗法的护理：抬高患肢，维持各关节功能位，保持敷料清洁干燥。注意观察创面有无感染及肢体末梢血液循环情况。

②暴露疗法的护理：注意隔离，防止交叉感染。保持病室清洁、室内温度维持在 28 ～ 32℃，湿度适宜，接触物品应无菌。保持创面干燥，拭干渗液，表面涂抗菌药物。注意保护创面，定时翻身，避免创面长时间受压。

（5）防治感染：密切观察有无感染征象，若创面出现黄绿色分泌物伴有恶臭味或紫黑色出血性坏死斑，提示铜绿假单胞菌感染。遵医嘱选用有效抗生素，做好消毒隔离工作。

（6）饮食护理：加强营养，给予高蛋白、高热量、高维生素、清淡、易消化饮食，少量多餐。必要时肠内或肠外补充营养。

---

1. 挫伤的表现为
A. 表皮和部分真皮被不规则地刮伤　　B. 局部肿胀、触痛或皮肤红、青紫
C. 伤口深浅、长度不一，可能有异物　D. 伤口不规则，浅表和深部组织撕脱
E. 致伤器具经皮肤穿过深层组织

2. 肋骨骨折引起开放性气胸合并休克时，处理的顺序应是
A. 骨折固定、抗休克、封闭胸壁伤口　B. 骨折固定、封闭胸壁伤口、抗休克
C. 抗休克、封闭胸壁伤口、骨折固定　D. 抗休克、骨折固定、封闭胸壁伤口
E. 封闭胸壁伤口、抗休克、骨折固定

3. 患者，女，30 岁。乘务员，因飞机座位上方行李滑下，面部皮肤被拉链搭扣划开 12 小时，检查左面颊皮肤全层裂开长约 2.5cm，有血痂。此时该患者的伤口属于
A. 清洁伤口　　　　　　　　B. 轻度污染伤口　　　　　　C. 重度污染伤口
D. 感染伤口　　　　　　　　E. 异物残留

4. 创伤的病理基础是
A. 组织损害　　　　　　　　B. 全身炎性反应　　　　　　C. 创伤性局部炎症
D. 发热　　　　　　　　　　E. 内环境紊乱

5. 患者，男，22 岁。双下肢挤压伤，血压正常，血清钾 5.6mmol/L。治疗原则中错误的是
A. 不给一切带钾的药物或溶液
B. 积极防治心律失常
C. 静脉输注 5% 碳酸氢钠溶液 60 ～ 100ml
D. 恢复肾脏功能
E. 补充血容量

6. 现场急救创伤的患者，应优先抢救的伤情是
A. 轻度烧伤　　　　　　　　B. 休克　　　　　　　　　　C. 腹水
D. 开放性骨折　　　　　　　E. 头皮撕脱伤

7. 患者，女，24岁，臀部被刀刺伤后半小时入院。该患者伤口属于
A. 清洁伤口　　　　　　　　　B. 感染伤口　　　　　　C. 污染伤口
D. Ⅱ期愈合伤口　　　　　　　E. Ⅰ期愈合伤口

8. 不属于全身炎症反应综合征的主要临床表现的是
A. 体温＞38℃或＜36℃　　　　　　B. 心率＞90次/分
C. 呼吸急促　　　　　　　　　　　D. 血白细胞计数＞12×10^9/L 或＜4×10^9/L
E. 血压下降明显

9. 交通事故后，一股骨开放性骨折伴活动性出血的患者被送到急诊室，急救时首先应
A. 输液　　　　　　　　　　　B. 压迫止血　　　　　　C. 包扎伤口
D. 固定骨折处　　　　　　　　E. 给升压药

10. 创伤后的休克患者用救护车转送时，姿势正确的是
A. 足向车头，头向车尾，平卧　　　B. 足向车尾，头向车头，平卧
C. 足向车头，头向车尾，半卧位　　D. 足向车尾，头向车头，半卧位
E. 足向车头，头向车尾，头高足低位

答案：1. B。2. E。3. B。4. C。5. E。6. B。7. C。8. E。9. B。10. A。

第十二章　器官移植

一、概　述

1. **概念**　移植术是指将某一个体有活力的细胞、组织或器官用手术或其他的方法移植到自体或另一个体（异体）的体表或体内某一部位。

2. **分类**

（1）按供者和受者的遗传学关系分类，见表1-18。

（2）按移植物植入的部位分类，见表1-19。

（3）按移植物的活力分类

①活体移植：移植物来源于活体供体，在移植过程中始终保持活力。

②结构移植：又称支架移植，指移植物已丧失活力，移植后仅提供支持性基质和机械性解剖结构。术后不会发生排斥反应。

表1-18　按遗传学关系分类

分　类	遗传学关系	排斥	移植物存活情况（不采取免疫抑制措施）	举　例
同质移植	一卵双生的孪生兄弟、姐妹	无	能永久存活	同卵孪生之间移植
同种异体移植	属同一种族	有	短期可存活	人的组织和器官移植给另一人
异种移植	不同种族动物	强烈	短期死亡	猪的器官移植给人
自体移植	自身的细胞、组织或器官	无	能永久存活	断指再植、自体皮肤移植

表1-19　按移植物植入部位分类

分　类	植入部位	原器官	举　例
原位移植	原来的解剖部位	需切除	原位心脏移植
异位移植（辅助移植）	另一个解剖位置	不必切除	将肾脏移植到髂窝内
原位旁移植	贴近同名器官的位置	不切除	原位旁胰腺移植

（4）按移植的方法分类

①游离移植：移植物从供体取下时，完全断绝与供体的联系，移植至受体后重新建立血液循环。如游离皮片移植。

②带蒂移植：属于自体移植。移植物与供者始终带有主要血管以及淋巴或神经的蒂相连，以便转移到其他需要的部位，移植过程中始终保持有效血供，待移植物在受体建立了新的血液循环后，再切断该蒂。如各种皮瓣移植。

③吻合移植：利用血管吻合技术，将移植物中的血管与受体的血管吻合，使移植器官即刻得到血液供应。如心脏移植、肾移植和肝移植等。

④输注移植：将移植物制成具有活力的细胞或组织悬液，通过各种途径输入或注射到受者体内，例如输血、骨髓移植、胰岛细胞移植等。

（5）按移植物供体来源分类：包括活体供体移植与尸体供体移植。

3. 器官移植术前准备

（1）供者的选择

①免疫学方面的选择：目前同种异体移植的最大障碍是免疫排斥反应。为防止排斥反应，移植前应完善各项检查，包括血型、预存抗体的检测（淋巴细胞毒交叉配合试验和群体反应性抗体检测）、人类白细胞抗体（HLA）配型。

②其他方面的选择：移植器官功能正常。供者年最好小于50岁，无其他病变。

（2）移植器官的保存

①保存原则：器官保存应遵循低温、预防细胞肿胀和避免生化损伤的原则，以保持器官的最大活力。器官摘除后迅速改变热缺血（在常温下无血液供应）为冷缺血（在低温下无血液供应）。

②保存方法：从器官切取时即开始保存器官的低温状态。热缺血时间不宜超过10分钟，超过30分钟器官可发生不可逆损害。用特制的0～4℃器官灌注液对器官进行冷灌洗，以4℃为宜，使其迅速均匀降温，浸没并保存于0～4℃保存液中直至移植。注意无菌操作。

（3）受者的准备

①心理准备：做好患者的心理护理，减少患者的恐惧与不安，增强信心。

②完善术前检查：除常规检查外，还包括肝、肾、心、肺和神经系统功能、肝炎病毒相关指标、HIV及水电解质水平、尿及咽拭培养、血型和HLA配型等。

③应用免疫抑制药：具体用药应根据移植器官的种类及患者情况决定。

④预防感染：及时治疗呼吸道及泌尿道感染；遵医嘱预防性应用抗生素。

（4）病室的准备：术前1天及手术当日用0.5%过氧乙酸擦拭病房一切物品，同时应做好空气消毒，实施保护性隔离；准备好各种物品；专用药柜，准备免疫抑制药、抗生素、止血药等急救药物。

（5）排斥反应：排斥反应是受体免疫系统对具有抗原特异性的供体器官抗原的特异性免疫应反应。主要原因是供、受者之间主要组织相容性抗原（MHC）的不同，在人类又称人类白细胞抗原（HLA）。

①分类

a. 超级性排斥反应：主要发生在异种移植时，通常是由于受者体内预先存在针对供者特异性抗原的抗体。多发生于移植术后24小时之内。加速性急性排斥反应通常发生于术后3～5天内。

b. 急性排斥反应：最常见，多发生于术后1～2周，主要是由细胞介导的免疫反应。

c. 慢性排斥反应：可发生在手术后数月甚至数年，病程进展慢，主要表现为移植器官功能逐渐减退。免疫抑制剂对慢性排斥反应无效，是目前器官移植的最大障碍之一。

d. 移植物抗宿主反应：移植物中特异性淋巴细胞识别宿主抗原所致，可导致多器官功能衰竭，常见于骨髓和小肠移植。

②排斥反应的防治

a. 配型应首选血型相同者，其次进行组织配型试验。组织配型若相同，移植有可能获得成功。

b. 采用免疫抑制的方法可推迟排斥反应的发生，以延长移植物的存活时间。

二、肾移植

肾移植是治疗终末期肾病的有效方法。在各类器官移植中，肾移植开展较早，治疗效果好。

1. 护理评估

（1）健康史：了解患者一般情况，疾病的发生、发展及治疗经过，其他器官功能等。

（2）身体状况：评估患者的生命体征、营养状况、有无水肿、贫血、高血压；评估肾区有无疼痛及疼痛的性质、范围和程度；评估动静脉造瘘侧及其肢体局部情况。了解患者术前常规及特殊检查结果。

（3）心理-社会状况：评估患者的心理状况、认知程度、社会支持系统等。

2. 术前护理

（1）皮肤准备：保持皮肤清洁，做好备皮工作，术日前晚用消毒液擦身。

（2）营养支持：鼓励患者进食低钠、优质蛋白、高糖、高维生素饮食，必要时遵医嘱经肠内、外途径补充营养，以改善患者的营养状况，纠正低蛋白血症，提高手术耐受性。

（3）透析治疗：术前最后一次血液透析距手术时间不应超过 24 小时。

（4）完善术前检查：如血型、HLA 抗原、混合淋巴细胞培养、淋巴细胞毒性试验等。其他术前准备见本节概述。

3. 术后护理

（1）一般护理：术后应置于单人隔离病室，最好安置在空气层流病室，实行保护性隔离；患者应取平卧位，肾移植侧下肢屈曲 15°～25°，以减少切口疼痛和血管吻合口张力。

（2）病情观察

①监测生命体征：开始时每小时测量 1 次，待平稳后逐渐减少测量次数。体温如＞ 38℃，应注意是否发生排斥反应或感染。

②监测尿量：尿量是反映移植肾功能状况及体液平衡的重要指标，术后早期维持在 200～500ml/h 为宜。保持尿管通畅。监测记录尿液的量、颜色、性质。多数患者肾移植术后早期（一般是 3～4 天内）为多尿期，每天尿量达到 5000～10 000ml。尿量＜ 100ml/h，应及时通知医师，警惕移植肾发生急性肾小管坏死或急性排斥反应。

（3）合理补液

①静脉选择：不在手术侧下肢和动静脉造瘘肢体建立静脉通道。建立两条静脉通道。

②输液原则：遵循"量出为入"的原则。根据尿量和 CVP 及时调整补液速度与量，保持出入量平衡。后 1 小时的补液量与速度依照前 1 小时排出的尿量而定。一般当尿量＜ 200ml/h、200～500ml/h、500～1000ml/h 和＞ 1000ml/h 时，补液量分别为等于尿量、尿量的 4/5、2/3 和 1/2。血容量不足时应加速扩容。24 小时出入量差额一般不能超过 1500～2000ml。

③输液种类：除治疗用药外，以糖和盐交替或 0.45% 氯化钠溶液补给。当尿量＞ 300ml/h 时，应加强盐的补充，盐、糖的比例为 2∶1。术后早期一般不补钾，出现低钙血症应适当补钙。

（4）饮食指导与营养支持：术后第 2 天如胃肠道功能恢复，可给予少量饮食，以后逐渐加量。对肾功能恢复较好的患者给予适量优质蛋白、高热量、高维生素、低脂、低盐、少渣、易消化的饮食，提高机体免疫力。严格记录饮食和饮水量。

（5）并发症的护理

①出血：常于术后 72 小时内发生。监测患者生命体征、出血情况等。适当活动，预防吻合口破裂。

加快输液速度，遵医嘱使用止血药、升压药及输血等。做好手术探查的准备。

②感染：是器官移植最常见的致命并发症。以预防为主，合理使用抗生素，严格无菌操作，做好基础护理，预防交叉感染，定期做各项检查，及早发现感染症状。

③急性排斥反应：多发生于术后1～2周。观察患者的生命体征、尿量、肾功能及移植肾区的情况，及早发现排斥反应。遵医嘱行抗排斥反应的冲击治疗，如甲基泼尼松龙（MP）、莫罗莫那 CD_3（OKT_3），警惕应激性消化道溃疡的发生。观察用药效果。如体温下降至正常，尿量增多，体重稳定，移植肾肿胀消退、质变软、无压痛，全身症状缓解或消失，血肌酐、尿素氮下降，提示排斥逆转。

④泌尿系统并发症：若引流出尿液样液体且超过100ml，提示尿漏的可能。若引流出乳糜样液提示淋巴漏。

4. 健康教育

（1）心理指导：指导患者正确认识疾病，避免重体力劳动。合理安排作息时间，防止外伤。保持心情愉悦。

（2）用药指导：指导患者正确、准时服用各种药物，强调长期、按时服用免疫抑制药的重要性，不能自行增减或替换药物，不宜服用对免疫抑制药有拮抗或增强作用的药物和食品。指导患者学会观察排斥反应的表现和各种药物的不良反应。

（3）饮食指导：正常进食后应少量多餐，予以高糖、适量优质蛋白、丰富维生素、低脂、易消化及少渣饮食，早期应禁食酸性、高糖水果，避免生冷及刺激性食物，禁烟酒。禁止服用增强免疫功能的滋补品。

（4）预防感染：注意个人卫生。防寒保暖，预防感冒。适当锻炼身体，增加机体抵抗力。不到人群密集区域。

（5）育龄期女患者的生活指导：采取有效的避孕措施，延迟妊娠到移植术后至少1年。

（6）定期随访：一般术后3个月内每周门诊随访1次，术后4～6个月每两周门诊随访1次，6个月～1年每月1次。以后每年至少要有2次门诊随访，如有不适及时就诊。

---

1. 常温下移植器官耐受缺氧的时间是
A. 5分钟
B. 10分钟
C. 30分钟
D. 60分钟
E. 90分钟

2. 器官移植前常规的免疫学检查不包括
A. 血型
B. 细胞毒试验
C. 混合淋巴细胞培养
D. HLA 配型
E. 抗体测定

3. 确诊肿瘤的可靠方法是
A. CT
B. MRI
C. B 超
D. X 线
E. 病理学检查

4. 肿瘤细胞的常见扩散途径，不包括
A. 直接蔓延
B. 播散转移
C. 淋巴转移
D. 血行转移
E. 种植转移

5. 关于恶性肿瘤的特性，不正确的是
A. 分化成熟
B. 生长快
C. 浸润性生长
D. 无规律持续增长
E. 转移

6. 良性、恶性肿瘤的根本区别是
A. 活动度　　　　　　　　B. 细胞分化程度　　　C. 肿块大小
D. 表面光滑程度　　　　　E. 有无外包膜

7. 关于良性肿瘤的特点，<u>错误</u>的是
A. 生长缓慢　　　　　　　B. 多呈膨胀性生长　　C. 表面光滑，易推动
D. 细胞分化程度较高　　　E. 发生转移

8. 慢性排斥反应的特点是
A. 突发寒战高热　　　　　B. 术后 1～2 周发生　　C. 常在术后 24 小时内发生
D. 移植器官功能迅速减退　E. 增加免疫抑制药疗效差

9. 器官移植术后的排斥反应主要由于
A. 术前没有应用抗排斥药物　　　B. 受者抵抗力下降
C. 供体与受体的抗体不同　　　　D. 供体与受体细胞膜上 HLA 抗原不同
E. 术后没有及时服用抗排斥药物

10. 器官移植术前，受者的准备<u>不包括</u>
A. 年龄在 60 岁以下　　　B. 术前预防感染　　　C. 术前加强营养
D. 进行血型和 HLA 配型　E. 根据医嘱应用免疫抑制药

答案：1. C。2. B。3. E。4. B。5. A。6. B。7. E。8. E。9. D。10. A。

第十三章 肿 瘤

一、概 述

肿瘤是各种始动与促进因素引起组织细胞异常增生和分化而形成的新生物。其生长不受正常生理调节，可破坏正常组织与器官。

1. 分类 按肿瘤的形态和对机体的影响，可分为良性肿瘤和恶性肿瘤两大类（表1-20）。良性肿瘤一般称为"瘤"。恶性肿瘤来自上皮组织称为"癌"，来自间叶组织称为"肉瘤"。此外，少数肿瘤形态上属良性，但浸润性生长，易复发，甚至转移，称为交界性肿瘤；癌变细胞局限于上皮层，未突破基底膜的早期癌为原位癌。

表1-20 良性肿瘤和恶性肿瘤鉴别

	良性肿瘤	恶性肿瘤
细胞分化程度（根本区别）	高，成熟	低，不成熟
生长速度	缓慢	较快
生长方式	膨胀性生长有包膜，与周围组织分界清楚，能推动；外生性生长	浸润性生长无包膜，与周围组织分界不清，不能推动；外生性生长常伴侵袭性生长
继发改变	很少发生坏死、出血	常发生出血、坏死、溃疡
转 移	无	常有
复 发	很少	容易
对机体影响	局部压迫或阻塞	局部压迫、阻塞，破坏原发处和转移处组织，造成恶病质和死亡

2. 病因、病理

（1）致癌因素（外源性因素）：环境因素，包括化学、物理、生物因素等；不良生活方式；慢性刺激和炎症。

（2）促癌因素（内源性因素）：遗传因素，内分泌因素，免疫因素，心理社会因素。

（3）转移途径：肿瘤的转移途径包括直接蔓延、淋巴转移、血行转移、种植性转移，其中最常见的转移途径为淋巴转移。常见病理类型、转移途径及部位见表1-21。

表1-21 恶性肿瘤的常见病理类型、转移途径及转移部位

肿 瘤	常见病理类型	转移途径	转移部位
甲状腺癌	乳头癌	淋巴途径	颈部淋巴结
食管癌	鳞癌	淋巴途径	颈部、左锁骨上、纵隔、膈下、胃周及肺门淋巴结
胃 癌	腺癌	淋巴途径主要 血行途径	胃旁、胸导管、左锁骨上淋巴结 肝
原发性肝癌	大体：结节型 组织：肝细胞型	门静脉系统血行途径 肝外血行途径	肝内转移 肺、骨、脑
胰腺癌	导管细胞腺癌	淋巴途径 血行途径	锁骨上淋巴结（晚期） 肝
大肠癌	大体：溃疡型 组织：腺癌	淋巴途径主要 血行途径	肠系膜血管周围淋巴结 肝
肾 癌	成人：肾细胞癌（腺癌） 小儿：肾母细胞瘤	淋巴途径 血行途径	肾蒂淋巴结 肺
膀胱癌	上皮性肿瘤	淋巴途径最主要 血行途径（晚期）	盆腔淋巴结 肝
子宫颈癌	大体：外生型 组织：鳞癌	直接浸润（最常见） 淋巴途径 血行途径极少见	阴道壁 子宫旁及子宫颈旁 —
子宫内膜癌	内膜样腺癌	直接浸润 淋巴途径主要	输卵管、宫颈管及阴道 腹主动脉旁、腹股沟淋巴结
卵巢癌	上皮性肿瘤	直接浸润、腹腔种植 淋巴途径	盆、腹腔内广泛转移灶 —
侵蚀性葡萄胎、绒毛膜癌	滋养细胞肿瘤	血行途径	最常见肺转移 最主要的死亡原因是脑转移
乳腺癌	导管上皮癌	淋巴途径最主要 早期已有血行转移	同侧腋窝淋巴结 骨、肺、肝
骨肿瘤	骨肉瘤	血行途径	肺
支气管肺癌	鳞癌、腺癌	淋巴途径 血行途径	同侧颈部、右锁骨上淋巴结 骨、脑、肝

3. 临床表现

（1）局部表现

①肿块：是诊断肿瘤的重要依据，也是体表或浅表肿瘤的首要症状。

②疼痛：出现局部隐痛、跳痛、灼热痛或放射痛，夜间明显。晚期疼痛常难以忍受。

③溃疡：体表或空腔器官的肿瘤易发生溃疡，可有恶臭及血性分泌物。

④出血：肿瘤自身破溃或侵犯血管可致出血，如呕血、黑便、血尿、咯血等。

⑤阻塞：常发生于空腔脏器，也可因肿瘤直接压迫邻近器官所致。

（2）全身表现：良性及早期恶性肿瘤多无明显全身症状，或仅有非特异性表现，如低热、贫血、乏力、消瘦等，晚期可出现全身衰竭、恶病质。

4. 分期　目前常用的为国际抗癌联盟提出的 TNM 分期法：T 指原发肿瘤，N 指区域淋巴结，M 指远处转移。根据不同 TNM 的组合，诊断为Ⅰ、Ⅱ、Ⅲ、Ⅳ期。

5. 辅助检查　病理检查是确定肿瘤直接而可靠的方法。包括细胞学检查和组织学检查。

6. 治疗要点　良性肿瘤及临界性肿瘤以手术切除为主。恶性肿瘤大多采用以手术治疗为主的综合治疗，包括化学治疗、放射治疗、生物治疗和中医治疗等。

（1）手术疗法：手术切除对实体肿瘤是首选的、最有效的治疗方法。

①预防性手术：用于治疗癌前病变，防止其发生恶变或发展为进展期癌。

②诊断性手术：包括切除活检术、切取活检术、剖腹探查术，为治疗提供可靠依据。

③根治手术：切除全部肿瘤组织及肿瘤可能累及的周围组织和区域淋巴结，适用于早、中期肿瘤。

④姑息手术：非彻底切除肿瘤，仅解除或减轻症状，适用于部分晚期肿瘤。

⑤减瘤手术：适用于原发病灶大部切除后，残余肿瘤能用其他治疗方法有效控制者。

（2）化学疗法：是中、晚期肿瘤患者综合治疗中的重要手段。分为全身给药（静脉、肌注、口服）和局部给药（外敷、手术区冲洗、腔内或瘤内注射）。治疗方法有大剂量冲击治疗、小剂量维持治疗。应根据患者身高和体重选择药物的剂量，并遵医嘱多疗程治疗。常用化疗药物分类及其主要不良反应见表 1-22。

表1-22　常用化疗药物分类及其主要不良反应

分　类	常用药物	主要不良反应
影响核酸生物合成药（抗代谢药）		
二氢叶酸还原酶抑制剂	甲氨蝶呤	骨髓抑制；消化道反应如口腔炎；肝、肾损害
嘌呤核苷酸互变抑制剂	巯嘌呤	骨髓抑制和消化道黏膜损害；黄疸、肝损害
胸苷酸合成酶抑制剂	氟尿嘧啶	骨髓抑制和消化道毒性大，严重腹泻，脱发
核苷酸还原酶抑制剂	羟基脲	骨髓抑制和轻度消化道反应，致畸胎
DNA多聚酶抑制剂	阿糖胞苷	骨髓抑制严重，胃肠道反应，静脉炎，肝损害
影响DNA结构与功能药		
烷化剂	氮芥 环磷酰胺 白消安	恶心、呕吐，骨髓抑制，脱发，听力损害 骨髓抑制，消化道反应，脱发，出血性膀胱炎 消化道反应，骨髓抑制，肺纤维化
破坏DNA的铂类配合物	顺铂 卡铂	消化道反应，骨髓抑制，大剂量致持久肾毒性 骨髓抑制
破坏DNA的抗生素类	丝裂霉素 博来霉素	骨髓抑制明显，消化道反应，心、肝、肾毒性 肺毒性最严重，发热，脱发，过敏反应

（续 表）

分 类	常用药物	主要不良反应
拓扑异构酶抑制剂	喜树碱	泌尿道刺激，消化道反应，骨髓抑制，脱发
干扰转录过程和阻止RNA合成药		
	放线菌素 多柔比星 柔红霉素	骨髓抑制，消化道反应，漏出血管致组织坏死 心脏毒性最严重，骨髓抑制，消化道反应，脱发 骨髓抑制，消化道反应，心脏毒性
抑制蛋白质合成和功能药		
微管蛋白活性抑制剂	长春新碱 紫杉醇	外周神经毒性，静脉炎及致组织坏死，骨髓抑制轻 骨髓抑制，神经毒性，心脏毒性，过敏反应
干扰核蛋白体功能药	高三尖杉酯碱	骨髓抑制，消化道反应，脱发，偶有心脏毒性
影响氨基酸供应药	L-门冬酰胺酶	过敏反应，肝损害，胰腺炎，消化道反应
分子靶向药	维A酸	头痛，头晕，口干，脱屑

（3）放射疗法：是利用放射线破坏或杀灭肿瘤细胞，对肿瘤和正常组织器官产生同样的破坏作用。不同肿瘤对放射线的敏感性有所区别，见表 1-23。放射治疗的全身反应轻重主要与照射部位、面积和剂量有关。

表1-23 常见肿瘤对放射线的敏感程度

敏感程度	常见肿瘤
高度敏感	淋巴造血系统肿瘤、性腺肿瘤、多发性骨髓瘤
中度敏感	基底细胞癌、鼻咽癌、乳腺癌、食管癌、肺癌
低度敏感	胃肠道腺癌、软组织及骨肉瘤

7. 预防

（1）一级预防：为病因预防，是指消除或减少可能致癌的因素，降低发病率。如保护环境，控制大气、水源、土壤等污染；改变不良的饮食习惯、生活方式；减少职业性暴露于致癌物；接种疫苗；避免持续过度的精神紧张及压力。

（2）二级预防：是指早期发现、早期诊断、早期治疗，以提高生存率，降低死亡率。

（3）三级预防：是指治疗后的康复，以提高生存质量、减轻痛苦、延长生命。

二、肿瘤护理

1. 肿瘤患者的心理特点 符合临终患者的心理特点。

（1）否认期：是临终患者心理反应的第一期。患者得知自己病重面临死亡，常见的心理反应是"不，怎么可能是我？一定是他们搞错了"。极力否认患病的事实，心存侥幸，四处求医，希望是误诊。否认反应是一种防御机制，可使患者暂时逃避现实。

（2）愤怒期：当患者对其病情的否认无法继续，出现气愤、怨恨和嫉妒的情绪，心理反应常表现为"为什么是我？老天太不公平！我怎么这么倒霉！"。怨天尤人，或迁怒于家属、医护人员，对医院的住院制度及治疗护理百般挑剔。

（3）协议期：患者开始接受病重或临终事实，希望奇迹能够出现。为了延长生命，做出许多承诺作为交换条件。心理反应常表现为"请让我好起来，我一定……""假如给我一年的时间，我会……"患者求生欲望强烈，能够努力配合治疗。

（4）忧郁期：又称为抑郁期。患者的身体更虚弱，病情恶化，内心被强烈的失落感所占据。"好吧，那就是我！"出现悲伤、情绪低落、抑郁和绝望，希望家人、朋友能够时常陪伴在身旁。逐渐对周围事物失去兴趣，少言寡语，反应迟钝。

（5）接受期：是临终心理反应的最后阶段。患者最终开始坦然接受面临死亡的现实，"好吧，既然是我，那就去面对吧""我准备好了"。喜欢独处，表情淡漠，睡眠时间增加甚至嗜睡，静静等待死亡的到来。

2. 肿瘤手术治疗患者的护理

（1）术前准备：为患者备皮时，动作轻柔。便秘者遵医嘱行灌肠。教会患者锻炼的方法，术后及早开始锻炼。

（2）术后锻炼

①乳腺癌根治术：进行握拳、屈腕、屈肘、上举和肩关节活动范围的锻炼。注意开始活动的时间。详见外科护理学第十五节乳房疾病的相关内容。

②开胸手术：术后患者因怕痛而不敢活动，鼓励其加强患侧手臂上举及肩关节活动，注意纠正肩下垂。

③颈淋巴结清扫术：伤口愈合后进行肩关节及颈活动范围的锻炼，特别注意随时保持术侧肩略高于健侧。

④截肢术：患者术前学会使用拐，锻炼手臂拉力，预防失用性萎缩，做好安装义肢的准备，此外，应做好患者的心理护理。

⑤全喉切除术：术后训练患者自行吸痰、清洗气管导管，更换喉垫的方法，指导患者练习食管发音或使用人工喉。

3. 肿瘤放射治疗患者的护理

（1）放疗的护理：放疗前做好心理护理，放疗时注意调整治疗方法及剂量，保护不必照射的部位。放疗后保持局部皮肤清洁干燥，清洗时应轻柔，禁用力擦洗和使用肥皂，避免摩擦、搔抓及冷、热、日光直射等理化刺激。

（2）放疗反应的护理

①皮肤反应的护理：皮肤反应可分为3度，其临床表现及护理措施见表1-24。

②黏膜反应的护理：加强局部黏膜清洁，如口腔漱口、阴道冲洗、鼻咽用抗生素及润滑剂滴鼻等。

③器官反应的护理：治疗期间加强对照射器官功能状态的观察，对症护理，反应严重时报告医生，暂停放疗。

④骨髓移植的护理：每周查一次血常规，白细胞计数低于 $3\times10^9/L$，血小板计数低于 $80\times10^9/L$ 时，需暂停放疗。

4. 肿瘤化学治疗患者的护理

（1）给药途径：大剂量冲击疗法、中剂量短程疗法、小剂量长程给药法。

（2）给药途径

①静脉：一般刺激性药物宜静脉推注，注药时要确保针头在血管内，注药完毕抽少量回血，保持注射器内有一定的负压再拔针，压迫针眼 1～2 分钟；强刺激性药物宜静脉滴入；抗代谢药宜静脉点滴，

一般静滴 4 ～ 8 小时。

表1-24　放疗皮肤反应的表现及护理

	一度反应（干反应）	二度反应（湿反应）	三度反应
临床表现	红斑，烧灼和刺痒感，继续照射变为暗红色，有脱屑	高度充血、水肿，水疱形成，有渗出液，糜烂	溃疡形成或坏死，难以愈合
护理措施	涂0.2%薄荷淀粉或羊毛脂止痒	涂2%甲紫或氢化可的松乳膏，不必包扎。有水疱时，涂硼酸软膏，包扎1～2天，待渗出吸收后改用暴露疗法	

　　②肌内注射：肌内注射宜深，适于对组织无刺激性的药物。
　　③口服：减轻药物对胃黏膜的刺激，防止被胃酸破坏。
　　④腔内注射：主要用于癌性胸、腹水和心包积液。
　　⑤动脉注射：直接将药物注入供应肿瘤的动脉，适于某些晚期不宜手术或复发而局限性肿瘤。注意保持导管通畅，防止动脉血回流，预防气栓、血栓、缺血性坏死和感染。
　　（3）常见毒性反应和护理：化疗药物的常见毒性反应见表 1-25。

表1-25　化疗药物的常见毒性反应

系统或器官	常见毒性反应	常见药物
造血系统	骨髓抑制，白细胞和血小板减少	绝大多数化疗药均有不同程度的骨髓抑制
消化系统	恶心、呕吐	大多数抗肿瘤药最常见的毒性反应
头　发	脱发	大多数抗肿瘤药都可引起不同程度的脱发
心　脏	心肌退行性变和心肌间质水肿	多柔比星（阿霉素），柔红霉素，高三尖杉酯碱
呼吸系统	间质性肺炎和肺间质纤维化	博来霉素，白消安，丝裂霉素，甲氨蝶呤
肝　脏	肝脏损害	L-门冬酰胺酶，甲氨蝶呤，巯嘌呤，放线菌素
泌尿系统	出血性膀胱炎 肾小管损害	环磷酰胺 顺铂
神经系统	外周神经病变	长春新碱，顺铂，甲氨蝶呤，氟尿嘧啶
免疫系统	过敏反应	L-门冬酰胺酶，博来霉素
血管或局部组织	组织坏死和血栓性静脉炎	长春新碱，多柔比星，丝裂霉素

　　①组织坏死和血栓性静脉炎：预防组织坏死，保护静脉。掌握静脉穿刺及注射刺激性药物的技术。药液不慎溢出需立即停止注药或输液，保留针头接注射器回抽后，皮下注入解毒剂再拔针，局部涂氢化可的松，冰敷 24 小时，做好记录。刺激性药物应加以稀释，长期治疗时应交替使用左右臂，促进静脉恢复。
　　②胃肠道反应：提供营养丰富、可口的饮食。重者可在饭后给予镇静止吐药。

③骨髓抑制：绝大多数化疗药均有不同程度骨髓移植，应定期查血常规。白细胞计数降至 3.5×10^9/L，血小板计数降至 80×10^9/L 时，需暂停药，给补血药物，增加营养；白细胞计数降至 1.0×10^9/L，做好保护隔离，预防感染；重度骨髓抑制的患者应住无菌室或层流无菌室。

④口腔黏膜反应：保持口腔清洁。合并真菌感染时，可用 1% ～ 4% 碳酸氢钠溶液、制霉菌素漱口。

⑤皮肤反应：叮嘱患者不要抓挠，瘙痒时可用炉甘石洗剂止痒。

⑥脱发：做好心理护理，指导患者正确对待脱发。注药前可在头部放置冰帽，注药后待 30 分钟左右摘除，宜减少药物对毛囊的刺激。

（4）复诊指导：在恶性肿瘤治疗后最初 2 年内，每 3 个月至少随访 1 次，以后每半年复查 1 次，超过 5 年后每年复查 1 次直至终生。

---

1. 致癌因素不包括
A. 大量吸烟、饮酒　　　　　　　B. 遗传因素　　　　　　C. 大气污染
D. 紫外线　　　　　　　　　　　E. 癌前病变

2. 最多见的肿瘤转移途径是
A. 直接蔓延　　　　　　　　　　B. 混合性转移　　　　　C. 血行转移
D. 种植转移　　　　　　　　　　E. 淋巴转移

3. 肿瘤的转移途径不包括
A. 直接蔓延　　　　　　　　　　B. 淋巴转移　　　　　　C. 血行转移
D. 种植转移　　　　　　　　　　E. 膨胀性生长

4. 确诊肿瘤的可靠方法是
A. CT　　　　　　　　　　　　　B. MRI　　　　　　　　C. B 超
D. X 线　　　　　　　　　　　　E. 病理学检查

5. 肿瘤细胞的常见扩散途径，不包括
A. 直接蔓延　　　　　　　　　　B. 播散转移　　　　　　C. 淋巴转移
D. 血行转移　　　　　　　　　　E. 种植转移

6. 关于恶性肿瘤的特性，不正确的是
A. 分化成熟　　　　　　　　　　B. 生长快　　　　　　　C. 浸润性生长
D. 无规律持续增长　　　　　　　E. 转移

7. 良性、恶性肿瘤的根本区别是
A. 活动度　　　　　　　　　　　B. 细胞分化程度　　　　C. 肿块大小
D. 表面光滑程度　　　　　　　　E. 有无外包膜

8. 关于良性肿瘤的特点，错误的是
A. 生长缓慢　　　　　　　　　　B. 多呈膨胀性生长　　　C. 表面光滑，易推动
D. 细胞分化程度较高　　　　　　E. 发生转移

9. 肿瘤患者化疗期间，最主要的观察项目是
A. 脱发程度　　　　　　　　　　B. 进食情况　　　　　　C. 肠道功能
D. 皮肤损害　　　　　　　　　　E. 血常规

10．患者承认自己患癌后，表现出恐慌、哭泣、悲哀、愤怒和不满等情绪，该患者心理反应处于

A．震惊否认期　　　　　　B．愤怒期　　　　　　C．磋商期

D．抑郁期　　　　　　　　E．接受期

答案：1．B。2．E。3．E。4．E。5．B。6．A。7．B。8．E。9．E。10．B。

第十四章　颈部疾病

一、解剖生理概要

1. 解剖

（1）甲状腺：甲状腺是人体最大的内分泌腺，位于颈下部、气管上部的双侧和前方，呈"H"形，分为左右两叶，中间以峡部相连。借外层被膜固定于气管和环状软骨上。成人约重 30g。甲状旁腺常位于甲状腺两叶背侧，上、下各 1 对。甲状腺的血液供应主要来自两侧的甲状腺上动脉和甲状腺下动脉。甲状腺有 3 条主要静脉，即甲状腺上、中、下静脉。在甲状腺两叶背面一般附有 4 个甲状旁腺。

（2）喉返神经和喉上神经：喉返神经来自迷走神经，支配声带运动；喉上神经也来自迷走神经，可分为内支和外支。内支支配声门上方咽部的感觉；外支支配环甲肌，使声带紧张。

2. 生理

（1）甲状腺：可合成、贮存和分泌甲状腺素，滤泡是其基本结构单位。产生并分泌甲状腺素（T_4）和小部分三碘甲状腺原氨酸（T_3）。甲状腺激素是体内唯一储存在细胞外的内分泌激素，能促进机体的新陈代谢和生长发育，特别对脑和骨骼的正常发育和功能有重要的作用。滤泡旁细胞分泌的降钙素有促进成骨的作用，并有对抗甲状旁腺素的作用，使血钙浓度降低。

（2）甲状旁腺：分泌甲状旁腺素，能升高血钙，调节钙、磷代谢，与降钙素共同维持血钙稳定。如甲状腺手术时不慎误切，可引起血钙下降，手足抽搐。

二、甲状腺功能亢进症

甲状腺腺体本身功能亢进，合成和分泌甲状腺激素增加所导致的甲状腺毒症称为甲状腺功能亢进症，简称甲亢。

1. 病因
可分为 Graves 病、多结节性甲状腺肿伴甲亢、甲状腺自主性高功能腺瘤、碘甲亢等，其中以 Graves 病最为常见，属自身免疫性甲状腺疾病，有遗传倾向。此外，细菌感染、性激素、应激、精神刺激和锂剂等环境因素对本病有促发作用。

2. 分类

（1）原发性甲亢：是一种自身免疫性疾病。在甲状腺肿大的同时，出现功能亢进症状。患者年龄多在 20～40 岁之间。表现为腺体弥漫性、两侧对称肿大，常伴有眼球突出，又称"突眼性甲状腺肿"。

（2）继发性甲亢：较少见，如继发于结节性甲状腺肿的甲亢。发病年龄多在 40 岁以上。腺体呈结节状肿大，两侧多不对称，无突眼，易发生心肌损害。

（3）高功能腺瘤：少见，甲状腺内有单或多个自主性高功能结节，无突眼，结节周围的甲状腺组织呈萎缩改变。

3. 临床表现
原发性甲亢患者甲状腺呈弥漫性对称性肿大，患者性情急躁、容易激动、失眠、食欲亢进反而消瘦、脉快有力、脉压增大、突眼征等。

4. 辅助检查

（1）基础代谢率（BMR）测定：基础代谢率 % ＝（脉压＋脉率）－ 111。正常值为 ±10%，＋

20%～＋30% 为轻度甲亢，＋30%～＋60% 为中度甲亢，＋60% 以上为重度甲亢。测定应在禁食12 小时、睡眠 8 小时以上，静卧空腹状态下进行。

（2）血清促甲状腺素（TSH）：是诊断甲亢的首选指标，可作为单一指标进行甲亢筛查。

（3）血清甲状腺激素测定：血清 T_3、T_4 增高是甲亢最有意义的检查。血清游离 T_4（FT_4）和游离 T_3（FT_3）能更准确地反映甲状腺的功能状态。

（4）三碘甲状腺原氨酸抑制试验（T_3 抑制试验）：用于鉴别单纯性甲状腺肿和甲亢。也可作为抗甲状腺药物治疗甲亢的停药指标。

（5）甲状腺摄 ^{131}I 率测定：正常 24 小时为 ^{131}I 量的 30%～40%，若 2 小时内摄 ^{131}I 量超过 25%，或 24 小时内超过 50%，并且吸 ^{131}I 高峰提前出现，均可诊断甲亢，但不反映甲亢的严重程度。

5. 治疗要点　手术治疗是治疗甲亢的有效方法。妊娠期甲亢药物控制不佳者，可以在妊娠中期（第 13～24 周）进行手术治疗。青少年、病情较轻者及老年人或伴有其他严重疾病者不宜手术。内科治疗详见内科护理学第六节内分泌与代谢性疾病的相关内容。

6. 术前护理

（1）活动与饮食：减少活动，适当卧床，以免体力消耗；给予高热量、高蛋白、高维生素的饮食。

（2）用药护理：是术前用于降低基础代谢率的重要环节，可提高患者对手术的耐受性，预防术后并发症，也是甲亢术前最重要的护理措施。

①通常用碘剂进行术前准备。每天 3 次，第 1 天每次 3 滴，第 2 天每次 4 滴，依此逐日每次增加 1 滴至每次 16 滴止，然后维持此剂量。服药 2～3 周后甲亢症状可得到基本控制，表现为患者情绪稳定，睡眠好转，体重增加，脉率稳定在每分钟 90 次以下，脉压恢复正常，基础代谢率 +20% 以下，便可进行手术。碘剂具有刺激性，可在饭后经凉开水稀释服用，或把碘剂滴在饼干、面包片上吞服，以减少对口腔和胃黏膜的刺激。由于碘剂主要抑制甲状腺素的释放，凡不准备施行手术治疗的甲亢患者不宜服用碘剂。

②对于甲亢严重者可遵医嘱先选用硫脲类药物治疗，待甲亢症状基本控制，再单独服用碘剂 1～2 周后行手术。由于硫脲类药物能使甲状腺肿大充血，增加手术出血的可能，而碘剂能减少甲状腺的血流量，减少腺体充血，使腺体缩小变硬，因此服用硫脲类药物后必须加用碘剂。

③对碘剂或硫脲类药物不耐受或无反应的患者，主张单用普萘洛尔或与碘剂合用做术前准备。用药后不引起腺体充血、增大变脆，有利于手术操作。最后 1 次须在术前 1～2 小时服用，术后继续口服 4～7 天。术前不用阿托品，以免引起心动过速。

（3）其他措施：术前练习将头放低、肩垫高，使患者能够适应术时颈过伸的体位。指导患者深呼吸及有效咳嗽，有助于术后保持呼吸道通畅。患者送往手术室后备麻醉床，床旁备引流装置、无菌手套、拆线包及气管切开包等。

7. 术后护理

（1）体位与休息活动护理：术后取平卧位，待血压平稳或全麻清醒后取半卧位，以利于呼吸和引流积血。变换体位、起身活动时可用手置于颈后以支撑头部。深呼吸、咳嗽时可用手固定颈部以减少震动。

（2）饮食护理：患者清醒、无呕吐即可给予少量温或凉水。若无误吸、呛咳等不适，可进温凉流质饮食，避免过热饮食刺激腺体充血、出血，少食慢咽。术后第 2 天可给予半流质饮食，并逐步过渡到软食和普食。若患者因疼痛不愿进食，可在进食前 30 分钟给予止痛药。

（3）引流护理：常规引流 24～48 小时，术后伤口引流量一般不超过 100ml，注意观察引流液的量、颜色和性质。

（4）用药护理：甲亢患者术后继续服用复方碘化钾溶液，每天 3 次，以每次 16 滴开始，逐日每次减少 1 滴，直至病情平稳。年轻患者术后常口服甲状腺素，以抑制促甲状腺激素的分泌和预防复发。

（5）术后并发症的观察与护理

①呼吸困难和窒息：是最危急的并发症，多发生于术后 48 小时内。常见原因有切口内出血，喉头水肿，气管塌陷，双侧喉返神经损伤等。临床表现为烦躁，进行性呼吸困难，发绀，甚至窒息。须立即进行床边抢救，剪开缝线，敞开伤口，迅速除去血肿，结扎出血的血管，必要时行气管切开、给氧。待病情好转，再送手术室作进一步检查、止血和其他处理。喉头水肿者立即应用大剂量糖皮质激素。

②喉返神经损伤：多因手术处理甲状腺下极时损伤。术中切断、缝扎可引起永久性损伤，立即出现症状。术中挫夹、牵拉、血肿压迫多为暂时性，术后数日出现症状，在 3～6 个月内可逐渐恢复。单侧喉返神经损伤引起声音嘶哑，可由健侧声带向患侧过度内收而代偿。双侧喉返神经损伤可引起两侧声带麻痹、失声或呼吸困难，甚至窒息，需立即行气管切开。

③喉上神经损伤：多在处理甲状腺上极时损伤喉上神经所致。若损伤外支，可使环甲肌瘫痪，引起声带松弛、声调降低。若损伤内支，则使喉部黏膜感觉丧失，患者饮水时易发生误咽或呛咳。喉上神经损伤者应取坐位或半坐位进食，试进半流质或干食，吞咽不可过快。一般经理疗后可自行恢复。

④甲状旁腺功能减退：多于术后 1～2 天出现。与手术时甲状旁腺被误伤引起甲状旁腺功能低下、血钙浓度下降有关。多数患者仅有面部、唇部或手足部的针刺感、麻木感或强直感，经 2～3 周后症状可消失。严重者可出现面肌和手足伴有疼痛的持续性痉挛，甚至窒息死亡。预防的关键在于切除甲状腺时注意保留腺体背面的甲状旁腺。一旦发生，应适当限制肉类、乳品和蛋类等高磷食物，以免影响钙的吸收。症状轻者口服钙剂，并加用维生素 D_3；症状较重者，最有效的治疗是口服双氢速甾醇油剂，能迅速提高血钙含量。抽搐发作时，立即遵医嘱静脉注射 10% 葡萄糖酸钙或氯化钙 10～20ml，可重复使用。

⑤甲状腺功能低下：须长期补充甲状腺素。按时服药，不可自行停药或调整用药剂量，出现心慌、多汗、乏力、精神萎靡、嗜睡、食欲减退等甲状腺激素过多或过少的表现时，应及时报告医生。每年复查 1 次，调整药物剂量。

⑥甲状腺危象：与术前准备不足、甲亢症状未能很好控制及手术应激有关。

a. 多发生于术后 12～36 小时内，患者出现高热（> 39℃）、心率增快（> 120～140 次 / 分），可出现烦躁不安、谵妄甚至昏迷，也可表现为神志淡漠、嗜睡、呕吐、腹泻，以及全身红斑及低血压。

b. 一旦发现立即通知医生处理。口服复方碘化钾溶液首次 3～5ml 或紧急时将 10% 碘化钾 5～10ml 加入 10% 葡萄糖溶液 500ml 中静脉滴注，以降低循环血液中甲状腺素水平；给予氢化可的松静脉滴注，以拮抗应激反应；肾上腺素能阻滞药利血平 1～2mg 肌注，以降低周围组织对甲状腺素的反应；给予镇静药；降温以保持体温在 37℃左右；静脉大量输入葡萄糖溶液；吸氧；心力衰竭者加用洋地黄制剂。

⑦用药指导：告知患者遵医嘱按剂量、按疗程服药，不可随意减量或停药。服用抗甲状腺药物的开始 3 个月，每周查血象 1 次，每隔 1～2 个月做甲状腺功能测定，每天清晨起床前自测脉搏，定期测量体重。脉搏减慢、体重增加是治疗有效的标志。

⑧生育指导：妊娠可加重甲亢，宜治愈后再妊娠。妊娠期甲亢者，宜选用抗甲状腺药物治疗，禁用 ^{131}I 治疗，慎用普萘洛尔，加强胎儿监测。产后如需继续服药，则不宜哺乳。

三、甲状腺肿瘤

1. **概述**　与甲状腺有关的肿瘤区别于其它颈部肿块的特点是随吞咽上下移动。

（1）甲状腺腺瘤：是最常见的甲状腺良性肿瘤。多见于 40 岁以下的妇女。按形态可分为滤泡状和乳状囊性腺瘤两种，滤泡状腺瘤多见。颈部出现圆形或椭圆形结节，多为单发、稍硬、表面光滑、无压痛、随吞咽上下移动。大部分患者无任何症状，腺瘤生长缓慢。当乳头状囊性腺瘤因囊壁血管破裂发生囊内出血时，肿瘤可在短期内迅速增大，局部出现胀痛。

（2）甲状腺癌：是最常见的甲状腺恶性肿瘤。组织学分型主要包括乳头状癌、滤泡状癌、未分化癌及髓样癌4类。

①分类

a. 乳头状癌：最常见。30～45岁女性多见，生长缓慢，低度恶性，较早出现颈部淋巴结转移，但预后较好。

b. 滤泡状癌：50岁左右女性多见，中度恶性，有侵犯血管倾向，常有血行转移，预后较乳头状癌差。

c. 未分化癌：70岁左右老年人多见，高度恶性，50%早期发生颈淋巴结转移，也常血行转移至肺、骨等处，预后最差。

d. 髓样癌：来源于滤泡旁细胞，恶性程度中等，较早发生淋巴和血行转移，预后较乳头状癌及滤泡状癌差，但较未分化癌好。

②临床表现：发病早期多无明显症状，腺体内单发肿块，固定、质硬、表面高低不平、边界不清，增长较快，吞咽时上下活动度降低。晚期可压迫气管、食管或神经而出现呼吸困难、吞咽困难、声音嘶哑、Horner综合征（患侧上睑下垂、瞳孔缩小、眼球内陷、额部少汗等）等。可有颈淋巴结肿大及远处器官转移症状。髓样癌组织可产生激素样活性物质（5-羟色胺和降钙素等），常有腹泻、心悸、颜面潮红和血钙降低等症状。

2. 辅助检查　超声检查是分化型腺癌的首选诊断方法；细针穿刺细胞学检查是术前诊断甲状腺癌诊断率最高的方法。

3. 护理措施　手术切除是各型甲状腺癌（除未分化癌）的基本治疗方法。手术治疗包括甲状腺本身的切除及颈淋巴结的清扫。未分化癌转移早、恶性程度高，多采用放射线外照射治疗。甲状腺次全或全切除后应终身服用左甲状腺素，预防甲状腺功能减退。

（1）术前护理：指导患者练习术时体位，即将软枕垫于肩部，保持头低、颈过伸位。术前1天剃除患者耳后毛发并清洗干净。术前晚遵医嘱适当应用镇静催眠药。

（2）术后护理

①休息活动护理：术后取平卧位，待麻醉清醒、血压平稳后，改半卧位，以利于呼吸和引流。鼓励床上活动，促进血液循环和切口愈合。

②饮食护理：麻醉清醒、病情平稳后，给予少量饮水。若无不适感，鼓励进食或经吸管吸入流质饮食，逐步过渡为半流食及软食。禁忌过热饮食。

③病情观察：严密监测生命体征，尤其是呼吸、脉搏情况。注意识别并发症，观察有无呼吸困难、声音嘶哑、音调降低、误咽、呛咳等症状。及时发现创面渗血情况，并估计渗血量。

④术后并发症护理：详见本节甲状腺功能亢进的相关内容。

四、其他常见颈部肿块

1. 甲状腺舌管囊肿　是与甲状腺发育有关的先天性畸形，多见于15岁以下儿童，男性为女性的2倍。表现为颈前区中线、舌骨下方直径1～2cm边界清晰的光滑圆形肿块，无压痛，有囊性感，并随吞咽或伸、缩舌而上下移动。需彻底切除囊肿及残余的管状结构。

2. 颈部淋巴结结核　多见于儿童和青年。表现为颈部一侧或双侧出现多个大小不等的肿大淋巴结，一般位于胸锁乳突肌的前、后缘。少数患者可有低热、盗汗等全身中毒症状。实验室检查血红细胞沉降率加快，淋巴结穿刺或切片病理学检查有助于诊断。

3. 慢性淋巴结炎 多继发于头、面、颈部的炎性病灶。肿大的淋巴结分散在颈侧区或颌下、颏下区。黄豆大小、较扁平，质软或中等，表面光滑、活动，可有或无压痛需与恶性病变鉴别，必要时应切除肿大淋巴结作病理检查。

4. 恶性淋巴瘤 包括霍奇金病和非霍奇金淋巴瘤，是来源于淋巴组织恶性增生的实体瘤，多见于男性青壮年。肿大的淋巴结可表现单侧或双侧可粘连成团，生长迅速，伴腋窝、腹股沟等全身淋巴结肿大，肝脾肿大，发热。淋巴结组织学病理检查可确诊。

5. 转移性肿瘤 发病率仅次于慢性淋巴结炎和甲状腺疾病。以鼻咽癌和甲状腺癌转移最为多见。肿大的淋巴结坚硬，表面不平、固定。锁骨上窝转移性淋巴结的原发灶多在胸腹部，胃肠道、胰腺、妇科恶性肿瘤多经胸导管转移至左锁骨上淋巴结。

---

1. 喉返神经起始于
A. 喉上神经   B. 迷走神经   C. 舌下神经
D. 舌咽神经   E. 交感神经

2. 关于甲状腺叙述正确的是
A. 甲状腺分为上下两叶
B. 甲状旁腺位于甲状腺背面，在外层被膜的外侧
C. 成人甲状腺约重 60g
D. 甲状腺借外层被膜固定于气管和环状软骨上
E. 甲状腺仅由甲状腺上动脉供血

3. 有关甲状腺的解剖描述，错误的是
A. 甲状腺分左、右两叶，中间以峡部相连
B. 甲状腺背面一般附有 4 个甲状旁腺
C. 甲状腺有 3 条主要动脉，即甲状腺上、中、下动脉
D. 甲状腺有 3 条主要静脉，即甲状腺上、中、下静脉
E. 喉返神经来自迷走神经，支配声带运动

4. 行甲状腺大部切除术后 4 小时，患者突发呼吸困难和窒息，其可能原因是
A. 喉上神经损伤   B. 喉返神经损伤   C. 切口内血肿压迫
D. 甲状腺危象   E. 甲状旁腺损伤

5. 患者，女，30 岁。患原发性甲状腺功能亢进 2 年，经内科规则治疗无效转入外科治疗，并在全麻下行甲状腺大部分切除术。术后第 1 天，患者诉面部、唇部和手足部针刺样麻木感，考虑可能是手术损伤了
A. 甲状旁腺   B. 喉上神经内侧支   C. 喉上神经外侧支
D. 单侧喉返神经   E. 双侧喉返神经

6. 甲状腺功能亢进患者可能的临床表现不包括
A. 心悸   B. 双手细速颤动   C. 性情急躁
D. 食欲亢进   E. 脉搏细弱

7. 引起单纯性甲状腺肿最主要的病因是

A. 甲状腺素合成障碍　　　　B. 甲状腺素分泌增加　　C. 甲状腺素需要量增高

D. 甲状腺原料（碘）缺乏　　E. 长期服用甲状腺药物

8. 甲亢术前患者使用碘剂的目的<u>不包括</u>

A. 抑制蛋白水解酶　　　　　B. 减少甲状腺球蛋白的分解

C. 减少甲状腺血流量　　　　D. 使腺体缩小变硬

E. 抑制甲状腺素的合成

9. 基础代谢率的正常值是

A. ±10%　　　　　　　　　B. ±15%　　　　　　　C. ±20%

D. ±30%　　　　　　　　　E. ±40%

10. 甲亢、高热、心动过速患者术前<u>不宜</u>使用的药物是

A. 苯巴比妥钠　　　　　　　B. 吗啡　　　　　　　C. 阿托品

D. 地西泮　　　　　　　　　E. 哌替啶

答案：1. B。2. D。3. C。4. C。5. A。6. E。7. D。8. E。9. A。10. C。

第十五章　乳房疾病

一、解剖生理概要

1. 乳房的解剖　成年女性乳房是两个半球形的性征器官，位于胸大肌浅面，约在第 2～6 肋骨水平的浅筋膜浅、深层之间。乳头位于乳房的中心，周围的色素沉着区为乳晕。乳腺有 15～20 个腺叶，每一腺叶分成很多腺小叶，腺小叶由小乳管和腺泡组成，是乳腺的基本单位。每一腺叶有其单独的导管（乳管），腺叶和乳管均以乳头为中心呈放射状排列。小乳管汇至乳管，乳管开口于乳头，乳管靠近开口的 1/3 段略为膨大，为输乳管窦，是乳管内乳头状瘤的好发部位。腺叶、小叶和腺泡间有结缔组织间隔，腺叶间还有与皮肤垂直的纤维束，上连浅筋膜浅层，下连浅筋膜深层，称 Cooper 韧带。

2. 乳腺的生理　乳腺是许多内分泌腺的靶器官，其生理活动受腺垂体、卵巢及肾上腺皮质等分泌的激素影响。妊娠及哺乳时乳腺明显增生，腺管延长，腺泡分泌乳汁。哺乳期后，乳腺又处于相对静止状态。平时，育龄期妇女在月经周期的不同阶段，乳腺的生理状态在各激素影响下呈周期性变化。绝经后腺体渐萎缩，为脂肪组织所替代。乳房的淋巴网甚为丰富，其淋巴液输出有 4 个途径。

（1）乳房大部分淋巴液经胸大肌外侧缘淋巴管回流至腋窝淋巴结，再流向锁骨下淋巴结。部分乳房上部淋巴液可经胸大、小肌间淋巴结，直接到达锁骨下淋巴结。通过锁骨下淋巴结后，淋巴液继续流向锁骨上淋巴结。

（2）部分乳房内侧的淋巴液通过肋间淋巴管流向胸骨旁淋巴结。

（3）两侧乳房间皮下有交通淋巴管，一侧乳房的淋巴液可流向另一侧。

（4）乳房深部淋巴网可沿腹直肌鞘和肝镰状韧带通向肝。

二、乳腺癌

乳腺癌是主要由乳腺导管上皮发生的恶性肿瘤，是女性最常见的恶性肿瘤之一，也是女性最常见的肿瘤死亡原因。

1. 病因

（1）遗传因素：有家族聚集的特征。

（2）激素分泌紊乱：雌激素（雌酮和雌二醇）对乳腺癌的发病有直接关系。

（3）月经婚育史：月经初潮早（＜12 岁）、绝经期晚（＞52 岁）、不孕或初次足月产迟（＞35 岁）均与乳腺癌发病有关。

（4）乳腺良性疾病。

（5）饮食与营养：营养过剩、肥胖、高脂饮食。

（6）环境和生活方式。

2. 病理　分为非浸润性癌、早期浸润癌、浸润性特殊性癌和浸润性非特殊癌。其中，浸润性非特殊癌最常见，分化低，预后差。转移途径有直接浸润、淋巴转移和血行转移。淋巴转移为主要的转移方式，最易累及患侧腋窝淋巴结。血行转移最常见的转移部位依次为骨、肺、肝。

3．**临床表现**　多发于 40～60 岁的女性。

（1）乳房肿块：为最常见的症状，早期为无痛、单发的小肿块，质硬，表面不光滑，与周围组织分界不清，活动度差，以乳房外上象限最常见。

（2）乳房外形改变

①"酒窝征"：癌细胞累及 Cooper 韧带，使其缩短而致皮肤表面凹陷，是乳腺癌的特征性体征。

②乳头改变：癌细胞侵入乳管使之缩短，把乳头牵向癌肿方向，造成乳头内陷、扁平、回缩而致两侧乳头不对称。

③"橘皮样"改变：癌细胞堵塞皮下淋巴管，导致局部淋巴回流障碍。

④铠甲胸：晚期结节彼此融合，弥漫成片，延伸至背部和对侧胸壁，使胸壁紧缩，呈铠甲状，限制呼吸。

⑤卫星结节：晚期出现多个坚硬小结节，呈卫星样围绕原发病灶。

⑥皮肤破溃：晚期癌肿侵及皮肤，易出血，伴恶臭。

（3）疼痛和乳头溢液：晚期累及骨膜或神经后疼痛明显。少数患者乳头溢出血性分泌物。

（4）转移症状：出现转移部位的相应症状。

4．**分期**　目前常用的临床分期方法是国际抗癌联盟（UICC）制定的 TNM 分期，分为 0～Ⅳ期。

5．**辅助检查**　乳腺钼靶 X 线摄片是早期发现和诊断乳腺癌最有效的方法，可用于普查。乳腺 B 超检查具有简便、安全、易行、无损伤的特点，为肿瘤的定性诊断提供依据。活组织病理检查是确诊的最可靠方法。

6．**治疗要点**　早期以手术治疗为首选，中、晚期以综合治疗为主。手术治疗是乳腺癌最根本的治疗方法，常见的手术方式有乳腺癌根治术、乳腺癌扩大根治术、乳腺癌改良根治术、全乳房切除术和保留乳房的乳腺癌切除术 5 种。目前以保留乳房的术式最常用。乳腺癌扩大根治术最容易损伤胸膜。

7．**护理措施**

（1）术前护理：给予营养丰富、易消化食物，以储备能量。保持大便通畅，必要时应用缓泻药。妊娠期及哺乳期患者应立即停止妊娠或哺乳，以减轻激素的作用。局部皮肤破溃者应注意保持清洁，遵医嘱应用抗生素。

（2）术后护理

①休息活动护理：生命体征平稳后取半卧位，以利呼吸和引流。

②病情观察：严密观察生命体征及切口敷料有无渗血、渗液。向患者解释胸壁加压包扎可致呼吸压迫感。乳腺癌扩大根治术损伤胸膜易致气胸，术后应加强观察，若出现胸闷、呼吸困难，及时报告医生。

③维持有效引流：术后皮瓣下常规放置引流管，持续负压吸引，及时、有效地吸出残腔内的积液、积血，使皮瓣紧贴胸壁，便于皮瓣建立新的血液循环。妥善固定引流管，保持引流通畅，密切观察引流液的量、颜色和性质。术后 4～5 天每天引流量＜10～15ml，按压伤口周围皮肤无空虚感，即可拔除引流管。如出现皮瓣下积液，应及时穿刺或引流，加压包扎。若皮瓣边缘发黑坏死，应及时报告医生将其切除，后期植皮。

④预防患侧上肢肿胀：术后患侧腋窝淋巴结切除后，易发生上肢淋巴回流不畅。避免在患侧上肢测血压、抽血、静脉穿刺或皮下注射，避免患肢过度负重或受伤。术后患侧上肢用软枕垫高 10°～15°，按摩患侧上肢或进行握拳、屈腕、伸肘运动，以促进淋巴回流。肿胀严重者，可使用弹力袖或弹力绷带，以利于回流。局部感染者，遵医嘱给予抗生素。

⑤防止皮瓣坏死：手术部位加压包扎，使皮瓣紧贴胸壁，便于皮瓣建立新的血液循环，防止皮瓣坏死，维持 7～10 天。包扎松紧度要适当，以能容纳 1 指、维持正常血运、不影响呼吸为宜。若绷带松脱，应及时重新加压包扎。术后 3 天内患侧肩部制动，以免皮瓣移动影响愈合。下床活动时用

吊带或健侧手托扶患肢，需他人扶持时只能扶健侧，防止皮瓣移动。

⑥功能锻炼：早期功能锻炼可减少瘢痕牵拉，恢复术侧上肢功能。术后24小时内开始做手指和腕部的屈曲和伸展运动。术后1～3天，进行上肢肌肉等长收缩运动，开始屈肘、伸臂活动，促进血液和淋巴回流。术后第4天开始做肩关节的小范围前屈、后伸活动。术后4～7天，鼓励患者自行用患侧手洗脸、刷牙、进食，用患侧手摸到对侧肩部或同侧耳朵。术后1～2周，待皮瓣基本愈合后，开始活动肩关节，以肩部为中心，前后摆臂。术后10天，皮瓣黏附较牢固后开始全范围的肩关节活动，抬高患侧上肢，手指爬墙运动（直至患侧手指能高举过头），梳理头发。以患侧手能越过头顶摸到对侧耳朵为功能锻炼的理想目标。注意术后7天内不上举、10天内不外展肩关节，避免患侧肢体支撑身体。

⑦心理护理：指导患者改善自我形象的方法，缓解患者的焦虑情绪。

8. 健康教育

（1）康复指导：出院后坚持患侧上肢的功能锻炼，避免患肢搬动、提举重物。

（2）用药指导：鼓励患者坚持放疗、化疗，定期检查血常规和肝肾功能。抗雌激素制剂三苯氧胺可抑制肿瘤细胞生长，应至少服用3年，不良反应有潮热、恶心、呕吐、静脉血栓形成、阴道干燥或分泌物增多等。

（3）义乳或乳房重建术：出院时佩戴无重量的义乳，有重量的义乳在治愈后佩戴。义乳宜与健侧乳房大小相似，注意清洁。乳房根治术后3个月可行乳房重建术，但有肿瘤转移或乳腺炎者严禁植入假体。

（4）避孕指导：术后5年内应避免妊娠，减少乳腺癌复发。

（5）自我检查指导：自我检查是最重要的出院指导，最好在月经后的7～10天进行。绝经者选择每个月固定的1天检查。洗澡时站立位对着镜子观察，从乳房外上象限开始检查，依次为外上、外下、内下、内上象限，然后检查乳头、乳晕，最后检查腋窝。40岁以上女性或乳腺癌术后应每年定期行钼靶X线检查。

三、乳房良性肿块

常见乳房良性肿块及其对比见表1-26。

表1-26 常见乳房良性肿块

疾 病	病因病理	好发部位	临床特点	治疗要点
乳腺纤维腺瘤	可能与纤维细胞所含雌激素受体的量或质的异常有关。好发于20～25岁青年女性	乳房外上象限	无痛肿块，圆形或扁圆形，质坚韧，表面光滑或结节状，分界清楚，活动度大	手术切除
乳腺囊性增生病	女性激素代谢障碍，特别是雌、孕激素比例失调；部分乳腺实质成分中女性激素受体的质和量异常。好发于中年妇女	乳房外上象限或分散于整个乳房	肿块大小与质地可随月经周期变化，增厚区与周围组织分界不明显。周期性乳房胀痛，月经前疼痛加重，月经来潮后减轻或消失	首选非手术治疗，如中医中药；乳房切除术
乳管内乳头状瘤	与癌的发生有一定的关系，是乳腺癌发生的危险因素之一。好发于40～50岁的经产妇	大乳管近乳头的壶腹部	瘤体很小，常不可触及，带蒂，有绒毛，血管壁薄，易出血。乳头溢液为血性、暗棕色或黄色液体	手术切除

1. 关于乳腺解剖生理，<u>不正确</u>的是
A. 成年女性乳房有 15～20 个腺叶　　B. 乳腺是内分泌器官的靶器官
C. 腺小叶和小乳管是乳腺的基本单位　D. 绝经后，乳腺腺体逐渐萎缩
E. 妊娠和哺乳期乳腺明显增生

2. 乳房淋巴液输出途径错误的是
A. 大部分乳房淋巴液流至腋窝淋巴结
B. 大部分淋巴液流至锁骨上淋巴结
C. 部分乳房内侧淋巴液流至胸骨旁淋巴结
D. 一侧乳房的淋巴液可以流向对侧
E. 乳房深侧淋巴网可延腹直肌鞘和肝镰状韧带通向肝

3. 急性乳腺炎常见的致病菌是
A. 厌氧菌　　　　　　　　B. 铜绿假单胞菌　　　　C. 大肠埃希菌
D. 金黄色葡萄球菌　　　　E. 白色葡萄球菌

4. 急性乳腺炎患者脓肿形成后切开引流的切口一般是
A. 放射状切口　　　　　　B. 横切口　　　　　　　C. 圆形切口
D. 弧形切口　　　　　　　E. 纵切口

5. 乳腺癌淋巴结转移的常见部位是
A. 锁骨上淋巴结　　　　　B. 锁骨下淋巴结　　　　C. 患侧腋下淋巴结
D. 健侧腋下淋巴结　　　　E. 胸骨旁淋巴结

6. 关于乳腺癌的临床特点，正确的是
A. 25 岁前多发　　　　　　B. 营养不良增加发病机会
C. 男性不患此病　　　　　D. 雌酮及雌二醇对乳腺癌的发生有直接关系
E. 绝经后发病率下降

7. 乳癌变发展过程中，最容易受累的是
A. 腋窝淋巴结　　　　　　B. 胸骨旁淋巴结　　　　C. 锁骨下淋巴结
D. 锁骨上淋巴结　　　　　E. 肝脏

8. 乳腺癌最常见的临床表现是
A. 乳头凹陷　　　　　　　B. 乳房皮肤橘皮样改变　C. 乳房的无痛性肿块
D. 乳腺弥漫性增生　　　　E. 两侧乳头位置不对称

9. 患者，女，48 岁。未婚，左侧乳房出现无痛性肿块，同侧腋窝淋巴结肿大，患者行乳癌根治术后。为预防皮瓣下积液及皮瓣坏死的主要措施是
A. 半卧位　　　　　　　　B. 加压包扎伤口　　　　C. 抬高患侧上肢
D. 局部沙袋压迫　　　　　E. 引流管持续负压吸引

10. 患者，女，26 岁。于 2002 年 10 月 19 日无意间发现右侧乳腺有一质地坚韧、光滑、活动好的肿块，该患者于 10 月 18 日月经来潮，其最佳的就诊时间是
A. 10 月 19 日～10 月 21 日　　　　B. 10 月 22 日～10 月 23 日

C．10 月 24 日～10 月 27 日　　　　D．10 月 28 日～10 月 30 日

E．11 月 1 日～11 月 3 日

答案：1．C。2．B。3．D。4．A。5．C。6．D。7．A。8．C。9．B。10．E。

第十六章　腹外疝

一、概　述

腹外疝是由腹腔内的脏器或组织连同壁腹膜，经腹壁薄弱点或孔隙向体表突出而形成的。

1. **病因**　腹壁强度降低和腹内压力增高是腹外疝的两个主要原因。

（1）腹壁强度降低：某些组织穿过腹壁部位的自然通道；腹白线发育不全；腹部手术切口愈合不良、腹壁外伤、感染等引起腹壁缺损；老年、久病、过度肥胖导致腹肌萎缩。

（2）腹内压力增高：慢性咳嗽、长期便秘、排尿困难、腹水、妊娠、搬运重物、婴儿经常啼哭等。

2. **病理**　典型的腹外疝由疝囊、疝内容物和疝外被盖组成。

（1）疝囊：是壁腹膜经疝环向外突出的憩室样或囊袋状物，疝囊颈是疝囊比较狭窄的部分，疝环即在此部位，疝环是疝内容物突向体表的门户，是腹壁的薄弱或缺损处。

（2）疝内容物：是进入疝囊的腹内脏器或组织，以小肠最多见，其次是大网膜。

（3）疝外被盖：是覆盖在疝囊外的各层组织，多由筋膜、皮下组织和皮肤等组成。

3. **分类**　分为易复性疝、难复性疝、嵌顿性疝和绞窄性疝。

（1）易复性疝：疝内容物在患者站立、行走、腹内压增高时突出进入疝囊，平卧、休息或用手轻推即可回纳腹腔者。

（2）难复性疝：疝内容物不能或不能完全回纳腹腔内，但不引起严重症状的疝。疝内容物多为大网膜，多因疝内容物反复突出致损伤粘连、疝内容物多和滑动性疝引起。病程长、疝环大的腹外疝，因疝内容物进入疝囊时产生的下坠力量，导致盲肠、乙状结肠、膀胱等随腹膜滑入疝囊，并成为疝囊壁的一部分，即为滑动性疝。

（3）嵌顿性疝：疝环较小而腹内压突然增高时，疝内容物强行扩张囊颈而进入疝囊，因疝囊颈的弹性收缩，将内容物卡住，使其不能回纳。可有某些临床症状，如腹痛和消化道梗阻等表现，但尚未发生血运障碍。若不能及时解除嵌顿，终将发展成为绞窄性疝。

（4）绞窄性疝：嵌顿时间过久，肠管及其系膜受压程度不断加重可使动脉血流减少，甚至完全阻断，疝内容物缺血坏死，导致绞窄性疝。若处理不及时，可发生肠穿孔、腹膜炎等严重并发症。继发感染还可引起疝外被盖组织的急性蜂窝织炎，甚至脓毒症。

二、常见腹外疝

1. **临床表现**　根据其发生部位，腹外疝可分为腹股沟疝、股疝、脐疝、切口疝、白线疝等，以腹股沟斜疝最多见。常见腹外疝的临床特点见表1-27。

（1）腹股沟斜疝：是腹内脏器或组织自腹股沟管深环（内环），向内、向下、向前斜行经腹股沟管，穿出腹股沟管浅环（皮下环），突向阴囊或大阴唇者。精索在疝囊后方，疝囊颈在腹壁下动脉外侧，回纳疝块后压住深环疝块不再突出。腹股沟斜疝是最多见的腹外疝，多见于男性，儿童、青少年多见。行走、咳嗽、强力劳动或排便等腹内压骤增是其主要原因，疝块呈椭圆形或梨形，上部呈蒂柄状，易发生嵌顿。腹股沟斜疝发生绞窄时，肠系膜动脉搏动消失，动脉血流减少，肠壁逐渐失去蠕动能力，疝内容物出血坏死，疝囊内液变为淡红色或暗红色（红褐色），若继发感染，囊液的性质则为脓性，表现为淡黄色。

表1-27　腹外疝的临床特点鉴别

	腹股沟斜疝	腹股沟直疝	股 疝	脐 疝
好发人群	儿童、青壮年男性	老年男性	40岁以上妇女	婴儿、中年以上妇女
突出途径	经腹股沟管突出，可进阴囊	由直疝三角突出，不进阴囊	经股管向股部卵圆窝突出	经脐环突出
疝块外形	椭圆或梨形，上部呈蒂柄状	半球形，基底较宽	半球形	球形
嵌顿机会	较多	极少	最易绞窄	婴儿极少，成人较易

（2）腹股沟直疝：多见于老年男性或体弱者，是腹内脏器或组织经腹壁下动脉内侧的直疝三角区突出而形成的疝，精索在疝囊前外方，疝囊颈在腹壁下动脉内侧，回纳疝块后压住深环疝块仍可突出。患者站立时，在腹股沟内侧端、耻骨结节外上方出现一半球形肿块，不伴有疼痛或其他症状；因疝囊颈宽大，平卧后肿块多能自行消失；直疝不进入阴囊，故极少发生嵌顿。

（3）股疝：腹内脏器或组织自股环、经股管向股部卵圆窝突出形成的疝，称为股疝。疝块不大，多在腹股沟韧带下方卵圆窝处有一半球形的突起。多见于40岁以上妇女，妊娠导致的腹内压增高是引起股疝的主要原因。平卧回纳内容物后，疝块可消失或不完全消失。股疝极易嵌顿，一旦嵌顿又可迅速发展为绞窄性疝。嵌顿后除引起局部明显疼痛外，常伴有明显的急性机械性肠梗阻症状。

（4）脐疝：疝囊通过脐环突出的疝称脐疝。婴儿脐疝多属先天性，成人一般是后天性。脐疝多属易复性，极少发生嵌顿和绞窄。有时小儿脐疝可因外伤或感染而溃破。啼哭是小儿腹压增高的常见原因，在成年人则以过于肥胖、妊娠为多。疝内容物在脐疝早期多为大网膜。

（5）切口疝：腹腔内器官或组织自腹壁手术切口突出形成。表现为腹壁切口处逐渐膨隆，平卧时缩小或消失。疝环一般较宽大，很少嵌顿。

2. 治疗要点

（1）腹股沟疝

①非手术治疗：1岁以下婴幼儿可暂不手术，观察病情发展情况，腹肌强壮后疝可自行消失。年老体弱或伴有其他严重疾病而不能耐受手术者，可在回纳疝内容物后佩戴医用疝带，防止疝内容物脱出。

②手术治疗：腹股沟疝最有效的治疗方法是手术。手术方法有传统疝修补术、无张力疝修补术和经腹腔镜疝修补术3种。

a. 传统疝修补术：婴幼儿或儿童可进行单纯的疝囊高位结扎术。成年人在疝囊高位结扎的基础上，加强或修补腹股沟管管壁。

b. 无张力疝修补术：在无张力情况下，利用人工高分子修补材料进行缝合修补，具有创伤小、术后疼痛轻、康复快、复发率低等优点。

c. 经腹腔镜疝修补术。

③嵌顿性疝与绞窄性疝的处理原则

a. 手法复位：仅适用于嵌顿性疝时间在 3～4 小时，局部压痛不明显，无腹膜刺激征者；或年老体弱或伴有其他较严重疾病而估计肠祥尚未绞窄坏死者。复位手法应轻柔，严禁粗暴。手法复位后密切观察腹部体征变化，一旦出现腹膜炎或肠梗阻的表现，应尽早手术探查。

b. 手术治疗：除上述情况，嵌顿性疝原则上应紧急手术治疗，预防疝内容物坏死，并解除肠梗阻。绞窄性疝的内容物已坏死，更须紧急手术治疗。

（2）股疝：股疝诊断明确后，应及时手术治疗。发生嵌顿性或绞窄性股疝者，更应进行紧急手术。

（3）脐疝：未闭锁的脐环迟至 2 岁时多能自行闭锁，故小儿 2 岁前可采取非手术疗法。回纳疝块后用一大于脐环的、外包纱布的硬币或小木片抵住脐环，并用胶布或绷带加以固定，6 个月以内的婴儿疗效较好。满 2 岁后脐环直径仍大于 1.5cm 者应手术治疗，5 岁以上儿童的脐疝均应采取手术治疗。

（4）切口疝：不能自愈，需手术修补。

三、腹外疝的护理

1. 术前护理

（1）休息活动护理：疝块较大者，应卧床休息，减少活动或活动时用疝带压住疝环口，防止发生嵌顿。

（2）病情观察：密切观察腹部症状，若出现明显腹痛，疝块突然增大、紧张发硬且触痛明显，不能回纳，应怀疑嵌顿性疝的发生，立即报告医生并配合紧急处理。

（3）消除引起腹内压增高的因素：有慢性咳嗽、长期便秘、排尿困难等腹内压增高因素者，给予对症处理，待症状控制后方可手术。术前 2 周戒烟，注意保暖。多饮水、多吃水果蔬菜等粗纤维食物，保持大便通畅。

（4）术前备皮、备血，术前 7 天停用抗凝药，便秘者术前 1 天晚灌肠，进入手术室前排空小便或留置尿管。年老体弱、腹壁肌肉薄弱或复发疝的患者，术前加强腹壁肌肉锻炼，练习卧床排便。

（5）嵌顿疝和绞窄性疝术前禁食、胃肠减压，做好急诊手术准备；若未发生嵌顿和绞窄，可不必放置胃管和胃肠减压。

2. 术后护理

（1）体位护理：传统疝修补术后取平卧，髋关节微屈，腘窝下垫枕，以降低腹股沟切口的张力和腹内压力，并利于切口愈合和减轻伤口疼痛。

（2）活动护理：传统疝修补术后 1～2 天卧床期间鼓励床上翻身及活动肢体，一般术后 3～5 天可下床活动，无张力疝修补后次日即可下床活动。年老体弱、复发性疝、绞窄性疝、巨大性疝者可适当延迟下床时间。

（3）饮食护理：术后 6～12 小时无恶心、呕吐者可给予流食，次日可进软食或普食；肠切除吻合术后暂禁食，胃肠道功能恢复后方可开始进食。

（4）病情观察：严密观察生命体征，注意有无伤口渗血、感染和阴囊血肿的表现。

（5）预防阴囊血肿：最主要的护理措施是在斜疝修补术后，伤口部位压沙袋 12～24 小时，用丁字带或阴囊托托起阴囊，减轻渗血，促进淋巴回流和吸收。

（6）预防腹内压增高：术后注意保暖，以免受凉而致咳嗽。咳嗽时指导患者用手掌按压保护切口，以免缝线撕脱。保持排便通畅，便秘者遵医嘱适当应用通便药物，避免用力排便。

（7）预防切口感染：切口感染是疝复发的主要原因，术前严格备皮，术后遵医嘱应用抗生素，保持切口敷料清洁干燥，及时更换污染或脱落的敷料。

3. 健康教育

（1）活动指导：出院后逐渐增加活动量，3 个月内应避免重体力劳动或提举重物。

（2）复查指导：积极治疗引起腹内压增高的原发病，定期门诊复查。若出现腹外疝复发征象，应及时就诊。

---

1. 疝内容物嵌顿未能及时解除，发生血循环障碍而坏死，称为

A. 易复性疝   B. 难复性疝   C. 滑动性疝

D. 嵌顿性疝   E. 绞窄性疝

2. 最常见的疝内容物是

A. 小肠   B. 大网膜   C. 横结肠

D. 脏层腹膜   E. 乙状结肠

3. 多见于女性的腹外疝是

A. 腹股沟斜疝   B. 腹股沟直疝   C. 股疝

D. 脐疝   E. 切口疝

4. 鉴别腹股沟斜疝与直疝最有意义的体征是

A. 疝块的形状   B. 疝内容物是否进入阴囊

C. 压住内环，增加腹压是否脱出   D. 是否易嵌顿

E. 单侧或双侧

5. 难复性疝发生的主要原因是

A. 腹腔内容物反复突出致囊颈损伤粘连

B. 腹壁缺损丧失抵挡作用

C. 腹腔内容物进入囊内过多，囊颈相对狭窄

D. 腹腔内容物进入囊内，刺激囊颈收缩

E. 疝环较小，腹内物体积相对较大

6. 使腹壁肌强度降低，诱发腹外疝的因素是

A. 便秘   B. 妊娠   C. 肥胖

D. 老年肌肉退化萎缩   E. 排尿困难

7. 临床上最容易引起嵌顿的疝为

A. 切口疝   B. 股疝   C. 脐疝

D. 腹股沟直疝   E. 易复疝

8. 绞窄疝与嵌顿疝的主要区别在于

A. 疝块的大小   B. 疝内容物能否回纳   C. 有无肠梗阻表现

D. 疝块有无压痛   E. 疝内容物有无血运障碍

9. 临床最常见的腹外疝是

A. 脐疝   B. 股疝   C. 切口疝

D. 腹股沟斜疝   E. 腹股沟直疝

10. 腹外疝术后，出院指导内容<u>错误</u>的是

A. 6个月内避免重体力劳动   B. 防止受凉   C. 便秘者给予通便药物

D. 咳嗽时用手掌按压切口部位   E. 逐渐增加活动量

答案：1. E。2. A。3. C。4. C。5. A。6. D。7. B。8. E。9. D。10. A。

第十七章 急性化脓性腹膜炎

一、急性化脓性腹膜炎

急性化脓性腹膜炎是一种常见的急腹症，可由细菌感染、化学性、物理性损伤等引起。按病因可分为细菌性和非细菌性两类；按发病机制可分为原发性和继发性两类，其主要区别是腹腔内有无原发病灶；按临床经过可分为急性、亚急性和慢性三类；按累及的范围可分为弥漫性和局限性两类。

1. 病因与发病机制

（1）继发性化脓性腹膜炎：是最常见的化脓性腹膜炎。腹腔内空腔脏器穿孔、损伤引起的腹壁或内脏破裂是最常见的病因，其中，急性阑尾炎坏疽穿孔最常见，胃、十二指肠急性穿孔次之。引起腹膜炎的细菌主要是胃肠道内的常住菌群，其中以大肠埃希菌最为多见，其次为厌氧拟杆菌、链球菌、变形杆菌等。一般都是混合性感染，故毒血症状严重。

（2）原发性腹膜炎：又称自发性腹膜炎，腹腔内无原发病灶，多为单一细菌感染，致病菌多为溶血性链球菌、肺炎链球菌或大肠埃希菌。其发生往往与原有疾病密切相关，细菌经血行播散、直接扩散、来自女性生殖道的细菌上行感染、肠道细菌移位、淋巴途径引起感染。

2. 病理生理

腹膜炎的结局依赖两方面，一方面是患者全身和局部的免疫能力，另一方面是污染细菌的性质、数量和时间。细菌及其产物（内毒素）刺激患者的细胞免疫机制，激活许多炎性介质，这些炎性介质在腹腔渗出液中浓度更高，早期对细菌和毒素的破坏作用占主导。在疾病后期，腹腔内细胞因子具有损害器官的作用，能阻断三羧酸循环而致细胞氧化供能过程停止，并会导致多器官功能衰竭甚至死亡。此外，腹内脏器浸泡在大量脓液中，将吸收大量有毒物质，腹膜严重充血、水肿并大量渗液，引起有效血容量减少、水电解质紊乱、血浆蛋白降低以及贫血。肠管因麻痹而扩张、胀气，可使膈肌抬高而影响心肺功能，使血液循环和气体交换受到影响，加重休克，进而导致死亡。

3. 临床表现

腹膜炎的症状可以是突然发生，也可能是逐渐出现的。

（1）症状

①腹痛：是最主要的临床表现，深呼吸、咳嗽、转动身体时疼痛加剧。疼痛先从原发病变部位开始，随炎症扩散至全腹腔。

②恶心、呕吐：腹膜受到刺激，可引起反射性恶心、呕吐。发生麻痹性肠梗阻时可吐出黄绿色胆汁或棕褐色粪便状肠内容物。

③体温、脉搏：开始正常，以后体温逐渐升高、脉搏逐渐加快。脉搏多加快，若脉搏快体温反降，提示疾病恶化。

④感染中毒症状：可出现高热、脉速、呼吸浅快、大汗、口干等症状。病情进一步发展，可有呼吸急促、口唇发绀、体温骤升或下降、血压下降、神志恍惚或不清等表现，表示已有重度脱水、代谢性酸中毒及休克。

（2）体征：腹部压痛、腹肌紧张和反跳痛是腹膜炎的标志性体征，尤以原发病灶所在部位最为明显。若有穿孔，可引起强烈的腹肌紧张，甚至呈"木板样"强直。幼儿、老人及极度虚弱患者腹肌紧张不明显。

丁震医学教育 010-88453168 www.dzyxedu.com

北京航空航天大学出版社 BEIHANG UNIVERSITY PRESS

腹部叩诊时胃肠胀气呈鼓音。

4．辅助检查

（1）常规检查：白细胞计数及中性粒细胞比例增高。

（2）腹部立位平片：小肠普遍胀气，且有多个小液平面的肠麻痹征象。

（3）超声检查：可显示腹内有不等量的液体，但不能鉴别液体的性质，可协助诊断。

（4）CT 检查：对腹腔内实质性脏器病变的诊断帮助较大，对评估腹腔内渗液量有一定帮助。

5．治疗原则

（1）非手术治疗 / 术前：适用于病情较轻，或病程较长超过 24 小时，且腹部体征已减轻或有减轻趋势者，或伴有心肺等脏器疾患而禁忌手术者。

（2）手术治疗：绝大多数继发性腹膜炎患者需手术治疗。应先处理原发病，探查明确病因后决定处理方法；彻底清洁腹腔、充分引流。其适应证为：

①经非手术治疗 6 ～ 8 小时后（一般不超过 12 小时），腹膜炎症状和体征不缓解或反而加重。

②腹腔内原发病严重，如胃肠道、胆囊坏死穿孔、绞窄性肠梗阻等。

③腹腔内炎症较重，有大量积液，出现严重的肠麻痹或中毒症状。尤其有休克表现者。

④腹膜炎病因不明且无局限趋势者。

二、腹腔脓肿

（一）膈下脓肿

1．病理病生　患者平卧时膈下部位最低，急性腹膜炎时腹腔内的脓液易积聚此处。

2．临床表现

（1）全身症状：发热，初为弛张热，脓肿形成后多为持续高热。脉率增快、乏力、衰弱、盗汗、厌食、消瘦、白细胞计数升高、中性粒细胞比例增加。

（2）局部症状：脓肿部位可有持续钝痛，深呼吸时加重。脓肿刺激膈肌时可引起呃逆。膈下感染可引起胸膜、肺反应，出现胸水、咳嗽、胸痛。严重时出现局部皮肤凹陷性水肿，皮肤温度升高。

3．辅助检查

（1）X 线透视：可见患侧膈肌升高，随呼吸活动度受限或消失，肋膈角模糊，积液。

（2）X 线平片：显示胸膜反应、胸腔积液、肺下叶部分不张等，膈下可见占位阴影。

（3）超声检查或 CT 检查：对膈下脓肿的诊断及鉴别诊断帮助较大。

4．治疗要点

（1）经皮穿刺插管引流术：较多采用，优点是手术创伤小、可在局部麻醉下施行。一般不会污染游离腹腔，且引流效果较好，适用于与体壁贴近的、局限的单房脓肿。

（2）切开引流术：根据脓肿位置选择适当切口。脓肿引流后鼓励患者深呼吸，以促进脓液的排出和脓腔的闭合。

（二）盆腔脓肿

是急性腹膜炎治疗过程中最常见的残余脓肿。因盆腔腹膜面积小，吸收毒素能力较低，故盆腔脓肿时全身中毒症状较轻。

1．病理病生　盆腔处于腹腔最低位，腹内炎性渗出物或腹膜炎的脓液易积聚于此而形成脓肿。

2．临床表现　急性腹膜炎治疗过程中，阑尾穿孔或结直肠手术后，出现体温下降后又升高、典型的直肠或膀胱刺激症状，如里急后重、大便频而量少、有黏液便、尿频、排尿困难等，应考虑盆腔脓肿。

3. 辅助检查

（1）直肠指检：对疑有盆腔脓肿者可首先进行检查。可发现肛管括约肌松弛，在直肠前壁触及直肠腔内膨出，有触痛，偶有波动感。

（2）阴道检查：适用于已婚妇女，盆腔炎性肿块或脓肿，可通过后穹窿穿刺抽脓有助于诊断。

（3）超声检查或CT检查：有助于进一步明确诊断。

4. 治疗要点
脓肿较小或未形成时，可以采用非手术治疗。包括应用抗生素，辅以热水坐浴，中药煎服或灌肠，温热水灌肠及物理透热等疗法，某些脓肿患者脓液可自行完全吸收。脓肿较大者，须手术切开引流。

三、急性化脓性腹膜炎的护理

1. 术前护理 / 非手术治疗护理

（1）一般护理：观察腹部症状和体征的变化。

（2）体位活动：取半卧位，利于腹腔渗液流入盆腔，减轻中毒症状。休克患者取中凹卧位。

（3）饮食护理：腹腔脓肿患者应鼓励多饮水和高营养饮食，以改善全身中毒症状。胃肠道穿孔患者禁食，并持续胃肠减压。

（4）纠正水、电解质紊乱：遵医嘱补充液体和电解质等，以纠正水、电解质及酸碱失衡。必要时输入全血、血浆或白蛋白。感染中毒症状明显或休克患者，给予抗休克治疗。

（5）用药护理：高热患者采取物理降温或药物降温，遵医嘱给予有效抗生素。疼痛严重者，给予镇静处理，对于已经确诊者，可使用哌替啶类镇痛药；对于不明确或需要进行观察的患者，慎用镇痛药，以免掩盖病情。

2. 术后护理

（1）一般护理：密切监测生命体征，记录24小时出入量，危重者注意循环、呼吸。肾功能的监测。注意腹部体征变化，观察肠蠕动的恢复情况，如有异常，及时通知医师处理。

（2）体位活动：术后全麻清醒前，采取去枕平卧位，头偏向一侧，防止呕吐物堵塞呼吸道。清醒后取平卧位，6小时后，待血压、脉搏平稳，改为半卧位。

（3）饮食护理：术后禁食、胃肠减压，根据营养状况，给予肠外营养支持，待胃肠蠕动恢复后可逐步经口饮食。空肠造口者可给予肠内营养。禁食期间做好口腔护理，每天2次。

---

1. 原发性腹膜炎最常见的致病菌是
A. 大肠埃希菌和变形杆菌　　　　B. 溶血性链球菌和肺炎链球菌
C. 厌氧菌和链球菌　　　　　　　D. 铜绿假单胞菌和葡萄球菌
E. 大肠埃希菌和厌氧菌

2. 继发性腹膜炎最常见的致病菌是
A. 白色念珠菌　　　　B. 拟杆菌　　　　C. 溶血性链球菌
D. 大肠埃希菌　　　　E. 铜绿假单胞菌

3. 原发性腹膜炎和继发性腹膜炎的主要区别是
A. 腹痛性质　　　　B. 腹胀程度　　　　C. 病原菌种类

D. 体温升高程度　　　　　　　　　　E. 有无腹腔原发病灶

4. 急性化脓性腹膜炎发生严重休克主要原因为
A. 急性呼吸衰竭　　　　　　　B. 中毒性心肌炎　　　　　C. 大量毒素被吸收
D. 血容量减少　　　　　　　　E. 外周血管扩张

5. 急性化脓性腹膜炎早期呕吐的原因是
A. 胃痉挛　　　　　　　　　　B. 肠道痉挛　　　　　　　　C. 肠道梗阻
D. 肠道麻痹　　　　　　　　　E. 肠道充血水肿

6. 急性化脓性腹膜炎最常见的原因是
A. 腹内空腔脏器穿孔　　　　　B. 绞窄性肠梗阻　　　　　　C. 腹内脏器缺血
D. 腹部手术术中污染　　　　　E. 腹内脏器炎症扩散

7. 腹膜的功能<u>不包括</u>
A. 润滑　　　　　　　　　　　B. 防御　　　　　　　　　　C. 修复
D. 增生　　　　　　　　　　　E. 吸收

8. 引起继发性腹膜炎最常见的致病菌是
A. 大肠埃希菌　　　　　　　　B. 肺炎球菌　　　　　　　　C. 溶血性链球菌
D. 金黄色葡萄球菌　　　　　　E. 厌氧杆菌

9. 关于腹膜的生理功能中，可以引起肠粘连的是
A. 吸收　　　　　　　　　　　B. 渗出　　　　　　　　　　C. 润滑
D. 防御　　　　　　　　　　　E. 修复

10. 患者，女，30 岁。因阑尾炎穿孔致继发性腹膜炎，其非手术治疗体位是
A. 平卧位　　　　　　　　　　B. 俯卧位　　　　　　　　　C. 侧卧位
D. 半卧位　　　　　　　　　　E. 自由体位

答案：1. B。2. D。3. E。4. C。5. E。6. A。7. D。8. A。9. E。10.

丁震医学教育 010-88453168　www.dzyxedu.com　北京航空航天大学出版社　BEIHANG UNIVERSITY PRESS

第十八章　腹部损伤

1. **分类与病因**　分为开放性和闭合性两大类（表1-28）。腹部内脏中最容易受伤的器官是脾，其次是肝。

表1-28　腹部损伤的分类与病因

	病　因	受损内脏
开放性损伤	利器或火器伤	肝、小肠、胃、结肠、大血管等
闭合性损伤	钝性暴力	脾、肾、小肠、肝、肠系膜等

2. **临床表现**

（1）单纯腹壁损伤：局限性腹壁疼痛、压痛、肿胀和皮下瘀斑。

（2）实质脏器损伤：主要表现为腹腔内（或腹膜后）出血。常出现面色苍白、脉率加快或微弱，血压不稳，甚至休克。若胆管、胰管断裂，胆汁、胰液溢入腹腔，出现明显的腹痛和腹膜刺激征。肩部放射痛提示肝（右）或脾（左）损伤。出血量大者可有移动性浊音，是内出血的晚期体征。

（3）空腔脏器损伤：主要表现是弥漫性腹膜炎。多出现持续性剧烈腹痛，恶心、呕吐。伴全身性感染症状。最突出的体征是腹膜刺激征，胃液、胆汁、胰液刺激性最强，肠液次之，血液最轻。结肠破裂因结肠内容物液体成分少而细菌含量多，故早期症状轻，常只有局限腹膜炎，晚期较严重。

3. **辅助检查**

（1）实验室检查：实质脏器损伤时，红细胞、血红蛋白、血细胞比容进行性下降。空腔脏器损伤时，白细胞、中性粒细胞明显升高。

（2）影像学检查：X线检查显示腹腔内游离气体是胃肠道破裂的主要证据。B超、CT检查主要用于诊断实质脏器损伤。

（3）诊断性腹腔穿刺和灌洗术：对疑有腹部损伤的患者，诊断性腹腔穿刺是最有意义的检查。抽到不凝血，提示为实质性器官或血管破裂所致的内出血。抽到血液迅速凝固，提示误入血管或血肿。穿刺液中淀粉酶含量增高，提示胰腺或胃十二指肠受损。下消化道损伤腹穿可有粪臭味。

4. **治疗与护理措施**

（1）急救护理：首先处理危及生命的症状，如心搏呼吸骤停、大出血、张力性气胸等，及时补液抗休克，并紧急手术。内脏脱出时，不能强行纳回腹腔，可用消毒碗覆盖。诊断未明确前，禁用镇痛药。而诊断明确者，使用镇痛药可减轻疼痛，防止神经源性休克。

（2）非手术治疗的护理措施

①休息与活动：绝对卧床休息，不随便搬动伤者。病情稳定者取半卧位，有利于引流和呼吸。病情不稳定时取平卧或休克卧位。

②四禁：严格执行外科急腹症的"四禁"，即禁食禁饮、禁忌灌肠、禁用泻药、禁用吗啡等镇痛药物。

丁震医学教育 010-88453168
www.dzyxedu.com

北京航空航天大学出版社
BEIHANG UNIVERSITY PRESS

③胃肠减压：明显腹胀或疑有空腔脏器损伤者，尽早行胃肠减压。可减少胃肠内容物漏出，减轻肠壁水肿、促进肠壁血液循环恢复、胃肠功能恢复及胃肠吻合口的愈合，减轻腹痛。

④观察：密切观察生命体征、腹部症状和体征。补充足够的液体，并遵医嘱使用抗生素。

（3）术后护理

①休息活动护理：全麻清醒或硬膜外麻醉平卧 6 小时后，血压平稳者改为半卧位，有利于引流和改善呼吸。及早下床活动，促进肠蠕动恢复，预防肠粘连。

②饮食护理：术后继续禁食禁饮，胃肠减压。肛门排气后，可拔除胃管，摄入少量流质饮食，逐渐过渡到半流质饮食或普食。

③病情观察：定时监测生命体征，观察腹部症状体征、腹腔引流和伤口敷料情况。

④预防感染：遵医嘱使用抗生素，指导有效咳嗽，翻身拍背，痰液黏稠时多饮水，防止肺部感染。

⑤腹腔引流护理：妥善固定，保持引流通畅。普通引流袋每天更换，严格执行无菌操作。注意观察并记录引流液的性质和量。

1．腹腔内有空腔脏器损伤，腹部 X 线检查可见

A．膈下阴影　　　　　　　　　　B．膈下游离气体　　　　C．肠管膨胀

D．扩张肠祥　　　　　　　　　　E．多个气、液平面

2．患者，男，33 岁。上腹闭合性损伤 3 小时入院，查体：面色苍白，四肢厥冷；血压 70/46mmHg，脉搏 140 次 / 分；B 超示腹腔积液，患者最可能的诊断是

A．胃穿孔　　　　　　　　　　　B．十二指肠穿孔　　　　C．肝脾破裂

D．腹壁软组织损伤　　　　　　　E．胰腺破裂

3．对腹膜刺激性最强的内容物是

A．胃十二指肠液　　　　　　　　B．血液　　　　　　　　　C．脓液

D．肠液　　　　　　　　　　　　E．炎性渗出液

4．患者，男，30 岁。外伤后腹痛逐渐加重伴腹胀，全腹压痛、反跳痛、肌紧张，肠鸣音消失，X 线提示膈下有游离气体，可能的诊断为

A．腹壁软组织损伤　　　　　　　B．腹腔空腔脏器损伤　　C．腹腔实质脏器损伤

D．腹壁挫伤　　　　　　　　　　E．肝脾破裂

5．胃肠减压的护理要点不包括

A．使用前检查减压装置　　　　　B．胃管阻塞时禁止冲洗　C．观察引流的量、性质

D．注意肠蠕动是否恢复　　　　　E．及时调整胃管位置

6．腹腔实质脏器破裂的早期临床表现是

A．心率增快，收缩压下降　　　　B．板状腹　　　　　　　　C．肠鸣音亢进

D．血尿淀粉酶数值升高　　　　　E．恶心呕吐

7．腹部闭合性损伤常见致伤因素是

A．化学物质刺激　　　　　　　　B．利器作用　　　　　　　C．火器作用

D．微生物作用　　　　　　　　　E．挤压或碰撞作用

8. 腹部损伤治疗中，最重要的措施是

A. 禁食   B. 使用抗生素   C. 预防休克

D. 禁用镇痛剂   E. 术前准备

9. 腹部外伤合并出血性休克患者的处理原则是

A. 补液，恢复血容量   B. 紧急剖腹探查   C. 控制感染

D. 抗休克与手术治疗同时进行   E. 积极抗休克治疗

10. 腹部内脏中最容易受伤的器官是

A. 肝脏   B. 脾脏   C. 胰腺

D. 小肠   E. 结肠

答案：1．A。2．C。3．A。4．B。5．B。6．A。7．E。8．C。9．D。10．B。

第十九章　胃、十二指肠疾病

一、解剖生理概要

1. **胃的解剖生理**　在中等程度充盈时，大部分位于左季肋区，小部分位于腹上区。胃分为贲门、胃底、胃体和幽门 4 部分，主要功能是暂时储存食物，排空时间为 4～6 小时。胃与食管连接处为贲门，与十二指肠连接处为幽门。幽门窦位于胃的最低部，胃溃疡和胃癌多发生于胃的幽门窦近胃小弯处。幽门括约肌的功能是控制胃内容物进入十二指肠的速度并阻止其反流入胃。胃壁分为黏膜、黏膜下层、肌层和浆膜层。胃的泌酸腺主要分布在胃底和胃体，包括 3 种细胞。

（1）壁细胞：分泌盐酸和内因子，盐酸可激活胃蛋白酶原，使其转变为具有消化活性的胃蛋白酶，还能杀灭进入胃内的细菌。内因子可促进维生素 B_{12} 的吸收。

（2）主细胞：分泌胃蛋白酶原，被盐酸激活为胃蛋白酶，参与蛋白的消化。

（3）黏液细胞：分泌碱性黏液，可中和胃酸，保护胃黏膜。

2. **十二指肠的解剖生理**　十二指肠呈 C 形包绕胰头部，长约 25cm，上接幽门，下续空肠，分为上部、降部、水平部和升部 4 段。十二指肠球部，是十二指肠溃疡及穿孔的好发部位。降部内后侧壁有一圆形隆起，称十二指肠乳头，是胆总管和胰管汇合的共同开口处，距切牙约 75cm。

二、胃、十二指肠溃疡的外科治疗

1. **病因与发病机制**　消化性溃疡发生的基本机制是对胃和十二指肠黏膜有损害作用的侵袭因素与黏膜自身的防御修复因素之间失去平衡。胃酸是消化性溃疡发生的决定性因素。

（1）幽门螺杆菌（Hp）：幽门螺杆菌感染是消化性溃疡的主要原因。

（2）胃酸分泌异常：胃酸过多激活胃蛋白酶可使胃十二指肠黏膜发生"自我消化"。

（3）胃黏膜屏障受损：阿司匹林、布洛芬、吲哚美辛等非甾体抗炎药及糖皮质激素、酒精、咖啡因、化疗药等均可破坏胃黏膜屏障，造成氢离子逆流入黏膜细胞，引起胃黏膜水肿、糜烂甚至溃疡。

（4）其他：遗传、吸烟、饮食、心理因素、胃、十二指肠运动异常等。

2. **临床表现**　以慢性、周期性发作、节律性上腹部疼痛为特点，伴反酸、嗳气、烧心、恶心、食欲减退等消化不良症状。胃溃疡与十二指肠溃疡的鉴别详见本书内科护理学第三节消化系统疾病的相关内容。

3. **常见并发症**

（1）出血：消化性溃疡最常见的并发症是上消化道出血，消化性溃疡也是上消化道出血最常见的病因。轻者仅表现为排柏油样便，重者可出现呕血甚至低血容量性休克。短时间内出血量达 400ml 以上时，患者可出现面色苍白、脉快有力等循环系统代偿表现，如继续出血达 800ml 以上可出现烦躁或淡漠、血压下降、脉搏细速等明显的休克表现。

（2）急性穿孔：常见于十二指肠溃疡。典型表现为骤发刀割样剧烈腹痛，持续性或阵发性加重，腹肌紧张呈"板状腹"，全腹明显压痛和反跳痛，叩诊浊音界缩小或消失，肠鸣音减弱或消失，可有移动性浊音。早期常见休克原因为强烈的化学刺激所致的剧痛。腹部立位 X 线检查见膈下新月状游离气体影最具特征性，是急性穿孔最重要的诊断依据。腹腔穿刺可抽出黄色混浊液体或食物残渣。

（3）瘢痕性幽门梗阻：呕吐是最为突出的症状，呕吐量大，呕吐物为宿食，有腐败酸臭味，不含胆汁。呕吐后自觉腹胀明显缓解。患者常有低氯、低钾性碱中毒，严重时还可出现低镁血症、酮症、脱水及营养不良。典型体征为上腹可见胃型及自左肋下向右腹的蠕动波、晃动上腹部时可闻及振水声。X 线钡剂造影检查和胃镜检查可明确诊断，但钡剂可造成梗阻加重。

4．辅助检查

（1）幽门螺杆菌检测。

（2）胃镜及活组织检查：胃镜检查是消化性溃疡最可靠的首选诊断方法，也是最可靠和最有价值的检查方法。

（3）X 线钡剂检查：龛影是溃疡的直接征象，是诊断溃疡较可靠的依据。

（4）大便隐血试验：隐血试验阳性提示溃疡有活动。

5．治疗要点

（1）药物治疗：目的在于去除病因、控制症状、促进溃疡愈合、预防复发和防治并发症。

（2）手术治疗

①胃大部切除术：是消化性溃疡的主要术式，术中采取仰卧位。其原理是切除胃窦部，减少 G 细胞分泌的促胃液素所引起的体液性胃酸分泌；切除大部分胃体，减少了分泌胃酸、胃蛋白酶的壁细胞和主细胞数量；切除了溃疡本身及溃疡的好发部位。适用于非手术治疗无效或并发穿孔、出血、幽门梗阻、癌变者。切除范围为胃的远端 2/3 ～ 3/4 并包括幽门和近胃侧部分十二指肠球部。

a．毕Ⅰ式：残胃与十二指肠直接吻合，多用于胃溃疡。优点是重建后的结构接近于生理状态，避免胆汁、胰液反流入胃，减少残胃炎和残胃癌的发生。缺点是因吻合口张力大常难以完成。

b．毕Ⅱ式：残胃与近端空肠吻合，十二指肠残端关闭。优点是不必担心吻合口张力问题，术后吻合口溃疡发生率低。缺点是术后胆汁、胰液易反流。

②胃迷走神经切断术：原理为消除了迷走神经引起的胃酸分泌，治疗效果与胃大部切除术相似。

6．护理措施

（1）一般护理

①休息活动护理：溃疡活动期、症状严重或有并发症的患者应卧床休息；溃疡缓解期可适当活动，活动以不感到劳累和诱发疼痛为原则，避免餐后剧烈运动。

②饮食护理

a．进餐方式：指导患者规律进食，定时定量，少量多餐，细嚼慢咽，每天进餐 4 ～ 5 次，以中和胃酸。

b．食物选择：溃疡活动期以清淡、营养丰富、无刺激的饮食为主。缓解期给予高热量、高蛋白、高维生素、易消化的饮食。

③疼痛护理：停用非甾体抗炎药及糖皮质激素类药物；遵医嘱服用抑制胃酸分泌、弱碱抗酸及保护胃黏膜等药物。

（2）非手术治疗护理及术前护理

①急性穿孔护理

a．最重要的护理措施是禁食和胃肠减压。

b．无休克者取半卧位，合并休克者应采取平卧位。

c．监测生命体征，密切观察腹痛、腹膜刺激征及肠鸣音的变化。进行抗休克治疗的同时做好急症手术准备。

②急性出血护理：取平卧位，下肢抬略高，以保证脑部供血；呕吐时头偏向一侧，防止窒息或误吸。密切监测生命体征，特别注意观察血压变化。

③幽门梗阻护理：不完全梗阻者给予无渣半流食，完全梗阻者术前禁食。观察呕吐情况，给予输液和营养支持，纠正低氯低钾性碱中毒。完全梗阻者术前 3 天每晚用 300 ～ 500ml 温等渗盐水洗胃，以减轻胃壁水肿和炎症，利于术后吻合口愈合。

（3）术后一般护理：胃大部切除术后 3 天最重要的措施是密切观察胃管引流液和血压的变化。

①病情观察：每 30 分钟测量一次血压、脉搏和呼吸，直到血压平稳。注意观察患者神志、体温、尿量、切口渗液及引流量等。

②体位护理：常取平卧位，待全麻清醒、血压平稳后改为低半卧位。

③引流管护理：引流管应妥善固定，避免脱出，一旦脱出不可自行重新插回。保持引流管通畅，防止受压、打折、扭曲。胃管的负压要适当，为防堵塞，可用手轻轻挤压；若堵塞，应在医生指导下用注射器抽取生理盐水冲洗。注意观察胃液的颜色、性质和量，术后 24 小时内胃管引流少量暗红色或咖啡色液体属正常，一般 100 ～ 300ml，以后渐少并转清。术后 3 ～ 4 天，引流量减少、肛门排气后，可拔出胃管。

④维持体液平衡：禁食期间应详细记录 24 小时液体出入量，为合理输液提供依据。患者术后由手术室返回病房后，病房护士应重点了解术中的液体出入量。维持水、电解质平衡，给予静脉营养支持，必要时输血，以利于切口和吻合口愈合。

⑤休息活动护理：病情允许时，应鼓励患者早期离床活动，预防肠粘连等并发症。

⑥饮食护理：拔除胃管当天可少量饮水或米汤；第 2 天进半量流质饮食，每次 50 ～ 80ml；若无不适，第 3 天进全量流食，每次 100 ～ 150ml；第 4 天可进半流质饮食，如稀饭；第 10 ～ 14 天可进软食。饮食恢复后，忌生、冷、硬和刺激性食物，少进食牛奶、豆类等产气食物，少食多餐，循序渐进。

（4）术后近期并发症的表现和护理

①胃出血：术后短期从胃管引流出大量鲜血，或 24 小时后仍有鲜血。多采用非手术疗法，应用止血药，输新鲜血。如出血量大或止血效果不理想，应尽早手术止血。术后 4 ～ 6 天发生的出血，常由吻合口黏膜坏死脱落导致。

②胃排空障碍：也称胃瘫。可能与手术切断迷走神经等有关。多见于术后 4 ～ 10 天。患者出现持续性饱胀、钝痛、呕吐含有胆汁的胃内容物。多数患者经禁食、胃肠减压、肠外营养、纠正低蛋白及应用促胃肠动力药（多潘立酮、红霉素）等保守治疗好转。

③十二指肠残端破裂：是毕Ⅱ式胃大部切除术后近期最严重的并发症，多发生于术后 24 ～ 48 小时。表现为右上腹突发剧痛、发热、腹膜刺激征，腹腔穿刺可有胆汁样液体。一旦确诊应立即手术。

④吻合口破裂或瘘：常在术后 5 ～ 7 天发生，贫血、水肿、低蛋白血症的患者更易发生，与吻合口张力过大、缝合技术不当等有关。如出现高热、脉速、腹痛及弥漫性腹膜炎的表现，需立即手术修补；症状较轻无弥漫性腹膜炎时，可先行保守治疗，必要时手术治疗。

⑤术后梗阻：多发生于毕Ⅱ式术后，共同特征是呕吐。

a. 吻合口梗阻：多在术后由流食改为半流食时出现，常由于吻合口过小或吻合时内翻过多、术后吻合口水肿所致。表现为进食后上腹饱胀，溢出性呕吐。呕吐物为食物，含或不含胆汁。一般经禁食、胃肠减压、输液后可缓解。

b. 输入袢梗阻：若为急性完全性梗阻，表现为上腹部剧烈腹痛伴频繁呕吐，量少不含胆汁，呕吐后症状不缓解；梗阻近端为十二指肠残端，易发生绞窄，应及早手术解除梗阻。

c. 输出袢梗阻：多因粘连、大网膜水肿或炎性肿块压迫等所致。表现为上腹饱胀，呕吐物含食物和胆汁。先行保守治疗，若不缓解，应手术解除梗阻。

（5）术后远期并发症的表现和护理

①早期倾倒综合征：多发生于毕Ⅱ式术后，主要由于胃大部切除术后大量高渗食物快速进入空肠，刺激肠道分泌多种活性物质，引起大量细胞外液渗入肠腔，使循环血量骤然减少，同时胃肠功能紊乱。主要表现为进食半小时内出现上腹胀满、腹泻、心悸、大汗、头晕、乏力、面色苍白甚至晕厥等。预防应少食多餐，避免过甜、过咸、过浓、过热流食，宜进低糖类、高蛋白饮食，餐时限制饮水。进餐后平卧10～20分钟，多数患者6～12个月能逐渐自愈。

②晚期倾倒综合征：又称低血糖综合征，多在餐后2～4小时出现，表现为患者出现心慌、无力、眩晕、出汗、手颤等。原因为含糖食物快速进入空肠，快速吸收，血糖急速升高，刺激胰岛素大量释放。血糖下降后，胰岛素仍保持在高水平，而出现低血糖反应。此时稍进食即可缓解。预防应减少饮食中糖类比例，少量多餐。

③碱性反流性胃炎：是指胆汁、肠液、胰液等反流入胃，毕Ⅱ式手术后数月至数年发生。表现为上腹部及胸骨后烧灼样痛，进食后加重，呕吐胆汁样液，抑酸药治疗无效。首先给予保守治疗，少食多餐，餐后勿平卧，给予胃黏膜保护药和促胃肠动力药。重者应手术治疗。

三、胃　癌

1. **病因**　胃癌的病因未完全清楚，可能与下列因素有关：地域环境、饮食生活因素、胃幽门螺杆菌感染、慢性疾病和癌前病变、遗传因素等。

2. **病理**

（1）大体分型：早期胃癌是指癌组织浸润仅限于黏膜或黏膜下层。进展期胃癌是指癌组织浸润深度已超过黏膜下层到达肌层或更远。胃癌好发部位以胃窦部为主，其次为贲门部。

（2）组织学分型：乳头状腺癌、管状腺癌、低分化腺癌、黏液腺癌、印戒细胞癌、未分化癌及特殊类型癌。以腺癌多见。

（3）转移途径：有直接浸润、淋巴转移、血行转移和腹腔种植4种途径。淋巴转移是主要的转移途径，终末期胃癌可经胸导管向左锁骨上淋巴结转移。血行转移多发生在晚期，以肝转移最常见。

3. **临床表现**　50岁以上好发，男性多见。

（1）症状：早期胃癌无明显症状，首发症状多为上腹部不适、食欲减退等非特异性症状。进展期胃癌最早期的临床表现是上腹部隐痛。贲门部胃癌有胸骨后疼痛和进行性哽噎感。胃窦部癌有呕吐宿食等幽门梗阻表现。癌肿破溃或侵犯血管时，可有呕血和黑便。患者逐渐出现贫血、消瘦，晚期呈恶病质。

（2）体征：早期无明显体征，晚期可扪及上腹部质硬、固定的肿块，有压痛。远处转移时可有肝大、腹水、锁骨上淋巴结肿大等表现。

4. **辅助检查**

（1）X线钡剂检查：中晚期胃癌不规则充盈缺损或腔内壁龛影。

（2）纤维胃镜检查：镜下取活组织做病理学检查，可有效诊断早期胃癌，是目前最可靠、最有价值、最有意义的检查手段。

5. **治疗要点**　手术治疗是首选方法，也是目前治愈胃癌的唯一方法。中、晚期胃癌辅以化疗、放疗及免疫治疗提高疗效。

6. **护理措施**

（1）术前护理

①饮食护理：给予高热量、高蛋白、高维生素、低脂肪、易消化的少渣饮食。必要时遵医嘱静脉

输液提供营养。

②术前准备：幽门梗阻者在禁食的基础上，术前 3 天起每晚用温生理盐水洗胃，并口服肠道不吸收的抗生素。做好术前检查和其他术前常规准备。

（2）术后护理：详见本节胃、十二指肠溃疡外科治疗的相关内容。

1．分泌盐酸的胃黏膜细胞是

A．主细胞　　　　　　　　　　B．壁细胞　　　　　　　C．黏液细胞

D．G 细胞　　　　　　　　　　E．嗜银细胞

2．幽门梗阻患者持续呕吐可造成

A．低氯高钾碱中毒　　　　　　B．低钾性酸中毒　　　　C．低氯高钠碱中毒

D．低氯低钾碱中毒　　　　　　E．低氯低钾酸中毒

3．十二指肠溃疡形成的最重要因素是

A．胃黏膜屏障受损　　　　　　B．胃酸分泌过多　　　　C．过度紧张、劳累

D．遗传　　　　　　　　　　　E．幽门螺杆菌（Hp）感染

4．胃十二指肠溃疡的常见病因不包括

A．胃酸分泌过多　　　　　　　B．胃黏膜屏障受损　　　C．尿道狭窄

D．慢性胃炎　　　　　　　　　E．多愁善感者

5．患者，女，55 岁。全麻下行胃大部切除术后 1 小时，麻醉未完全清醒，血压及脉搏正常，呼吸困难，应考虑

A．舌后坠　　　　　　　　　　B．呼吸道分泌物过多　　C．喉痉挛

D．呕吐物窒息　　　　　　　　E．呼吸抑制

6．患者，男，67 岁。患风湿性关节炎 20 年，长期服用小剂量消炎痛，今进辛辣食物后突然大量黑便及呕血，最可能的原因是

A．食管静脉曲张破裂出血　　　B．胃十二指肠溃疡出血　C．应激性溃疡出血

D．克隆氏病出血　　　　　　　E．胆道出血

7．与 Billroth Ⅱ 式术后完全性输入段梗阻的典型症状不相符的是

A．呕吐物为食物和胆汁　　　　B．突发上腹部剧痛　　　C．频繁呕吐

D．呕吐量少　　　　　　　　　E．呕吐后症状不缓解

8．胃、十二指肠溃疡急性穿孔时腹部触诊的特点是

A．腹软　　　　　　　　　　　B．腹肌轻度紧张　　　　C．腹肌紧张、无压痛

D．腹肌极度紧张，无反跳痛　　E．板状腹、压痛、反跳痛

9．患者，男，56 岁。行胃大部切除术后 7 天，患者进食后感上腹饱胀并呕吐，呕吐物含食物和胆汁。首先考虑的并发症是

A．吻合口梗阻　　　　　　　　B．急性输入袢梗阻　　　C．输出袢梗阻

D．倾倒综合征　　　　　　　　E．瘢痕性幽门梗阻

10．溃疡病幽门梗阻患者的主要临床表现是

A．腹胀　　　　　　　　B．食欲减退　　　　　C．营养不良

D．阵发性腹部绞痛　　　E．呕吐大量宿食

答案： 1．B。2．D。3．B。4．D。5．B。6．B。7．A。8．E。9．C。10．E。

第二十章　肠疾病

一、解剖生理概要

1. **小肠**　分为十二指肠、空肠、回肠 3 部分。小肠是消化吸收的主要场所，小肠内的胰液、胆汁和小肠液对食物进行全面化学性消化，食物经过小肠后消化过程基本完成，未被消化的食物残渣进入大肠。空肠多位于左腰区和脐区，回肠多位于脐区、右腹股区和盆腔内，末端连接盲肠。机体水分的吸收主要在空肠。回肠末端是小肠最窄部分，易因异物或病变而发生梗阻。

2. **大肠**　分为盲肠、阑尾、结肠、直肠和肛管 5 部分。大肠的主要功能是吸收水分和电解质，暂时贮存食物残渣，形成粪便后排出体外。盲肠是大肠的起始部，位于右髂窝内。结肠分为升结肠、横结肠、降结肠和乙状结肠 4 部分。升结肠在右髂窝起始于盲肠，向上至肝右叶下方左曲，移行于横结肠；横结肠向左横行至脾下方，下折续于降结肠；降结肠沿左侧腹后壁向下，至左髂嵴处移行于乙状结肠。大肠在空腹时最常见的运动形式是袋状往返运动。

3. **阑尾**　位于右髂窝，根部连接于盲肠后内侧壁，体表投影在脐与右髂前上棘连线中外 1/3 交点处，称为麦氏点。阑尾动脉系回结肠动脉的分支，为无侧支的终末动脉，当血运障碍时易导致阑尾坏死。

二、急性阑尾炎

急性阑尾炎是外科最常见的急腹症。致病菌多为肠道内的各种革兰阴性杆菌和厌氧菌。

1. **病因**　阑尾管腔阻塞是急性阑尾炎最常见的病因。引起阻塞的主要原因是淋巴滤泡增生，其次是粪石、异物、炎性狭窄、蛔虫、食物残渣等原因，较少见。在已发生阻塞的基础上，存留于阑尾管腔的细菌繁殖，是阑尾炎发病的另一个重要原因。

2. **病理**

（1）急性单纯性阑尾炎：病变只局限于黏膜和黏膜下层，阑尾黏膜和黏膜下层充血、水肿，小溃疡和出血点，临床症状和体征较轻。

（2）急性化脓性阑尾炎：病变累及到阑尾壁的全层，阑尾明显肿胀，浆膜高度充血，表面覆以脓性渗出物，腔内有积脓，临床症状和体征较重。

（3）坏疽性及穿孔性阑尾炎：阑尾管壁坏死或部分坏死，阑尾管壁缺血呈紫色或黑色，是急性阑尾炎最严重的类型。

（4）阑尾周围脓肿：急性阑尾炎穿孔进程较慢时，穿孔的阑尾被大网膜及邻近肠管包绕，形成阑尾周围脓肿。

3. **临床表现**

（1）症状

①转移性右下腹痛：是急性阑尾炎的典型症状。腹痛始发于上腹部，由于内脏神经反射，逐渐转

移至脐周，2 小时～1 天后当阑尾炎症涉及壁层腹膜时，转移并局限于右下腹，腹痛呈持续性。穿孔性阑尾炎随着阑尾腔内压力骤然降低，腹痛可暂时缓解，但之后出现腹膜炎，腹痛加剧，范围扩大。

②胃肠道症状：常见恶心、呕吐、食欲缺乏。一般在腹痛开始后数小时内出现呕吐。

③全身症状：早期可有乏力，严重时出现全身中毒症状，脉搏增快，体温达到 38℃，穿孔时可达到 39～40℃，但体温升高不会发生在腹痛之前。发生门静脉炎时，出现寒战、高热和轻度黄疸；发生弥漫性腹膜炎时，可出现感染性休克。

（2）体征

①右下腹麦氏点固定压痛：是急性阑尾炎的最常见和最重要的体征。麦氏点位于脐与右髂前上棘连线中外 1/3 处。

②腹膜刺激征、右下腹肿块。

（3）特殊类型急性阑尾炎的特点

①小儿急性阑尾炎：常无典型的转移性右下腹疼痛，右下腹体征不明显、不典型，小儿阑尾壁薄，穿孔率高，并发症和死亡率也较高，应尽早手术。

②老年人急性阑尾炎：老年人对疼痛反应较迟钝，体征不典型，临床表现轻而病理改变却很重，且常常合并其他疾病，如高血压、冠心病、糖尿病，易坏死穿孔，引起腹膜炎，应及时手术治疗。

③妊娠期急性阑尾炎：腹痛和压痛部位随子宫增大而上移，大网膜不易局限，腹膜炎不易局限，炎症刺激子宫，易诱发流产或早产，治疗以早期阑尾切除为主，临产期的急性阑尾炎并发阑尾穿孔可考虑经腹剖宫产术，同时行阑尾切除术。

（4）诊断性试验

①结肠充气试验：患者仰卧位，用右手压迫左下腹部，再用左手反复挤压近侧结肠，结肠内积气可传至盲肠和阑尾，引起右下腹疼痛者为阳性。

②腰大肌试验：患者左侧卧位，使右大腿后伸，腰大肌紧张，引起右下腹疼痛者为阳性，提示阑尾位于腰大肌前方，为盲肠后位或腹膜后位。

③闭孔内肌试验：患者仰卧位，使右髋及右膝各屈曲 90°，然后被动向内旋转，若引起右下腹疼痛者为阳性，提示靠近闭孔内肌的阑尾发炎，阑尾位置较低。

4. 辅助检查

（1）直肠指检：盆腔位阑尾炎常在直肠右前方有触痛，阑尾穿孔时可有直肠前壁广泛疼痛，形成脓肿时可触及痛性肿块。

（2）实验室检查：血白细胞计数和中性粒细胞比例增高，核左移。

（3）影像学检查：腹部 X 线平片可见盲肠扩张和气液平面，超声检查可见肿大的阑尾或脓肿。

5. 治疗要点

（1）手术治疗：首选手术治疗，绝大多数急性阑尾炎一经确诊，应及早施行阑尾切除术，早期手术操作简单，术后并发症少。阑尾坏疽或穿孔后手术操作困难，术后并发症多。阑尾周围脓肿如病情较稳定，宜应用抗生素治疗或同时联合中药治疗促进脓肿吸收消退，也可在超声引导下穿刺抽脓或置管引流；如无局限趋势可行切开引流手术，如阑尾显露方便，应切除阑尾，否则待 3 个月后再做阑尾切除术。

（2）非手术治疗：仅适用于单纯性阑尾炎或发病已超过 72 小时、已形成炎性肿块等有手术禁忌证者。

6. 护理措施

（1）术前护理：禁食，但不必胃肠减压。安置患者半卧位，使腹肌松弛，减轻腹痛。疾病观察期间遵医嘱给予抗生素控制感染，体温达到 39℃或以上时，应警惕患者阑尾穿孔。禁服泻药及灌肠，防止穿孔或炎症扩散。诊断不明确前禁用吗啡、哌替啶等镇痛药，以免掩盖病情。

（2）术后护理

①一般护理：全麻清醒或硬膜外麻醉术后 6 小时改为半卧位。术后当天禁食。待肠蠕动恢复逐步改为经口进食，术后 3 ~ 4 天可进普食。

②休息活动护理：术后鼓励患者在床上活动肢体，术后 24 小时早期下床活动，促进肠蠕动恢复，预防肠粘连。

③病情观察：密切监测生命体征，预防术后并发症。保持切口敷料清洁、干燥，腹腔引流管应保持通畅。

④用药护理：遵医嘱应用抗生素控制感染。

⑤并发症护理

a. 切口感染：是阑尾切除术后最常见的并发症，表现为术后 2 ~ 3 天体温升高，切口胀痛或跳痛，局部红肿、压痛等。可采取穿刺抽脓、局部拆线、放置引流、定期换药等方法促进切口愈合，并遵医嘱给予抗生素、理疗等。

b. 出血：一旦确诊，应迅速建立静脉通路，输血、补液，紧急再次手术。

c. 腹腔脓肿：发生在盆腔的脓肿由于刺激直肠，可有大便次数增多，混有黏液，伴里急后重。治疗方法有超声引导下穿刺抽脓、手术切开引流等。

d. 粘连性肠梗阻：经积极抗感染治疗及全身支持疗法多数患者的梗阻可缓解。如为完全性肠梗阻，应手术治疗。

e. 肠瘘：多因阑尾残端结扎线松脱所致。

三、肠梗阻

任何原因引起肠内容物通过障碍，并有腹胀、腹痛等临床表现时，称为肠梗阻，是外科常见急腹症之一。

1. 分类及病因

（1）按基本病因分类

①机械性肠梗阻：是临床最常见类型，是由于机械性因素导致肠腔狭小，肠内容物不能通过所致。粘连性肠梗阻是最常见的类型。其余原因还包括肿瘤压迫、嵌顿疝等；肠壁有肠套叠、肠扭转等；肠腔内有蛔虫、异物、粪石堵塞等。

②动力性肠梗阻：又分为麻痹性和痉挛性两类。肠腔并无器质性狭窄，梗阻是由于神经抑制或毒素刺激引起肠壁肌运动紊乱所致。麻痹性肠梗阻多见于腹部手术、创伤或弥漫性腹膜炎后，常与低钾血症有关。痉挛性肠梗阻少见，可发生于急性肠炎、肠道功能紊乱或慢性铅中毒患者。

③血运性肠梗阻：由于肠系膜血管栓塞或血栓形成，肠管血供障碍所致。肠腔虽无狭小或阻塞，但肠迅速发生坏死，失去蠕动能力。

（2）按肠壁血供有无障碍分类：分为单纯性和绞窄性两类。单纯性肠管无血供障碍，而绞窄性伴有血供障碍。

（3）按梗阻发生部位分类：分为高位小肠（空肠）梗阻、低位小肠（回肠）梗阻和结肠梗阻。结肠梗阻由于回盲瓣的作用，肠内容物不可从结肠反流至回肠，形成完全阻塞；小肠扭转时肠袢两端也完全阻塞，称为闭袢性肠梗阻。

（4）按梗阻程度分类：分为完全性和不完全性两类。

（5）按病程发展快慢分类：分为急性和慢性两类。

2. 病理生理

（1）局部变化：单纯性机械性肠梗阻发生后，梗阻以上肠蠕动增强，以克服阻塞的障碍，肠腔积气、积液，肠管膨胀；梗阻以下肠管则塌陷、空虚或仅存少量粪便。梗阻部位越低，时间越长，腹胀越明显。液体主要来自于胃肠道分泌液；气体大部分来自咽下的空气。急性完全性梗阻时，肠管迅速膨胀，肠壁变薄，肠腔内压力不断升高，使肠壁静脉回流受阻，肠壁充血、水肿，液体外渗；肠壁及毛细血管通透性增加，血性渗出液进入肠腔和腹腔。如不及时解除梗阻，出现动脉血运受阻，肠壁失去活力，变为紫黑色，肠管缺血坏死，肠内容物和大量细菌渗入腹腔，引起腹膜炎。

（2）全身变化

①脱水：肠梗阻后，吸收功能障碍致胃肠道液体积存于肠腔，肠壁液体向腹腔渗出；且高位肠梗阻有剧烈呕吐，常导致脱水。

②代谢性碱中毒：高位肠梗阻呕吐丢失大量胃酸和氯离子，致代谢性碱中毒。

③代谢性酸中毒：低位小肠梗阻会有大量碱性消化液丢失，加之组织缺氧，代谢产物积聚，可导致代谢性酸中毒。

④血容量下降及休克：大量液体渗入肠腔和腹腔，发生绞窄还可使大量血浆和血液丢失，血容量下降。肠腔细菌渗入腹腔及肠壁坏死穿孔，导致弥漫性腹膜炎及全身感染。引起严重的低血容量性休克和感染性休克。

3. 临床表现

（1）症状：主要表现为腹痛、呕吐、腹胀和停止排气排便。其中，停止排便排气是最典型的症状。

①腹痛：腹痛由梗阻部位以上肠管强烈蠕动所致，蠕动呈间歇性，故机械性肠梗阻的腹痛特点是阵发性剧烈绞痛。如腹痛间歇缩短，表现为持续性剧烈绞痛，应警惕为绞窄性肠梗阻。麻痹性肠梗阻的肠壁呈弛缓状态，不会有阵发性腹痛，只有持续性胀痛。

②呕吐：高位肠梗阻的呕吐出现较早，呕吐频繁，呕吐物主要为胃及十二指肠内容物。低位肠梗阻呕吐出现较迟，呕吐物初为胃内容物，后期为经肠内腐败、发酵的肠内容物。结肠梗阻呕吐到晚期才出现，呕吐物如呈棕褐色或血性，是肠管血运障碍的表现。麻痹性肠梗阻的呕吐呈溢出性。

③腹胀：发生在腹痛之后。高位性肠梗阻腹胀不明显，低位肠梗阻和麻痹性肠梗阻腹胀明显，遍及全腹。

④停止排气排便：完全性肠梗阻由于肠内容物不能通过梗阻部位，梗阻以下肠管呈空虚状态，表现为肛门停止排气排便。梗阻的早期，尤其是高位肠梗阻，梗阻以下肠管尚有气体和粪便积存，易误诊为非肠梗阻或不完全性肠梗阻。

（2）体征

①视诊：机械性肠梗阻可见肠型和肠蠕动波，肠扭转时腹胀不对称。麻痹性肠梗阻腹胀均匀。

②触诊：单纯性肠梗阻可有轻度压痛。绞窄性肠梗阻可有固定压痛和腹膜刺激征。麻痹性肠梗阻触不到肿块。

③叩诊：绞窄性肠梗阻有移动性浊音阳性。

④听诊：机械性肠梗阻肠鸣音亢进，有气过水音或金属音。麻痹性肠梗阻肠鸣音减弱或消失。

4. 常见的机械性肠梗阻　　见表1-29、表1-30。

5. 辅助检查

（1）实验室检查：单纯性肠梗阻早期无明显改变。随着病情进展，因脱水和血液浓缩，白细胞计数、血红蛋白和血细胞比容升高，尿比重增高。高位肠梗阻因呕吐频繁可发生低钾、低氯血症和代谢性碱中毒。低位肠梗阻可发生代谢性酸中毒。绞窄性肠梗阻可有血象和血生化的明显改变。

表1-29　单纯性肠梗阻与绞窄性肠梗阻鉴别

	单纯性肠梗阻	绞窄性肠梗阻
发病	较缓慢	急骤，发展迅速
腹痛特点	阵发性绞痛	持续性剧烈绞痛
腹胀	均匀全腹胀	不对称，有局部隆起的肿块
压痛	轻，部位不固定	腹膜刺激征：固定压痛，反跳痛，腹肌紧张
全身情况	尚好	全身中毒症状及感染性休克
腹腔穿刺	无特殊	可见血性液体或炎性渗出液
血性粪便	无	可有
腹部X线检查	小肠祥扩张呈鱼骨刺状、梯形排列，结肠显示结肠袋	孤立扩大的肠祥
治疗原则	先行非手术治疗	手术治疗

表1-30　常见的机械性肠梗阻鉴别

	粘连性肠梗阻	蛔虫性肠梗阻	肠扭转		肠套叠
			小肠扭转	乙状结肠扭转	
发病特点	腹腔内手术、炎症、创伤、出血、异物等引起	多见于小儿，因蛔虫聚集成团堵塞肠腔，驱虫不当是主要诱因。多为单纯性不完全性肠梗阻	多见于青壮年，常因饱食后剧烈运动而发病。闭祥性肠梗阻加绞窄性肠梗阻，发病急骤，发展迅速	多见于乙状结肠冗长、有便秘的老年人	肠的一段套入其相连的肠管腔内，小儿多见。饮食不当、腹泻、感染等致肠蠕动正常节律紊乱是最主要原因，可发生绞窄，回结肠套叠最常见
典型表现	典型的机械性肠梗阻表现	脐周阵发性疼痛，伴呕吐，腹部柔软，可扪及条索状包块	突然发作的持续性剧烈腹部绞痛，腰背牵涉痛，呕吐频繁，腹胀不对称，可触及扩张的肠祥，肠鸣音减弱，休克出现早，病死率高；乙状结肠	腹部持续胀痛，左腹部明显膨胀，可见肠型。腹部压痛及肌紧张不明显。钡剂灌肠X线检查见扭转部位钡剂受阻，钡影尖端呈"鸟嘴"形	三大典型症状是腹痛、果酱样血便、腊肠形光滑有压痛的腹部肿块。钡灌肠是最有意义的检查，呈"杯口状"或"弹簧状"阴影
治疗原则	首选非手术疗法，发生绞窄应手术	主要采用非手术治疗	极易发生绞窄，应及时手术治疗		是唯一可早期灌肠的外科急症。一旦发生尽早复位，早期主要采用空气灌肠或钡灌肠，效果好

（2）X线检查（表1-30）：对鉴别和诊断诊断最有价值。一般梗阻4～6小时后，腹部X线可见多个气液平面。麻痹性肠梗阻X线可见肠袢充气扩张。钡灌肠可显示结肠梗阻的部位与性质；但小肠梗阻尤其疑有肠穿孔时禁用钡灌肠，以免加重病情。

6. **治疗要点**　基本原则是解除梗阻和纠正因梗阻引起的全身性生理紊乱。

（1）非手术治疗：禁食，胃肠减压，纠正水、电解质及酸碱平衡紊乱，应用抗生素防治腹腔感染，解痉镇痛，低压灌肠。

（2）手术治疗：去除病因，如松解粘连、解除疝环压迫、扭转复位、切除病变肠管等。

7. **护理措施**

（1）非手术治疗护理

①体位护理：卧床休息，无休克时取半卧位，有利于减轻腹痛；有休克时采用休克体位。

②禁食、胃肠减压：机械性肠梗阻在非手术治疗期间，最重要的护理措施是保持有效的胃肠减压。胃肠减压可抽出肠腔内积存的气体和液体，降低肠腔压力，有利于肠壁血液循环恢复；减轻肠壁水肿，使部分因肠壁肿胀、肠管扭曲导致的梗阻得以恢复或复位；减轻腹内压，改善因膈肌抬高导致的循环和呼吸障碍；抽出的胃肠引流液还可作为判断梗阻性质的依据。

③饮食护理：若梗阻解除，肠功能恢复，可尝试进食少量流食，但忌食易产气的甜品和牛奶。

④病情观察：最重要的是区分单纯性肠梗阻和绞窄性肠梗阻，关系到治疗方法的选择和预后。梗阻解除的重要标志是肛门排便、排气。注意观察患者的神志、生命体征、腹痛、腹胀、呕吐、排气排便、腹膜刺激征、肠鸣音及肠蠕动等情况。胃肠减压期间，应严密观察胃肠液的性质，记录引流量。

⑤维持体液平衡：准确记录液体出入量，根据血清电解质和血气分析结果合理输液。平衡盐溶液（乳酸钠林格液）是最接近细胞外液的液体，适合于迅速补充有效循环血量，防治休克。

⑥用药护理：防治感染性休克，使用有效、足量抗生素控制感染。腹痛时可使用阿托品、山莨菪碱等解痉药，但在病情未明确时，禁用吗啡、哌替啶止痛。

（2）术后护理

①体位护理：术后患者取平卧位，全麻患者头偏向一侧，防止呕吐窒息。麻醉清醒、血压平稳后改为半卧位。

②禁食、胃肠减压：术后仍应禁食，给予肠外营养支持。注意观察引流液的颜色、性质和量。

③饮食护理：肠蠕动恢复、拔除胃肠减压管后，逐步恢复进食，从仅饮水、流质、半流质，逐渐改为软食，少量多餐，禁食油腻。

④休息活动护理：病情稳定后鼓励患者早期下床活动，预防粘连性肠梗阻。

⑤病情观察：注意观察生命体征、腹痛、腹胀、排气排便及神志变化，每30～60分钟测量生命体征一次。

四、肠　瘘

肠瘘是指肠管与其他脏器、体腔或体表之间存在病理性通道，肠内容物经此通道进入其他脏器、体腔或至体外，引起严重感染、体液失衡等改变。

1. **分类及病因**　先天性畸形；腹部损伤；腹腔感染、肠道疾病或腹腔脏器恶性病变。

2. **病理**　可分为高位瘘和低位瘘。高位瘘水、电解质紊乱及营养丢失较严重；低位瘘继发性感染较明显。如以胃液丢失为主，丧失的电解质主要为H^+、Cl^-、K^+，患者可出现低钾低氯性碱中毒；而伴随肠液丢失的电解质主要为N^+、K^+、HCO_3^-，患者表现为代谢性酸中毒及低钠、低钾血症。

3. 临床表现

（1）症状：手术后肠外瘘可于术后 3 ～ 5 天出现症状，由于肠内容物外漏，可对周围器官产生强烈刺激，可有腹痛、腹胀、恶心等，或出现麻痹性肠梗阻。继发感染者体温升高，可出现严重水电解质紊乱，甚至发生低血容量休克。可并发脓毒症、多器官功能衰竭。

（2）体征：腹壁可有一个或多个瘘口，瘘口排出物与瘘管位置有关，高位小肠瘘可含有大量胆汁、胰液等。低位肠瘘可含有粪渣，有臭味，强腐蚀性肠液可致瘘口周围红肿、糜烂。

4. 辅助检查

（1）实验室检查：血常规显示血红蛋白、红细胞计数下降。伴感染时白细胞及中性粒细胞比值增高。

（2）特殊检查：口服染料或药用炭，简单实用；瘘管组织活检及病理学检查。

（3）影像学检查：超声及 CT 检查、瘘管造影等。

5. 治疗要点　控制感染，纠正水电解质紊乱。使用药物如生长抑素制剂，降低胃肠液分泌量，减少体液丢失。或采用手术治疗。

6. 护理措施

（1）非手术治疗

①维持体液平衡：纠正水电解质紊乱。

②控制感染：取半坐卧位，利于积液积聚盆腔，减少毒素吸收。遵医嘱合理使用抗生素。

③营养支持：发病初期应禁食，给予全胃肠外营养支持，减少消化液分泌，使漏出物减少。

④负压引流：持续负压吸引，以充分稀释肠液，促进局部炎症消散。调节负压至 10 ～ 20kPa 为宜。每天灌洗量为 2000 ～ 4000ml，速度为 40 ～ 60 滴 / 分，保持灌洗液温度在 30 ～ 40℃。

⑤病情观察：记录引流液的量及性状。

⑥皮肤护理：及时清除漏出的肠液，保持瘘口清洁干燥，局部清洁后可涂抹复方氧化锌软膏加以保护。

（2）手术治疗

①术前护理：行肠道准备，术前 3 天进食少渣半流质饮食，口服肠道不吸收的抗生素。

②术后护理

a．饮食护理：禁食 4 ～ 6 天，行全胃肠外营养支持。开始进食时以低脂、适量蛋白质、高糖、低渣饮食为主。

b．引流护理：保持引流管通畅，根据引流情况调整引流负压大小。

c．并发症护理：防止出血，术后严密监测生命体征及切口渗血情况；早期床上活动，预防粘连性肠梗阻。

五、大肠癌

1. 病因　在我国，直肠癌最多见，好发于直肠中下段，其次为乙状结肠癌。大肠癌的病因尚未明确，可能与以下因素有关。

（1）饮食与运动：高脂肪、高蛋白和低纤维素饮食，缺乏适度的体力活动。

（2）遗传因素。

（3）癌前病变：以绒毛状腺瘤及家族性肠息肉病癌变率最高。

2. 病理　按大体形态分为肿块型、溃疡型、浸润型，以溃疡型最常见。按组织学类型分为腺癌、腺鳞癌和未分化癌，以腺癌为主，未分化癌预后最差。淋巴转移是最常见的转移途径，血行转移多见于肝，其次为肺、骨等。也可直接浸润邻近器官，如子宫、膀胱，还可经腹膜种植转移。

3. 分期　常用 Dukes 分期和国际 TNM 分期。

4. 临床表现　早期无特异性症状，当病情发展或伴感染时，才出现明显症状。排便习惯改变和大便带血是最早出现的症状。

（1）结肠癌

①排便习惯和粪便性状改变：是首发症状，表现为大便次数增多，血便、腹泻、便秘等，其中以血便为突出表现，伴感染者可出现脓血便。病变位置越低，颜色越鲜红，血、便分离；位置越高，颜色越暗，且与粪便相混。

②腹痛：早期症状之一，为持续性隐痛或腹部不适。

③全身症状：由于慢性失血、癌肿溃烂、毒素吸收等，患者可出现贫血、消瘦、乏力、低热等。晚期可出现肝大、黄疸、水肿、腹水、锁骨上淋巴结肿大及恶病质等。

④左、右结肠癌特点对比：因癌肿部位及病理类型不同，结肠癌的临床表现存在差异：右半结肠肠腔较左侧大，癌肿多呈肿块型，即主要表现为腹部包块、便血和贫血，大便稀薄，腹泻和便秘交替出现，较少发生肠梗阻；而左半结肠癌主要表现为便血、腹泻、便秘和肠梗阻，因肠腔相对狭小，癌肿多呈浸润生长型，易引起环状缩窄，更容易发生肠梗阻，癌肿破溃时，可有便血。

（2）直肠癌

①直肠刺激症状：频繁便意和排便习惯改变，肛门下坠、里急后重和排便不尽感。

②黏液血便：为癌肿破溃感染所致，血便是最常见的早期症状。

③肠腔狭窄症状：粪便变形、变细。肠管梗阻后，有腹痛、腹胀、肠鸣音亢进等症状。

④转移症状：出现侵犯器官的相应症状。

5. 辅助检查

（1）直肠指检：是诊断直肠癌最重要、最简单有效的检查方法，可了解癌肿的部位，距肛缘的距离，癌肿的大小、范围、固定程度及与周围脏器的关系等。

（2）大便隐血试验：可作为普查或高危人群的初筛手段。

（3）纤维结肠镜：加病理可确诊，是最可靠的检查方法。

（4）血清癌胚抗原（CEA）和CA19-9：是目前公认是结直肠癌诊断和术后监测有意义的肿瘤标志物，主要用于预测大肠癌的预后和监测复发。

（5）其他：X线钡剂灌肠、B超和CT检查。

6. 治疗要点

（1）结肠癌治疗：以手术切除为主的综合治疗。

（2）直肠癌治疗：手术切除为主要治疗方法，根治手术包括Dixon手术和Miles手术。

① Dixon手术（经腹直肠癌切除术）：目前应用最多，适用于腹膜反折以上的直肠癌，癌肿距齿状线5cm以上，远端切缘距癌肿下缘2cm以上，保留正常肛门。

② Miles手术（腹会阴联合直肠癌根治术）：适用于腹膜反折以下的直肠癌，切除乙状结肠、全部直肠、肛管及肛门周围5cm直径的皮肤及全部肛门括约肌，不能保留肛门，于左下腹行永久性结肠造口（人工肛门）。

7. 护理措施

（1）术前护理

①饮食护理：给予高蛋白、高热量、高维生素、易消化的少渣饮食，纠正水、电解质紊乱。

②肠道准备：是直肠癌根治术前重要的特殊护理，可减少或避免术中污染、术后感染等，一般通过控制饮食、口服肠道抗菌药物如新霉素或甲硝唑、多次清洁灌肠来实现。

a. 传统肠道准备法：术前3天少渣半流质饮食，术前2天无渣流质饮食，有肠梗阻者应禁食、补液。术前1天禁食，以减少并软化粪便。术前3天口服新霉素或甲硝唑，同时加服维生素K。术前

3 天,每晚口服缓泻药液状石蜡或硫酸镁 15 ～ 20g,术前 1 天晚及术日晨清洁灌肠。灌肠时宜选细肛管,轻柔插入,禁用高压灌肠,以免癌细胞扩散。如用甘露醇灌肠,肠道内会产生气体,手术禁用电刀,以免引起爆炸。

b．全肠道灌洗法和甘露醇口服肠道准备法。

③其他准备:术前 2 天每晚用 1 ∶ 5000 高锰酸钾溶液坐浴。女性患者术前 3 天每晚行阴道冲洗。术日晨留置胃管和尿管。

（2）术后护理

①休息活动护理:病情平稳后取半卧位,有利于腹腔引流。

②饮食护理:禁食水,胃肠减压,补充静脉营养。术后 2 ～ 3 天肛门排气或造口开放后,可拔除胃管,进流质饮食。术后 1 周进半流质饮食。术后 2 周可进普食,给予高蛋白、高热量、高维生素、低脂、易消化的少渣食物。

③病情观察:术后每 30 分钟测量生命体征,病情平稳后改为每小时 1 次。

④引流管护理:保持各种引流管通畅,避免受压、扭曲。留置尿管 1 ～ 2 周,每 4 ～ 6 小时或有尿意时开放,训练膀胱排尿功能。腹腔引流管留置 5 ～ 7 天,保持局部皮肤清洁干燥,定时更换敷料。

（3）结肠造口护理:为术后护理的重点。

①造口观察:注意有无肠黏膜颜色变暗、发黑和回缩等异常。

②保护局部皮肤:造口开放前,肠造口周围用凡士林纱条保护,术后 3 天拆除,及时更换渗湿的敷料,温水清洗并消毒造口周围皮肤,复方氧化锌软膏涂抹,防止浸渍糜烂。

③保护腹部切口:术后 2 ～ 3 天肠蠕动恢复后开放,取左侧卧位（造口侧卧位）,并用塑料薄膜隔开腹部切口与造口,防止流出的粪便污染腹部切口。

④保持大便通畅:恢复饮食后,应适当增加活动量。若发生便秘,用液状石蜡或肥皂水经结肠造口做低压灌肠,插入造口的肛管不超过 10cm,以防肠管损伤。

⑤正确使用人工肛门袋:更换前用中性皂液或 0.5% 氯己定溶液清洁造口周围皮肤（不可用乙醇）,再涂上氧化锌软膏。选择袋口合适的造口袋,造口袋内充满 1/3 排泄物时,应及时更换。人工造口袋不宜长期持续使用,粪便成形及养成定时排便的习惯后,可不佩戴人工肛门袋。

⑥并发症的预防

a．造口狭窄:1 周后造口处拆线愈合时,每天扩张造口 1 次。

b．切口感染:保持切口清洁干燥和引流管通畅,术后 4 ～ 7 天以 1 ∶ 5000 高锰酸钾温水坐浴,每天 2 次,并预防性应用抗生素。

c．吻合口瘘:注意观察,术后 7 ～ 10 天不可灌肠,一旦发生应禁食、胃肠减压,同时盆腔持续滴注、负压吸引,肠外营养支持。

（4）Dixon 术后护理:调整饮食,注意饮食卫生,进行肛门括约肌收缩训练,防止排便失禁。便后清洁肛门,涂氧化锌软膏保护肛周皮肤。

8．健康教育

（1）饮食指导:给予产气少、易消化、无刺激性的饮食,避免高脂肪和刺激性食物,避免过多粗纤维食物（如芹菜、韭菜）,多吃新鲜水果和蔬菜。

（2）活动指导:适度体育锻炼,术后 1 ～ 3 个月避免重体力劳动,尽量融入正常的生活、工作和社交活动中。

（3）造口自我护理指导:早期 2 ～ 3 个月,1 ～ 2 周扩张造口 1 次,坚持 3 个月,防止狭窄。每天定时结肠灌洗以训练有规律的肠蠕动。

（4）复查指导:每 3 ～ 6 个月定期门诊复查。行化疗、放疗者,定期检查血常规。

1. 腹部手术后肠胀气基本原因是
A. 肠内细菌代谢产生的气体过多
B. 血液内的气体弥散到肠腔内
C. 胃肠功能受抑制
D. 肠内容物代谢产生的气体
E. 经口吞咽下气体过多

2. 机体水分的吸收主要在
A. 右半结肠
B. 横结肠
C. 左半结肠
D. 空肠
E. 回肠

3. 急性化脓性阑尾炎最主要的病理改变是
A. 炎症局限于黏膜层
B. 炎症局限于黏膜下层
C. 炎症局限于浆膜层
D. 腹腔内有脓性液体
E. 阑尾腔内有积脓

4. 急性阑尾炎右下腹疼痛是由于
A. 内脏神经反射
B. 胃肠道功能紊乱
C. 炎症侵及阑尾黏膜下层
D. 炎症刺激右下腹壁层腹膜
E. 炎症侵及阑尾浆膜

5. 急性阑尾炎最主要的病因是
A. 阑尾管腔阻塞
B. 细菌侵入
C. 肠功能紊乱
D. 饮食后立即活动
E. 进食油腻食物

6. 引起阑尾腔堵塞的原因主要是
A. 粪石阻塞
B. 炎性狭窄
C. 食物残渣
D. 淋巴滤泡增生
E. 蛔虫

7. 急性阑尾炎行阑尾切除手术后，常见并发症应除外
A. 切口感染
B. 腹腔内出血
C. 麻痹性肠梗阻
D. 腹腔脓肿
E. 肾周围脓肿

8. 患者，男，21岁。餐后打球时突发脐周绞痛，面色苍白，大汗淋漓，腹部拒按，首先考虑的疾病是
A. 胃溃疡急性穿孔
B. 肠扭转
C. 肠套叠
D. 急性胰腺炎
E. 急性阑尾炎

9. 患者，男，35岁。大便次数增多2年，肛门部胀痛不适，伴腹胀腹痛，肛门停止排便排气2天，肛门指检距肛门4cm处，有一肿块，手指不能通过，该患者为
A. 直肠癌完全性肠梗阻
B. 直肠癌不完全性肠梗阻
C. 直肠息肉完全性肠梗阻
D. 直肠息肉不完全肠梗阻
E. 肠套叠

10. 急性阑尾炎最主要的临床症状是
A. 阵发性上腹疼痛
B. 持续性脐周疼痛
C. 阵发性脐周疼痛
D. 持续性右下腹疼痛
E. 转移性右下腹疼痛

答案：1. C。2. D。3. E。4. D。5. A。6. D。7. E。8. B。9. A。10. E

第二十一章 直肠肛管疾病

一、直肠肛管的解剖生理

1. **直肠** 位于盆腔的后部，上接乙状结肠，向下移行为肛管，长 10～14cm，是粪便暂存的部位。直肠内面有 3 个直肠横襞，其中，中间的横襞大而明显，距肛门 7cm，相当于直肠前壁腹膜返折的水平，是乙状结肠镜检查的标志（图 1-2）。

2. **肛管** 上界为直肠穿过盆膈的平面，下界为肛门，长约 4cm，被肛提肌和肛门括约肌包绕，有控制排便的作用。肛窦为开口向上的隐窝，底部有肛腺的开口，容易积存粪便，感染后可形成肛周脓肿或瘘。肛管内面有 6～8 条纵行的黏膜皱襞称肛柱。

齿状线以上为单层柱状上皮，血供来源于直肠上、下动脉，回流至肝门静脉，淋巴引流至肠系膜下淋巴结和髂内淋巴结，受内脏神经支配，无疼痛感；齿状线以下为复层扁平上皮，血供来源于肛门动脉，回流至下腔静脉，淋巴引流至腹股沟浅淋巴结，受躯体神经支配，痛觉敏锐。发生在齿状线以上的痔为内痔，以下的为外痔。

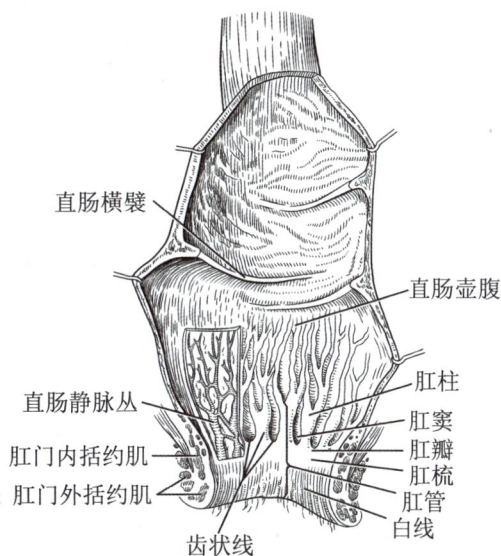

图1-2 直肠与肛管

直肠内层的环肌在直肠下端增厚而成为肛门内括约肌，受内脏神经支配，可协助排便，但无括约肛门的功能。肛门外括约肌为骨骼肌，位于肛管平滑肌之外，分为皮下部、浅部和深部，受意识支配，有较强的控制排便功能。由肛门外括约肌的浅部和深部、肛门内括约肌、直肠纵肌的下部和肛提肌共同组成的肛管直肠环，对肛管起着极重要的括约作用，若手术损伤将引起大便失禁。

在直肠与肛管周围有数个间隙，充满脂肪结缔组织，是感染的常见部位。常见的有骨盆直肠间隙、坐骨肛管间隙（坐骨直肠间隙）和肛门周围间隙。

二、常见直肠肛管疾病

（一）直肠肛管周围脓肿

直肠肛管周围脓肿是指直肠肛管周围软组织或其周围间隙内的急性化脓性感染，并形成脓肿。

1. **病因** 主要原因为肛腺感染，也可由肛周皮肤感染、损伤、肛裂、内痔、药物注射等引起。常见的致病菌有大肠埃希菌、金黄色葡萄球菌、链球菌和铜绿假单胞菌，偶有厌氧性细菌和结核杆菌，常是多种病原菌混合感染。

2. **病理** 肛腺形成脓肿后，可蔓延至直肠肛管周围间隙的疏松结缔组织，感染极易蔓延、扩散，形成不同部位的脓肿（图1-3）。

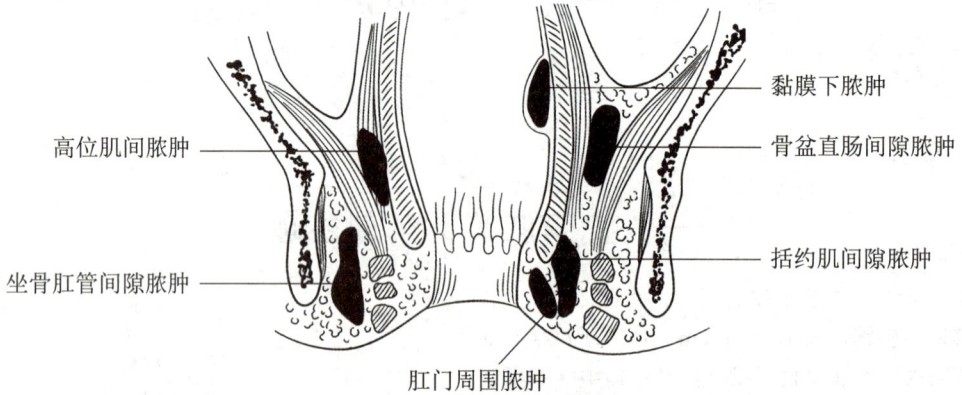

图1-3 直肠肛管周围脓肿

3. **临床表现** 由于脓肿形成部位不同，表现多样（表1-31）。

表1-31 直肠肛管周围脓肿鉴别

	肛门周围皮下脓肿	坐骨肛管间隙脓肿	骨盆直肠间隙脓肿
发 病	最常见	较常见	较少见
全身症状	不明显	较重，高热、头痛、乏力	严重，持续性高热、头痛
局部表现	肛周持续性跳痛，局部红肿，有压痛，脓肿形成可有波动感	脓肿大而深，持续性胀痛，排便、行走时加重，可扪及局部隆起，波动感	不明显，位置深，空间大，可触及隆起肿块，深压痛和波动感
伴随症状	无	里急后重，排尿困难	直肠坠胀感，便意不尽，排尿困难

4. **诊断与治疗要点** 直肠指检对直肠肛管周围脓肿有重要意义。局部穿刺抽出脓液即可确诊。发病早期给予抗生素控制感染，局部理疗，热水坐浴，口服缓泻药或液状石蜡促进排便。脓肿形成后尽早切开引流。

（二）肛 瘘

肛瘘是指直肠远端或肛管与肛周皮肤间形成的肉芽肿性管道。

1. **病因** 主要的病因是直肠肛管周围脓肿；少数因结核、外伤感染等引起。

2. **病理** 肛瘘由内口、外口及瘘管3部分组成。

（1）按瘘管位置高低，可分为低位肛瘘（位于外括约肌深部以下）和高位肛瘘（位于外括约肌深部以上）。

（2）根据瘘口与瘘管的数目，可分为单纯性肛瘘（只存在单一瘘管）和复杂性肛瘘（存在多个瘘口和瘘管）。

3. 临床表现

（1）症状：肛门周围外口流出少量脓性、血性或黏液性分泌物，肛门周围皮肤潮湿、瘙痒、湿疹，常自觉有粪便及气体排出。急性感染或瘘管中有脓肿形成时，出现明显疼痛，伴发热等全身症状。脓肿破溃或切开引流后症状缓解。脓肿反复形成是肛瘘的特点。

（2）体征：肛周皮肤可见单个或多个外口。挤压时外口可有少量脓液或脓血性分泌物排出。

4. 治疗要点　肛瘘极少自愈，必须及时治疗，可采用堵塞法和手术治疗。

（三）肛裂

肛裂是指齿状线以下的肛管皮肤裂伤后所形成的小溃疡。

1. 病因、病理　直接原因多为长期便秘、粪便干结引起排便时机械性损伤。慢性裂口上端的肛瓣和肛乳头水肿，形成肥大乳头；下端皮肤水肿，静脉、淋巴回流受阻，形成突出的袋状皮垂，称为前哨痔。肛裂、肛乳头肥大和前哨痔合称肛裂三联症。

2. 临床表现　好发于青中年人，以肛管后正中线的肛裂最多见。

（1）症状：常有长期便秘史，典型表现是疼痛、便秘、出血。

①疼痛：典型的周期性剧烈疼痛，有两次高峰。排便时疼痛多因干硬粪便刺激裂口内神经末梢；排便后疼痛由肛门括约肌反射性痉挛所致。

②便秘：由于惧怕疼痛不敢排便，导致便秘，便秘又加重肛裂，形成恶性循环。

③出血：表现为排便时粪便表面、手纸上少量鲜血，或排便过程中滴出鲜血。

（2）体征：肛门检查常有肛管后正中线溃疡裂隙，肛裂患者严禁直肠指检或直肠镜检查。

3. 治疗要点

（1）非手术治疗：一般采取非手术治疗。保持大便通畅，必要时口服缓泻药，排便后坐浴。局部麻醉后，扩肛以解除括约肌痉挛，促进溃疡愈合。

（2）手术治疗：非手术治疗无效、经久不愈且症状较重的陈旧性肛裂可采取肛裂切除术和肛管内括约肌切断术。

（四）痔

痔是肛垫的支持结构病理性肥大和移位，直肠下端黏膜下和（或）肛管皮肤下的静脉丛淤血、扩张和纤曲所形成的局部团块，是最常见的直肠肛管疾病。

1. 病因与发病机制　肛垫下移学说和静脉曲张学说。

2. 病理　按痔所在部位分为内痔、外痔和混合痔 3 种。

3. 临床表现

（1）内痔：最常见，位于齿状线以上，表面覆盖直肠黏膜，好发于截石位 3 点、7 点、11 点位置（图1-4）。主要表现为无痛性、间歇性便后出鲜血和痔块脱出。按病情轻重可分为 4 度（表1-32）。

（2）外痔：位于齿状线下方，表面覆盖肛管皮肤。

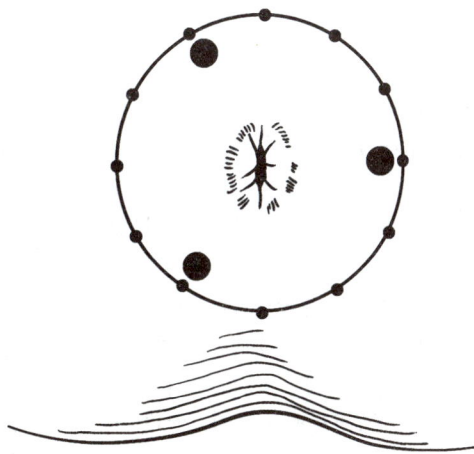

图1-4　内痔

主要表现为肛门不适、潮湿，有时伴局部瘙痒。若发生血栓形成及皮下血肿则有剧痛，肛周可见暗紫色椭圆形肿物，触痛明显，排便、咳嗽时疼痛加剧。

（3）混合痔：由内痔静脉丛和相应部位的外痔静脉丛相互融合而形成，位于齿状线上下，内痔和外痔的症状可同时存在。

表1-32　内痔分度及其临床特点

分　度	临床特点
Ⅰ度	排便时无痛性出血，便后出血可自行停止，无痔脱出
Ⅱ度	便血加重，严重时呈喷射状，排便时有痔脱出，便后可自行回纳
Ⅲ度	偶有便血，排便、久站、咳嗽、劳累、负重时痔脱出不能自行回纳，需用手托回
Ⅳ度	偶有便血，痔块长期脱出于肛门外或回纳后又即脱出

4．**治疗要点**　治疗原则以非手术治疗为主，无症状的痔无须治疗，有症状的痔治疗重点在于减轻或消除症状，而非根治。

（1）非手术治疗：分为一般治疗、注射疗法和胶圈套扎疗法。

（2）手术治疗：适用于保守治疗无效、出血严重、痔核脱出严重者。常见的手术方式有痔单纯切除术、吻合器痔上黏膜环行切除术、血栓性外痔剥离术。

（五）直肠肛管疾病的护理

1．护理评估

（1）术前评估：饮食习惯，有无腹内压增高因素，局部皮肤情况，排便情况等。主要内容是肛门直肠检查。可取膝胸卧位、左侧卧位、截石位和蹲位。

（2）术后评估：康复情况、术后不适和并发症的观察。

2．护理措施

（1）术前护理

①多摄入富含粗纤维的新鲜蔬菜、水果，多饮水，少吃辛辣刺激性食物，避免饮酒。

②养成定时排便的习惯，适当增加运动量，促进肠蠕动，必要时使用缓泻药。

③便后热水坐浴，可清洁肛门，改善局部血液循环，促进炎症吸收，并缓解括约肌痉挛、减轻疼痛。选择适宜的盆具并事先消毒，水温以43～46℃为宜，每天2～3次，每次持续20～30分钟，自觉头晕不适立即停止坐浴。必要时可用1：5000高锰酸钾溶液或0.1%苯扎溴铵溶液坐浴。

④术前3天少渣饮食，手术前1天流质饮食，术日晨禁食。

⑤术前备皮，保持肛门皮肤清洁。术前排空大便，必要时灌肠。贫血患者输血。

（2）术后护理

①休息活动护理：24小时内卧床，可在床上适当活动四肢、翻身。取侧卧位或平卧位，臀部垫气圈，以防伤口受压。24小时后可适当下床活动，避免久站或久坐。

②饮食护理：术后一般不严格限制饮食，术后1～2天以无渣或少渣流食、半流食为主，以减少肠蠕动、粪便形成和排便，促进切口愈合。术后3天应多饮水、多吃水果及适量粗纤维食物，戒烟酒，避免辛辣刺激性食物。

③病情观察：严密监测生命体征，注意有无敷料渗血、渗液，警惕内出血发生。

④疼痛护理：肛周神经末梢丰富，大多患者疼痛剧烈，术后1～2天遵医嘱应用镇痛药，必要时去除多余敷料。

⑤排便护理：术后 2～3 天内通过饮食管理尽量避免排便，也可于术后 48 小时内口服阿片酊，减少肠蠕动，以促进伤口愈合。3 天后无排便者，可口服缓泻药通便，保持大便通畅。但术后 7～10 天禁止灌肠。

⑥坐浴与换药：术后注意保持肛门局部清洁，先排便，排便后坐浴，清洁会阴部，最后换药，促进伤口愈合。坐浴可使用 1∶5000 高锰酸钾溶液。

⑦预防并发症

a．尿潴留：术后 8 小时仍未排尿，可行诱导排尿、针刺等促进排尿，必要时导尿。

b．肛门狭窄：密切观察有无排便困难、大便变细，术后 5～10 天可用食指扩肛，每天 1 次。

c．肛门失禁：手术中如切断肛管直肠环，可引起肛门失禁，表现为粪便自行外溢。处理原则为保持肛周皮肤清洁、干燥，涂抹氧化锌软膏，勤换内裤。轻度失禁者于术后 3 天开始做肛门收缩舒张运动；严重失禁者行肛门成形术。

d．伤口渗血或出血。

1．齿状线以下肛管的解剖生理特点
A．覆盖黏膜　　　　　B．痛觉敏感　　　　　C．血液回流入门静脉
D．由自主神经支配　　E．由直肠上、下动脉供血

2．有关肛管齿状线解剖意义的描述，错误的是
A．齿状线以上的管腔是黏膜，以下是皮肤
B．齿状线以上发生的痔是内痔，以下发生的痔是外痔
C．齿状线以上的组织由直肠上、下动脉供血，以下由肛管动脉供血
D．齿状线以上静脉血回流入上腔静脉，齿状线以下静脉血回流入下腔静脉
E．齿状线以上由自主神经支配，以下由阴部内神经支配

3．直肠肛管周围脓肿的主要感染途径是
A．肛腺感染扩散　　　B．肠黏膜感染扩散　　C．淋巴网感染扩散
D．远隔感染血行播散　E．肛周皮肤直接感染

4．直肠指诊时，患者不宜采用的体位是
A．俯卧位　　　　　　B．左侧卧位　　　　　C．膝胸位
D．膀胱截石位　　　　E．蹲位

5．有关直肠肛管疾病健康指导，错误的是
A．多饮水，适量粗纤维食物　B．保持大便通畅　　C．保持肛门清洁
D．有伤口禁止坐浴　　　　　E．坚持适量的体育活动

6．有关术后肛门坐浴，错误的是
A．盆具需消毒　　　　　　　B．0.02% 高锰酸钾溶液浸泡
C．水温 43～46℃　　　　　　D．时间 1 小时
E．2～3 次 / 天，便后应追加 1 次

7．肛周伤口反复出现少量溢液，应考虑为
A．肛裂　　　　　　　B．肛周脓肿　　　　　C．内痔
D．外痔　　　　　　　E．肛瘘

8. 肛周脓肿的主要治疗方法是

A. 高锰酸钾坐浴　　　　　　　B. 应用抗生素　　　　C. 局部理疗

D. 切开引流　　　　　　　　　E. 药物外敷

9. 直肠周围脓肿早期，治疗措施是

A. 应用抗生素　　　　　　　　B. 高锰酸钾液坐浴　　C. 切开引流

D. 药物外敷　　　　　　　　　E. 理疗

10. 骨盆直肠间隙脓肿的特点，正确的是

A. 肛周红肿热痛明显　　　　　B. 属于慢性化脓性感染　C. 全身感染中毒症状明显

D. 病变发展可形成低位肛瘘　　E. 是最常见直肠肛管周围脓肿

答案：1．B。2．D。3．A。4．A。5．D。6．D。7．E。8．D。9．C。10．C。

第二十二章　门静脉高压症

门静脉高压症是指门静脉的血流受阻、血液淤滞，引起门静脉系统压力增高，继而造成脾大、脾功能亢进，食管 - 胃底静脉曲张及破裂出血、腹水等一系列临床表现的疾病。门静脉高压症时，压力大都增至 25 ～ 50cmH$_2$O。

1. **解剖生理**　门静脉压力的正常值范围为 13 ～ 24cmH$_2$O。门静脉系与腔静脉系之间有 4 个主要交通支：胃底 - 食管下段交通支，直肠下端 - 肛管交通支，前腹壁交通支（附脐静脉）和腹膜后交通支，其中胃底 - 食管下段交通支是最重要的交通支。

2. **病因**　在我国，以肝炎后肝硬化导致的肝内型门静脉高压症最常见。肝外门静脉血栓形成、门静脉先天性畸形、上腹部肿瘤压迫、血吸虫、缩窄性心包炎及严重右心衰竭等也可引起门静脉高压症。

3. **病理生理**　门静脉系统无瓣膜，肝硬化后假小叶形成，肝窦变窄或闭塞，门静脉回流受阻，导致门静脉压力增高。血吸虫性肝硬化引起门静脉阻塞的部位在窦前，窦前阻塞继续发展，引起干细胞营养不良和肝小叶萎缩。典型的病理变化包括 3 方面，有脾大、脾功能亢进，静脉交通支扩张和腹水。充血性脾大最先出现，脾组织增生，继发不同程度的脾功能亢进。门静脉回流受阻后，门静脉压力增加，交通支逐渐扩张，其中，胃冠状静脉 - 胃短静脉通过食管静脉丛与奇静脉、半奇静脉相吻合，血液流入上腔静脉，形成胃底 - 食管下段静脉曲张，其破裂出血是引起上消化道大出血的主要原因之一。

4. **临床表现**

（1）脾大、脾功能亢进：早期即有脾充血、肿大，质软、活动度好。晚期脾内纤维组织和脾组织再生，脾脏变硬、活动度差。常伴有脾功能亢进。

（2）呕血、黑便：胃底 - 食管下段静脉破裂出血是门静脉高压症最严重的并发症。发生急性大出血时，患者呕吐鲜红色血液，排出柏油样黑便。因肝功能受损导致凝血障碍，而脾功能亢进又可造成血小板减少，故患者出血不易自行停止，易诱发肝性脑病、严重休克。

（3）腹水：是肝功能严重损害的表现，常有腹胀、食欲减退、移动性浊音。

（4）其他：黄疸、下肢水肿、蜘蛛痣、肝掌、男性乳房发育、睾丸萎缩等。

5. **辅助检查**

（1）血常规检查：脾功能亢进时，"三系"血细胞减少，白细胞计数＜ 3×10^9/L、血小板＜（70 ～ 80）×10^9/L。

（2）肝功能检查：白蛋白降低，球蛋白增高，白 / 球蛋白比例倒置。凝血酶原时间延长。

（3）食管吞钡 X 线检查：钡剂充盈时，食管轮廓呈虫蚀状改变；排空时，曲张静脉呈蚯蚓样或串珠状负影。

（4）其他：肝脏 B 超、CT 检查，腹腔动脉造影，纤维镜检查。

6. **治疗要点**　主要目的为防治胃底 - 食管下段静脉破裂出血。

（1）非手术治疗：补充足够血容量，输新鲜血。药物止血首选生长抑素，能选择性地减少内脏血流量，降低门静脉压，且副作用较少。还可通过内镜注射硬化剂和套扎等方法止血。使用三腔二囊管压迫止血。

（2）手术治疗：无黄疸和明显腹水者发生大出血,经非手术治疗24～48小时无效者,应采用手术治疗。

①门体分流术：将肝门静脉系和腔静脉系的主要血管进行手术吻合,使肝门静脉血转流入腔静脉,降低门静脉压力,防止出血,但术后肠道吸收的氨部分或全部不通过肝解毒,直接影响大脑的能量代谢,故肝性脑病发生率高,易引起肝衰竭。

②断流手术：切除脾,同时阻断门奇静脉间的反常血流,以达到止血目的。脾切除加贲门周围血管离断术最有效,既离断食管胃底的静脉侧支,又保留门静脉的入肝血流。

③单纯脾切除术：适用于严重脾大、合并明显脾功能亢进者,常见于血吸虫晚期。

④肝移植：是治疗门静脉高压症最彻底的手术方法。

7. 护理措施

（1）术前保肝治疗期的护理

①休息活动护理：充分休息,尽量取平卧位,避免劳累。急性大出血者绝对卧床休息,头偏向一侧。

②饮食护理：给予高热量、适量蛋白、高维生素、低脂饮食,严重肝功能损害者应限制蛋白质摄入量,补充支链氨基酸。明显腹水者限制液体和钠的摄入,少食含钠高的食物。禁食坚硬、粗糙的食物,以免胃底 - 食管下段静脉破裂出血。

③消化道的准备：术前2～3天口服肠道抗菌药,预防术后肝性脑病；术前1天晚用酸性溶液清洁灌肠,避免手术后肠胀气压迫血管吻合口,但禁用肥皂水等碱性溶液灌肠。术前一般不放置胃管,若必须放置则选择细、软胃管,插入动作应轻柔。

④贫血及凝血障碍者遵医嘱输血、肌内注射维生素K。严重肝胆疾病患者术前1周应用维生素K。适当使用肌苷、辅酶A等保肝药物,避免应用有肝脏毒性作用的药物。

⑤脾 - 肾静脉分流术前应检查肾功能是否正常。

（2）术后护理

①休息活动护理：断流术和脾切除术术后生命体征平稳即可取半卧位。分流术后48小时内,需制动平卧或低坡半卧位（＜15°）,2～3天后改半卧位。不宜早期下床活动,一般术后需卧床1周,防止血管吻合口破裂出血。保持大小便通畅。

②饮食护理：术后早期禁食,24～48小时肠蠕动恢复后,提供流质饮食,逐渐过渡到半流食及软食。分流术后易诱发肝性脑病,应限制蛋白质和肉类的摄入。

③病情观察：术后严密观察并记录生命体征、神志、面色、尿量、引流情况等,注意有无伤口或消化道出血征象。分流术后定时检测肝功能和血氨浓度,及时发现肝性脑病。脾切除术后2周内每天或隔天监测血小板计数。若血小板＞$600×10^9$/L 时,立即通知医生并遵医嘱应用肝素抗凝,以防静脉血栓形成。注意观察用药前后凝血时间的变化。

8. 健康教育

（1）休息指导：注意充分休息,避免过度劳累。一旦发生头晕、心悸等症状应立即卧床休息。

（2）饮食指导：给予高热量、高维生素的无渣软食,禁用坚硬、粗糙、带刺、油炸及刺激性强的食物,饮食不宜过热,禁烟、酒,以免诱发大出血。

（3）避免引起腹内压增高的因素,如咳嗽、打喷嚏、便秘、提举重物等,以防曲张静脉破裂出血。

---

1. 门静脉高压症的常见原因是

A. 门静脉血栓形成   B. 门静脉主干畸形   C. 肿瘤压迫门静脉

D. 门静脉炎   E. 肝硬化

2. 肝门静脉压力增高时，病理变化最早出现的是

A. 腹水　　　　　　　　　　　　　B. 充血性脾大　　　　　C. 上消化道出血

D. 食管胃底静脉曲张　　　　　　　E. 腹壁静脉怒张

3. 门静脉高压患者最早出现的病理变化是

A. 脾肿大　　　　　　　　　　　　B. 腹水　　　　　　　　　C. 食管胃底静脉曲张

D. 腹壁静脉曲张　　　　　　　　　E. 直肠上下静脉曲张

4. 门静脉回流的血液，占肝脏全部血液供应的百分率是

A. 30%～45%　　　　　　　　　　B. 45%～55%　　　　　　C. 55%～60%

D. 65%～70%　　　　　　　　　　E. 70%～75%

5. 门静脉高压症的发病原因<u>不包括</u>

A. 布加综合征　　　　　　　　　　B. 肝炎后肝硬化　　　　　C. 肝外门静脉栓塞

D. 门静脉主干先天畸形　　　　　　E. 肝良性肿瘤

6. 门静脉高压症患者出现呕血、黑便，其破裂的门静脉分支是

A. 前腹壁交通支　　　　　　　　　B. 直肠下端、肛管交通支

C. 胃底、食管下段交通支　　　　　D. 肠系膜上与下腔静脉交通支

E. 肠系膜下与下腔静脉交通支

7. 门静脉高压形成后的病理变化，<u>错误</u>的是

A. 脾肿大　　　　　　　　　　　　B. 脾功能亢进　　　　　　C. 交通支扩张

D. 腹水　　　　　　　　　　　　　E. 胃黏膜萎缩

8. 门静脉压力的正常值范围为

A. 11～22cmH$_2$O　　　　　　　　B. 12～23cmH$_2$O　　　　C. 13～24cmH$_2$O

D. 14～25cmH$_2$O　　　　　　　　E. 15～26cmH$_2$O

9. 肝硬化门脉高压症患者门静脉与腔静脉交通支扩张，最主要的是

A. 腹膜后交通支　　　　　　　　　B. 前腹壁交通支　　　　　C. 直肠下端、肛管交通支

D. 胃底、食管下段交通支　　　　　E. 直肠上静脉交通支

10. 患者，男，65岁。因门脉高压入院，准备近期手术，对患者护理<u>错误</u>的是

A. 避免进食粗糙刺激的食物　　　　B. 食物的温度宜低　　　　C. 口服药物应研碎冲服

D. 术前常规插胃管　　　　　　　　E. 避免剧烈咳嗽

答案：1. E。2. B。3. A。4. E。5. E。6. C。7. E。8. C。9. D。10. D。

第二十三章　肝脏疾病

一、解剖生理概要

1. 解剖　肝是人体最大的实质性脏器，成人肝重约 1200～1500g，肝的血供 25%～30% 来自肝动脉，70%～75% 来自门静脉。肝脏位于右上腹，隐藏在右侧膈下和肋骨深面，大部分为肋弓所覆盖。肝上界在右侧锁骨中线第 5 肋间，相当于叩诊的相对浊音界。肝下界与右肋弓一致，如在肋弓以下触及肝脏，则多为病理性肝肿大。幼儿的肝下缘位置较低，可在肋弓下触及。肝的显微结构为肝小叶，系肝结构和功能的基本单位。

2. 生理

（1）糖、脂肪、蛋白质、维生素的物质代谢均需要肝脏参与。

（2）肝脏每天分泌 600～1000ml 胆汁，是一种重要的消化液，其中的胆盐和胆固醇可作为乳化剂，促使脂肪裂解，有助于脂肪类食物及脂溶性维生素的消化和吸收，但胆汁中不含消化酶。

（3）肝脏是人体主要的解毒器官，外来的毒素、细菌、血氨及化学药物均需肝脏分解后排出；雌激素、抗利尿激素等多种激素可经肝脏灭活。

（4）肝脏是白蛋白及部分凝血因子合成的唯一场所，也是多种维生素贮存和代谢的主要场所。

二、原发性肝癌

1. 病因　肝癌是发生于肝细胞与肝内胆管上皮细胞的癌。

（1）病毒性肝炎：在我国，肝癌最常见的病因是乙型肝炎及其导致的肝硬化。

（2）其他：黄曲霉毒素、亚硝胺类化合物、饮酒、饮水污染、遗传因素、毒物、寄生虫等。

2. 病理　按大体病理类型可分为结节型、巨块型和弥漫型 3 类，以结节型多见。病理学和内科学教材将单个结节或相邻两个结节之和直径＜3cm 者称为早期肝癌（小肝癌）；外科学教材将直径≤2cm 者划分为微小肝癌，2cm＜直径≤5cm 为小肝癌，5cm＜直径≤10cm 为大肝癌，直径＞10cm 为巨大肝癌。肝癌按组织学分型可分为肝细胞癌、胆管细胞癌和混合型肝癌 3 类，以肝细胞癌为主。原发性肝癌常先有肝内转移，再出现肝外转移。经门静脉系统的肝内转移是最常见的途径。肝外血行转移常见于肺，其次为骨、脑等。淋巴转移较少见，可达到肝门淋巴结，其次为胰周、腹膜后、主动脉旁及锁骨上淋巴结。中晚期可直接浸润邻近脏器或腹腔种植转移。

3. 临床表现　早期缺乏典型表现，中晚期可有局部和全身症状。

（1）症状

①肝区疼痛：是最常见和最主要的症状，也是半数以上患者的首发症状，多为持续性胀痛、钝痛或刺痛，夜间或劳累后加重。癌肿坏死、破裂可致腹腔内出血，表现为突发右上腹剧痛，有腹膜刺激征等急腹症表现。

②全身与消化道症状：无特异性，表现为消瘦、乏力、低热、食欲缺乏、腹胀等，晚期还可出现贫血、黄疸、腹水及恶病质等表现。

（2）体征

①肝大和肿块：为中、晚期肝癌最主要的体征。肝进行性肿大，质地坚硬，边缘不规则，表面凹凸不平，有明显结节，可伴有压痛。

②黄疸和腹水：晚期出现。

（3）并发症

①肝性脑病：为肝癌终末期最严重的并发症，约 1/3 的患者因此死亡。

②上消化道出血：约占肝癌死亡原因的 15%。多因食管 - 胃底静脉曲张破裂出血所致。

③肝癌结节破裂出血：约 10% 的患者因此致死。

④继发感染。

4. 辅助检查

（1）甲胎蛋白（AFP）：是诊断肝癌的特异性指标，是肝癌的定性检查，有助于诊断早期肝癌，广泛用于普查、诊断、判断治疗效果及预测复发。

（2）B 超检查：是肝癌筛查和早期定位的首选检查。

（3）CT 和 MRI：具有较高的分辨率，可提高直径 < 1.0cm 小肝癌的检出率。

（4）选择性肝动脉造影：是创伤性检查，必要时才采用。

（5）肝穿刺或组织检查：细针穿刺行组织学检查是确诊肝癌最可靠的方法。

5. 治疗要点　早期诊断，早期采用以手术切除为主的综合治疗，是提高肝癌长期治疗效果的关键。

（1）手术治疗：以手术切除为首选，是目前根治原发性肝癌的最有效方法。

（2）肿瘤消融：具有微创、安全、简便和易于多次施行的特点。适合于瘤体较小而又无法或不宜手术切除者，特别是肝切除术后早期肿瘤复发者。

（3）肝动脉化疗栓塞（TACE）：是肝癌非手术疗法中的首选方法。

（4）其他治疗：包括放射治疗、分子靶向治疗、生物治疗、中医中药治疗等。

6. 护理措施

（1）疼痛护理：观察疼痛特点，帮助患者减轻疼痛，必要时应用镇痛药物。

（2）肝动脉栓塞化疗患者护理

①术前护理：行各种术前检查及碘过敏试验。术前 1 天给予易消化饮食，术前 6 小时禁食、禁水。术前半小时可遵医嘱给予镇静药并测量血压。

②导管护理：妥善固定、严格遵守无菌原则，每次注药前消毒导管，注药后无菌纱布包扎，防止逆行感染；注药后为防导管阻塞用肝素稀释液 2 ～ 3ml（25U/ml）冲洗导管。

③术后护理：取平卧位，术后 24 ～ 48 小时卧床休息。穿刺部位压迫止血 15 分钟再加压包扎，沙袋压迫 6 ～ 8 小时，保持穿刺侧肢体伸直 24 小时，并观察穿刺部位和肢体远端皮肤情况。禁食 2 ～ 3 天，从流质饮食开始，少量多餐。肝动脉栓塞化学治疗后多数患者可出现发热、肝区疼痛、恶心、呕吐、心悸、白细胞计数下降等临床表现及上消化道出血和胆囊坏死等并发症。当白细胞计数低于 $4×10^9/L$ 时，应暂停化学治疗并应用升白细胞药物；治疗后嘱患者大量饮水，以减轻肾脏毒副作用，注意观察排尿情况。

（3）手术前护理：密切观察病情变化，给予高蛋白、高热量、高维生素、易消化饮食，少量多餐。合并肝硬化有肝损害者，适当限制蛋白质摄入。术前 3 天给予维生素 K_1 肌内注射，改善凝血功能，预防术中、术后出血。术前 2 天使用抗生素，预防感染。术前 3 天行必要的肠道准备。做好常规术前准备。

（4）手术后护理

①休息活动护理：病情平稳后宜取半卧位。术后 24 小时内卧床休息，不宜过早下床活动。避免剧烈咳嗽和打喷嚏，以减少出血。

②饮食护理：术后禁饮食，胃肠减压，静脉输入葡萄糖溶液，防止低血糖。术后 24 ～ 48 小时肠蠕动恢复后开始进流质饮食，逐步过渡到高蛋白、高热量、高维生素的正常饮食。

③预防感染：保持腹腔引流通畅是预防感染的重要措施，同时常规应用抗生素。

④引流管护理：应妥善固定，保持各种引流管通畅，观察并记录引流液的量、颜色和性状。肝叶切除术后肝周的引流管一般放置 3 ～ 5 天，渗液明显减少时应及时去除引流管。

⑤预防并发症：术后 48 小时专人护理，动态观察患者生命体征。

a．出血：是肝切除术后最常见且最严重的并发症。术后当天可引流出鲜红血性液体 100 ～ 300ml。若血性液体增多，应警惕腹腔内出血，必要时做好再次手术止血的准备。

b．胆汁渗漏：若出现腹痛、发热和腹膜刺激征，切口有胆汁渗出或引流液含胆汁，则高度怀疑胆汁渗漏，应立即调整引流管，保持引流通畅，无效时尽早手术。

c．膈下积液及脓肿：膈下积液及脓肿多发生于术后 1 周，表现为体温下降后再升高，或术后持续发热，应行穿刺抽脓或置管引流，取半卧位，加强营养支持和抗感染。

三、肝脓肿

（一）细菌性肝脓肿

细菌性肝脓肿是指由细菌侵入肝脏而形成的肝内化脓性感染疾病。

1．病因

（1）入侵途径：胆道是最主要的入侵途径，胆道蛔虫病、胆管结石等并发化脓性胆管炎时，细菌沿胆管上行。其他途径还有肝动脉、门静脉、淋巴系统、肝外伤、隐匿性感染等。

（2）致病菌：胆管源性或门静脉播散者以大肠埃希菌最常见；肝动脉播散或隐源性感染者，以金黄色葡萄球菌最常见。

2．临床表现
主要表现为寒战、高热、肝区疼痛和肝大。细菌性肝脓肿和阿米巴肝脓肿鉴别见表 1-33。

表1-33　细菌性肝脓肿和阿米巴脓肿的鉴别

	细菌性肝脓肿	阿米巴肝脓肿
病　理	单个或多个小脓肿，可融合	一般为单个大脓肿，多位于肝右叶顶部
起　病	急骤	缓慢
症　状	寒战、高热最常见、肝区疼痛、伴恶心、呕吐、乏力、食欲缺乏等全身症状	体温逐渐升高，以弛张热多见
体　征	肝区压痛和肝大，肝大常不显著	肝大显著，可有局限性隆起
脓　液	多为黄白色脓液，涂片和培养有细菌	呈巧克力色，无臭、可找到阿米巴滋养体
血液检查	白细胞计数、中性粒细胞增高	嗜酸性粒细胞可增加
诊断性治疗	抗生素治疗有效	抗阿米巴治疗有效
并发症	膈下脓肿、脓胸、支气管胆瘘、心包积脓、急性腹膜炎、上消化道出血	

3．辅助检查

（1）实验室检查：白细胞计数、中性粒细胞增高，有明显核左移。血清转氨酶升高。

（2）影像学检查：B 超检查可明确肝脓肿的部位和大小，是首选的检查方法。X 线检查显示肝影增大，右叶脓肿可见右膈肌升高，局限性隆起及运动受限。必要时行 CT 检查。

（3）诊断性肝穿刺：在 B 超定位下或肝区压痛最剧烈处穿刺，抽出脓液即可确诊，并可行脓液细菌培养。

4. 治疗要点　细菌性肝脓肿是一种严重的疾病，必须早期诊断，早期治疗。

（1）全身支持疗法：加强营养支持，纠正水和电解质及酸碱平衡失调，补充足够的维生素，必要时反复多次少量输血或输注白蛋白。

（2）抗菌药物治疗：大剂量、联合应用抗菌药物。未确定病原菌前，首选青霉素、氨苄西林加氨基糖苷类抗生素或头孢菌素类、甲硝唑等药物。

（3）经皮肝穿刺脓肿置管引流术：适用于单个较大的脓肿。

（4）手术治疗：经腹腔切开引流，也可行肝叶切除术。

5. 护理措施

（1）饮食护理：给予高蛋白、高热量、高维生素和高纤维素饮食，多饮水。

（2）病情观察：密切观察生命体征及胸、腹部情况，有无脓肿破溃导致的严重并发症。

（3）高热护理：体温＞ 39.5℃，给予物理降温，可用 4℃生理盐水灌肠，必要时遵医嘱药物降温。

（4）引流管护理：采取半卧位，妥善固定引流管，保持引流通畅。每天用生理盐水或含甲硝唑盐水多次或持续冲洗脓腔，注意观察脓腔引流液的性质和量。脓液引流量少于 10ml/d 时，可逐步拔除引流管。

（二）阿米巴肝脓肿

阿米巴肝脓肿由溶组织内阿米巴通过门静脉到达肝脏，引起细胞坏死，从而形成脓肿，其主要继发于肠道阿米巴病，也可在没有阿米巴痢疾的患者中发生。

1. 病因　肠壁的溶组织内阿米巴滋养体经门静脉、淋巴管或直接蔓延侵入肝内。少数存活并繁殖，在肝门静脉内引起栓塞，使肝组织坏死形成脓肿。

2. 治疗要点

（1）一般治疗：卧床休息，给予易消化饮食。

（2）药物治疗：首选甲硝唑。可做肝穿刺引流，合并细菌感染者，脓液抽出后可注入抗生素。

（3）手术治疗：经内科治疗无效者，采取手术治疗。

3. 护理措施　同细菌性肝脓肿。

---

1. 关于肝脏的解剖特点，描述**错误**的是

A. 肝脏是人体内最大的实质性脏器

B. 右肝的下缘可在剑突下扪到

C. 肝是享受双重血液供应的器官

D. 门静脉主干由肠系膜上、下静脉和脾静脉汇合而成

E. 门静脉的血供占肝总血流量的 70% ～ 75%

2. 肝脏最基本的结构单位是

A. 肝细胞索　　　　　　　　B. 肝叶　　　　　　　　C. 肝小叶

D. 肝窦　　　　　　　　　　E. 肝段

3. 患者，男，39岁。慢性乙型病毒性肝炎病史5年，近半个月来感肝区疼痛，食欲缺乏，来医院就诊。查体：肋下二横指可触及肝下缘，有压痛，疑为原发性肝癌。对诊断最有意义的检查是

A. 胆碱酯酶   B. 甲胎蛋白   C. γ-球蛋白

D. 血清淀粉酶   E. 乳酸脱氢酶

4. 怀疑肝脓肿的患者，首选的检查是

A. 腹部透视   B. 肝区超声波检查

C. 内窥镜下胆道逆行造影检查   D. 肝动脉插管

E. 诊断性肝脏试验穿刺

5. 患者，男，44岁。右上腹不适5年，入院后诊断为阿米巴肝脓肿，其穿刺脓液是

A. 棕褐色   B. 白色   C. 黄白色

D. 米黄色   E. 砖红色

6. 原发性支气管肺癌组织大多起源于

A. 肺毛细淋巴管   B. 肺间质   C. 肺小血管上皮

D. 支气管黏膜上皮   E. 支气管软骨

7. 肝癌早期的疼痛性质是

A. 阵发性疼痛   B. 持续性剧痛   C. 持续性疼痛阵发性加剧

D. 持续性隐痛   E. 搏动性疼痛

8. 患者，男，25岁。右上腹疼痛不适，无畏寒、发热、黄疸，AFP阳性，诊断为肝癌，此患者首选的治疗方法是

A. 手术切除   B. 化疗   C. 放疗

D. 免疫治疗   E. 肝移植

9. 诊断中央型肺癌病理类型的检查方法是

A. 痰脱落细胞检查   B. 纤维支气管镜检查   C. 胸部CT检查

D. 胸部X线检查   E. 核磁共振

10. 原发性肝癌的预防，最重要的措施是

A. 保持心情舒畅   B. 不吃腌制食品

C. 防治病毒性肝炎、肝硬化   D. 戒烟、忌酒

E. 控制饮食，加强运动

答案：1. B。2. C。3. B。4. B。5. A。6. D。7. D。8. A。9. B。10. C。

第二十四章　胆道疾病

一、解剖生理概要

1. 解剖

（1）胆囊：呈梨形，位于肝下的胆囊窝内，分底、体、颈、管 4 部分。胆囊底的体表投影在右腹直肌外缘或右锁骨中线与右肋弓的交点处。胆囊结石或炎症时，该处可有压痛。

（2）肝管与肝总管：胆道系统从毛细肝管开始，逐渐汇集为小叶间肝管和左、右肝管，出肝门合成为肝总管。肝总管下行，与胆囊管以锐角结合成为胆总管。肝总管、胆囊管与肝下缘构成的三角形区域称胆囊三角（Calot 三角），内有胆囊动脉通过，是寻找胆囊动脉的标志，也是手术中易发生误伤的危险区。

（3）胆总管：胆总管在十二指肠降部中段的十二指肠后内侧壁与胰管汇合成膨大的共同管道，称 Vater 壶腹或肝胰壶腹，开口于十二指肠乳头。在肝胰壶腹周围有 Oddi 括约肌包绕，Oddi 括约肌具有调节胆囊充盈，控制胆汁、胰液流入十二指肠、阻止十二指肠液反流的功能，也是胰腺和胆道疾病相互关联的解剖学基础（图 1-5）。

2. 生理　胆汁胆道系统主要的生理功能是输送和调节肝脏分泌的胆汁进入十二指肠。

（1）胆汁的分泌和贮存：肝脏连续不断地分泌胆汁，但只有在消化食物时，胆汁才排入十二指肠。在空腹状态，胆汁流入胆囊，胆囊黏膜吸收水和电解质的功能很强，可将胆汁浓缩 5 ～ 10 倍而储存于胆囊内。

（2）胆汁的功能：水解和乳化食物中的脂肪，促进胆固醇和各种脂溶性维生素的吸收；刺激胰脂肪酶的分泌并使之激活；中和胃酸，刺激肠蠕动，抑制肠道内致病菌生长繁殖等。

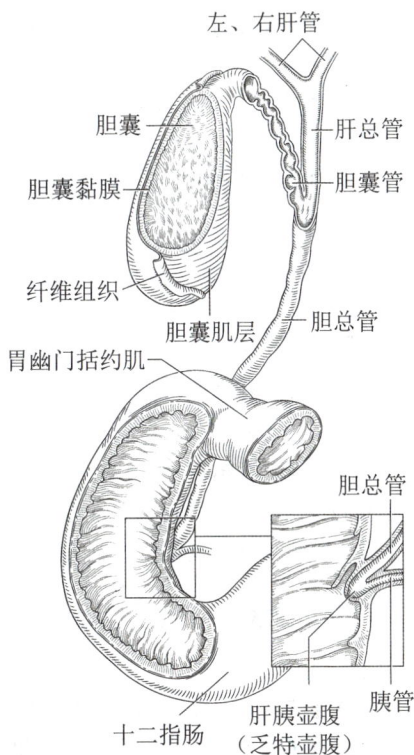

图1-5　胆道系统、十二指肠与胰管

二、胆道疾病的特殊检查及护理

1. B 超检查　是一种无创、快速、简便和经济的检查方法，是检查胆道疾病的首选方法。对诊断常见胆道疾病具有较高的敏感性和特异性。检查前 3 天禁食牛奶等易产气的食物。检查前 1 天晚餐要求清淡饮食，晚餐后禁食 12 小时、禁饮 4 小时。次日晨排便后进行检查。肠道气体过多或便秘者可在检查前口服缓泻药或灌肠。

丁震医学教育 010-88453168　www.dzyxedu.com　北京航空航天大学出版社　BEIHANG UNIVERSITY PRESS

2. X线检查

（1）经内镜逆行胰胆管造影（ERCP）：在纤维十二指肠镜直视下，通过十二指肠乳头插管至胆管或胰管内，进行逆行直接造影。可同时显示胆道和胰管情况，适用于低位胆管梗阻的诊断。ERCP易诱发出血、急性胰腺炎、胆管炎、肠穿孔等并发症。检查前做碘过敏试验，检查前 6 ～ 8 小时禁食，检查当天禁食、静脉补液，根据病情逐步恢复饮食，酌情使用抗生素，术后 3 小时及次日晨检查血常规、血淀粉酶 / 脂肪酶。

（2）经皮肝穿刺胆管造影（PTC）：在 X 线或 B 超监视下，经皮肤穿刺将导管送入肝内胆管，注入造影剂使肝内、外胆管迅速显影。可显示肝内外胆管病变部位、范围、程度和性质等，有助于胆道疾病，特别是黄疸的诊断和鉴别诊断。PTC 可诱发胆汁漏、出血、胆道感染等并发症。术前应检查凝血功能并注射维生素 K，必要时应用抗生素。检查前 1 天晚口服缓泻药或灌肠，检查前 4 ～ 6 小时禁食，检查开始前做碘过敏试验。检查后禁食 2 小时，平卧 4 ～ 6 小时，卧床休息 24 小时。

3. 胆管镜检查　通过胆道镜直视胆道有无狭窄、畸形、肿瘤和蛔虫等，还可行取石术或活体组织检查。

4. MRCP　可显示整个胆道的影像。为非侵入性检查，用于了解肝、胆、胰的形态结构及其内部的结石、肿瘤、梗阻、扩张等情况。

5. 胆总管探查术　胆总管探查后一般需要行 T 管引流。

三、胆石症和胆道感染

（一）概述

1. **胆固醇类结石**　占结石种类比例较高，大多发生于胆囊。外观呈白黄、灰黄或黄色，质硬，表面多光滑。主要原因是胆汁成分改变、胆固醇过饱和析出；胆汁中成核过程异常；胆囊功能异常。

2. **胆色素类结石**　占结石种类比例较低，大多发生于胆管。主要发生在肝内、外胆管内。胆道感染和胆汁淤滞是胆色素结石形成的主要因素。

3. **其他结石**　碳酸钙、磷酸钙等为主要成分，少见。

（二）胆囊结石及急性胆囊炎

1. **病因**

（1）胆囊结石：主要为胆固醇结石或以胆固醇为主的混合性结石，常见于 40 岁后女性。

（2）急性胆囊炎：是胆囊管梗阻和细菌感染引起的炎症。胆囊结石堵塞胆囊管是急性胆囊炎的主要病因。细菌感染以大肠埃希菌最常见。

2. **临床表现**

（1）症状：单纯胆囊结石多无症状，当结石嵌顿于胆囊颈部或并发胆囊炎时出现胆绞痛。

①胆绞痛：是典型症状，在饱餐、进食油腻食物或睡眠中体位改变时发生右上腹或上腹阵发性绞痛，向右肩背部放射。

②消化道症状：恶心、呕吐、食欲减退、腹胀等。

③寒战、高热少见，多为轻、中度发热。

（2）体征：Murphy 征（墨菲征）阳性是急性胆囊炎的典型体征。胆囊触诊的部位在右侧腹直肌外缘与肋弓交接处。

（3）并发症：最严重的是胆囊坏疽穿孔引起胆汁性腹膜炎，可出现弥漫性腹膜炎表现。

3. **辅助检查**　首选 B 超检查，可见胆囊增大，胆囊壁增厚，囊内显示强回声，其后有结石声影即可确诊。

4. 治疗与护理措施

（1）非手术治疗：急性期禁食，胃肠减压，营养支持，纠正水、电解质紊乱及酸碱失衡。应用对革兰阴性细菌及厌氧菌有效的抗菌药。使用解痉止痛、消炎利胆的药物。保守治疗时应重点观察腹部的症状和体征。

（2）手术治疗：胆囊切除术是最佳选择，首选腹腔镜胆囊切除术。还可行部分胆囊切除术、胆囊造口术等。

（3）一般需低脂饮食 1 个月以上，少量多餐，避免油腻食物及饱餐。

（三）胆管结石及急性胆管炎

1. 病因

（1）原发性结石：多为胆色素结石，与胆道感染、胆汁淤积、胆管节段性扩张及胆道异物（胆道蛔虫、华支睾吸虫等）有关。

（2）继发性结石：以胆固醇结石为主，多为胆囊结石排进胆管并停留在胆总管内。

2. 病理
胆总管结石所引起的病理变化主要取决于结石的部位、大小及有无继发感染的发生。胆管结石可导致胆道梗阻，造成急、慢性胆管炎，全身感染，肝损害，胆源性胰腺炎等。

3. 临床表现
肝内胆管结石可多年无症状或仅有上腹部和胸背部胀痛不适。胆总管结石合并感染时，表现为典型的 Charcot 三联征，即腹痛、寒战与高热、黄疸。

（1）腹痛：由结石下移嵌顿于胆总管下端或壶腹部，导致胆管平滑肌或 Oddi 括约肌痉挛所致，表现为剑突下或右上腹刀割样绞痛，呈阵发性发作，或持续性疼痛阵发性加剧。可向右肩或背部放射，伴有恶心、呕吐。

（2）寒战与高热：多发生于剧烈绞痛后，体温可高达 39 ～ 40℃，呈弛张热。主要由胆管梗阻继发感染引起。

（3）黄疸：胆管梗阻后胆红素逆流入血可引起黄疸。其轻重程度、发生和持续时间取决于梗阻的程度、部位和有无继发感染。

4. 辅助检查
白细胞计数及中性粒细胞比例增高，血清胆红素升高，转氨酶、碱性磷酸酶升高。B 超作为首选检查，可发现胆总管增粗，内有结石影像。CT、MRI 可显示梗阻部位、程度及结石大小、数量等。也可进行 PTC、ERCP 等有创性检查，可清晰显示结石及部位。

5. 治疗要点

（1）非手术治疗：急性期禁食、胃肠减压，加强营养支持。应用抗生素，并解痉、利胆、护肝，纠正水、电解质紊乱及酸碱失衡。出现胆绞痛时最常用抗胆碱药物如山莨菪碱或阿托品，必要时使用哌替啶，但禁用吗啡。

（2）手术治疗

①肝外胆管结石：首选胆总管切开取石和 T 管引流术，也可行胆肠吻合术及 Oddi 括约肌切开成形术。T 管引流术可保留正常的 Oddi 括约肌功能，可引流胆汁、引流残余结石和支撑胆道，适用于单纯胆总管结石，胆管上、下端通畅，无狭窄或其他病变者。

②肝内胆管结石：最基本的方法为胆管切开取石，其他术式有胆肠吻合术、肝切除术（最有效）、肝移植术等。

6. 护理措施

（1）术前护理

①营养支持：给予低脂、高蛋白、高碳水化合物、高维生素普食或半流质饮食。

②纠正凝血功能：肝功能受损给予肌内注射维生素 K_1，纠正凝血功能，预防术后出血。

③皮肤护理：保持皮肤清洁，用温水擦浴，忌用碱性清洁剂，以防加重皮肤瘙痒。瘙痒剧烈者，可遵医嘱给予炉甘石洗剂、抗组胺药或镇静药等。

（2）术后护理

①病情观察：观察生命体征、腹部体征和引流情况。食欲好转，黄疸消退，引流量减少提示胆道远端通畅。术前有黄疸者，观察和记录大便颜色以判断患者胆总管通畅情况。

②T 管引流的作用

a. 引流胆汁和减压，以免胆汁排出受阻。

b. 引流残余结石。

c. 支撑胆道，防止胆总管切开处瘢痕狭窄。

d. 经 T 管溶石或造影。

③T 管引流的护理要点

a. T 管用缝线固定于腹壁外，并在皮肤上加胶布固定，不可固定于床单。躁动者专人护理或适当约束，防止其拔出 T 管。

b. 保持引流通畅，避免引流管压迫、折叠、扭曲。如有阻塞，由近端向远端挤捏引流管，用 50ml 注射器负压抽吸或用少量无菌生理盐水缓慢冲洗，但禁止用力推注。

c. 预防感染，平卧时引流管的位置不可高于腋中线，活动或改变体位时注意引流管的位置不可高于腹部切口，以免胆汁反流而致感染。每天更换外接的引流袋和连接管，但不必每天或定时冲洗 T 管。T 管不慎脱出立即报告医生，禁止自行重新插回，以防逆行感染。

d. 观察胆汁的颜色、性状和量：正常胆汁呈黄绿色、透明、无沉淀。颜色过淡或稀薄提示肝功能不佳，浑浊可能有感染，有泥沙样沉淀可能有残余结石。术后 24 小时内引流量 300～500ml，恢复饮食后增至每天 600～700ml，之后逐渐减少至每天 200ml。量过少可能 T 管阻塞或肝功能衰竭，量过多应检查胆总管下段有无梗阻。

e. 术后 10～14 天试行夹闭 T 管 1～2 天。若无腹胀、腹痛、发热及黄疸等症状，可行 T 管造影，造影后继续引流 24 小时以上。如胆道通畅、无结石和其他病变，再次夹闭 T 管 24～48 小时，无不适症状方可拔管。T 管造影无异常为可靠指征。

f. 拔管后局部伤口用凡士林纱布堵塞，1～2 天会自行闭合。拔管后 1 周内，警惕有无胆汁外漏、腹膜炎等表现，主要观察有无腹痛和发热。如造影发现有残留结石，应在术后 6 周待窦道形成时，行胆道镜检查和取石。

④并发症：出血与胆瘘最常见。

（四）急性梗阻性化脓性胆管炎

1. **病因**　主要由急性胆管梗阻和化脓性感染引起。

（1）胆管梗阻：最常见的原因是肝内、外胆管结石，其次为胆道寄生虫和胆管狭窄。

（2）细菌感染：致病菌多为大肠埃希菌、克雷伯杆菌等肠道细菌。

2. **临床表现**　好发于青壮年，起病急骤，病情进展迅速。除 Charcot 三联症外，还有休克、神经中枢系统受抑制表现，称为 Reynolds 五联症。神经系统症状常有神情淡漠、嗜睡、神志不清，甚至昏迷；合并休克可出现躁动、谵妄等。

3. **辅助检查**

（1）实验室检查：白细胞计数及中性粒细胞比例增高，可出现肝功能损害，凝血酶原时间延长及血培养阳性。

（2）影像学检查：B 超可显示梗阻的部位和性质。

4. 治疗与护理措施 边抗休克边紧急手术解除胆道梗阻并引流。

（1）非手术治疗：既是治疗手段，也是术前准备措施，包括禁食，胃肠减压，抗休克，抗感染，纠正水、电解质和酸碱平衡紊乱，对症治疗等。诊断明确而疼痛剧烈者，遵医嘱使用解痉、镇静和镇痛药，如哌替啶、阿托品肌内注射，但避免应用吗啡，以免胆道下端括约肌痉挛而致胆道梗阻加重。

（2）紧急胆管减压引流：常选用胆总管切开减压、T 管引流术。

四、胆道肿瘤

1. 临床表现

（1）胆囊息肉：一般无症状。少数可出现右上腹部疼痛或不适，偶可伴恶心、呕吐等消化道症状。

（2）胆囊癌：以腺癌多见。早期常无特异性症状，合并胆囊结石常表现为胆囊结石和胆囊炎症状。晚期可触及右上腹肿块，并出现腹胀、体重减轻或消瘦、贫血、黄疸、腹水及全身衰竭等表现。

（3）胆管癌：主要表现为进行性加重的黄疸，表现为皮肤巩膜黄染、全身皮肤瘙痒、尿色深黄、大便呈灰白色或陶土样等。还可出现上腹部隐痛、胀痛，恶心、厌食、消瘦等症状。部分患者腹部检查可见肝大或肿大的胆囊。晚期可伴腹水和下肢水肿。

2. 辅助检查

（1）胆囊息肉：首选 B 超，但很难分辨良恶性。确诊需行组织学检查。

（2）胆囊癌：B 超、CT 检查可见胆囊壁增厚或显示胆囊内新生物，亦可发现肝转移和淋巴结肿大。腹部超声穿刺活检可明确诊断。

（3）胆管癌：血清胆红素、APK、ALP 显著升高。首选 B 超，可见肝内、外胆管扩张或胆管肿瘤。MRCP 能清楚显示肝内、外胆管的影像，显示病变部位的效果优于腹部超声检查、CT 和 MRI。

3. 治疗要点

（1）胆囊息肉

①定期复查：无症状可观察，定期复查。

②手术治疗：有明显症状、或无症状但直肠息肉大于 1cm；单发且基底宽大；息肉逐渐增大；伴胆囊结石和胆囊壁增厚，应手术治疗。伴有恶变者，按胆囊癌处理。

（2）胆囊癌：首选手术治疗。

（3）胆管癌：主要为手术治疗。

4. 护理措施 胆囊息肉和胆囊癌行单纯胆囊切除术患者护理，参见本章胆石症患者的护理相关内容。胆囊癌行胆囊根治性切除术和胆管癌行肝门胆管癌根治切除术的患者护理，参见第二十三章原发性肝癌患者的护理相关内容。胆管癌行胰十二指肠切除术的患者，参见第二十五章胰腺癌患者的护理相关内容。

1. 胆汁的功能，<u>不正确</u>的是
A. 排泄肝代谢产物　　　　　B. 乳化脂肪　　　　　C. 中和胃酸
D. 抑制肠道细菌生长繁殖　　E. 抑制肠蠕动

2. 胆汁的 3 种主要的脂类物质为
A. 胆固醇、胆色素、胆盐　　B. 胆盐、钙盐、胆固醇　C. 胆固醇、磷脂、胆盐

D. 胆色素、胆盐、磷盐   E. 钙盐、磷脂、胆固醇

3. 肝分泌的胆汁在胆囊内能浓缩高达

A. 2 倍   B. 3 倍   C. 15 倍

D. 10 倍   E. 30 倍

4. 胆道检查前不需常规作碘过敏试验的是

A. PTC   B. PTCD   C. CT

D. ERCP   E. 静脉胆道造影

5. 胆汁的功能，叙述错误的是

A. 促进脂溶性维生素吸收   B. 乳化脂肪   C. 促进肠道吸收铁和钙

D. 抑制肠道若干细菌繁殖   E. 抑制肠蠕动

6. 胆汁成分里，比例最大的是

A. 水分   B. 胆汁酸盐   C. 胆固醇

D. 脂肪酸   E. 无机盐

7. 患者，女，44 岁。阵发性剑突下偏右腹痛 6 小时，发作时辗转不安，缓解时症状消失。查体：体温 37.5℃，脉搏 85 次 / 分，腹软，剑突下及右侧轻压痛，为明确诊断首选的检查是

A. 腹部平片   B. 胆囊 B 超   C. 血淀粉酶测定

D. PTC 检查   E. CT 检查

8. 患者，女，36 岁。肝胆管结石行 PTC 检查术后 3 小时，出现头昏、大汗。查体：体温 37℃，心率 123 次 / 分，血压 82/51mmHg，上腹压痛及轻度肌紧张。最可能出现的并发症是

A. 胆汁瘘   B. 大出血   C. 疼痛性休克

D. 过敏性休克   E. 急性化脓性胆管炎

9. 不属于经皮肝穿刺造影后的并发症的是

A. 胆漏   B. 出血   C. 腹膜炎

D. 急性胆管炎   E. 急性胰腺炎

10. 既可了解胆管内病变、又有助于黄疸鉴别的检查是

A. 腹部平片   B. 腹部 B 超   C. 腹部 CT

D. 经皮肝穿刺胆管造影   E. 内镜逆行胰胆管造影

答案：1. E。2. C。3. D。4. C。5. E。6. A。7. B。8. B。9. E。10. D。

第二十五章　胰腺疾病

一、解剖生理概要

1. 解剖　是人体第二大消化腺，形态狭长，为头、颈、体、尾4部分。胰的前面隔网膜囊与胃相邻，后方有下腔静脉、胆总管及肝门静脉等重要结构，右端（胰头）被十二指肠包绕，左端（胰尾）抵达脾门，上缘和下缘各在脐上约10cm和5cm处。胰腺的位置较深，病变早期的腹壁体征往往不明显。胰管位于胰实质内，走行与胰的长轴一致，从胰尾经胰体走向胰头，最后在十二指肠降部的后内侧壁内与胆总管汇合成肝胰壶腹，常共同开口于十二指肠乳头。

2. 生理　胰具有外分泌和内分泌两种功能。胰腺的外分泌液为胰液，每天分泌量为750～1500ml，其中的消化酶主要有胰淀粉酶、胰脂肪酶、胰蛋白酶和糜蛋白酶，分别水解淀粉、脂肪和蛋白质。胰腺内的胰岛细胞承担内分泌功能，分泌胰岛素、胰高血糖素等物质。

二、急性胰腺炎

急性胰腺炎是由多种病因导致胰酶在胰腺内被激活，引起胰腺及其周围组织水肿、出血甚至坏死等炎性损伤。

1. 病因　在我国，胆道疾病是最常见的病因，西方国家多由大量饮酒导致。

（1）胆道疾病（胆道梗阻）：胆石症、胆道感染或胆道蛔虫是急性胰腺炎的主要病因，其中以胆石症最多见。

（2）酗酒和暴饮暴食：大量饮酒和暴饮暴食均引起胰液分泌增加，并刺激Oddi括约肌痉挛，造成胰管内压增高，损伤腺泡细胞，是急性胰腺炎的第二位病因和重要诱因，也是导致其反复发作的主要原因。

（3）胰管阻塞：常见病因是胰管结石，其次胰管狭窄、蛔虫及肿瘤均可引起胰管阻塞，胰管内压过高。

（4）十二指肠液反流：球后穿透溃疡、十二指肠憩室、胃大部切除术后输入襻梗阻等可引起十二指肠内压力增高，十二指肠液向胰管内反流。

（5）其他：手术创伤、内分泌与代谢障碍、药物、感染。

2. 病理　基本病理改变为胰腺水肿、充血、出血及坏死。

3. 临床表现

（1）症状

①腹痛：是主要表现和首发症状，多于暴饮暴食或酗酒后突然发作。疼痛剧烈而持续，可有阵发性加剧。腹痛多位于中、左上腹，向腰背部呈带状放射，取弯腰屈膝侧卧位可减轻疼痛，进食后疼痛加重，呕吐后疼痛不缓解，一般胃肠解痉药不能缓解。水肿型腹痛3～5天可缓解，坏死型腹部剧痛且持续时间较长，极少数年老体弱患者腹痛极轻微或无腹痛。

②腹胀：与腹痛同时存在，早期为反射性，继发感染后由腹膜后的炎症刺激引起。患者可停止排便、排气。

③恶心、呕吐：恶心、呕吐早期即可出现，呕吐物多为胃十二指肠内容物，偶有血液，呕吐后腹痛不缓解。

④发热：常为中度以上发热，持续 3 ～ 5 天。如持续不退 1 周以上且白细胞升高，应考虑有胰腺脓肿或胆道炎症等继发感染。

⑤水、电解质及酸碱平衡紊乱：呕吐频繁者出现代谢性碱中毒。重症者可有脱水和代谢性酸中毒，伴有低钾、低镁、低钙，血糖增高。严重低血钙可导致手足抽搐，提示预后不良。

⑥低血压或休克：多见于重症急性胰腺炎。急性胰腺炎早期以低血容量性休克为主，后期合并感染性休克。

（2）体征

①轻症急性胰腺炎：中上腹压痛，但无反跳痛、肌紧张，肠鸣音减弱，轻度脱水貌，与腹痛程度不相符。

②重症急性胰腺炎：急性重病面容，痛苦表情，脉搏增快，呼吸急促及血压下降。全腹压痛明显，有肌紧张和反跳痛。可出现移动性浊音，腹水多呈血性。胰酶、血液及坏死组织液穿过筋膜和肌层渗入腹壁下，可导致腰部两侧皮肤呈暗灰蓝色（Grey-Turner 征），或脐周皮肤出现青紫（Cullen 征）。胰头水肿压迫胆总管可引起黄疸。

（3）并发症

①局部并发症：胰瘘、胰腺脓肿和假性囊肿。

②全身并发症：心力衰竭、急性肾衰竭、急性呼吸窘迫综合征、消化道出血、高血糖、DIC、脓毒症和菌血症等。

4．辅助检查

（1）血常规检查：白细胞计数和中性粒细胞明显增高，核左移。

（2）淀粉酶测定：是胰腺炎早期最常用和最有价值的检查方法。血清淀粉酶在发病后数小时开始升高，8 ～ 12 小时标本最有价值，24 小时达高峰，持续 4 ～ 5 天后恢复正常。血清淀粉酶超过正常值 3 倍即可诊断。尿淀粉酶于 24 小时才开始升高，48 小时达高峰后缓慢下降，1 ～ 2 周后逐渐降至正常。淀粉酶升高的幅度和病情严重程度不成正比。

（3）血清脂肪酶测定：血清脂肪酶常在发病后 24 ～ 72 小时开始升高，持续 7 ～ 10 天。脂肪酶超过正常值 3 倍即可诊断。

（4）C 反应蛋白（CRP）：是组织损伤和炎症的非特异标志物，发病 48 小时＞ 150mg/L 提示病情较重。

（5）其他生化检查：持续空腹血糖＞ 10mmol/L 提示可能有胰腺坏死，预后不良。血钙降低程度与病情严重程度成正比，＜ 1.5mmol/L 提示预后不良。

（6）影像学检查：腹部超声为常规初筛检查，腹部 X 线片显示"哨兵袢"和"结肠切割征"为胰腺炎的间接指征。增强 CT 扫描是最具诊断价值的影像学检查，能鉴别是否合并胰腺组织坏死。

5．治疗要点　治疗原则为减轻腹痛，减少胰液分泌，防治并发症。

（1）减少胰液分泌：减少胰液分泌是治疗急性胰腺炎最主要的措施，而减少胰液分泌最主要的措施是禁食、禁水和胃肠减压。

①禁食、禁水、胃肠减压：减少胃酸分泌，从而降低胰液分泌，减轻自身消化，减轻腹胀，降低腹内压。

②抗胆碱药及抑制胃酸分泌药：如阿托品、山莨菪碱（654-2）、H_2 受体拮抗剂或质子泵抑制剂等。

③抑制胰腺外分泌：生长抑素、奥曲肽可抑制生长激素释放，还可抑制胃酸、胰腺内分泌（胰岛

素和胰高血糖素）及外分泌（胰酶），对胰腺有保护作用。

（2）解痉止痛：在诊断明确的情况下给予解痉止痛药，常用药物有山莨菪碱、阿托品等。但抗胆碱药可诱发或加重肠麻痹，严重腹胀和肠麻痹者不宜使用。严重腹痛者可遵医嘱肌内注射哌替啶，但禁用吗啡，以免引起 Oddi 括约肌痉挛，加重病情。

（3）抗感染：早期使用对革兰阴性菌和厌氧菌敏感的抗生素，如喹诺酮类、头孢类或甲硝唑。还可应用 33% 硫酸镁或芒硝导泻清洁肠道，减少肠内细菌过生长，促进肠蠕动。

（4）静脉输液和营养支持：补充液体，抗休克，纠正水、电解质和酸碱平衡紊乱，加强营养支持。禁食期主要靠完全肠外营养，病情缓解后应尽早过渡到肠内营养。

（5）抑制胰酶活性：仅用于重症胰腺炎的早期，常用药物有抑肽酶、加贝酯。

（6）内镜下 Oddi 括约肌切开术、取石术：适用于胆源性胰腺炎，可迅速缓解症状，改善预后，防止急性胰腺炎复发。

（7）手术治疗：适用于胰腺和胰周坏死组织继发感染，伴胆总管下端梗阻或胆道感染，或合并肠穿孔、大出血及胰腺假性囊肿者。坏死组织清除加引流术是最常用的手术方式。术中彻底冲洗后可放置多根引流管，以便术后灌洗和引流。一般每天灌洗液体为 4000 ～ 20 000ml，以吸出渗液和坏死组织。还可行胆道探查、T 管引流和胃造口、空肠造口术等。

（8）并发症的处理：对急性坏死型胰腺炎伴腹腔内大量渗液者，或伴急性肾衰竭者，给予腹膜透析治疗；急性呼吸窘迫综合征者及时做气管切开或机械通气；并发糖尿病者可进行胰岛素治疗。

6. 护理措施

（1）休息活动护理：绝对卧床休息，协助患者取弯腰屈膝侧卧位，以减轻疼痛。因剧痛辗转不安者，做好安全防护，防止坠床，避免周围放置危险物品。

（2）饮食护理：禁食 3 ～ 5 天，明显腹胀者行胃肠减压。禁食期间行肠外营养支持。减少胰液分泌，轻症胰腺炎恢复饮食的条件是：症状消失、体征缓解、肠鸣音恢复正常、出现饥饿感，而不需要等待淀粉酶完全恢复正常。开始可给予少量无脂、低蛋白流质饮食。

（3）病情观察：严密观察生命体征、尿量及神志变化，注意呕吐物和胃肠减压引流物的量和性质，准确记录 24 小时出入量，定时监测血、尿淀粉酶及血糖、电解质的变化。

（4）缓解疼痛：注意观察用药前、后疼痛有无缓解，疼痛的性质和特点有无改变。

（5）防治低血容量性休克：禁食期间保证每天超过 3000ml 以上的液体摄入量。若患者出现血压下降、神志不清、尿量减少、面色苍白、皮肤湿冷等低血容量性休克的表现，立即配合医生进行抢救。

（6）术后护理：术后送入监护室，给予专人护理。

①引流管的护理：为冲洗脱落的坏死组织、脓液或血块，常用生理盐水加抗生素进行腹腔双套管灌洗引流，冲洗速度为 20 ～ 30 滴 / 分。其拔管指征为体温维持正常 10 天左右，白细胞计数正常，腹腔引流液少于 5ml/d，引流液的淀粉酶测定值正常，可考虑拔管。

②术后并发症的观察和护理

a. 出血：出现血性引流液，呕血、黑便等术后出血表现，应遵医嘱给予止血和抑酸药物，应激性溃疡出血用冰盐水加去甲肾上腺素胃内灌洗。

b. 胰瘘：若腹腔引流管或伤口流出无色透明液体或胆汁样液体，取半卧位，保持引流通畅，禁食、胃肠减压，保护瘘口周围皮肤，用凡士林纱布覆盖或氧化锌软膏涂抹。

c. 肠瘘：出现明显腹膜刺激征，引流出粪便样或营养液样液体，应持续灌洗，保持引流通畅，加强营养支持。

三、胰腺癌和壶腹部癌

（一）胰腺癌

1. 病因

（1）吸烟是胰腺癌发病的主要危险因素。

（2）饮酒和高蛋白、高脂肪饮食。

（3）糖尿病、慢性胰腺炎和胃大部切除术后等。

2. 病理
按部位可分为胰头癌、胰体尾癌，以胰头癌为主。组织学类型以导管细胞腺癌最多见，黏液性囊腺癌和腺泡细胞癌较少。转移途径主要是局部浸润和淋巴转移，晚期可累及锁骨上淋巴结。血行转移可至肝、肺、骨等，也可发生腹腔种植。恶性程度高、不宜早期发现、切除率低、预后差，早期即可直接浸润门静脉、肠系膜上动静脉等。

3. 临床表现
40 岁以上好发，男性偏多。早期无特异性症状，仅有上腹不适、食欲减退等消化不良症状。

（1）上腹痛、不适：是最常见的首发症状。由于胰胆管梗阻，压力增高，疼痛可放射到肩背部和腰部。晚期腹痛加重难以忍受，患者不能平卧，屈膝卧位可稍缓解。

（2）黄疸：梗阻性黄疸是最突出的症状，呈进行性加重，伴皮肤瘙痒、茶色尿及白陶土色大便。黄疸出现的早晚和肿瘤的位置密切相关，癌肿距胆总管越近，黄疸出现越早。

（3）消化道症状：食欲缺乏、腹胀、腹泻或便秘等。

（4）消瘦、乏力：伴贫血、低蛋白血症，晚期可出现恶病质。

（5）腹部肿块：晚期体征，多见于上腹部，大小不一，质硬，固定，有压痛。

4. 辅助检查

（1）实验室检查：胆道梗阻者血清胆红素明显增高，碱性磷酸酶升高。血清中 CEA、CA19-9 等肿瘤标记物可能升高。其中 CA19-9 最常用于辅助诊断、疗效判断、监测复发和评估预后。

（2）B 超检查：是首选的检查方法。

（3）逆行胰胆管造影（ERCP）：显示胰胆管狭窄、扩张情况，并可引流胆汁减轻黄疸。

（4）经皮肝胆管造影（PTC）：对判定梗阻部位和胆管扩张程度具有重要价值。

5. 治疗要点

（1）根治手术：早期手术切除是首选的、唯一有效的根治方法，包括胰十二指肠切除术（Whipple）手术、保留幽门的胰十二指肠切除术等。适用于无远处转移的胰头癌。

（2）姑息手术：如癌肿已不能根治，可行姑息性手术。

（3）辅助治疗：化学治疗、介入治疗、放射治疗及免疫治疗等。

6. 护理措施

（1）术前护理

①饮食护理：给予高蛋白、高热量、高维生素、低脂饮食，必要时肠内、肠外营养支持。

②保肝护理：遵医嘱保肝治疗，黄疸者静脉补充维生素 K，改善凝血功能。

③血糖异常护理：术前常因胰岛素分泌不足合并糖尿病，通过饮食调节和胰岛素控制血糖。通过饮食调节和胰岛素控制血糖在 8.0mmol/L 以下，控制尿糖在（＋）～（－）的范围内。

④皮肤护理：每天可用温水拭浴，忌用碱性清洁剂，保持皮肤清洁。瘙痒者涂抹止痒药物，避免指甲抓伤皮肤，避免用力搓擦。衣着宽松柔软，床铺平整清洁。长期卧床者定时翻身，以防压疮。

⑤肠道准备：术前 3 天口服庆大霉素或新霉素，术前 2 天流质饮食，术前晚清洁灌肠。

（2）术后护理

①饮食护理：术后早期禁食，胃肠减压。

②病情观察：密切观察生命体征、伤口及引流情况，准确记录 24 小时液体出入量。胰腺大部分切除后，胰腺内分泌功能会大幅度下降，应密切监测血糖、尿糖变化。

③血糖异常护理：动态监测血糖水平，并及时调整。

④预防感染：术后易发生胆道感染，为逆行感染，餐后平卧更易引发。因此餐后 15～30 分钟保持坐位，利于胃肠内容物引流。严格执行无菌操作，合理使用抗生素。

⑤引流护理：妥善固定，保持引流通畅，密切观察引流液的量、颜色和性状。腹腔引流 5～7 天，胃肠减压直至胃肠蠕动恢复，胆管引流 2 周，胰管引流 2～3 周可拔除。

⑥出血护理：术后 1～2 天出血多因凝血障碍，术后 1～2 周由胰液、胆汁腐蚀所致。密切观察生命体征、伤口渗血及引流液。有出血倾向者及时通知医生。出血量少者可给予静脉补液，出血量大应手术止血。

⑦胰瘘护理：是最常见的并发症和死亡的主要原因，术后 1 周左右多见。持续负压吸引，保持引流通畅，给予生长抑素抑制胰液分泌，注意保护周围皮肤。

⑧胆瘘护理：多发生于术后 5～10 天。

7. 健康教育

（1）疾病知识指导：40 岁以上者短期内出现持续性上腹部疼痛、腹胀、食欲减退、消瘦等症状时，应筛查胰腺疾病。

（2）饮食指导：合理饮食，戒烟酒。指导患者进食高蛋白、高糖、低脂及富含脂溶性维生素的饮食；但合并术后高血糖者，应给予低糖饮食。

（二）壶腹周围癌

壶腹周围癌是指发生于距十二指肠乳头 2cm 以内的肿瘤，主要包括壶腹癌、胆总管下端癌和十二指肠腺癌。病理以腺癌最多见，其次为乳头状癌、黏液癌。

1. 病因 吸烟是已被证实的致病因素。可能的致病因素包括脂肪和蛋白质摄入过多、大量饮用浓咖啡、饮酒、糖尿病、慢性胰腺炎、恶性贫血、胆石病及腹部手术史等。

2. 临床表现 常见临床症状为黄疸、腹痛和消瘦，黄疸可呈波动性。腹痛的原因可为胆总管下端开口阻塞导致的胆绞痛，也可为胰管阻塞引起的慢性胰腺炎所致疼痛。还可出现体重下降、食欲减退、乏力等非特异性症状。

3. 辅助检查 同胰腺癌。CT 和 MRI 是壶腹周围癌的首选检查方法，ERCP 检查因可直接观察十二指肠乳头部病变，且可作活检，同时作胆胰管造影和减压，对明确诊断有十分重要的价值。

4. 治疗与护理措施 同胰腺癌。手术切除是壶腹周围癌的首选治疗方法。

四、胰岛素瘤

胰岛素瘤是来源于胰岛 β 细胞的一种胰腺内分泌肿瘤。高发于 40～50 岁，多为单发良性。

1. 临床表现 主要表现为低血糖对中枢神经系统的影响和儿茶酚胺过度释放症状。常出现在清晨和运动后。中枢神经系统症状主要为头痛、焦虑、饥饿、复视、健忘，甚至出现昏睡、昏迷等表现；儿茶酚胺的释放可引起出汗、心慌、震颤、脉速和面色苍白等表现。

2. 辅助检查

（1）定性诊断

① Whipple 三联征：对诊断具有重要意义。空腹或运动后低血糖；发作时血糖低于 2.8mmol/L；

禁食或静脉注射葡萄糖后症状缓解。

　　② 72 小时快速饥饿试验：是最简单可靠的诊断方法。

　　（2）定位诊断：超声、CT 和 MRI 定位阳性率较低。胰腺薄层扫描增强 CT 及三维重建可对绝大多数胰岛素瘤进行准确定位。动脉造影诊断率可高达 80%。术中探查、触诊结合术中超声检查能有效发现 95% ～ 100% 的胰岛素瘤。

　　3. 处理原则　一旦确诊，应尽早手术切除。

---

1. 胰腺的外分泌功能不包括

A. 产生胰液　　　　　　　　B. 分泌胰酶　　　　　　C. 分泌脂肪酶

D. 分泌胰蛋白酶　　　　　　E. 分泌胰岛素

2. 胰腺外分泌产生胰液，每天分泌量约

A. 200 ～ 400ml/d　　　　　B. 500 ～ 600ml/d　　　C. 750 ～ 1500ml/d

D. 1600 ～ 2000ml/d　　　　E. 2100 ～ 2500ml/d

3. 胰腺疾病和胆道疾病互相关联的解剖学基础是

A. 胰管和胆总管两者解剖位置靠近

B. 胰腺副胰管和胆总管相通

C. 胰腺导管开口在胆总管开口之下

D. 胰腺导管和胆总管下端有共同通道和共同开口

E. 胆总管和胰腺导管均开口于十二指肠内侧壁

4. 急性出血坏死性胰腺炎发生严重休克的原因是

A. 疼痛与感染　　　　　　　B. 大量液体丧失于腹腔

C. 中毒性心肌炎　　　　　　D. 毒素吸收和血液容量减少

E. 急性呼吸衰竭

5. 对急性胰腺炎有诊断价值的检查是

A. 碳氧血红蛋白测定　　　　B. 胆碱脂酶活力测定　　C. 血淀粉酶测定

D. 心肌酶测定　　　　　　　E. 碱性磷酸酶测定

6. 急性胰腺炎患者血清淀粉酶最有诊断价值的时间为起病后

A. 1 ～ 2 小时　　　　　　　B. 24 小时以后　　　　　C. 3 ～ 4 小时

D. 12 小时以内　　　　　　　E. 8 ～ 12 小时

7. 不属于急性胰腺炎术后常见的并发症

A. 出血　　　　　　　　　　B. 胰瘘　　　　　　　　C. 肠瘘

D. 脾肿大　　　　　　　　　E. 急性肾衰

8. 急性胰腺炎病因和发病机制的叙述，错误的是

A. 多种病因导致的胰酶在胰腺内被激活后引起胰腺组织自身消化的化学性炎症

B. 在国内以胆石症引起胰腺炎最常见

C. 大量饮酒可使 Oddi 括约肌痉挛，胰液排出受阻，导致胰腺炎

D. 口渴时少量喝水，做好术前准备

E. 治疗急性胰腺炎最重要的措施是减少胰液分泌

9. 急性胰腺炎患者尿淀粉酶与血清淀粉酶描述正确的是

A. 两者同时增高   B. 尿淀粉酶先增高   C. 血清淀粉酶先增高

D. 尿淀粉酶不增高   E. 尿淀粉酶持续增高

10. 急性胰腺炎患者的解痉镇痛，<u>禁止</u>使用

A. 山莨菪碱   B. 溴丙胺太林   C. 哌替啶

D. 氯丙嗪   E. 吗啡

答案：1. E。2. C。3. D。4. D。5. C。6. E。7. D。8. D。9. C。10. E。

第二十六章　急腹症

急腹症是一组起病急、变化多、进展快、病情重，以急性腹痛为主要特征，需要紧急处理的腹部病症。

1. 病因　见表1-34。

2. 病理生理

（1）内脏痛：由内脏神经感觉纤维传入的疼痛，感受胃肠道膨胀等机械和化学刺激。其特点为疼痛定位模糊，范围大，不准确。对切、刺、割、灼等刺激迟钝，对牵拉、膨胀、痉挛、缺血及炎症刺激敏感。常伴有恶心、呕吐等消化道症状。

（2）躯体痛：由躯体神经痛觉纤维传入的疼痛，感受壁层和脏层腹膜的刺激。其特点为感觉敏锐、定位准确。

（3）牵涉痛：又称放射痛，是指内脏病变产生的感觉信号被定位于远离该内脏的身体其他部位而引起疼痛。

表1-34　急腹症的病因

病因分类		常见疾病
空腔脏器	穿孔	胃十二指肠溃疡穿孔、阑尾穿孔等
	梗阻	幽门梗阻、肠套叠、胃肠道肿瘤导致的梗阻等
	感染	急性阑尾炎、急性胆囊炎等
	出血	胃癌或结肠、直肠癌伴出血等
实质性脏器	破裂出血	肝癌破裂，肝或（和）脾创伤性破裂，异位妊娠等
	炎症感染	急性胰腺炎、肝脓肿等
血　管	腹主动脉瘤破裂	
	肠系膜血管血栓形成或栓塞	
	其他原因引起的器官血供障碍，如绞窄痛、肠扭转	

3. 临床表现

（1）腹痛：是最突出而重要的表现。腹痛开始的部位或最显著的部位常为病变器官的部位。根据腹痛的诱因、部位及范围、急缓、程度和性质等进行急腹症的鉴别诊断。空腔脏器梗阻疼痛初为阵发性绞痛，梗阻伴发炎症时为持续性疼痛伴阵发性加剧。外科腹痛的特点是常伴有腹膜刺激征。

（2）消化道症状：厌食、恶心、呕吐、腹胀、排便改变等。

丁震医学教育 010-88453168　www.dzyxedu.com　北京航空航天大学出版社　BEIHANG UNIVERSITY PRESS

（3）其他伴随症状：腹腔器官炎症性病变常有不同程度的发热；肝胆疾病或继发肝胆病变可有黄疸；泌尿系疾病可见尿频、尿急、血尿和排尿困难。

4. 辅助检查

（1）实验室检查：白细胞计数和分类提示有无炎症感染。红细胞、血红蛋白和红细胞比容连续测定有助于评估有无出血及出血速度。

（2）影像学检查：X 线检查是最常用的检查方法，有助于诊断消化道穿孔、肠梗阻及泌尿系结石。B 超、CT 或 MRI 检查可诊断腹腔实质脏器损伤、破裂和占位。内镜检查可诊断胃肠疾病。

（3）诊断性腹腔穿刺：对疑有腹部损伤的患者，诊断性腹腔穿刺是最有意义的检查。

5. 诊断和鉴别诊断要点

（1）内科急腹症：肺炎、心肌梗死等可致上腹牵涉痛，急性胃肠炎、腹型过敏性紫癜等可致痉挛性腹痛。内科腹痛的特点是：一般先发热或先呕吐，后才腹痛，或呕吐、腹痛同时发生；腹痛或压痛部位不固定，程度较轻，无明显腹肌紧张；查体、实验室检查、X 线、心电图等检查可明确疾病诊断。

（2）妇产科急腹症：异位妊娠、急性盆腔炎、卵巢肿瘤扭转等。妇科腹痛的特点是：以下腹部或盆腔内疼痛为主，向会阴部放射；常伴白带增多、阴道流血，或停经史、月经不规则、与月经周期有关等；妇科检查可明确疾病诊断。

（3）外科急腹症：一般先有腹痛，后才有发热等伴随症状；腹痛或压痛部位较固定，程度重；常出现腹膜刺激征，甚至休克；可伴有腹部肿块等外科特征性体征及辅助检查表现。急性阑尾炎为外科最常见的急腹症。

6. 治疗要点

（1）非手术治疗：适用于诊断明确，病情较轻者，或诊断不明，但无明显腹膜炎体征者。严密观察生命体征和腹部体征，禁食、胃肠减压，静脉补液，给予解痉和抗生素治疗。

（2）手术治疗：适用于诊断明确，病情严重需立即手术治疗者；诊断不明，疑有活动性、进行性出血，肠坏死或肠穿孔呈现全腹腹膜炎者，经非手术治疗无明显好转反而加重者应积极剖腹探查。

7. 护理措施

（1）体位护理：血压稳定、无休克时，采取半卧位。

（2）饮食护理：禁食、胃肠减压是治疗急腹症的重要措施之一。手术、禁食期间给予静脉营养支持。

（3）病情观察：严密观察生命体征、腹部症状和体征的变化，动态监测辅助检查结果，并记录24 小时出入量。

（4）严格执行四禁：禁食、禁用镇痛药、禁服泻药、禁止灌肠。诊断未明确时，禁用吗啡、哌替啶等强镇痛药，以免掩盖病情。对诊断明确的单纯性胆绞痛、肾绞痛，或已决定手术的患者，可适当应用解痉药和镇痛药。禁止灌肠、禁服泻药，以免增加消化道负担，造成感染扩散或病情加重，但蛔虫性肠梗阻的口服液状石蜡、肠套叠的早期灌肠复位等治疗性措施除外。

（5）迅速建立静脉通路，遵医嘱输液或输血，纠正水、电解质、酸碱平衡紊乱。

---

1. 闭合性腹部损伤时，有助于判断损伤脏器的辅助检查是

A. 血常规和红细胞压积　　　　　B. 超声波检查　　　　　C. X 线腹部透视或平片

D. 腹腔动脉造影　　　　　　　　E. 腹腔穿刺或灌洗检查

2. 急腹症的手术探查指征不包括

A. 怀疑消化道穿孔　　　　　　　B. 腹腔内出血不止　　　　C. 怀疑肠坏死

D. 经积极治疗，病情加重者　　　E. 腹痛反复发作 4 小时以上

3．患者，男，35岁。上腹闭合性损伤2小时入院。查体：面色苍白，四肢厥冷，血压70/46mmHg，脉搏140次/分，B超示腹腔积液。该患者最可能的诊断是

A．胃穿孔   B．十二指肠穿孔   C．肝脾破裂

D．腹壁软组织损伤   E．胰腺破裂

4．患者，男，30岁。因车祸伤致脾破裂，失血性休克，准备急诊手术。抗休克措施中，不当的是

A．吸氧   B．双通道补液   C．热水袋保温

D．监测小时尿量   E．监测中心静脉压

5．急腹症的主要症状是

A．腹痛   B．腹胀   C．呕吐

D．发热   E．黄疸

6．急腹症患者采集现病史重点的是

A．发热   B．呕吐   C．腹泻

D．腹胀   E．腹痛

7．急腹症典型的腹部体征是

A．肠鸣音的变化   B．腹壁静脉曲张   C．腹膜刺激征

D．腹式呼吸运动改变   E．腹腔移动浊音的变化

8．目前治疗下肢深静脉血栓形成最主要的方法是

A．卧床休息   B．抗凝治疗   C．溶栓治疗

D．使用弹力绷带包扎   E．手术切开取栓

9．下肢深静脉血栓形成最常见的临床表现是

A．患肢疼痛和肿胀   B．牵拉腓肠肌有疼痛   C．患肢浅静脉曲张

D．足部动脉搏动消失   E．足背青肿

10．不属于下肢深静脉血栓形成的危险因素的是

A．长期卧床   B．外科手术   C．妊娠分娩

D．服用避孕药物   E．吸烟

答案：1．E。2．E。3．C。4．C。5．A。6．E。7．C。8．B。9．A。10．E。

第二十七章　周围血管疾病

一、深静脉血栓形成

深静脉血栓形成是指血液在深静脉内不正常凝固，阻塞回流和引起静脉壁的炎症性改变。是常见的血栓类疾病。最常见于下肢。

1. **病因**　静脉炎、骨折碎片损伤等导致静脉壁损伤；手术、肢体制动、长期卧床或久坐等导致血流缓慢；肿瘤、产后、长期服用避孕药、创伤等所致的血液高凝状态。

2. **病理**　静脉血栓以红血栓（凝固血栓）最常见。主要病理改变是静脉回流障碍。阻塞远端静脉压升高、毛细血管淤血、通透性增加，阻塞远端肢体出现肿胀。同时静脉交通支扩张开放，浅静脉扩张，血栓向远端延伸。血栓碎块可脱落，随血液回流入心脏，最终引起肺栓塞。

3. **临床表现**　主要表现肢体肿胀、疼痛、浅静脉曲张等血栓静脉远端回流障碍症状。

（1）上肢深静脉血栓：前臂和手臂肿胀，下垂时加重。

（2）上、下腔静脉血栓形成：上腔静脉血栓表现为面颈部肿胀、眼睑肿胀等上肢静脉回流障碍；下腔静脉血栓可有心肌、心慌等心功能不全表现和尿量减少，全身水肿等肾功能不全表现。

（3）下肢深静脉血栓形成

①患肢肿胀：是下肢静脉血栓形成后最常见症状。急性期呈凹陷性水肿，皮色泛红，皮温偏高，严重时可出现水疱。

②疼痛、压痛和发热：血栓引起局部炎症可使患者局部持续性疼痛；患侧肢体胀痛，直立时疼痛加重，急性期局部炎症反应和血栓吸收可引起低热。

③浅静脉扩张：属于代偿性反应，严重浅静脉曲张多见于下肢静脉血栓后遗症期。

④股青肿：下肢静脉血栓中最严重情况，临床表现为剧烈疼痛、患肢皮肤发亮，伴有水疱，皮肤呈青紫色，皮温冷，不能扪及足背动脉、胫后动脉搏动。

4. **辅助检查**

（1）放射性同位素检查：操作简便，无创伤，正确率高，进而发现较小静脉隐匿型血栓。

（2）多普勒超声检查：可显示下肢深静脉血栓及其部位。

（3）静脉造影：为最准确的检查方法。

5. **治疗要点**

（1）非手术治疗

①一般处理：卧床休息、抬高患肢。病情允许时，着医用弹力袜或弹力绷带后起床活动。

②抗凝治疗：是治疗深静脉血栓形成的基本治疗。

③溶栓治疗：溶栓疗法宜早期进行，应在发病后至少7天内。首选尿激酶。

（2）手术治疗：下肢深静脉血栓形成不常规手术取栓；股青肿常需手术取栓。手术方法主要是Fogarty导管取栓术。

丁震医学教育 010-88453168 www.dzyxedu.com　　北京航空航天大学出版社 BEIHANG UNIVERSITY PRESS

6．护理措施

（1）病情观察：密切观察患肢疼痛的部位、持续时间、性质、程度，皮温、皮肤颜色、动静脉搏动及肢体感觉等。术后注意观察切口有无渗血、渗液，术后血管通畅程度。

（2）体位与活动：

①卧床休息 1～2 周，休息时患肢抬高 20～30cm，以改善静脉回流。

②禁忌患肢热敷、按摩，患肢禁忌输液，避免活动幅度过大、用力排便，以免血栓脱落。

③下床活动时穿医用弹力袜或弹力绷带，周围型使用 1～2 周，中央型可用 3～6 个月。

（3）并发症的护理

①肺栓塞：是下肢深静脉血栓最严重的并发症。注意患者有无胸痛、呼吸困难、咯血等表现，应立即嘱患者平卧、避免深呼吸、咳嗽，同时给予高浓度氧气吸入，立即通知医生，配合抢救。

②出血：是抗凝、溶栓治疗的严重并发症。注意创口有无渗血和血肿；观察有无牙龈出血、皮肤瘀斑等出血倾向。发现异常，通知医生，给予鱼精蛋白对抗肝素，维生素 K_1 对抗华法林。

（4）饮食护理：宜给予低脂、高纤维食物，多饮水，保持大便通畅，避免用力排便引起腹内压增高影响下肢静脉回流。

（5）保护患肢：指导患者正确使用弹力袜、弹力绷带，绝对戒烟，以防尼古丁引起血管收缩。

二、血栓闭塞性脉管炎

血栓闭塞性脉管炎是一种主要累及四肢远端中小动、静脉的慢性、节段性、周期性发作的血管炎性病变，又称 Buerger 病，简称脉管炎。

1．病因

外来因素主要与吸烟、寒冷潮湿、慢性损伤、感染等因素有关；内在因素主要与自身免疫功能紊乱、男性激素和前列腺素失调及遗传等有关。其中，主动或被动吸烟是本病发生和发展的重要环节，烟碱可使血管收缩；免疫功能紊乱是发病的重要机制。好发于男性青壮年。

2．病理

病变呈节段性分布，主要侵及四肢中、小动静脉，尤其是下肢的小动脉，如胫前动脉、胫后动脉、足背动脉等，由远端向近端发展。

3．临床表现

（1）局部缺血期：也称早期或一期。主要的病理变化是血管痉挛。表现为患肢苍白、发凉、酸胀无力、麻木、刺痛及烧灼感等。间歇性跛行是本期的典型表现，当患者行走一段后患肢疼痛，被迫停下，休息后疼痛缓解。少数患者可伴游走性浅静脉炎，表现为小静脉条索状炎性栓塞，局部红肿伴压痛。患肢足背动脉、胫后动脉搏动明显减弱。

（2）营养障碍期：也称中期或二期。主要的病理变化是血管壁增厚及血栓形成。特征性表现为出现静息痛，即休息时也不能满足局部组织的血液供应，患肢持续疼痛，夜间尤甚，彻夜难眠。为缓解疼痛，患者常屈膝抱足或将患肢垂于床沿下，以增加血供。体检患肢皮温明显下降，肢端苍白、潮红或发绀，皮肤干燥、脱屑、脱毛，指甲增厚变形，肌肉萎缩、松弛。患肢动脉搏动消失。

（3）组织坏死期：也称坏疽期、晚期或三期。主要的病理变化是动脉完全闭塞。肢体由远端向近端逐渐发生干性坏疽，肢端发黑，形成经久不愈的溃疡。继发感染后成为湿性坏疽，疼痛剧烈。病情严重时可出现全身感染中毒症状。

4．辅助检查

（1）B 超检查：可了解病变部位及缺血的程度。

（2）血管造影检查：是一种有创性检查，对于诊断血栓闭塞性脉管炎的价值最确切。有磁共振血管造影、螺旋 CT 血管造影及数字减影血管造影等。可显示患肢动、静脉的节段性病变及狭窄程度。

患肢中、小动脉多节段狭窄或闭塞是典型的 X 线表现。数字减影血管造影还可显示闭塞血管周围有无侧支循环。

（3）其他检查

①皮肤温度检查：若双侧肢体对应部位皮肤温度相差＞2℃，提示皮温降低侧动脉血流减少。

②跛行距离和时间检查。

③肢体抬高试验：患者平卧，患肢抬高 45°，3 分钟后如出现麻木、疼痛，足部皮肤苍白、蜡黄为阳性，提示动脉供血不足。再让患者坐起，患肢自然下垂于床沿下，正常人皮肤色泽可以 10 秒内恢复，若超过 45 秒足部皮肤色泽仍不均匀或出现潮红或斑片状发绀，提示患肢有严重的血供障碍。

5. 治疗要点

（1）非手术治疗

①一般治疗：绝对戒烟，防止受寒，注意保暖但患肢不可局部热敷，以免加重组织缺氧。步行锻炼可以促进侧支循环的建立，缓解症状，适用于早期患者。

②止痛治疗：疼痛严重者可适当使用吗啡或哌替啶，但易成瘾，应慎用。还可给予普鲁卡因股动脉内注射或腰交感神经封闭术。如腰交感神经封闭术效果显著（阻滞后皮肤温度升高 1～2℃），可行腰交感神经切除术。

③扩血管及抗凝治疗：血管扩张药有烟酸、低分子右旋糖酐等。抑制血小板凝聚的药物有阿司匹林、双嘧达莫等。抗凝药物有华法林、肝素等。活血化瘀的中药也有效。

④高压氧治疗：可改善组织缺氧。

（2）手术治疗：目的是重建动脉血流通路，增加肢体血供。

6. 护理措施

（1）一般护理

①心理护理：由于剧烈疼痛的折磨，患者往往有悲观、焦虑的心理，对治疗失去信心。护士应关心、体贴患者，帮助其树立战胜疾病的信心，积极配合治疗与护理。

②患肢护理：绝对禁烟。肢体保暖，但不可使用热疗，因热疗一方面可增加组织需氧量，加重病情，另一方面由于患者对热的敏感性降低，热疗易导致烫伤。保持皮肤清洁干燥，防止受伤及感染。已发生皮肤溃疡者应保持创面清洁干燥，加强换药，遵医嘱使用抗感染药物。

（2）手术护理

①动脉血管重建术后患肢平放，制动 2 周；静脉血管重建术后患肢抬高 30°，制动 1 周；血管造影检查后应平卧，患肢制动 6～8 小时，穿刺点加压包扎 24 小时。

②术后严密观察血压、脉搏，手术切口或穿刺点渗血情况。观察肢体远端双侧足背动脉搏动、皮肤温度、皮肤颜色及皮肤感觉，以判断血管的通畅程度。若术后动脉搏动消失，皮肤温度降低、颜色苍白、感觉麻木，提示有动脉栓塞；若动脉重建术后出现患肢肿胀，皮肤颜色发紫、温度降低，可能为重建部位的血管发生痉挛。预防感染，防止发生肌病肾病性代谢综合征，密切观察是否出现高钾血症，少尿、无尿及肌红蛋白尿等急性肾功能损害的表现；如已发生，及早做肌筋膜间隙切开术。

7. 健康教育

（1）疾病知识指导：告知患者若能及早绝对禁烟，多数患者可以避免截肢。

（2）做 Buerger（伯格）运动：指导患者做伯格运动，以促进侧支循环的建立。患者平卧，抬高患肢 45°，维持 2～3 分钟；双足下垂床边 2～3 分钟，进行足的背伸、跖屈和左右摇摆运动，足趾上翘尽量伸展，再向下收拢，反复多次；患肢恢复平放姿势，休息 5 分钟。如此反复运动 5～6 次，每天 3～4 次。但下肢已发生溃疡或坏死时，运动可增加组织耗氧；动脉或静脉已有血栓形成时，运动可致血栓脱落后栓塞，均不可运动。

（3）保持正确的体位及姿势：患者睡觉时取头高足低位，使血液易灌流至下肢。避免长时间保持同一坐姿或站姿，避免将一腿放在另一腿膝盖上，即"二郎腿"，防止血流受阻。

（4）保护患肢：防止足部外伤。穿合脚的棉质鞋袜，勤洗勤换，预防足部真菌感染。

1. 外科手术后，关于预防血栓性静脉炎的措施，<u>不正确</u>的是
A. 术后鼓励患者早期活动
B. 卧床期间多做下肢肌肉运动
C. 出现静脉血栓后应局部按摩
D. 勿在一条静脉反复注射高渗液体
E. 避免使用下肢静脉输液

2. 颅内压增高的临床主要表现是
A. 头痛、肢体运动与感觉障碍
B. 头痛、瞳孔散大
C. 血压、呼吸、脉搏改变
D. 头痛、呕吐、视乳头水肿
E. 昏迷、四肢强直

3. 颅内压增高时颅内压的调节主要通过
A. 脑组织从高压区向低压区部分移位
B. 脑静脉血被排挤到颅腔外
C. 颅腔内脑脊液量的减少
D. 脑血管的自动调节
E. 脑组织被压缩

4. 在大腿上 1/3 处扎止血带后患者站立 20 秒，下肢曲张静脉无明显充盈，松开止血带后迅速充盈，表示
A. 小隐静脉瓣膜功能不全
B. 下肢深静脉通畅
C. 交通静脉瓣膜功能不全
D. 下肢深静脉有阻塞
E. 下肢浅静脉通畅

5. 患者，男，40 岁。左下肢青筋显露 14 年渐加重，左小腿大隐静脉重度曲张，胫前凹陷性肿胀，此时关键的检查是
A. 小隐静脉功能检查
B. 浅静脉瓣膜功能检查
C. 深浅静脉交通支瓣膜功能检查
D. 深静脉畅通和瓣膜检查
E. 静脉曲张并发症检查

6. 深静脉血栓形成者需紧急手术治疗出现的情况是
A. 患肢剧痛
B. 患肢明显肿胀
C. 患肢皮温高于健侧
D. 股青肿
E. 股白肿

7. 患者，男，65 岁。1 月前因"腹股沟斜疝"行疝修补术。术后 20 天，出现右小腿肿胀，并逐渐加重至大腿根部。为明确诊断，入院后首选检查为
A. 多普勒血流探测仪
B. 放射性核素检查
C. 静脉造影
D. 静脉测压
E. CT 检查

8. 下肢深静脉血栓形成患者的护理，<u>不正确</u>的是
A. 按摩患肢
B. 肢体抬高 20～30cm
C. 卧床休息 1～2 周
D. 遵医嘱使用抗凝剂
E. 活动时使用弹力袜

9. 患者，女，24 岁。分娩后 14 天，因"左下肢肿胀伴疼痛 3 天"急诊入院。查体：左下肢肿胀明显，足背动脉搏动可扪及，诊断为"左下肢深静脉血栓形成"。下列护理措施中<u>不正确</u>的是

A．抬高患肢　　　　　　　　B．患肢制动　　　　　　　C．使用溶栓抗凝药物

D．嘱患者母乳喂养　　　　　E．适当活动健侧肢体

10．下肢静脉手术后，及早活动下肢的目的是

A．防止肺部并发症　　　　　B．防止皮肤压疮　　　　　C．防止下肢肌萎缩

D．防止深静脉血栓形成　　　E．防止泌尿系并发症

答案：1．C。2．D。3．C。4．A。5．B。6．D。7．A。8．A。9．D。10．D。

第二十八章　颅内压增高

一、颅内压增高

颅内压增高是指在病理状态下，颅腔内容物体积增加或颅腔容积减小，超出颅腔可代偿调节的范围，导致颅内压力超过 200mmH$_2$O（2.0kPa），常以头痛、呕吐、视神经乳头水肿为三大主症，是颅内多种疾病所共有的临床综合征。

1. 病因　脑组织体积增大（脑水肿）、脑脊液增多（脑积水）、颅内血容量增多、颅内占位性病变、先天性颅腔畸形等。

2. 病理生理　正常成人颅内压为 70～200mmH$_2$O，儿童为 50～100mmH$_2$O。颅腔内容物体积增大或颅腔容量缩减可导致颅内压增高。颅腔内容物主要包括脑组织、血液和脑脊液。脑脊液是这 3 种内容物中最容易改变的成分，颅内压的调节主要依靠脑脊液量的增减来实现。

3. 临床表现　头痛、呕吐、视乳头水肿是颅内压增高的"三主征"。

（1）头痛：是最常见的症状，以早晨或晚间较重，多位于额部及颞部，表现为胀痛和撕裂痛，可从颈枕部向前放射至眼眶。程度可随颅内压增高而进行性加重，咳嗽、打喷嚏、用力、弯腰或低头活动时易加重。

（2）呕吐：呈喷射性，由迷走神经受激惹所致，常于剧烈头痛时发生，易发生于餐后。

（3）视神经乳头水肿：是颅内压增高的客观体征。表现为视神经乳头充血、边缘模糊、中央凹陷变浅或消失，视网膜静脉怒张、纡曲，严重时乳头周围可见火焰状出血。长期、慢性颅内压增高可致视神经乳头颜色苍白、视野向心缩水，引起视神经继发性萎缩，甚至失明。

（4）意识障碍：慢性颅内压增高时进展缓慢，有时不一定出现，表现为意识淡漠，嗜睡，反应迟钝。急性颅内压增高时出现早而明显，呈进行性意识障碍，甚至昏迷。

（5）生命体征变化：代偿期出现典型生命体征改变（库欣反应），"两慢一高"，即脉搏减慢，呼吸深慢，血压升高，尤其是收缩压增高、脉压增大。继而出现潮式呼吸，血压下降，脉搏细弱，最终死于呼吸循环衰竭。

（6）其他症状和体征：复视、头晕、猝倒、头皮静脉怒张等。小儿患者可有头颅增大、囟门饱满、颅缝增宽或分离。头颅叩诊可呈破罐声。

4. 辅助检查

（1）CT 或 MRI：首选 CT 进行定位和定性诊断，在 CT 不能确认时进一步行 MRI。

（2）脑血管造影或数字减影血管造影：判断脑血管是否有畸形。

（3）头颅 X 线摄片：慢性颅内压增高时可见脑回压迹增多、加深，蝶鞍扩大，颅骨局部破坏或增生。小儿可见颅缝分离。

（4）腰椎穿刺：可直接测出颅内压。有明显颅内压增高者禁止腰穿，以免引起枕骨大孔疝。

5. 治疗要点

（1）病因治疗：去除病因是最根本的治疗原则，如手术切除颅内肿瘤、清除颅内血肿、处理大片凹陷性骨折等。可行脑脊液分流术或脑室穿刺引流术缓解颅内高压。颅内压增高已出现急性脑疝时，应进行紧急手术处理。

（2）脱水治疗：病因不明或一时不能解除病因时应首先限制液体入量，以起到降低颅内压的作用。常用高渗性脱水药20%的甘露醇250ml，15～30分钟静脉滴注完毕，若同时使用利尿性脱水药如呋塞米，降颅压效果好。

（3）激素治疗：糖皮质激素可通过稳定血-脑屏障，改善血管通透性，减少脑脊液生成，从而减轻脑水肿，缓解颅内压增高。

（4）预防或控制感染：伴有颅内感染者，根据致病菌药物敏感试验选用抗菌药物。术中、术后预防性应用广谱抗菌药物。

（5）冬眠低温疗法或亚低温疗法：降低脑的新陈代谢，减少脑组织氧耗，减轻脑水肿。适用于各种原因引起的严重脑水肿、中枢性高热患者。儿童和老年人应慎用，休克、全身衰竭或房室传导阻滞者应禁用。

6. 护理措施

（1）一般护理：床头抬高15°～30°，以利于颅内静脉回流，减轻脑水肿；吸氧，改善脑缺氧，使脑血管收缩，减少脑血流量。控制液体摄入量，不能进食者，每天静脉入量在1500～2000ml，每天尿量不少于600ml。控制输液速度，防止输液过快加重脑水肿。遵医嘱使用抗生素预防感染。躁动不安者不可强制约束，以免患者挣扎导致颅内压增高。

（2）防止颅内压骤然升高：安静休息，避免情绪激动，防止血压骤升而升高颅内压。保持呼吸道通畅，避免剧烈咳嗽和用力排便。及时控制癫痫发作，一旦发生及时抗癫痫治疗。

（3）药物治疗的护理：使用脱水药物时控制好输液速度，观察脱水治疗效果，准确记录液体出入量。为防止颅内压反跳现象，停药前应逐渐减药或延长给药间隔时间。使用糖皮质激素治疗期间，应注意观察有无应激性溃疡出血、感染等药物不良反应。

（4）冬眠低温治疗的护理：使患者的体温维持于亚低温状态，从而降低脑组织新陈代谢，减轻脑水肿，降低颅内压。病房光线宜暗，室温18～20℃。先给予足量冬眠药物，患者御寒反应消失后加用物理降温措施，以每小时下降1℃为宜，体温降至肛温32～34℃、腋温31～33℃为理想。避免体温大起大落，在冬眠期间尽量减少体位改变。若脉搏＞100次/分，收缩压＜100mmHg，呼吸减慢或不规则，应及时停止或更换冬眠药物。疗程常为3～5天，治疗结束时先停物理降温，再逐渐停用冬眠药物，任其自然复温。

（5）脑室引流的护理

①引流管的连接和位置：见图1-6。严格无菌状态下连接固定引流瓶，引流管开口高于侧脑室平面10～15cm，以维持正常的颅内压。搬动患者时暂时夹闭引流管，防止脑脊液反流而致颅内感染。

②观察引流速度和量：术后早期引流速度不宜过快，正常脑脊液每天分泌400～500ml，故每天引流量宜不超过500ml，颅内感染患者可适当增加引流量。可通过抬高或降低引流瓶的位置来控制引流速度和量。

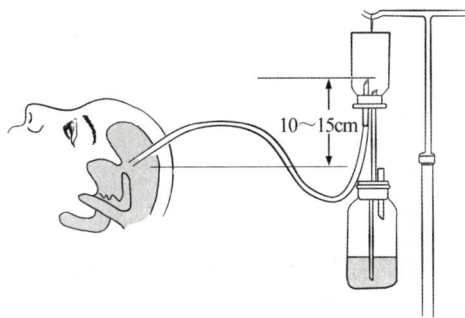

图1-6　脑室引流装置

③观察脑脊液的颜色、量及性状：正常脑脊液无色透明，术后1～2天可略呈血性，后逐渐转为淡黄色。脑脊液量多呈血性提示脑室内出血，脑脊液浑浊提示颅内感染。脑室引流时间不宜过长，

一般不超过 7 天，否则易增加颅内感染的风险。

④保持引流通畅：引流管不受压、成角、扭曲或折叠。可根据管内液面随患者的呼吸上下波动来判断引流管是否通畅。若引流管阻塞，可将血块等阻塞物挤出或用注射器抽吸，禁止用生理盐水冲洗。每天更换引流袋或引流瓶，但不必每天更换、冲洗或消毒引流管，脱出也不可重新插入，防止引起颅内感染或损伤脑组织。

⑤拔除引流管：无菌操作下拔管前可先试行抬高或夹闭引流管 2 小时，以了解脑脊液循环是否通畅，观察有无颅内压再次升高的表现。拔管后注意观察是否有颅内压反跳症状。

二、急性脑疝

由于颅内压增高导致脑组织从高压区向低压区移位，部分脑组织被挤入颅内生理空间或裂隙，当移位超过一定的解剖界限时，产生相应的临床症状，称为脑疝。脑疝是颅内压增高的严重后果。脑疝是神经系统疾病最严重的症状之一，可直接危及生命。

1. 解剖概要　颅腔有 3 个彼此相通的分腔，被大脑镰、小脑幕分隔。小脑幕上腔容纳大脑，被大脑镰分为大脑左、右半球，小脑幕下腔容纳小脑、脑桥、延髓。颅腔与脊髓相连处的出口为枕骨大孔，延髓经此孔与脊髓相连，小脑扁桃体位于延髓下端的背侧，其下与枕骨大孔后缘相对。

2. 分类　小脑幕切迹疝（小脑幕裂孔疝或颞叶钩回疝）、枕骨大孔疝（小脑扁桃体疝）、大脑镰下疝（扣带回疝），见图 1-7。

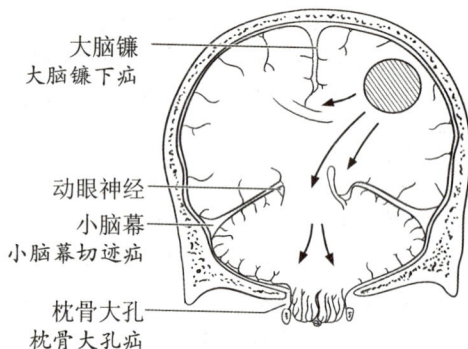

图1-7　脑疝形成示意

3. 临床表现

（1）小脑幕切迹疝

①颅内压增高症状：进行性加重的剧烈头痛，伴躁动不安，出现与进食无关的频繁喷射性呕吐。

②进行性意识障碍：意识是判断病情进展的重要指标，反映大脑皮质和脑干的功能状态。

③瞳孔改变：可判断病变部位的指标，主要表现为一侧瞳孔进行性散大。脑疝初期由于患侧动眼神经受刺激导致患侧瞳孔缩小，随着脑疝进行性恶化，脑干血供受影响，动眼神经麻痹致患侧瞳孔散大，直接、间接对光反应消失，伴眼睑下垂及眼球外斜。脑疝晚期对侧动眼神经受脑干移位也受到推挤，表现为双侧瞳孔散大固定，对光反应消失。

④运动障碍：钩回疝压迫大脑脚导致锥体束受累，病变对侧肢体肌力减弱或瘫痪，病理征阳性，甚至出现去大脑强直发作，是脑干受损严重的信号。

⑤生命体征变化：先出现库欣反应，脑干受压后生命中枢功能紊乱或衰竭，可出现血压忽高忽低、脉搏快弱、心律不齐，呼吸浅而不规则，高热或体温不升，甚至死亡。

（2）枕骨大孔疝：为小脑幕下的小脑扁桃体及邻近小脑组织经枕骨大孔向椎管内移位。病情变化更快，常有进行性颅内压增高的临床表现，因脑干缺氧，瞳孔可忽大忽小，剧烈头痛、频繁呕吐、颈项强直或强迫头位，生命体征紊乱出现早，意识障碍出现较晚。因呼吸中枢受损严重，患者早期即可突发呼吸骤停而死亡。

4. 治疗要点　关键在于及时发现和处理。

（1）小脑幕切迹疝：患者出现典型的脑疝症状，首要的治疗措施为脱水降颅压，输入脱水药物，维持呼吸道通畅。确诊后尽快手术，去除病因，如清除颅内血肿或切除脑肿瘤。

（2）枕骨大孔疝：凡枕骨大孔疝诊断明确者，宜尽早术切除病变；症状明显且有脑积水者，应及时做脑室穿刺并给予脱水药物，待病情缓解后手术切除颅内病变。呼吸骤停患者应及时给予气管插管辅助呼吸，紧急开颅切除原发病灶。

5. 急救护理

（1）快速脱水降颅压，静脉输入甘露醇、山梨醇、呋塞米、糖皮质激素等药物。保持呼吸道通畅、吸氧，以保证适当的血氧浓度。呼吸功能障碍时立即行气管插管或人工辅助呼吸。

（2）密切观察病情变化，尤其注意意识变化、呼吸、心搏及瞳孔改变。

（3）迅速做好各项术前准备。

（4）急性脑疝时，禁忌腰椎穿刺。

6. 健康教育

（1）保持大便通畅，必要时使用缓泻药或开塞露。

（2）提供高蛋白、高维生素、低脂肪、易消化的饮食。恶心、呕吐者应暂停进食。

（3）颅骨缺损者要戴好帽子外出，并有家属陪护，防止发生意外。颅骨修补需在脑外伤手术的6个月后。1个月后门诊随访。

---

1. 急性颅内压增高患者的主要死因是
A. 生命体征紊乱　　　　　　　B. 心搏骤停　　　　　C. 意识障碍导致外伤
D. 脑组织缺血缺氧　　　　　　E. 发生脑疝

2. 颅内压增高患者宜采取的体位是
A. 平卧位　　　　　　　　　　B. 俯卧位　　　　　　C. 侧卧位
D. 床头抬高 15°～30°　　　　E. 床尾抬高 15°～30°

3. 颅内压增高时其调节主要通过
A. 脑血管的自动调节　　　　　B. 脑组织被压缩
C. 脑静脉血被排挤到颅腔外　　D. 脑组织向低压区部分移位
E. 颅腔内脑脊液量的增减

4. 颅内压增高的重要客观体征是
A. 头痛　　　　　　　　　　　B. 呕吐　　　　　　　C. 视乳头水肿
D. 口渴　　　　　　　　　　　E. 尿频

5. 成人颅内压的正常范围是
A. 50～60mmH_2O　　　　　　B. 70～200mmH_2O　　C. 210～250mmH_2O
D. 260～300mmH_2O　　　　　E. 310～400mmH_2O

6. 护理颅内压增高患者，诱发脑疝形成的措施是
A. 保持呼吸道通畅　　　　　　B. 避免剧烈咳嗽　　　C. 限制输液速度
D. 躁动者强制约束　　　　　　E. 便秘者用缓泻药

7. 颅内压增高的重要客观体征是
A. 血压增高　　　　　　　　　B. 呼吸深而慢　　　　C. 脉搏缓慢而有力
D. 视神经乳头水肿　　　　　　E. 外展神经麻痹

8. 关于脑室外引流的护理<u>错误</u>的是

A. 引流管开口高于侧脑室 10～15cm　　B. 每天引流量不超过 500ml

C. 脑脊液浑浊可能提示感染　　　　D. 引流管阻塞时，可用无菌生理盐水冲洗

E. 若无引流液流出可适当降低引流瓶

9. 患者，男，40 岁。颅脑损伤后出现恶心、呕吐、头痛，目前<u>不宜</u>进行的检查是

A. CT　　　　　　　　　B. MRI　　　　　　　　C. 头部 X 线片

D. 血常规　　　　　　　　E. 腰椎穿刺

10. 颅内压增高患者，易诱发脑疝形成的是

A. 保持呼吸道通畅　　　　　B. 避免剧烈咳嗽　　　　C. 限制输液速度

D. 躁动者强制约束　　　　　E. 便秘者用缓泻药

答案：1. E。2. D。3. E。4. C。5. B。6. D。7. D。8. D。9. E。10. D。

第二十九章　颅脑损伤

一、颅骨骨折

颅骨骨折是指颅骨受暴力作用引起颅骨结构的改变。其严重性并不在于骨折本身，而在于可能同时并发的脑、脑膜、颅内血管和脑神经的损伤。

1. 骨折机制　按骨折部位分为颅盖骨折和颅底骨折。按骨折是否与外界相通分为开放性骨折和闭合性骨折。按骨折形态分为线形骨折和凹陷性骨折。

2. 临床表现

（1）颅盖骨折

①线性骨折：发生率最高，常有局部压痛、肿胀，伴局部骨膜下血肿。

②凹陷性骨折：好发于额、顶部，局部可扪及颅骨下陷，骨折片损伤脑功能区，可出现相应的病灶症状和局限性癫痫。并发颅内血肿，可导致颅内压增高表现。

（2）颅底骨折：以线性骨折为主，易撕裂硬脑膜，产生脑脊液外漏，为开放性骨折。根据骨折部位分为颅前窝骨折、颅中窝骨折和颅后窝骨折（表1-35）。

表1-35　颅底骨折的临床表现

	颅前窝骨折	颅中窝骨折	颅后窝骨折
脑脊液漏部位	鼻漏	鼻漏和耳漏	无
瘀斑部位	眶周、球结膜下瘀斑（熊猫眼）	乳突区瘀斑（Battle征）	乳突区、枕下部、咽后壁瘀斑
可能损伤的脑神经	视、嗅神经	面、听神经	第IX～XII对脑神经

3. 辅助检查　颅盖骨折主要依靠X线确诊，诊断颅底骨折最可靠的是有脑脊液漏的临床表现。颅底骨折X线价值不大，查体检查有助于了解有无合并脑损伤。

4. 治疗要点

（1）颅盖骨折：线形骨折或凹陷性骨折下陷较轻，无须特殊处理。手术治疗适应证主要包括：凹陷深度＞1cm；位于重要功能区；骨折片刺入脑内；骨折引起瘫痪、失语等功能障碍或局限性癫痫；开放性粉碎性凹陷性骨折。

（2）颅底骨折：若为闭合性，骨折本身一般不需处理。若为开放性骨折，合并脑脊液漏，应使用TAT及抗菌药物预防感染。多数漏口于伤后1～2周自行愈合。超过1个月仍未愈合者，可行手术修补硬脑膜。若骨折片或血肿压迫视神经，应在12小时内行手术减压。

5. 护理措施

（1）预防颅内感染：预防因脑脊液逆行导致颅内感染是护理的重点。

①体位护理：绝对卧床，取半卧位，头偏向患侧，直至脑脊液漏停止 3～5 天后改为平卧位，目的是借重力作用使脑组织移向颅底，促进漏口封闭。

②保持局部清洁：每天 2 次清洁、消毒口腔、鼻腔或外耳道，注意棉球不可过湿，避免挖鼻、抠耳，禁止堵塞鼻腔和外耳道。

③脑脊液漏者，禁止经鼻腔或耳道冲洗、滴药，禁止经鼻腔吸痰、放置胃管及鼻导管给氧等护理操作，禁止做腰椎穿刺。

④避免颅内压骤升：避免咳嗽、擤鼻涕、打喷嚏、用力屏气排便等动作，防止颅内压骤升导致气颅或脑脊液逆流。

⑤密切观察有无颅内感染征象，如体温增高和脑膜刺激征等，遵医嘱使用抗菌药物及 TAT。

（2）病情观察：明确有无脑脊液外漏；记录 24 小时浸湿的棉球数，估计脑脊液外漏量；严密观察患者的意识、瞳孔、生命体征及肢体活动情况，及早识别颅内继发性损伤；注意有无剧烈头痛、呕吐、眩晕、脉搏细弱、血压偏低等颅内低压综合征的表现，头痛在立位时加重，卧位缓解。

（3）低颅压综合征：为脑脊液外漏过多导致。患者出现直立性头痛，多位于额、枕部。头痛与体位有关，坐起或站立时，头痛剧烈，平卧减轻或消失，常合并恶心、呕吐、眩晕、厌食、脉搏细弱、反应迟钝、血压偏低等。应立即卧床休息，取头低足高位，遵医嘱多饮水或静滴生理盐水补液。

（4）心理护理：加强心理支持，安慰、疏导患者，缓解其焦虑紧张情绪。小儿颅骨骨折时，可允许家长进入留观室陪伴，以稳定患儿情绪。

二、脑损伤

按损伤后脑组织是否与外界相通，脑损伤分为开放性脑损伤和闭合性脑损伤。开放性脑损伤主要表现为头皮裂伤、颅骨骨折、硬脑膜破裂、脑脊液漏等。以下主要介绍闭合性脑损伤。

（一）脑震荡

1. 临床表现　伤后立即出现短暂的意识障碍，一般不超过半小时。清醒后大多出现逆行性遗忘。意识障碍期间可有皮肤苍白、血压下降、心动徐缓、呼吸浅慢、肌张力降低、各生理反射迟钝或消失。此后可出现头痛、头晕、恶心、呕吐等症状。

2. 辅助检查　神经系统检查无阳性体征，脑脊液中无红细胞，CT 检查颅内无异常，无明显器质性改变。

3. 治疗要点　一般卧床休息，无须特殊治疗，短期内可自行好转。

（二）脑挫裂伤

1. 临床表现

（1）意识障碍：是脑挫裂伤最突出的表现。伤后立即出现，绝大多数在半小时以上，重症者可长期持续昏迷。

（2）局灶症状和体征：受伤时当即出现，依损伤的部位和程度而不同。

（3）颅内压增高和脑疝：头痛与呕吐。

（4）原发性脑干损伤：是脑挫裂伤最严重的类型。受伤后立即出现长时间深度昏迷，可不伴有颅内压增高表现。

2. **辅助检查**　CT 或 MRI 检查可了解脑挫裂伤的部位、范围，脑水肿的程度，有无脑室受压及中线结构移位。腰椎穿刺检查脑脊液是否含血，可与脑震荡相鉴别，但颅内压明显增高者，禁忌腰穿。

3. **治疗要点**

（1）吸氧，严密病情观察，预防和控制感染，对症支持治疗。

（2）防治脑水肿。

（3）促进脑功能恢复。

（4）行脑减压术或局部病灶清除术，以处理颅内压增高、脑疝。

（三）颅内血肿

颅内血肿是颅脑损伤中最常见、最严重的继发病变。按血肿的来源和部位，分为硬膜外血肿、硬膜下血肿和脑内血肿。按血肿引起颅内压增高或早期脑疝所需时间分型，分为急性型（72 小时以内）、亚急性型（3 天至 3 周）和慢性型（3 周以上）。

1. **临床表现**

（1）**硬膜外血肿**：多由颅盖部特别是颞部的直接暴力导致，出血以脑膜中动脉最常见。颅内血肿导致颅内压增高，形成脑疝后有相应颅内压增高和脑疝表现。血肿引起的意识障碍可有以下 3 种类型。

①伤后昏迷有中间清醒期为典型表现，原发性脑损伤最初短时昏迷，之后中间意识清醒，后因脑疝形成继之昏迷。"中间清醒期"的长短主要取决于脑损伤的程度及血肿形成的速度。

②若原发性脑损伤较重，血肿形成迅速，则伤后昏迷进行性加重或持续昏迷。

③若无原发性脑损伤，早期可无意识障碍，当血肿引起脑疝时才出现意识障碍。

（2）**硬膜下血肿**：是临床最常见的颅内血肿类型。

①急性硬脑膜下血肿：多见于额颞部，常合并脑挫裂伤及继发的脑水肿，出血多来自挫裂的脑实质血管，表现为进行性加深的意识障碍，无中间清醒期。

②亚急性硬脑膜下血肿：脑挫裂伤较轻，血肿形成较慢，可有意识好转期。

③慢性硬脑膜下血肿：好发于老年人，有轻微或无明显外伤史，其血肿形成完整包膜，缓慢增大，进而出现颅内压增高症状。

（3）**脑内血肿**：多因脑挫裂伤致脑实质内血管破裂引起，常与硬脑膜下血肿同时存在，多伴有颅骨凹陷性骨折。表现为进行性加重的意识障碍，若血肿累及重要脑功能区，可出现偏瘫、失语、癫痫等症状。

2. **辅助检查**

（1）硬膜外血肿：CT 示颅骨内板与脑表面间双凸镜形或弓形高密度影。

（2）硬膜下血肿：CT 示颅骨内板下新月形或半月形高密度、等密度或混合密度影。

（3）脑内血肿：CT 示脑挫裂伤灶附近或脑深部白质圆形或不规则形高密度影，周围有低密度水肿区。

3. **治疗要点**　颅内血肿一经确诊，原则上应手术清除血肿，彻底止血。若血肿较小，患者无意识障碍和颅内压增高症状，可在严密病情观察的同时采用脱水等非手术治疗。

（四）颅脑损伤的护理

1. **现场急救**　争分夺秒地抢救患者生命，查明有无颅脑以外的合并伤，如开放性气胸、大出血等伤情。注意保持呼吸道通畅，补充血容量防治休克。开放性损伤时要妥善保护伤口或膨出的脑组织。

2. **一般护理**　意识清醒患者适当抬高床头，以利于静脉回流，减轻脑水肿。昏迷患者去枕侧卧位或侧俯卧位，清除呼吸道分泌物及其他血污以免误吸。早期禁食，采用肠外营养，待肠蠕动恢复后，过渡到肠内营养支持。对躁动患者不可强加约束，避免因过分挣扎使颅内压升高。慎用镇痛、镇静药，以免影响病情观察。

3. 病情观察

（1）意识状态：采用格拉斯哥昏迷计分法（GCS），对睁眼、言语和运动3个方面评分，用相同程度的语言和疼痛刺激，对患者的反应作动态分析。最高15分表示意识清醒，低于8分表示昏迷，分数越低意识障碍越严重（表1-36）。

表1-36　格拉斯哥昏迷计分法（GCS）

睁眼反应	计　分	言语反应	计　分	运动反应	计　分
自动睁眼	4	回答正确	5	遵嘱活动	6
呼唤睁眼	3	回答错误	4	刺痛定位	5
刺痛睁眼	2	胡言乱语	3	躲避刺痛	4
不能睁眼	1	只能发声	2	刺痛肢屈	3
		不能发声	1	刺痛肢伸	2
				不能活动	1

（2）生命体征：出现库欣反应提示颅内压增高。伤后1周持续高热提示有继发感染。

（3）瞳孔改变：伤后立即出现一侧瞳孔散大提示原发性动眼神经损伤。伤后瞳孔正常，以后一侧瞳孔先缩小继之进行性散大，伴对光反射减弱或消失是小脑幕切迹疝的眼征。脑干损伤时双侧瞳孔时大时小，对光反射消失。脑桥出血时瞳孔呈针尖样。临终患者双侧瞳孔散大，对光反射消失，眼球固定。

（4）神经系统体征：原发性脑损伤表现为伤后立即出现一侧肢体运动障碍且相对稳定，为对侧大脑皮质运动区受损。继发性脑损伤表现为伤后一段时间才出现一侧肢体运动障碍且进行性加重，多由中脑受压、锥体束受损引起。

4. 手术护理
术前完善术前准备。术后送ICU病房严密监护，继续实施降低颅内压的措施，常用药物有甘露醇、糖皮质激素及利尿药等。做好创口和引流管的护理，注意有无颅内再出血迹象。

5. 预防并发症
皮肤护理，预防压疮；加强会阴护理，留置导尿管不宜超过3～5天；做好气道管理，预防肺部感染；眼睑不能闭合者涂眼膏，预防角膜炎或角膜溃疡；预防失用综合征，每天行四肢关节被动活动及肌肉按摩。

6. 用药指导
嘱定期服用抗癫痫药物，不可突然停药，避免单独外出，以防意外发生。

---

1. 颅中窝骨折的患者皮下淤血的部位是

A. 眼睑   B. 眼结膜下   C. 耳后乳突区

D. 耳后   E. 枕下部

2. 患者，男，36岁。脑外伤后出现"熊猫眼征"，鼻和口腔流出血性脑脊液，神志清醒，应给予的体位是

A. 平卧位   B. 半卧位   C. 左侧卧位

D. 自由体位   E. 右侧卧位

3. 能造成面神经和听神经损伤的颅骨骨折是

A．颅前窝　　　　　　　　　　　B．颅中窝　　　　　　　C．颅后窝
D．颅盖骨折　　　　　　　　　　E．颅顶骨折

4．脑干损伤时瞳孔变化的特征是
A．双侧瞳孔散大，固定　　　　　B．一侧瞳孔散大，对光反射消失
C．一侧瞳孔缩小，对光反射存在　D．两侧瞳孔等大，对光反应存在
E．两侧瞳孔大小多变，不等圆

5．患者，男，66岁。脑出血，刺激肢体无运动反应，痛时能睁眼，语言无反应。现给予心电监护，吸氧，呼吸机辅助呼吸。根据 GCS 昏迷评分法，评分为
A．3分　　　　　　　　　　　　B．4分　　　　　　　　C．5分
D．8分　　　　　　　　　　　　E．10分

6．颅脑损伤昏迷患者的卧位，叙述正确的是
A．去枕平卧位　　　　　　　　　B．床头抬高 15～30cm　C．侧卧位
D．床头和床尾各抬高 19～30cm　E．去枕侧卧位

7．判断存在颅底骨折的主要依据是
A．眼眶淤血　　　　　　　　　　B．听力下降　　　　　　C．意识不清
D．脑脊液漏　　　　　　　　　　E．鼻孔出血

8．患者，男，45岁。因头部受撞击后，出现球结膜下出血，鼻孔流出血性脑脊液，可能为
A．鼻骨骨折　　　　　　　　　　B．颅盖骨折　　　　　　C．颅前窝骨折
D．颅中窝骨折　　　　　　　　　E．颅后窝骨折

9．容易引起颅内感染的骨折是
A．颅盖骨折　　　　　　　　　　B．颅底骨折　　　　　　C．线形骨折
D．闭合性骨折　　　　　　　　　E．颅顶骨折

10．行开颅手术后患者出现脑脊液鼻漏，正确的护理方法是
A．头低位　　　　　　　　　　　B．用无菌棉球阻塞鼻孔　C．用无菌生理盐水冲洗
D．避免用力咳嗽、打喷嚏　　　　E．用氯霉素眼药水滴鼻

答案：1．C。2．B。3．B。4．E。5．B。6．E。7．D。8．C。9．B。10．D。

第三十章 常见颅脑疾病

一、颅内肿瘤

颅内肿瘤又称脑瘤，好发于大脑半球，以 20～50 岁多见。神经上皮组织肿瘤，又称胶质瘤是颅内最常见的恶性肿瘤。脑转移性肿瘤多来自肺、乳腺、甲状腺、消化道等部位的恶性肿瘤。

1. **临床表现及诊断** 因病变部位和肿瘤病理类型不同而临床表现各异，主要以颅内压增高和神经功能定位症状为共同特点。

（1）颅内压增高：由于肿瘤占位、瘤周脑水肿和脑积水，90% 以上患者会出现头痛、呕吐、视神经乳头水肿等颅内压增高症状和体征，呈慢性、进行性加重。瘤内出血重者可引起脑疝。

（2）定位症状和体征：症状和体征因肿瘤部位不同而各异。额叶肿瘤可出现淡漠、情绪欣快等精神障碍；中央前、后回肿瘤表现为对侧肢体运动和感觉障碍；颞叶肿瘤有视野的改变和不同程度的幻觉；枕叶肿瘤可出现视觉障碍；小脑肿瘤会引起共济失调。

（3）影像学检查：CT 或 MRI 是诊断颅内肿瘤的首选方法，两者结合可明确诊断，而且能确定肿瘤的位置、大小及瘤周组织情况。

2. **治疗要点**

（1）手术治疗：是最直接、有效的方法，也是最主要的方法。

（2）非手术治疗：降低颅内压缓解症状；对放疗敏感肿瘤或恶性肿瘤部分切除后可采用放射疗法。化学治疗是重要的综合治疗手段之一。

二、颅内动脉瘤

颅内动脉瘤是颅内动脉壁的囊性膨出，极易破裂出血，是蛛网膜下隙出血最常见的原因，以40～60 岁多见。

1. **临床表现及诊断** 小动脉瘤可无症状，大动脉瘤压迫临近结构出现相应症状。动脉瘤破裂出血多突然发生，可因劳累、情绪激动、用力排便等诱发，也可无明显诱因或在睡眠中发生。血液流入蛛网膜下隙，患者可出现剧烈头痛、呕吐、意识障碍和脑膜刺激征等，严重者可并发脑疝，出血后可诱发脑血管痉挛。数字减影脑血管造影（DSA）是确诊方法，可判断动脉瘤位置、数目、形态、内径、有无血管痉挛。

2. **治疗要点** 非手术治疗主要是防止出血或再出血，控制脑血管痉挛。为防止再出血，应尽早手术介入治疗。手术治疗主要采用开颅动脉瘤颈夹闭术。

三、颅内动静脉畸形

颅内动静脉畸形是由发育异常动脉、静脉形成的病理性血管团，属于先天性中枢神经系统血管发育异常。多在 40 岁前发病，男性稍多于女性。

1. **临床表现及诊断**　出血是最常见的首发症状，表现为剧烈头痛、呕吐、意识障碍等症状。额、颞部动静脉畸形的青年患者多以抽搐为首发症状，可在颅内出血时发生，也可单独出现。半数患者有间断性或迁延性单侧局部头痛或全头痛病史，还可出现进行性神经功能缺损，运动、感觉、视野以及语言功能障碍。婴儿和儿童可因颅内血管短路出现心力衰竭。数字减影脑血管造影（DSA）是确诊必需手段。

2. **治疗要点**　手术治疗是最根本的治疗方法。

四、脑卒中的外科治疗

脑卒中是各种原因引起的脑的供应动脉狭窄或闭塞及非外伤性的脑实质性出血。包括缺血性脑卒中及出血性脑卒中，缺血性脑卒中约占 60% ～ 70%。

（一）缺血性脑卒中

1. **临床表现及诊断**　根据神经功能障碍的轻重和症状的持续时间，分为 3 种。

（1）暂时缺血性发作（TIA）：神经功能障碍持续时间不超过 24 小时，表现为突发的单侧肢体无力、感觉麻木、一过性黑矇及失语等，多无意识障碍。椎动脉系统闭塞的主要表现为眩晕、恶心呕吐、步态不稳、复视、耳鸣及猝倒等。症状自行发作及缓解。

（2）可逆性缺血性神经功能缺陷：与 TIA 相似，但神经功能障碍持续超过 24 小时，可完全恢复。

（3）完全性脑卒中：症状较以上两种类型严重、常伴意识障碍，神经功能障碍长期不能恢复。

（4）辅助检查：脑血管造影可发现病变部位、性质、范围及程度。发病 24 ～ 48 小时后，CT 出现低密度灶脑梗死区，MRI 较 CT 敏感。

2. **治疗要点**　一般先行卧床休息、扩血管、抗凝、血液稀释疗法及扩容治疗等非手术治疗。脑动脉完全闭塞者，可在 24 小时内行手术治疗，改善病变区的血供情况，如动脉内膜切除术、颅外 - 颅内动脉吻合术等。

（二）出血性脑卒中

多见于 50 岁以上的高血压动脉硬化患者。男性多见，常因血压突然升高诱发粟粒状微动脉瘤破裂出血，是高血压病死亡主要原因。出血多位于基底核壳部。

1. **临床表现及诊断**　活动中或情绪激动时突然发生，无前驱症状。表现为突然出现剧烈头痛、喷射性呕吐、意识障碍和偏瘫；重者可出现昏迷、完全性瘫痪、去皮质强直。急性脑出血首选 CT 检查，发病后即可出现边界清楚的高密度影像，具有确诊价值。MRI 和脑血管造影能检出更细微病变。

2. **治疗要点**　一般先行非手术治疗，包括绝对卧床休息、脱水降颅压、调整血压、止血、防止继续出血，促进神经功能恢复和防治并发症。如病情仍继续加重，应考虑开颅血肿清除术等手术治疗。

五、颅脑疾病的护理

1. **护理评估**

（1）健康史：注意询问患者病史，初步判断发病原因。缺血性脑卒中患者多有动脉粥样硬化病史。脑出血患者注意询问高血压病史，发病前有无剧烈活动、精神紧张、情绪激动、用力排便等诱发因素。

（2）身体状况：评估患者生命体征、意识、瞳孔、肌力及肌张力、感觉功能等。注意有无进行性脑疝症状，评估营养状况，是否有水、电解质及酸碱平衡失调。

2. 护理措施

（1）术前护理：昏迷患者做好口腔及皮肤护理。术前备皮、心理护理。脑出血急性期应绝对卧床休息，抬高床头 15°～30°，以利颅内静脉回流，降低颅内颅内压。给予控制血压、止血、脱水降颅压等治疗。避免剧烈咳嗽、用力排便，防止颅内压增高。

（2）术后护理

①体位和活动：全麻清醒后，一般抬高床头 15°～30°，以利静脉回流。搬动患者或为其翻身时，扶持头部，注意使头颈部成一条直线，防止头颈部过度扭曲或震动。

②加强观察：注意观察生命体征、意识、瞳孔等，注意有无意识障碍，观察切口敷料和引流情况，观察有无脑脊液漏，如有异常及时通知医师。

③脑式引流的护理：参见本书第二十八章颅内压增高相关内容。

④术后并发症的护理

a. 颅内出血：是颅脑手术后最危险的并发症，多发生于术后 24～48 小时内。患者表现为意识清醒后又逐渐嗜睡、反应迟钝甚至昏迷。手术后应严密观察，发现出血倾向，及时通知医师，做好再次手术止血准备。

b. 脑脊液漏：经鼻蝶窦入路手术后常见脑脊液漏，应保持应保持鼻腔清洁，严禁堵塞鼻腔，禁止冲洗，避免剧烈咳嗽、用力和负重，保持大便通畅，禁止从鼻腔吸痰或插胃管。

c. 尿崩症：垂体腺瘤、颅咽管等鞍上手术涉及下丘脑影响血管升压素所致。患者表现为多尿、多饮、口渴，每天尿量＞4000ml，尿比重低于 1.005。遵医嘱给予神经垂体素治疗，准确记录出入量，尿量增多期间注意补钾，每 1000ml 尿量补充 1g 氯化钾。

d. 癫痫：多发生于术后 2～4 天脑水肿高峰期，系术后脑组织缺氧及皮层运动区受激惹所致。脑水肿消退后，常可自愈。发作时，应给予抗癫痫药物控制，患者应卧床休息，给氧，保证睡眠，避免情绪激动等。

（3）康复指导

①功能锻炼宜在病情稳定后早期开始，可减轻患者功能障碍的程度。

②术后注意保护颅脑缺损部位。并发癫痫患者不宜单独外出、登高、游泳等，应随身携带疾病卡。

---

1. 枕叶肿瘤患者除颅内压增高表现外，其局灶症状主要为
   A. 对侧肢体运动和感觉障碍　　　B. 精神异常　　　　　　　C. 共济失调
   D. 视觉障碍　　　　　　　　　　E. 内分泌功能障碍

2. 患者，男，55 岁。头痛、呕吐进行性加重 5 个月，检查有视神经乳头水肿，首先考虑的疾病是
   A. 脑动脉瘤　　　　　　　　　　B. 脑血管畸形　　　　　　C. 高血压脑出血
   D. 颅内肿瘤　　　　　　　　　　E. 脑内血肿

3. 颅内肿瘤最常见的病理类型是
   A. 脑膜瘤　　　　　　　　　　　B. 听神经瘤　　　　　　　C. 垂体腺瘤
   D. 神经胶质瘤　　　　　　　　　E. 颅咽管瘤

4. 脑肿瘤主要的治疗方法是
   A. 手术治疗　　　　　　　　　　B. 放射治疗　　　　　　　C. 化学治疗

D．免疫治疗　　　　　　　　　　　E．中药治疗

5．患者，男，55岁。头痛1年多，近2个月来头痛加重，伴喷射样呕吐。近日患者用力排便后头痛、呕吐加重，继而出现意识障碍，左侧瞳孔先缩小、后逐渐散大，对光反射差，右侧肢体运动障碍、肌张力增加。CT检查示左顶叶肿瘤。首先采取的急救措施是

A．立即行开颅手术、切除肿瘤　　　B．20%甘露醇快速静脉滴注
C．腰椎穿刺引流脑脊液　　　　　　D．去骨瓣减压
E．气管插管

6．颅内肿瘤术后患者健康教育内容<u>不包括</u>

A．早期进行康复训练　　　　　　　B．综合治疗
C．定期复查　　　　　　　　　　　D．继发癫痫者服用抗癫痫药物后方可单独外出
E．注意保护颅骨缺损部位

7．颅内肿瘤最好发部位是

A．大脑半球　　　　　　　B．鞍区　　　　　　　C．小脑
D．脑干　　　　　　　　　E．小脑脑桥角

8．老年患者临床和CT诊断为脑转移瘤，其最常见原发灶部位是

A．皮肤　　　　　　　　　B．结肠　　　　　　　C．前列腺
D．肺脏　　　　　　　　　E．肾脏

9．高血压患者的主要死亡原因是

A．缺血性脑卒中　　　　　B．脑出血　　　　　　C．癫痫发作
D．药物不良反应　　　　　E．多器官功能衰竭

10．缺血性脑卒中，脑动脉完全闭塞者手术治疗的时机最长在

A．6小时以内　　　　　　　B．12小时以内　　　　　C．24小时以内
D．48小时以内　　　　　　　E．72小时以内

答案：1．D。2．D。3．D。4．A。5．B。6．D。7．A。8．D。9．B。10．C。

第三十一章　胸部损伤

一、解剖生理概要

1. **解剖**　胸部的骨性胸廓支撑保护胸内脏器，参与呼吸功能，由胸壁、胸膜及胸腔内脏器组成。胸壁由胸椎、胸骨和肋骨组成的骨性胸廓以及附着在其外面的肌群、软组织和皮肤组成。胸部的上口由胸骨上缘和第1肋组成，下口为膈所封闭。

2. **生理**　胸膜是附着于胸壁内面和覆盖于肺表面的浆膜。脏胸膜被覆在肺的表面，与肺紧密结合，伸入叶间裂内。壁胸膜贴附于胸内筋膜内面、膈上面和纵隔侧面，向上突至颈根部。胸膜腔为脏、壁胸膜在肺根处相互延续共围成左、右各一的密闭窄隙，腔内为负压，并有少量浆液，起润滑作用。腔内保持－0.78～－0.98kPa（－8～－10cmH$_2$O）的压力，吸气时负压增大，呼气时减小；稳定的负压可以维持正常的呼吸，且能防止肺萎缩。

二、肋骨骨折

1. **病因、病理**　肋骨骨折的病因有外来暴力和病理因素，是最常见的胸部损伤。

（1）肋骨骨折的特点：因第4～7肋骨长而薄，最易折断，故第4～7肋骨骨折最多见。第1～3肋短粗，且被锁骨保护，不易骨折。第8～10对假肋及第11、12对浮肋的弹性大，也不易骨折。

（2）连枷胸：单根或多根肋骨单处骨折时对呼吸影响不大，若刺破壁胸膜、肺组织和肋间血管可出现明显症状。相邻多根、多处肋骨骨折使局部胸壁失去完整肋骨的支撑而软化，可导致连枷胸，是最严重的肋骨骨折。患者常发生吸气时软化区胸壁内陷，呼气时外突，这种现象称为反常呼吸运动。若软化区范围较大，可致呼吸时双侧胸腔内压力不平衡，造成纵隔左右摆动，影响换气和静脉血回流，重者可出现呼吸和循环衰竭。

2. **临床表现**

（1）症状：局部疼痛，咳嗽、深呼吸或变换体位时加重。疼痛及反常呼吸可引起胸闷、气促、呼吸困难、发绀、休克等，此时呼吸情况是最重要的评估内容。

（2）体征：受伤胸壁肿胀、畸形，局部压痛明显，间接挤压疼痛加重（胸廓挤压征阳性），有助于与软组织挫伤鉴别。可产生骨摩擦音或摩擦感。骨折断端向内移位可刺破胸膜、肺组织，产生气胸、血胸或皮下气肿。多根多处肋骨骨折时，伤侧胸壁可见反常呼吸运动，导致纵隔扑动。

3. **辅助检查**　胸部X线和CT检查可见肋骨骨折断裂线、断端错位及血气胸等，但不能显示前胸肋软骨骨折。

4. **治疗要点**　处理原则为有效控制疼痛，肺部物理治疗和早期活动。

（1）闭合性单根或多根单处肋骨骨折：重点是镇痛、固定胸廓和防治并发症。可采用多头胸带或弹性胸带固定胸廓。

（2）闭合性多根多处肋骨骨折：首要措施是控制反常呼吸运动，胸壁软化区加压包扎。

①现场急救用坚硬的垫子或手掌施压于胸壁软化部位。再用包扎（小范围）、牵引（大范围）和内固定法（骨折错位明显）固定软化胸壁。胸壁包扎固定有利于减轻和消除胸壁反常活动和纵隔摆动，促进肺复张，同时可减少骨折断端活动、减少疼痛，利于有效咳嗽。

②镇痛。

③建立人工气道：咳嗽无力、不能有效排痰或呼吸衰竭者，尽早气管插管或气管切开。

④应用抗生素，预防感染。

（3）开放性肋骨骨折：尽早清创，行骨折内固定，应用抗生素防治感染。胸膜穿破者，行胸膜腔闭式引流术。

三、气　胸

胸膜腔内积气称为气胸。多由利器或肋骨断端刺破胸膜、肺及支气管后，胸膜腔与外界沟通，外界空气进入所致。根据胸膜腔内压力情况，气胸分为闭合性气胸、开放性气胸和张力性气胸。

1. 病理生理

（1）闭合性气胸：胸膜腔内压低于大气压。空气通过胸壁或肺的伤口进入胸膜腔后，伤口立即闭合，患侧肺组织部分受压。

（2）开放性气胸：胸膜腔内压几乎等于大气压。胸壁存在开放性伤口，患侧胸膜腔与大气直接相通，空气自由进入胸膜腔，胸膜腔内负压消失，肺组织萎陷。由于呼吸时两侧胸膜腔的压力发生变化，可出现吸气时纵隔向健侧移位，呼气时又移回患侧，导致纵隔位置随呼吸而左右摆动，称为纵隔扑动。

（3）张力性气胸：胸膜腔内压高于大气压。较大的肺泡或支气管破裂、肺裂伤等形成的裂口所产生的单向活瓣与胸膜腔相通，吸气时开启，呼气时关闭，使胸膜腔内积气不断增加、患侧胸膜腔内压力进行性增高，纵隔向健侧移位，患侧肺严重萎陷，从而使呼吸和循环功能发生严重障碍。同时也会造成皮下气肿等。

2. 临床表现

（1）闭合性气胸：根据胸膜腔内积气的量与速度，小量气胸（肺萎陷30%以下）患者可无症状；中量气胸（肺萎陷在30%～50%）、大量气胸（肺萎陷50%以上）患者有明显呼吸困难。体检可发现患侧胸廓饱满，气管向健侧移位，语颤减弱，叩诊呈鼓音，听诊呼吸音减弱或消失。

（2）开放性气胸：患者可出现明显的呼吸困难、口唇发绀、颈静脉怒张、鼻翼扇动等表现，严重者休克。外界空气自由进出胸膜腔，呼吸时可闻及吸吮样的声音，称为胸部吸吮伤口。气管、心脏向健侧移位，患侧胸壁叩诊呈鼓音，听诊呼吸音减弱或消失。

（3）张力性气胸：是可迅速致死的危急重症。患者有严重或极度的呼吸困难，大汗淋漓、发绀、烦躁不安、意识障碍，严重者出现休克或窒息。气管明显移向健侧，颈静脉怒张，皮下气肿明显，患侧胸部饱满，肋间隙增宽，叩诊呈高度鼓音，听诊呼吸音消失。

3. 辅助检查　X线检查是诊断气胸的主要方法。

（1）闭合性气胸：胸部X线检查可显示不同程度的肺萎陷和胸膜腔积气，有时伴有少量胸腔积液。

（2）开放性气胸：胸部X线检查示患侧肺明显萎缩，患侧胸壁大量积气，气管、心脏及纵隔明显移位。

（3）张力性气胸：胸部X线检查示胸膜腔严重积气，患侧肺完全萎缩，伴有纵隔和皮下气肿。胸膜腔穿刺有高压气体外推针筒活塞，气管和心脏向健侧移位。

4. 治疗要点

（1）对症治疗：卧床休息，适当吸氧。根据患者病情给予镇静、镇痛、镇咳、扩张支气管等处理。

（2）损伤性气胸治疗要点

①闭合性气胸：小量气胸者不需要特殊处理，积气一般可在 1～2 周自行吸收。大量气胸者需行胸膜腔穿刺或胸腔闭式引流术。

②开放性气胸：应立即将开放性气胸转变为闭合性气胸，可用无菌敷料或清洁器材等在患者呼气末封盖伤口。

③张力性气胸：应立即行胸腔穿刺排气。进一步处理包括胸腔闭式引流，应用抗生素预防感染，对症处理等。

四、血　胸

胸膜腔内积血称为血胸。血胸与气胸同时存在，称为血气胸。

1. **病因、病理**　胸膜腔积血多来源于心脏、胸内大血管及其分支、肺组织和胸壁、膈肌等出血。肺裂伤出血多能自行停止；肋间血管、胸廓内血管或动脉出血不易自行停止；心脏和大血管受损出血易造成循环衰竭。血胸的发生可引起循环功能障碍，压迫肺组织，使呼吸面积减少。纵隔因血胸偏移向健侧，可导致健侧肺受压，静脉回流受阻。

2. **临床表现**　与出血速度、出血量及个人体质有关。

（1）少量血胸（成人在 500ml 以下）可无明显症状。

（2）中量（500～1000ml）和大量（1000ml 以上）血胸，尤其是急性出血时，患者可出现面色苍白、脉搏细速、血压下降等低血容量性休克的表现，同时可出现呼吸急促、肋间隙饱满等胸腔积液的表现。当血胸合并感染时，患者可有高热、寒战、出汗和疲乏等表现。

（3）进行性血胸：持续脉搏加快，血压下降或补充血容量后仍不稳定；胸腔闭式引流血量≥200ml/h，持续 3 小时；血红蛋白量、红细胞计数、血细胞比容进行性降低。

（4）感染性血胸：全身感染表现，常有畏寒、高热等；1ml 胸腔积液中加入 5ml 蒸馏水出现浑浊；白细胞计数增加；细菌培养发现致病菌。

（5）凝固性血胸：当胸腔内迅速积聚大量血液，超过肺、心包和膈肌运动所起的去纤维蛋白作用时，胸腔内积血发生凝固，形成凝固性血胸。

3. **辅助检查**

（1）血常规：可见血红蛋白和血细胞比容下降。

（2）胸部 X 线检查：小量血胸肋膈角消失，大量血胸可见胸膜腔有大片积液阴影，纵隔可向健侧移位。

（3）胸腔穿刺：抽得血性液体即可确诊。

4. **治疗要点**

（1）非进行性血胸：小量血胸可自行吸收；中、大量血胸尽早行胸膜腔穿刺及胸腔闭式引流，排出积血，促进肺膨胀。

（2）进行性血胸：应及时开胸探查，止血、输液、输血。

（3）感染性血胸：改善胸腔引流，排除积血或脓液。

（4）凝固性血胸：稳定后尽早行剖胸手术清除积血和血块，也可进行纤维组织剥脱术。

五、心脏损伤

心脏损伤分为钝性心脏损伤和穿透性心脏损伤。

1. 钝性心脏损伤

（1）病因：多因胸前区撞击、减速、挤压、高处坠落、冲击等暴力所致，在等容收缩期遭受钝性暴力打击最易致伤。分为心肌挫伤和心脏破裂，心肌挫伤最常见。

（2）临床表现：轻者可无症状，中、重度可出现胸痛、气促、心悸，甚至心绞痛等症状。

（3）辅助检查：心电图可见 ST 段抬高、T 波低平或倒置，房性、室性早搏等心律失常。超声心动图可显示心脏结构和功能改变。肌酸激酶同工酶和心肌肌钙蛋白 I 或 T 升高。

（4）治疗要点：主要为休息、严密监护、吸氧、镇痛等。

2. 穿透性心脏损伤

（1）病因：多由锐器、火器或刃器所致。穿透性心脏损伤好发的部位依次为右心室、左心室、右心房和左心房。

（2）临床表现：可见胸壁伤口不断涌出鲜血，患者面色苍白、皮肤湿冷、呼吸浅快，很快出现低血容量性休克，甚至死亡。心包与心脏裂口小时，可出现心脏压塞征。

（3）辅助检查：心包穿刺抽得血液可确诊。胸部 X 线有助于诊断，超声心动图可明确有无心包积血及积血量。

（4）治疗要点：已有心脏压塞或失血性休克，应立即行开胸手术。

六、胸部损伤

1. 胸部损伤患者的护理

（1）现场急救：开放性气胸应立即封闭伤口，张力性气胸立即进行胸膜腔穿刺排气或胸腔闭式引流。

（2）维持有效气体交换：保持呼吸道通畅，清理分泌物或呕吐物，及时供氧；必要时行气管插管等辅助呼吸；协助患者取半坐卧位；遵医嘱给予化痰药物，协助患者进行雾化治疗。

（3）病情观察：随时巡视，观察患者呼吸频率、节律、幅度等，有使用呼吸机者应观察呼吸机工作是否正常。一旦出现呼吸极度困难、发绀等异常状况应立即报告医生并协助处理。

（4）减轻疼痛：告知患者不能因担心疼痛而不敢咳嗽，可用双手按压患侧胸壁，以减轻疼痛；遵医嘱给予镇痛药；转移患者注意力。

（5）预防感染：密切观察患者体温、伤口变化；指导患者进行有效咳嗽、咳痰；遵医嘱合理使用抗生素；严格无菌操作，避免交叉感染；协助患者翻身、叩背、下床活动等；保持室内定期通风，温湿度适宜。

（6）胸腔穿刺抽气的护理

①穿刺部位常为患侧胸部锁骨中线第 2 肋间。

②选用 50ml 或 100ml 注射器。

③注意抽气时注射器应与针头柄的胶管相连，防止空气进入；一次抽气量以不超过 1000ml 为宜，每天或隔天一次。

2. 胸膜腔闭式引流患者的护理

（1）原理及目的：根据胸膜腔生理性负压机制设计。其目的是：引流胸膜腔内积液、积血及积气；重建胸膜腔内负压，促进肺复张；维持纵隔的正常位置；防止感染。

（2）置管种类、位置：引流气体应选择管径为 1cm 的塑料管，放置在患侧锁骨中线第 2 肋间或腋前线第 4、5 肋间处，引流管侧孔深入胸腔内 2～3cm。引流液体应选择管径 1.5～2cm 的橡皮管，放置在患侧腋中线与腋后线之间第 6～8 肋间。脓液引流应放置于脓液积聚的最低位置。

（3）装置：见图1-8。

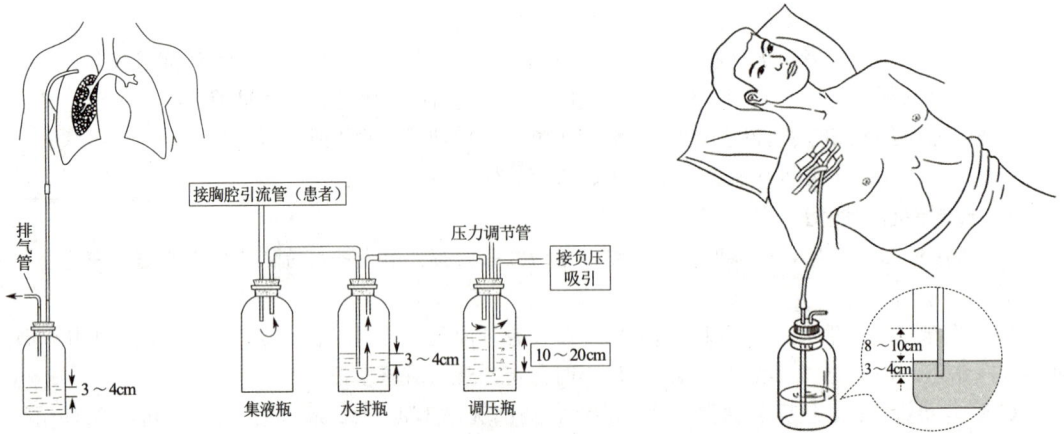

图1-8　胸膜腔闭式引流装置及体位

①单瓶水封闭式引流：广口无菌引流瓶容量 2000～3000ml，盛 500ml 无菌生理盐水，水封瓶橡胶塞上的长玻璃管为引流通路，应插入液面下 3～4cm，保证外界气体进入胸腔需要克服 3～4cmH₂O 的压力，从而维持引流装置密闭。短玻璃管为空气通路，应远离液面 5cm 以上，保持与外界空气相通。引流橡皮管两端分别连接长玻璃管与患者身上的胸腔闭式引流管，接通后可见长玻璃管内水柱上升至液面上 8～10cm，即胸膜腔内负压为 8～10cmH₂O，并随呼吸上下移动，这是观察闭式胸膜腔引流是否通畅的最简单方法。

②双瓶水封闭式引流：在水封瓶的前端增加一个集液瓶。集液瓶插入的两根短管分别与患者的胸腔引流管及水封瓶的长管相连。

③三瓶水封闭式引流：在双瓶的基础上增加一个负压调压瓶，位于水封瓶后端，调节瓶橡皮塞上安装的两根短管分别接水封瓶和负压吸引，长管下端插入液面下 10～20cm，上端与大气相通。调节插入液面深度可调节抽吸的负压，压力调节管不断有气泡逸出，说明其调节压力的作用有效。

（4）保持管道密闭

①正确安装引流装置，保证衔接处密封良好。

②更换引流瓶或患者移动时，应先用止血钳双向夹闭引流管，以防空气进入。

③在引流管周围用油纱布包盖皮肤。

④若引流管脱出胸腔，应立即用手捏住伤口周围皮肤，再用凡士林纱布封闭；若引流管连接处脱落，应立即用双钳夹闭并更换引流装置。

（5）保持引流通畅

①观察是否有气体或液体排出，引流瓶长管中的水柱是否随呼吸上下波动。

②保证水封瓶直立，低于胸部。

③患者宜取半坐卧位，鼓励其咳嗽、有效咳痰和深呼吸，促进气体和液体排出。

④定时挤捏引流管，防止阻塞、扭曲和受压，但切不可冲洗。

（6）严格无菌操作：引流瓶低于胸腔引流口 60～100cm，定时更换引流瓶及外接的引流管，保持引流口处敷料干燥、清洁，有渗液应及时更换，操作过程中时刻注意无菌原则。

（7）观察和记录：观察长玻璃管水柱波动的情况，记录引流液的颜色、性质和量。水柱波动范围一般为 4～6cm，超过提示可能存在肺不张，无波动提示肺膨胀良好或引流不通。每天引流量不应超过 500ml，若有大量气泡、血性液体或引流量过少，提示引流不畅，应立即报告医生并协助处理。

（8）拔管护理

①拔管指征：置管 48～72 小时后，无气体逸出且引流液颜色变浅，24 小时液量＜50ml 或脓液＜10ml，X 线检查肺膨胀良好（最主要），患者无呼吸困难。

②拔管方法：拔管时嘱患者深吸气后屏气，拔管后并立即用凡士林纱布和厚敷料封闭伤口并包扎固定。

③拔管观察：拔管后 24 小时内注意观察患者有无胸闷、呼吸困难、渗液、出血和皮下气肿等。

3. 健康教育

（1）向患者讲明气胸的病因、诱因及自救措施。指导患者注意避免抬举重物、剧烈咳嗽、屏气、用力排便等动作，禁止乘坐飞机，须肺完全复张 1 周后方可乘坐。多吃水果、蔬菜等富含粗纤维的食物，防治便秘。

（2）指导患者学会有效咳嗽、咳痰及深呼吸运动。

（3）指导患者适量活动，不宜参加剧烈的运动，运动时间宜在气胸治愈 1 个月后。

---

1. 胸部外伤后胸壁软化的原因是

A. 血胸　　　　　　　　　　　B. 开放性气胸　　　　　　C. 多根肋骨多处骨折

D. 多根肋骨骨折　　　　　　　E. 胸部爆破伤

2. 纵隔扑动指的是

A. 吸气时纵隔不动，呼气时纵隔摆向伤侧

B. 吸气时，纵隔移向伤侧，呼气时纵隔不动

C. 吸气时纵隔向健侧移动，呼气时纵隔摆向正常位置

D. 吸气时纵隔向伤侧移动，呼气时纵隔摆向健侧

E. 吸气时纵隔向健侧移动，呼气时纵隔不动

3. 胸外伤时纵隔摆动可发生在

A. 张力性气胸　　　　　　　　B. 闭合性气胸　　　　　　C. 肋骨骨折有反常呼吸时

D. 外伤性血胸　　　　　　　　E. 外伤性血气胸

4. 闭合性多根多处肋骨骨折患者出现呼吸衰竭的主要原因是

A. 剧痛不敢呼吸　　　　　　　B. 明显反常呼吸　　　　　C. 失血性休克

D. 肺淤血、肺水肿　　　　　　E. 肺不张

5. 患者，女，65 岁。因外伤造成左侧胸部 4～7 肋骨多处骨折，呼吸时患处可能出现的病理性特征是

A. 呼气时外凸，吸气时正常　　　　　　B. 吸气和呼气时均外凸

C. 吸气时正常，呼气时内陷　　　　　　D. 吸气和呼气时均内陷

E. 吸气时内陷，呼气时外凸

6. 肋骨骨折的特殊体征是

A. 局部疼痛难忍　　　　　　　B. 按压时有骨擦感　　　　C. 局部压痛明显

D. 局部有淤血和血肿　　　　　E. 呼吸、咳嗽时疼痛加剧

7. 最易发生骨折的肋骨是

A. 1～3 肋   B. 4～7 肋   C. 8～10 肋

D. 11～12 肋   E. 9～11 肋

8. 产生胸部连枷胸的原因是

A. 胸骨骨折   B. 胸壁内陷   C. 多根肋骨多处骨折

D. 单根肋骨单处骨折   E. 单根肋骨多处骨折

9. 提示胸外伤患者存在支气管裂伤的主要依据是

A. 水封瓶内负压水柱无波动   B. 引流管内有较多鲜血流出

C. 有皮下气肿   D. 有胸腔感染症状

E. 水封瓶内不断有气体排出

10. 闭合性多根多处肋骨骨折出现反常呼吸，应采取的措施是

A. 控制输入量   B. 胸腔闭式引流   C. 肋间神经阻滞

D. 骨折处封闭   E. 固定胸壁

答案：1. C。2. C。3. C。4. B。5. E。6. B。7. B。8. C。9. E。10. E。

第三十二章 脓 胸

一、急性脓胸

1. 病因 多为继发性感染，最主要的原发病灶是肺部感染，常见的致病菌为金黄色葡萄球，其他如肺炎双球菌、链球菌、大肠埃希菌、真菌、结核杆菌和厌氧菌等。

2. 病理生理

（1）浆液性渗出期：感染侵犯胸膜后，引起大量炎性胸水渗出。若排尽脓液，肺能完全膨胀。

（2）脓性渗出期：随着病程进展，脓细胞及纤维蛋白增多，渗出液逐渐由浆液性转为脓性，纤维蛋白沉积于脏、壁胸膜表面。病变局限者为局限性脓胸；病变广泛，脓液布满全胸膜时为全脓胸。

（3）脓腔形成期：初期纤维素膜附着不牢固，易脱落，随着纤维素层的不断加厚，韧性增强而易粘连，使脓液局限，形成局限性或包裹性脓胸。脓液被分割为多个脓腔时称多房脓胸；若伴有气管、食管瘘，脓腔内有气体，出现液平面，形成脓气胸。脓胸穿破胸壁，成为自溃性脓胸或外穿性脓胸。

3. 临床表现

（1）症状：常有高热、脉速、食欲缺乏等，胸痛、咳嗽、咳痰及全身不适，积脓较多时，患者感觉胸闷、呼吸急促等，严重者可伴有发绀和休克。

（2）体征：患侧呼吸运动减弱，肋间隙饱满，叩诊呈浊音，纵隔向健侧移位，呼吸音减弱或消失。脓气胸者上胸部叩诊呈鼓音，下胸部叩诊呈浊音。

4. 辅助检查

（1）影像学：X线检查可见患侧胸腔呈均匀一致的密度增高影、CT有助于判断脓腔大小、部位。超声检查可确定胸腔积液部位及范围，有助于脓胸穿刺定位。

（2）胸腔穿刺：抽出脓液可确立诊断。

5. 治疗要点 急性脓胸的治疗原则是控制感染，积极排尽胸膜腔积脓，尽快促使肺膨胀及支持治疗。

（1）支持疗法：给予高维生素、高蛋白饮食。纠正贫血及水、电解质的平衡。

（2）控制感染：根据致病菌对药物的敏感性，合理、有效使用抗生素。

（3）排除脓腔积脓及促使肺复张：是治疗急性脓胸的关键。常用方法包括：行胸腔穿刺、胸腔闭式引流、脓胸廓清除术。

二、慢性脓胸

一般急性脓胸的病程超过3个月，即进入慢性脓胸期。

1. 病因 急性脓胸引流不及时，引流部位不当，或过早拔出引流管，脓液未能排尽；异物存留于胸膜腔内；伴有支气管胸膜瘘或食管瘘；出现结核、真菌及寄生虫等感染；邻近组织有慢性感染，如肋骨骨髓炎、膈下脓肿、肝脓肿等。

2. **病理生理**　在急性脓胸的基础上发展而来，毛细血管及炎性细胞形成肉芽组织，纤维蛋白沉着机化并在脏、壁胸膜上形成韧厚致密的纤维板，构成脓腔壁。纤维板日益增厚，可使纵隔向患侧移位，并限制胸廓的活动，降低呼吸功能。

3. **临床表现**　低热、食欲减退、消瘦、贫血、低蛋白血症、气促、咳嗽、咳脓痰等症状。体检见胸廓内陷，呼吸运动减弱，肋间隙变窄，气管及纵隔偏向患侧，听诊呼吸音减弱或消失，杵状指（趾）等。

4. **辅助检查**

（1）X线：见胸膜增厚，肋间隙变窄及大片密度增强模糊阴影，膈肌升高，纵隔移向患侧。

（2）胸腔穿刺：脓腔穿刺行化验检查，做细菌培养及药敏试验。

（3）脓腔造影或瘘管造影：明确脓腔范围和部位，支气管胸膜瘘者慎用或禁忌。

5. **治疗要点**

（1）改善营养：去除病因，加强营养支持治疗，提高机体抵抗力。保存和恢复肺功能。

（2）脓腔引流：促进脓腔排出，为手术治疗做好准备。

（3）手术治疗：胸膜纤维板剥脱术；胸廓成形术；胸膜肺切除术。

三、脓胸的护理

1. **术前护理**

（1）加强营养：进食高蛋白、高热量及富含维生素的食物。对贫血和低蛋白血症者，可少量多次输入新鲜血或血浆。

（2）减轻疼痛：指导患者作腹式深呼吸，减少胸廓运动、减轻疼痛；必要时给予镇静、镇痛处理。

（3）降低体温：高热者给予物理降温，鼓励患者多饮水，必要时应用药物降温。

（4）改善呼吸功能

①体位：半坐卧位利于呼吸和引流。有支气管胸膜瘘者取患侧卧位，以免脓液流向健侧或发生窒息。

②保持呼吸道通畅：协助患者排痰，行体位引流等，使用化痰剂促进排痰。合理给氧。

③协助医师进行治疗：急性脓胸者为控制感染及改善呼吸，应尽早行胸腔穿刺抽脓，每天或隔天1次。抽脓后，胸腔内注射抗生素。脓液多时，可分次抽吸，每次抽脓量不宜超过1000ml。脓液黏稠、抽吸困难、经治疗脓液不见减少，或伴有支气管胸膜瘘者应行胸腔闭式引流。待脓腔容积少于10ml时，可拔出引流管，瘘管自然愈合。

2. **术后护理**

（1）病情观察：监测患者生命体征，注意重点观察患者的呼吸状况，观察引流液的性状和量，出现异常及时通知医师。

（2）维持有效呼吸

①控制反常呼吸：行胸廓成形术后患者应取术侧向下卧位，加压包扎，松紧适宜，根据肋骨切除范围，在胸廓下垫一硬枕或用1～3kg沙袋压迫，控制反常呼吸。

②呼吸功能训练：鼓励患者有效地咳嗽、排痰、吹气球等，促使肺充分膨胀，增加通气容量。

（3）保持引流管通畅：急性脓胸患者若能及时彻底排除脓液，一般可治愈。引流管不能过细，引流位置适当，以免影响脓液排出。

1. 急性脓胸最常见的致病菌是

A. 厌氧菌　　　　　　　　　B. 链球菌　　　　　　　　C. 肺炎球菌

D. 大肠埃希菌　　　　　　　E. 金黄色葡萄球菌

2. 急性脓胸并发支气管胸膜瘘最主要的治疗方法是

A. 应用抗菌药　　　　　　　B. 加强全身支持　　　　　C. 纠正贫血

D. 反复穿刺排脓　　　　　　E. 胸腔闭式引流术

3. 患者，女，45 岁。发热、咳嗽、胸痛、呼吸急促、怀疑急性脓胸，最有诊断意义的是

A. 胸痛　　　　　　　　　　B. 肋间隙饱满　　　　　　C. 胸穿抽出脓液

D. 呼吸音减弱　　　　　　　E. 胸片大片阴影

4. 关于脓胸，错误的叙述是

A. 脓胸痰液较多者，术前可进行体位引流

B. 支气管扩张痰液较多者，术前可进行体位引流

C. 指导患者做腹式呼吸，减少胸廓运动

D. 脓胸大咯血患者，应立即患侧卧位

E. 术后第一天咳痰无力的患者，可进行体位引流

5. 脓胸患者应给予的体位是

A. 平卧位　　　　　　　　　B. 俯卧位　　　　　　　　C. 半坐卧位

D. 侧卧位　　　　　　　　　E. 自由体位

6. 关于慢性脓胸患者胸廓成形术后的护理措施，错误的是

A. 取健侧卧位　　　　　　　　　　B. 用厚棉垫、胸带加压包扎胸部

C. 用沙袋 1 ～ 3kg 压迫胸部伤口　　D. 胸腔引流管口周围皮肤涂氧化锌软膏

E. 鼓励患者进食高蛋白、高热量、高维生素食物

7. 急性脓胸的治疗措施应除外

A. 补充营养，维持水、电解质平衡　　B. 胸廓成形术　　C. 积极处理原发病

D. 抗生素控制感染　　　　　　　　　E. 彻底排尽脓液

8. 慢性脓胸患者行胸部成形术后，胸廓下垫硬枕或沙袋 1 ～ 3kg 压迫，目的是

A. 防止出血　　　　　　　　B. 减轻疼痛　　　　　　　C. 控制反常呼吸

D. 促进引流　　　　　　　　E. 防止骨折

9. 慢性脓胸的症状不包括

A. X 线检查可见患侧胸廓肋间隙变窄　B. 低热、消瘦、贫血等表现

C. 纵隔向健侧移位　　　　　　　　　D. 壁胸膜变厚

E. 气促、咳脓痰

10. 慢性脓胸是指急性脓胸未及时治愈，病程超过

A. 2 周　　　　　　　　　　B. 3 周　　　　　　　　　C. 4 周

D. 6 周　　　　　　　　　　E. 12 周

答案：1. E。2. E。3. C。4. E。5. C。6. A。7. B。8. C。9. C。10. E。

第三十三章　肺部疾病外科治疗

一、解剖生理概要

肺位于胸腔内，膈的上方，纵隔的两侧。左肺狭长，被斜裂分为上、下两叶；右肺宽短，被斜裂和右肺水平裂分为上、中、下三叶。在肺叶内，肺叶支气管又依支气管和血管分支再分为肺段。气管隆突的位置相当于胸骨角水平，气管在隆突处分为左右两主支气管，是支气管镜检时判断气管分叉的重要定位标记。呼吸系统通过肺通气和肺换气功能与外界环境之间进行气体交换，摄取新陈代谢需要的 O_2，排出代谢产生的 CO_2。

二、肺结核

肺结核是由结核分支杆菌引起的慢性传染性肺部疾病。大多数患者经内科治疗可痊愈，少数经内科治疗无效者才需外科手术治疗。

1. 临床表现及诊断　患者出现午后低热、乏力、盗汗等全身症状和咳嗽、咳痰、咯血、胸痛等呼吸系统症状。痰结核菌检查阳性。胸部 X 线可早期发现肺结核。胸部 CT 可发现微小或隐蔽性病变。

2. 外科治疗原则

（1）抗结核治疗：术前给予 6～8 个月的抗结核治疗使大部分病灶被吸收，术后继续抗结核治疗6～12 个月，以防复发。

（2）支持治疗：加强营养，改善全身情况。

（3）手术治疗：尽可能切除病灶，保留健康的肺组织。常见手术类型包括肺切除术和胸廓成形术。胸廓成形术自上而下切除肋骨，每次切除不超过 3～4 根，每次手术间隔 3 周，术后加压包扎胸部，避免胸廓反常活动。

3. 护理措施　参见本章肺癌的护理。

三、肺　癌

肺癌多数起源于支气管黏膜上皮，又称支气管肺癌。

1. 病因　肺癌的病因尚未完全明确，吸烟是最重要的危险因素。其他危险因素包括职业因素（长期接触石棉、砷、煤烟、焦油和石油等）、空气污染、电离辐射、饮食与营养、某些慢性肺部疾病等。

2. 分类及病理

（1）按解剖学部位分类：中央型肺癌多为鳞癌和小细胞癌；周围型肺癌多为腺癌。分布以右肺多于左肺，上叶多于下叶。

（2）按组织学分类：鳞癌以中央型肺癌为主，多见于老年男性，与吸烟关系最密切；腺癌目前发病率上升，已成为最常见的类型，女性多见，以周围型肺癌为主，对化疗、放疗敏感性较差；大细胞癌恶性程度较高；小细胞癌 40 岁左右吸烟男性多见，恶性程度最高。

（3）转移途径：有直接扩散、淋巴转移及血行转移 3 种转移方式。淋巴转移最常见，常转移至同侧颈部、右锁骨上淋巴结。晚期可发生血行转移，累及骨、脑、肝等。

3. 临床表现

（1）原发肿瘤症状：咳嗽、血痰、咯血、喘鸣、低热、体重减轻、食欲减退等。其中咳嗽是出现最早的症状，多为刺激性咳嗽，痰中带血。

（2）肿瘤压迫症状

①侵袭胸膜、胸壁、肋骨易致胸痛。

②侵犯或压迫食管引起吞咽困难。

③压迫喉返神经可致声音嘶哑。

④压迫上腔静脉发生上腔静脉压迫综合征，表现为面部、颈部、上肢及前胸部静脉怒张。

⑤肺上沟瘤（Pancoast 肿瘤）压迫颈交感神经可引起 Horner 综合征，出现患侧上睑下垂、瞳孔缩小、眼球内陷、额部少汗等。

（3）远处转移症状：头痛、颅内压增高、骨痛、病理性骨折、肝区疼痛、肝大、黄疸、淋巴结肿大等。

（4）副癌综合征：骨关节痛，杵状指，库欣综合征，男性乳房发育，重症肌无力，多发性肌肉神经痛，钙、磷代谢紊乱。

4. 辅助检查

（1）影像学检查：是最基本、最主要、应用最广泛的检查方法。

①胸部 X 线：是常用的筛查方法，可发现大部分肺内病灶。

② CT：可发现 X 线检查隐藏区的早期肺癌病变，可作为制定中心型肺癌的手术或非手术治疗方案的重要依据。

（2）痰脱落细胞检查：是简易有效的普查和早期诊断方法。

（3）纤维支气管镜检查：是诊断肺癌最可靠的手段。

5. 治疗要点

非小细胞癌（鳞癌、腺癌、大细胞癌）采取以手术治疗为主，辅以化学治疗和放射治疗的综合治疗。小细胞癌主要进行化学治疗和放射治疗。

（1）手术治疗：是肺癌最重要和最有效的治疗手段。

（2）放射治疗：小细胞癌最敏感，其次为鳞癌，腺癌最低。

（3）化学治疗：小细胞癌疗效较好，采用联合、间歇、短程用药。

（4）其他：靶向治疗、免疫治疗及中医中药治疗。

6. 护理措施

（1）术前护理：术前戒烟 2 周。加强营养，注意口腔卫生，合并慢性支气管炎、肺内感染、肺气肿者遵医嘱应用抗生素。指导患者练习腹式深呼吸及有效咳嗽，预防肺部并发症的发生。介绍术后放置胸膜腔引流管的意义及注意事项。

（2）术后护理

①体位护理：麻醉未清醒时取平卧位，头偏向一侧。麻醉清醒、血压稳定后改为半坐卧位。肺段切除术或楔形切除术者，采用健侧卧位，促进患侧肺扩张。一侧肺叶切除者，采取健侧卧位，但呼吸功能较差者，宜选平卧位，避免健侧肺受压而影响通气。一侧全肺切除者，避免过度侧卧，采取 1/4 侧卧位，防止纵隔移位和压迫健侧肺。血痰或支气管瘘管者，取患侧卧位。注意定时变换体位，避免头低足高位。

②休息活动护理：尽早下床活动，预防肺不张，改善呼吸循环功能。但术后 3 天内（年老体弱、心脑血管疾病者术后 7 天内）应在床上排泄，避免体位性低血压。加强手臂和肩关节运动，预防术侧肩关节强直、胸壁肌肉粘连及失用性萎缩。全肺切除术后取直立的功能位。

③病情观察：术后 2～3 小时每 15 分钟测量 1 次生命体征，心率和血压平稳后改为 0.5～1 小时测量 1 次。定时观察呼吸情况并呼唤患者，注意有无呼吸窘迫的现象。24 小时内最常见的并发症为出血，出现异常应立即报告医生。

④保持呼吸道通畅：指导患者深呼吸，有效咳嗽，并协助其翻身、叩背，必要时进行吸痰。常规给予鼻导管吸氧 2～4L/min。痰液黏稠者，可用糜蛋白酶、地塞米松等药物行超声雾化。咳痰无力者，必要时吸痰。

⑤营养与输液：严格掌握输液总量和速度，以免发生肺水肿。全肺切除术后，限制钠盐摄入量，24 小时补液量＜2000ml，速度以 20～30 滴/分为宜。患者意识恢复且无恶心症状，拔除气管插管后即可饮水。肠蠕动恢复后，开始给予清淡流质或半流质饮食，逐渐过渡到高蛋白、高热量、高维生素、易消化的普食。左肺切除术后，因胃体升高易致胃扩张，术后应禁食 1～2 天。

⑥减轻疼痛：避免加重疼痛的因素，咳嗽时协助固定胸廓，适当给予镇痛药。

⑦胸腔闭式引流的护理

a. 一般护理：按胸腔闭式引流常规进行护理。一般术后 24 小时引流量约 500ml，若引流血性液体每小时 100～200ml，色鲜红，伴有低血容量的表现，怀疑有活动性出血，应立即通知医生处理。

b. 全肺切除术后护理：胸腔引流管一般全钳闭或半钳闭，保证术后患侧胸膜腔内有一定胸液，保持双侧胸腔压力平衡，防止纵隔过度摆动。如气管明显向健侧移位，每次放液量不宜超过 100ml。

⑧并发症的护理：肺癌患者术后 24 小时内最常见的并发症是出血；支气管胸膜瘘多发生于术后一周；心律失常多发生于术后 4 天内。

⑨复查指导：定期门诊复查，出现伤口疼痛、剧烈咳嗽及咯血等症状，应尽快就诊。

---

1. 肺结核手术治疗的前提是

A. 经 1 年以上正规的抗结核治疗

B. 经 2 年以上正规的抗结核治疗

C. 经正规的抗结核治疗、病灶稳定 3 个月以上

D. 经正规的抗结核治疗、病灶稳定 6～8 个月

E. 经正规的抗结核治疗、病灶稳定 10 个月以上

2. 保持肺结核患者呼吸道通畅的护理措施不当的是

A. 指导深呼吸，有效咳嗽　　　　B. 痰液黏稠者，可采用雾化吸入

C. 痰液多者，可采用体位引流法　　D. 健侧卧位，减少患侧的压迫

E. 咯血时绝对卧床休息，预防窒息

3. 肺结核患者行胸廓成形术后加压包扎胸部的目的是

A. 减轻局部疼痛　　　　B. 利于患者术后活动　　C. 减少局部出血

D. 减少胸廓震动　　　　E. 避免反常呼吸

4. 有关肺结核外科治疗原则，错误的是

A. 加强营养　　　　　　B. 术前充分而正规抗结核治疗

C. 病灶稳定＞6 月　　　D. 手术尽可能切除病灶

E. 术后按需抗结核治疗

5. 关于肺结核的描述错误的是

A. 抗结核治疗必不可少

B．营养支持

C．手术治疗主要用于内科治疗后长期排菌者

D．手术主要用于青少年患者

E．胸廓成形术应分次进行

6．患者，男，58岁。吸烟史40年，近来右胸痛，咯血丝痰，X线胸片显示右肺门增大，为确诊最可靠的检查应是

A．肺门切层   B．开胸肺活检   C．纤维支气管镜检查

D．痰脱落细胞检查   E．支气管造影

7．患者，女，56岁。因肺癌入院治疗，拟行肺切除术，患者十分焦虑，害怕手术，担心手术效果。护士对患者进行术前健康教育时最恰当的做法是

A．坐在患者床边，了解他的感受并给予解释

B．告诉他恐惧毫无必要，并鼓励患者进行日常活动以建立信心

C．给予镇静药物

D．向患者保证，将他的问题记在病历里，这样医师可能和他讨论这个问题

E．通知患者家属，让家属多探望患者

8．有关肺部手术后卧位的叙述，<u>不正确</u>的是

A．意识未恢复时取平卧位，头偏向一侧

B．血压稳定后，采取半坐卧位

C．肺叶切除者，采取平卧或左右侧卧位

D．肺叶切除术者，采取手术侧卧位

E．全肺切除术者，采取1/4侧卧位

9．围手术期肺部并发症的主要预防措施<u>不包括</u>

A．有效深呼吸   B．术后不宜早期活动   C．有效咳嗽、咳痰

D．避免呕吐物误吸   E．术前控制呼吸道感染

10．肺癌的病理类型中，最常见的是

A．鳞癌   B．小细胞癌   C．大细胞癌

D．腺癌   E．混合型肺癌

答案：1．D。2．D。3．E。4．E。5．D。6．C。7．A。8．D。9．B。10．

第三十四章 食管癌

一、解剖生理概要

食管是连接咽和胃的细长肌性管道，功能是把食物和唾液等运送到胃内。成年人食管长约25cm，切牙距食管起点约15cm。食管壁由黏膜、黏膜下层和肌层组成，没有浆膜层，故食管癌等病变易扩散至纵隔。

二、食管癌

1. **病因** 吸烟与重度饮酒是重要原因；亚硝胺及真菌；遗传因素；营养不良及微量元素缺乏；不良饮食习惯，食物过烫或过硬，进食过快；食管炎症及黏膜损伤等。

2. **病理** 食管癌以鳞癌为主，好发于胸中段食管，下段次之，上段较少。按病理形态可分为髓质型、蕈伞型、溃疡型、缩窄型，以髓质型最常见，恶性程度高。可通过直接扩散、淋巴、血行3条途径转移，其中淋巴转移最主要，血行转移较晚。

3. **临床表现** 40岁以上好发，男性多于女性。

（1）早期：症状不明显，最典型的早期表现为吞咽粗硬食物时偶有不适感，如哽噎感、胸骨后烧灼样、针刺样或牵拉摩擦样疼痛。

（2）中晚期：典型症状为进行性吞咽困难。患者逐渐消瘦、脱水、无力。晚期有恶病质，侵袭邻近器官或远处转移时，出现相应症状，如声音嘶哑、胸痛、呛咳等。癌肿侵入气管，形成食管气管瘘；癌肿穿透大血管可出现致死性大呕血。

4. **辅助检查**

（1）脱落细胞学检查：为我国首创，适用于普查。

（2）食管吞钡造影：出现皱襞粗糙或中断，充盈缺损、管腔狭窄等。

（3）纤维食管镜检查：合并病理学检查，有确诊价值。

（4）CT：能显示食管癌侵犯的范围及淋巴结转移情况。

5. **治疗要点** 以手术治疗为主，辅以放射治疗、化学治疗等综合疗法。手术是治疗食管癌的首选方法。手术切除范围为癌肿及上下各5～8cm以上的食管及所属区域淋巴结。切除后常用胃、结肠、空肠重建食管，以胃最为常用。对晚期食管癌或不能根治者，可行姑息性减压手术。放射疗法可用于术前或术后，或单独用于颈段、胸上段癌或晚期癌的治疗。化学疗法主要用于辅助治疗及缓解晚期病情进展。

6. **护理措施**

（1）手术前护理

①心理护理：交代手术、其他治疗与护理的大致过程、配合与注意事项，缓解患者焦虑与恐惧情绪，必要时使用镇静、镇痛药。

②饮食护理：给予高热量、高蛋白、高维生素、清淡无刺激的流质或半流质饮食，必要时提供肠内、肠外营养。

③消化道准备：术前 3 天流质饮食，术前 1 天禁食。出现梗阻和炎症者，术前 1 周口服抗生素，如新霉素或甲硝唑。拟行结肠代食管手术者，术前 3～5 天口服肠道不吸收的抗生素，如甲硝唑、庆大霉素或新霉素等。术前 2 天进食无渣流质，进食后有滞留或反流者，术前 1 天晚用抗生素生理盐水冲洗食管，以减轻充血水肿，减少术中污染，预防吻合口瘘。术前晚行清洁灌肠或全肠道灌洗后禁饮禁食。手术日晨留置胃管，梗阻部位不可强行插入。

④呼吸道准备：术前 2 周严格戒烟，训练有效咳嗽和腹式深呼吸。

（2）手术后护理

①病情观察：术后 2～3 小时，严密监测生命体征的变化，待平稳后改为每 30 分钟至 1 小时测量 1 次。

②饮食护理：是术后护理的重点。术后应严格禁饮、禁食 3～4 天。待肛门排气、引流量减少后，拔除胃管。拔管 24 小时后先试饮少量水，术后 5～6 天可给全清流质饮食。术后 3 周可进普食，避免进食生、硬、冷食物，并少食多餐。饭后 2 小时内勿平卧，以免食物反流。反流严重者，睡眠时半卧位，并服用减少胃酸分泌的药物。

③呼吸道护理：清醒后应半卧位，减轻伤口缝合处张力，也便于观察呼吸型态、频率和节律。鼓励患者深呼吸、吹气球，促进肺膨胀。协助患者咳痰，必要时吸痰，保持气道通畅。

④胃肠减压护理：持续胃肠减压 3～4 天，观察并记录引流液的量、性状及颜色。经常挤压胃管，避免管腔堵塞。胃管不通畅时，给予少量生理盐水冲管并及时回抽，避免胃扩张增加而并发吻合口瘘。胃管脱出后立即通知医生，不应再盲目插入，以免戳穿吻合口。

⑤食管重建术后护理：保持减压管通畅，注意观察腹部体征，有无术后并发症。加强口腔卫生，粪便气味因结肠逆蠕动所致，半年后可逐渐缓解。

⑥并发症的预防和护理

a. 吻合口瘘：是术后最严重的并发症，多发生在术后 5～10 天，表现为呼吸困难、胸腔积液和全身中毒症状。一旦发生应立即通知医生并嘱患者禁食，行胸腔闭式引流，应用抗生素并加强营养支持，严密观察生命体征，必要时做好术前准备。

b. 乳糜胸：为损伤胸导管所致，多发生在术后 2～10 天。引流量偏多、可为淡血性或淡黄色。乳糜液积聚在胸腔内，压迫肺及纵隔向健侧移位，出现胸闷、气急、心悸，甚至血压下降。应给予胸腔闭式引流，持续负压吸引，肠外营养支持。治疗无效时行胸导管结扎术。

（3）出院指导：指导加强自我观察，若术后 3～4 周再次出现吞咽困难，可能为吻合口狭窄，应及时就诊。

---

1. 患者，女，62 岁。食管癌切除术后 10 天，进少量食物后出现胸痛，呼吸困难，最可能的并发症是

A. 乳糜胸　　　　　　　　B. 吻合口狭窄　　　　　C. 食物反流

D. 伤口裂开　　　　　　　E. 吻合口瘘

2. 可引起吞咽困难的疾病不包括

A. 食管癌　　　　　　　　B. 食管中段憩室　　　　C. 食管化学烧伤

D. 贲门失弛缓症　　　　　E. 咽食管憩室

3．我国首创的检查食管癌的方法是

A．钡餐 X 线检查　　　　　　　　B．带网气囊食管脱落细胞检查

C．纤维食管镜检查　　　　　　　　D．CT 检查

E．B 超检查

4．患者，男，52 岁。食管癌术后第 2 天发现胃管不通，可采取的护理措施为

A．用少量生理盐水低压冲洗并及时回抽

B．把胃管拔出一些再插入

C．报告医生处理

D．把胃管全部拔出，请医生重安置

E．调整胃管位置

5．一患者吞咽困难 2 个月余，首选的辅助检查项目是

A．腹腔穿刺　　　　　　　　B．纤维结肠镜　　　　　　C．核素扫描

D．纤维食管镜　　　　　　　E．磁共振

6．患者，男，65 岁。进行性吞咽困难 2 个月，病检报告示食管鳞状细胞癌。行食管癌根治术后第 4 天出现胸闷、呼吸困难，白细胞 14×10^9/L。该患者最可能发生了

A．坠积性肺炎　　　　　　　　B．肺不张　　　　　　C．吻合口瘘

D．乳糜胸　　　　　　　　　　E．急性肺水肿

7．患者进行性吞咽困难伴消瘦，首先考虑的疾病是

A．食管炎　　　　　　　　B．食管良性狭窄　　　　　C．食管癌

D．食管憩室　　　　　　　E．贲门失弛缓症

8．食管癌根治术后最严重的并发症是

A．乳糜胸　　　　　　　　B．吻合口瘘　　　　　　C．吻合口狭窄

D．反流性食管炎　　　　　E．胸膜腔感染

9．患者，女，行食管癌根治术后 3 周，无特殊不适，其饮食安排最好是

A．可进清流质　　　　　　B．可进流质　　　　　　C．可进半流质

D．可食烂饭或面条　　　　E．可进普食

10．食管癌根治术后，护理重点是

A．做好口腔护理　　　　　　B．严密观察病情变化　　　C．严格控制进食时间

D．做好胃肠减压的护理　　　E．鼓励早期活动

答案： 1．E。2．E。3．B。4．A。5．D。6．C。7．C。8．B。9．E。10．C。

第三十五章　心脏疾病

一、概　述

1. 解剖生理　心脏是血液循环的射血器官，具有泵的功能。似倒置的圆锥体，有 4 个腔：左心房、右心房、左心室和右心室。心脏是血液循环的动力装置，它将来自静脉系统未氧合的血液经右心室泵入肺，再流回左心房，形成肺循环；并将已氧合的血液经左心室泵入全身组织器官（包括心肌），最终返回右心房，形成体循环，从而供应全身组织代谢所需的氧和营养素，以保证人体新陈代谢的正常进行，维持生命活动和血压。

（1）心壁：由内向外可分为心内膜、心肌层和心外膜 3 层。心外膜与心包壁层形成心包腔，心包腔内液体有 15～50ml，可起到润滑的生理作用。

（2）心的血管：心脏自身的血液供应主要来自于冠状动脉，有左、右冠状动脉两支。

（3）心传导系：窦房结是心的正常起搏点，窦房结产生的节律性兴奋依次传至结间束、房室结区、房室束、左右束支和浦肯野纤维，调节心脏的舒缩活动。

（4）心音

①第一心音：产生主要是由于二尖瓣和三尖瓣瓣膜关闭（即房室瓣关闭），瓣叶突然紧张产生振动而发出声音。标志心室收缩期的开始，与心尖搏动同时出现，在心尖部听诊最响。

②第二心音：主要由于主动脉瓣和肺动脉瓣的关闭引起瓣膜振动所致。标志心室舒张期的开始，在心底部听诊最响。

③第三心音：由于心室射血引起心室壁、腱索和乳头肌的振动所致。

④第四心音：由于心房收缩震动所致。正常情况不可闻及，属病理性。

2. 心脏疾病的特殊检查方法

（1）心导管检查术：目的是明确诊断心脏和大血管病变的部位与性质、病变是否引起了血流动力学改变及其程度，为采用介入性治疗或外科手术提供依据。可以发现心内畸形；测量心血管各部位的压力；在各部位采血标本测量氧饱和度，明确异常分流；做心血管造影、描记心内心电图、计算心排出量等。方法：局麻后自股静脉、上肢贵要静脉或锁骨下静脉（右心导管术）或股动脉（左心导管术）插入导管到达相应部位。连续测量并记录压力，必要时采血行血气分析。

（2）心导管造影术：可检查心脏和大血管的形态及缺损。根据不同的检查目的，选择左心室、右心室、肺动脉、升主动脉及其分支进行造影。

（3）冠状动脉造影术：可以提供冠状动脉病变的部位、性质、范围、侧支循环状况等的准确资料，有助于选择最佳治疗方案，是诊断冠心病最可靠的方法。

（4）以上各项心内检查，尤其是冠状动脉造影术，均可能引起各种并发症，甚至死亡。故做好术前、术后的护理措施十分重要，主要包括：

①操作前备好心肺复苏术及各种抢救所需要的药品、物品与器械。

②目前常用碘造影剂，过敏反应为常见的不良反应，重者可出现过敏性休克和惊厥，故用前应

进行过敏试验。

③术中严密观察病情，极少数患者注入造影剂后出现皮疹、寒战，地塞米松可缓解，应警惕因造影剂过敏而发生过敏性休克。

④术后用沙袋压迫穿刺部位并妥善固定，以防出血。观察局部渗血情况，出现异常时及时报告医师。

⑤术后常规静脉滴注抗生素，预防心内膜感染。

⑥术后卧床时间：右心检查后 6～12 小时；左心检查后 12～24 小时。

二、后天性心脏病的外科治疗

心脏瓣膜病是成人主要的后天性心脏病之一。最常见的是风湿热所致的风湿性瓣膜病。其中，二尖瓣最常受累，其次为主动脉瓣。最常见的联合瓣膜病是二尖瓣狭窄合并主动脉瓣关闭不全。

（一）二尖瓣狭窄

发病率女性多于男性，在儿童和青年期发作风湿热后，多在 20～30 岁后才出现临床症状。

1. 临床表现

（1）症状：因肺淤血和肺水肿会出现劳力性呼吸困难、咳嗽、咯血、端坐呼吸和夜间阵发性呼吸困难，由于心排出量不足出现心悸、头昏、乏力等症状。常见并发症包括心房颤动、左心衰竭、血栓栓塞、右心衰竭、感染性心内膜炎及肺部感染。详见第一章内科护理学心脏瓣膜病部分。

（2）体征：典型体征为"二尖瓣面容"，双颧绀红，口唇轻度发绀。出现右心衰竭时可有颈静脉怒张、肝颈静脉反流征阳性等。特征性的心脏杂音为心尖区舒张中晚期低调的隆隆样杂音，伴舒张期震颤。心尖区第一心音亢进，出现肺动脉高压时可有肺动脉瓣区第二心音（P_2）亢进、分裂。并发心房颤动时，脉率绝对不规则。

2. 辅助检查

（1）超声心动图：是明确诊断瓣膜病最可靠的方法，可评估二尖瓣的病理改变和狭窄的严重程度，还可提供房室大小、心室功能、室壁厚度和运动、肺动脉压等方面的信息。

（2）心电图检查：中、重度二尖瓣狭窄患者可出现二尖瓣型 P 波，P 波宽度 > 0.12 秒，伴切迹。病程长者可见房颤。

（3）X 线检查：左心缘变直，左心房增大，肺动脉段隆起，主动脉结缩小，间质性肺水肿。左心房、右心室显著增大时，心影呈梨形（二尖瓣型心脏）。

3. 治疗要点

非手术治疗适用于无症状或心功能 I 级的患者。手术治疗是治疗心脏瓣膜病的根本性措施。手术方式包括保留自身瓣膜的二尖瓣交界分离术、二尖瓣成形术和二尖瓣替换术。二尖瓣替换术常用的人工瓣膜有机械瓣膜、生物瓣膜 2 种。机械瓣使用量最大，耐久性好，主要缺点是术后需终身抗凝；生物瓣耐久性差，中心性血流、血流动力学优于机械瓣，无需终身抗凝。

4. 瓣膜置换术后护理

（1）抗凝治疗：瓣膜置换术后 24～48 小时后遵医嘱给予华法林抗凝治疗。机械瓣膜置换术后，需终身抗凝；生物瓣膜置换术后需抗凝 3～6 个月。抗凝治疗效果以凝血酶原时间活动度国际标准比值（INR）保持在 2.0～2.5 之间为宜。抗凝治疗期间定期复查 INR，调整华法林剂量；并密切观察有无出血倾向。

（2）用药指导

①服用抗凝药物期间注意观察有无出血倾向，出现牙龈、口腔黏膜、鼻腔出血、皮肤青紫、瘀斑、

出血和血尿等抗凝药不足表现，应及时就诊。

②注意抗凝药与其他药物反应，如苯巴比妥类药物、阿司匹林、双嘧达莫（潘生丁）、吲哚美辛（消炎痛）等药物能增强抗凝效果；维生素 K 等止血药可降低抗凝作用。

③瓣膜置换术后半年内，每月定期复查凝血酶原时间（PT）和国际标准比值（INR）。

（二）二尖瓣关闭不全

主要由风湿性炎症累及二尖瓣所致，常合并二尖瓣狭窄。

1. 临床表现

（1）症状：轻度二尖瓣反流常无症状，严重反流心排血量少，表现为疲劳、乏力。病程长，呼吸困难出现晚，心力衰竭一旦发生进展迅速。常有房颤。相比二尖瓣狭窄，感染性心内膜炎常见，体循环栓塞较少见。

（2）体征：心脏搏动呈抬举样，向左下移位。心尖部全收缩期吹风样杂音是典型体征，在心尖区最响，伴有震颤。第一心音减弱或不能闻及。

2. 辅助检查　心电图轻者正常，较重者可出现电轴左偏、二尖瓣型 P 波、左心室肥大和劳损。胸部 X 线可见左心房、左心室扩大和肺淤血。超声心动图可发现左心房、左心室扩大，二尖瓣活动度大且关闭不全。

3. 治疗要点　无症状的轻、中度二尖瓣关闭不全主要内科对症治疗，每年随访。症状明显、心功能改变、心脏扩大者均应体外循环下直视及时手术治疗。急性二尖瓣关闭不全常导致心源性休克需急症手术。手术方式包括二尖瓣修复成形术和二尖瓣替换术。

（三）主动脉瓣狭窄

单纯主动脉瓣狭窄少见，常合并主动脉瓣关闭不全和二尖瓣病变。

1. 临床表现

（1）症状：无症状期长。瓣口严重狭窄时出现主动脉狭窄典型三联症，即呼吸困难、心绞痛和晕厥。并发症主要包括房颤、心力衰竭和胃肠道出血。心脏性猝死、感染性心内膜炎和体循环栓塞较少见。

（2）体征：心尖区可触及收缩期抬举样搏动。收缩压降低，脉压减小，脉搏细弱。胸骨右缘第 2 肋间（主动脉瓣听诊区）可闻及粗糙、响亮的收缩期吹风样杂音是最主要的体征，向颈部传导。

2. 辅助检查　超声心动图可见主动脉瓣叶开放振幅减小、主动脉瓣增厚、变形或钙化等征象。胸部 X 线早期患者心影可无改变，后期呈现左心室增大，心脏左缘向左向下延长，升主动脉显示狭窄后扩大。心电图可见电轴左偏、左室肥大伴劳损，T 波倒置，部分患者可出现左束支传导阻滞。

3. 治疗要点　主动脉瓣置换术是治疗成人狭窄的主要治疗方法。重度狭窄伴心绞痛、昏厥或心力衰竭等症状应尽早手术治疗。常用手术方式包括直视主动脉瓣切开术、主动脉瓣置换术。

（四）主动脉关闭不全

1. 临床表现

（1）症状：轻症者无症状时间长，出现心悸、心前区不适、头部动脉搏动感与心排血量增大有关。晚期可出现左心代偿性肥大和扩张、左心衰竭、肺淤血、呼吸困难。有效心排血量降低时患者出现疲劳、乏力和体位性头晕，重度主动脉瓣反流可引起晕厥甚至猝死。较常并发感染性心内膜炎、左心衰竭、室性心律失常。

（2）体征：面色苍白，头随心搏摆动。特征性体征为主动脉瓣第二听诊区（胸骨左缘第 3、4 肋间）可闻及高调叹气样舒张期杂音，轻度反流者只有坐位前倾、呼气末才能听到。严重主动脉瓣反流患者收缩压升高、舒张压降低、脉压增大，出现周围血管征，如点头征、水冲脉、毛细血管搏动征、股动脉枪击音等。心脏瓣膜病鉴别，见第一章内科护理学心脏瓣膜病部分内容。

2. **辅助检查** 超声心动图可显示主动脉瓣关闭不全的原因和瓣膜形态，了解血液反流的严重程度。X 线检查可见左心室明显增大，向左下方延长，主动脉结隆起，升主动脉和弓部增宽。心电图检查可出现电轴左偏和左心室肥大、劳损。

3. **治疗要点** 感染性心内膜炎等病因所致急性主动脉瓣关闭不全患者可由于充血性心力衰竭而迅速死亡，需尽早手术。手术方式主要为主动脉瓣置换术。

三、冠状动脉粥样硬化性心脏病

1. **病因** 主要危险因素包括年龄（＞40 岁）、血脂异常、高血压、吸烟、糖尿病或糖耐量异常、肥胖、家族遗传。其他危险因素还包括 A 型性格、口服避孕药、性别、缺少体力活动、饮食不当等。

2. **病理病生** 冠状动脉血流量是影响心肌供氧最主要的因素。当冠状动脉粥样硬化使管腔狭窄时，冠状动脉血流量减少，心肌供氧和需氧失去平衡，此时心肌需氧量增加，但冠状动脉供血量不能相应增加，临床上呈现心肌缺血的症状。长时间心肌缺血可导致心肌细胞坏死。

3. **临床表现**

（1）稳定型心绞痛：在胸骨体上、中段之后及心前区，出现手掌大小的发作性胸痛和胸部不适。多至左肩，沿左臂尺侧至无名指和小指，向上可达颈、咽部和下颌部。休息及口服硝酸甘油可缓解，一般持续 3～5 分钟。

（2）急性心肌梗死：最早出现和最突出的症状是心前区剧烈疼痛，其部位和性质与心绞痛相同，但诱因不明显，常发生于安静时，程度更加剧烈，持续时间 10～20 分钟以上，经休息和含服硝酸甘油不能完全缓解。常伴有大汗、呼吸困难、恐惧和濒死感。有时伴发热、恶心、呕吐、上腹胀，重者可有呃逆。亦可出现心律失常、心源性休克、急性心衰等。

4. **辅助检查**

（1）冠状动脉造影术：是临床诊断冠心病的"黄金标准"，有助于选择最佳治疗方案及判断预后。

（2）超声心动图：可提供冠状动脉、心肌、心腔结构及血管、心脏的血流动力学检查结果。

5. **治疗要点** 手术治疗可以改善心肌供血、供氧，缓解心绞痛及心肌梗死等症状。常用的术式为冠状动脉旁路移植术（冠状动脉搭桥术）。

（1）适应证：药物治疗不能缓解的心绞痛，且冠状动脉造影显示冠状动脉两支或两支以上的狭窄病变大于 70%；左冠状动脉主干狭窄和前降支狭窄者；出现心肌梗死并发症；经皮冠状动脉腔内成形术后狭窄复发者。

（2）手术方式：取一段自体静脉血管移植到冠状动脉主要狭窄的远端，已恢复冠状动脉血流，改善心肌功能。自体血管主要有乳内动脉、桡动脉、大隐静脉、小隐静脉和胃网膜右动脉等。

6. **护理措施**

（1）术前护理

①术前用药护理：术前 3～5 天停用抗凝剂、利尿药、洋地黄、奎尼丁等药物，以防术中出血不止、洋地黄毒性反应等。

②活动与休息：避免劳累，保证充足的睡眠时间；做好心理护理，避免情绪波动。

③合理膳食：多食高维生素、粗纤维素、低脂、低盐的食物，防止便秘发生。心功能不足者应限盐。

④给氧：间断或持续氧气吸入，以保证重要器官的氧供，预防组织缺氧。

⑤戒烟：术前戒烟 3 周，有呼吸道感染者应积极抗感染治疗。

（2）术后护理

①加强循环和呼吸功能的监测：观察生命体征、心率、心律、心电图的变化，防止出现心律失常及心肌梗死；监测呼吸功能、血氧饱和度及动脉氧分压。

②抗凝治疗的护理：术后遵医嘱使用抗凝、抗血小板聚集药物，避免形成吻合口血栓。观察用药后反应、皮肤状况及凝血酶原时间，出现异常及时通知医师。

③取静脉的手术肢体的护理：术后局部加压包扎，观察足背动脉搏动情况及末梢循环状况，注意保暖。

④术后功能锻炼：术后 2 小时手术肢体可以进行下肢、脚掌和趾的被动功能锻炼；坐位时注意抬高患肢，避免足下垂；术后根据患者病情鼓励下床运动，勿站立过久；根据患者耐受程度，逐渐进行肌肉被动、主动运动。

四、体外循环围手术期护理

1. 概述　体外循环指将回心的上、下腔静脉血和右心房静脉血引出体外，在人工心肺机进行氧合并排出 CO_2，经过调节温度和过滤后，再由人工心泵输回体内动脉继续血液循环的生命支持技术。

2. 人工心肺机的主要部件

（1）血泵（人工心）：取代心脏，具有泵血功能，驱动氧合器内的氧合血输回体内动脉，参与循环。

（2）氧合器（人工肺）：代替肺的功能，氧合静脉血，排出 CO_2。

（3）变温器：用于降低和升高血液温度。

（4）过滤器：过滤血液中的血小板、纤维素等碎屑。

（5）血液浓缩器：滤出水分和小于半透膜孔隙的可溶性中小分子物质，如蛋白质。

3. 体外循环后的病理生理变化

（1）凝血机制紊乱：主要为红细胞破坏、血红蛋白下降、溶酶激活、纤维蛋白原和血小板减少等，常引起凝血机制紊乱，造成术后大量渗血。

（2）水、电解质与酸碱平衡：酸碱失衡主要为代谢性酸中毒和呼吸性碱中毒。电解质失衡主要为低血钾，多见于术前长期服用强心、利尿药物而转流过程中尿量多者。

（3）重要器官功能减退：体外循环可对心肌细胞产生损害；长时间的低血压、低灌注量、酸中毒造成脑损伤和脑循环障碍；低灌注量和大量游离血红蛋白可影响肾脏功能，造成肾衰竭；微栓、氧自由基等毒性物质的释放、炎性反应引起的肺间质水肿、出血和肺泡萎缩等可导致呼吸功能不全，甚至呼吸功能衰竭。

4. 体外循环的建立

（1）肝素的应用及检测：体外循环时静注肝素抗凝（体内肝素用量以 2 ～ 3mg/kg）。应监测活化凝血时间（ACT），其正常值 80 ～ 120 秒，延长至 480 秒以上方可开始体外循环。转流后，每隔 30 ～ 60 分钟重复监测 ACT，根据实测值，确定肝素追加量，使其值维持在上述安全转流水平。转流结束时静注鱼精蛋白终止肝素抗凝作用。

（2）血液降温：开始转流前，血液应降温至 25 ～ 30℃，以降低代谢率、减少转流量、保证机体有氧代谢、避免血液成分受损和心肌损伤和预防重要器官缺血、缺氧。待手术即将结束，再复温。

5. 体外循环术后处理原则　维持血流动力学稳定，保持血容量平衡；应用呼吸机辅助呼吸，促进有效通气；及时纠正水、电解质和酸碱失衡；应用抗生素预防感染。

6. 护理措施

（1）术前护理

①改善心功能：术前多休息、少活动，保证充足的睡眠。

②预防和控制感染：注意保暖与防寒，预防呼吸道感染。吸烟患者应戒烟3周以上。注意口腔、皮肤卫生，避免黏膜和皮肤破损。积极治疗感染病灶。

③加强营养支持：术前鼓励患者进食，摄入高热量、高蛋白及维生素丰富的食物，以增强机体对手术的耐受力。冠心病患者应进食低脂、低胆固醇饮食。心功能欠佳者，限制钠盐摄入。进食较少者，必要时进行静脉高营养治疗。低蛋白血症及贫血者，遵医嘱给予白蛋白、新鲜血浆、全血等。

④完善术前护理

（2）术后护理

①安置合适体位：保持管道通畅，记录引流液的量及性质。未清醒患者取平卧位，头偏一侧。加强约束，防止患者躁动挣脱各种管道。

②改善心功能，维持有效循环

a. 持续心电监护：观察血压、心率、心律、中心静脉压、血氧饱和度的变化，出现异常时通知医师。

b. 观察周围循环情况：注意保暖，观察患者皮肤颜色、体温、末梢循环及足背动脉搏动情况。

c. 补充血容量：补充液体，必要时补充新鲜血、血浆等。肝素过量可用鱼精蛋白解救。

③加强呼吸道管理，维持有效通气

a. 观察病情：观察患者的呼吸状态，有无发绀、鼻翼煽动，呼吸频率、节律的改变。监测动脉血气分析。气管导管气囊每4～6小时放气一次，防止呼吸道黏膜因长时间压迫、缺血而糜烂、出血。

b. 气管插管拔除前护理：妥善固定，定期吸氧。清理呼吸道，有效吸痰，保持呼吸道通畅。

c. 气管插管拔除后护理：患者完全清醒、生命体征平稳、自主呼吸恢复后可拔出。拔管后取半坐卧位，鼓励患者咳嗽，吸氧，定时协助患者翻身、拍背，指导患者进行深呼吸锻炼，注意保暖。

④维持正常体温：每30分钟测量体温一次，防寒保暖，做好物理降温，必要时遵医嘱行药物降温。

⑤维持水、电解质和酸碱平衡：记录24小时出入量。积极处理低血钾。补充5%碳酸氢钠以纠正代谢紊乱。

⑥心包纵隔引流管的护理：保持引流管通畅，每2小时挤压一次。定期局部消毒。记录引流液的性质和量。若单位时间内引流量减少，伴有中心静脉压升高、血压下降，提示引流不畅、心脏压塞，立即通知医师；若3～4小时内，10岁以下的小儿血性引流量＞50ml/h，成人＞100ml/h，引流液呈鲜红色，有较多血凝块，伴有低血容量的表现，应考虑有活动性出血的可能。

⑦并发症的护理

a. 急性心脏压塞：心脏压塞时心包腔内压力急剧增高，压迫心脏，继而回心血量和心排量降低，发生急性循环衰竭。患者表现为静脉压升高（中心静脉压≥25cmH$_2$O，颈静脉怒张），心音遥远、心搏微弱，脉压小，动脉压降低的Beck三联症表现。保持引流通畅，记录引流液的性质和量，维持中心静脉压在正常范围内，出现异常及时通知医师。

b. 低心排综合征：体外循环过程中阻断心脏循环，心脏缺血、缺氧以及再灌注损伤使心肌收缩不全所致。患者表现为血压下降、脉压变小，心率增快，脉搏细弱，中心静脉压增高，四肢发冷、尿量减少。应监测心输出量、体循环阻力、肺循环阻力等数值，补充血容量，遵医嘱使用正性肌力药物及血管活性药物，观察用药效果。

c. 感染：严格无菌操作，合理使用抗生素，监测体温，加强营养支持，注意口腔及皮肤卫生。

d. 肾功能不全：术后留置导尿管，维持尿量1ml/（kg·h），密切监测肾功能，每小时测1次尿量，每4小时测尿pH及比重，注意尿色的改变，有无血红蛋白尿等。

e. 脑功能障碍：观察患者意识状态、痛苦、肢体活动等情况。患者出现神经系统的阳性体征时，及时通知医师处理。

1. 第一心音的产生主要由于

A. 半月瓣关闭   B. 半月瓣开放   C. 房室瓣开放

D. 房室瓣关闭   E. 心室射血引起心室壁的振动

2. 心脏传导系统中电流传导的正确顺序是

A. 窦房结→房室结→房室束→左右束支→浦肯野纤维

B. 窦房结→房室束→房室结→左右束支→浦肯野纤维

C. 窦房结→房室结→左右束支→房室束→浦肯野纤维

D. 窦房结→左右束支→房室结→房室束→浦肯野纤维

E. 窦房结→左右束支→房室束→房室结→浦肯野纤维

3. 患者，女，45 岁。彩超确诊患者二尖瓣狭窄，近来感觉心慌不适，心电图提示患者有心房纤颤，正确的是

A. 患者心室律绝对不规则   B. 患者脉搏与心律节律一致

C. 患者不易引起栓塞   D. 房颤在风湿性二尖瓣狭窄患者中罕见

E. 听诊有收缩期杂音

4. 目前临床上应用的心脏机械瓣膜，其主要缺点是

A. 易并发感染   B. 需终生抗凝   C. 血栓栓塞率高

D. 组织相容性差   E. 耐久性差，易发生退行性变而需再次手术

5. 各项心内检查常见并发症<u>不包括</u>

A. 心动过缓   B. 室上性心动过速   C. 房颤

D. 房扑   E. 休克

6. 冠心病患者手术前的护理，<u>不正确</u>的是

A. 卧床休息   B. 低脂、低胆固醇饮食

C. 心功能欠佳者，限制钠盐   D. 测量身高、体重、计算体表面积

E. 使用抗凝药、洋地黄、奎尼丁至术前 1 天

7. 风湿热患者，心尖部听诊闻及舒张期隆隆样杂音，首先考虑是

A. 三尖瓣狭窄   B. 三尖瓣关闭不全   C. 肺动脉瓣狭窄

D. 主动脉瓣狭窄   E. 二尖瓣狭窄

8. 风湿性瓣膜病患者行机械瓣膜置换后需长期服用的药物是

A. 肝素   B. 华法林   C. 维生素 K

D. 利多卡因   E. 阿司匹林

9. 人工心瓣膜置换术后，最重要的出院指导是

A. 制定活动计划   B. 保证均衡饮食   C. 遵医嘱服抗凝药

D. 保持心情舒畅   E. 预防感染

10. 冠心病患者手术前的护理，<u>不正确</u>的是

A. 卧床休息   B. 低脂、低胆固醇饮食

C. 心功能欠佳者，限制钠盐   D. 测量身高、体重、计算体表面积

E. 使用抗凝药、洋地黄、奎尼丁至术前 1 天

答案：1. D。2. A。3. A。4. B。5. E。6. E。7. E。8. B。9. C。10. E。

第三十六章　泌尿、男性生殖系统疾病的主要症状及辅助检查

一、主要症状

1. 尿量异常

（1）正常尿量：成年人 24 小时尿量为 1000～2000ml。

（2）少尿或无尿：尿量＜400ml/24h 或 17ml/h 为少尿，＜100ml/24h 为无尿。少尿可因肾前性（血容量不足等）、肾性（急、慢性肾衰竭等）及肾后性（尿路梗阻等）引起。

（3）多尿：尿量＞2500ml/24h。

（4）夜尿增多：是指夜尿量超过白天尿量或夜尿持续＞750ml。夜尿持续增多，尿比重低而固定可提示肾小管浓缩功能减退。

2. 蛋白尿　每天尿蛋白含量持续超过 150mg，尿蛋白定性检查呈阳性称为蛋白尿。

3. 血尿　新鲜尿沉渣每高倍视野红细胞＞3 个或 1 小时尿红细胞计数＞10 万个，称镜下血尿。尿液外观为洗肉水样或血样即为肉眼血尿，提示 1L 尿液中含有 1ml 以上血液。初始血尿提示病变在尿道；终末血尿提示病变在后尿道、膀胱颈部或膀胱三角区；全程血尿提示病变在膀胱、输尿管或肾脏。

4. 白细胞尿、脓尿和菌尿　新鲜离心尿液每高倍视野白细胞＞5 个，或新鲜尿液白细胞计数＞40 万个，称为白细胞尿或脓尿。中段尿涂片镜检每个高倍视野均可见细菌，或尿培养菌落计数超过 10^5/ml 称为菌尿，仅见于泌尿系统感染。

5. 管型尿　肾小球发生病变后，由蛋白质、细胞及其碎片在肾小管内凝聚而成，包括细胞管型、颗粒管型、透明管型等。白细胞管型是活动性肾盂肾炎的特征，红细胞管型提示急性肾小球肾炎，蜡样管型提示慢性肾衰竭。

6. 尿路刺激征　包括尿频、尿急、尿痛，排尿不尽感及下腹坠痛。

（1）尿频：单位时间内排尿次数增多而每次尿量减少。正常一般白天排尿 4～6 次，夜间 0～2 次。

（2）尿急：有尿意即迫不及待需要排尿，难以控制。

（3）尿痛：排尿时感觉会阴、下腹部疼痛或烧灼感。

7. 排尿困难　排尿时须增加腹压才能排出，病情严重时增加腹压也不能排出而形成尿潴留，见于膀胱以下尿路梗阻。

8. 尿潴留　膀胱排空不完全或停止排尿，可分为急性和慢性尿潴留。急性尿潴留见于膀胱出口以下尿路严重梗阻，突然短时间内不能排尿，膀胱迅速膨胀。慢性尿潴留见于膀胱颈部以下尿路不完全性梗阻或神经源性膀胱。正常情况下残余尿量＜5ml，＞50～100ml 则为异常。

9. 尿失禁　尿不能控制而自行排出。

（1）持续性尿失禁：也称为完全性尿失禁或真性尿失禁。尿道阻力完全丧失，膀胱完全不能储存尿液而呈空虚状态。常见于外伤、手术造成的膀胱颈或尿道括约肌损伤。多见于妇科手术、产伤所造成的膀胱阴道瘘。

（2）间歇性尿失禁：也称为充溢性尿失禁或假性尿失禁。由于膀胱过度充盈而造成尿液不断溢出，

是因下尿路的机械性或功能性梗阻所引起的慢性尿潴留。膀胱呈膨胀状态，当压力上升到一定程度，超过尿道阻力时尿液溢出，常见疾病为前列腺增生。

（3）急迫性尿失禁：患者有迫不及待的排尿感，尿意强烈，尿液自动流出，多伴有尿频、尿急等膀胱刺激症状。常见疾病为急性膀胱炎。

（4）压力性尿失禁：也称为不完全性尿失禁。有咳嗽、打喷嚏等腹压增加的动作时，尿液自动流出。主要见于多次分娩或绝经后的妇女。

二、辅助检查

1. 实验室检查

（1）尿液检查

①尿液收集：尿常规检查是诊断泌尿系统疾病最基本的方法，以清晨第 1 次尿最佳。

②尿细菌学检查：可用于泌尿系感染的诊断和临床用药指导。尿培养以清晨第 1 次清洁中段尿为宜，耻骨上膀胱穿刺留取标本最为准确。

③尿脱落细胞学检查：用于膀胱肿瘤初筛或肿瘤切除术后的随访。需连续 3 天留取新鲜尿进行沉渣涂片检查，阳性结果可提示泌尿系肿瘤。

④尿三杯试验：用于判断镜下血尿或脓尿的来源和病变部位。以排尿初期的 5～10ml 尿为第 1 杯，排尿最后的 5～10ml 为第 3 杯，中间部分为第 2 杯。若第 1 杯尿液异常，提示病变在尿道；第 3 杯尿液异常提示病变在膀胱颈部或后尿道；若 3 杯尿液均异常，提示病变在膀胱或上尿路。

（2）肾功能检查

①尿比重测定：是最简单的肾功能测定方法。正常人尿比重为 1.015～1.025，尿比重持续固定在 1.010 左右，提示肾浓缩功能严重损害。

②血肌酐和血尿素氮测定：有助于判断肾功能损害的程度。

③内生肌酐清除率：是评价肾小球滤过功能最常用的方法，24 小时内生肌酐清除率正常为 80～120ml/min，＜80ml/min 提示肾小球滤过功能下降，＜10ml/min 提示已进入尿毒症期。

（3）血清前列腺特异性抗原（PSA）：是目前最常用的前列腺癌生物标记。健康男性血清 PSA 为 0～4ng/ml，如血清 PSA＞10ng/ml 应高度怀疑有前列腺癌的可能。

（4）精液检查：有助于男性不育征的诊断。精液检查前应禁欲至少 3 天，但不超过 7 天。

2. 影像学检查

（1）B 超检查：方便、无创，不影响肾功能，广泛用于筛选、诊断、治疗和随访。

（2）X 线检查

①尿路平片：是泌尿系统常用的初检方法，摄片前应做充分的肠道准备。

②排泄性尿路造影：可显示尿路形态，有无扩张、推移、受压和充盈缺损等，同时可了解双侧肾功能。由于需静脉注射有机碘造影剂，造影前应做碘过敏试验。造影前日口服泻药排空肠道，禁食、禁水 6～12 小时，以增加尿路造影剂浓度。妊娠，甲亢，严重肝、肾、心血管疾病及造影剂过敏为禁忌证。

③逆行肾盂造影：能显示尿路形态，有无扩张、推移、受压和充盈缺损等，同时可了解双侧肾功能。经膀胱镜行输尿管插管注入造影剂，检查前可不做碘过敏试验。禁用于急性尿路感染及尿道狭窄。严格无菌操作，动作轻柔，检查后多饮水、多排尿，遵医嘱应用抗生素，防止尿路感染。

④膀胱造影：经导尿管注入造影剂，可显示膀胱形态和病变。

⑤血管造影：禁用于有出血倾向、碘过敏、妊娠及肾功能不全者。造影后穿刺局部加压包扎，平

卧 24 小时。造影后多饮水，必要时静脉输液，促进造影剂排出。

3．器械检查

（1）导尿：诊断性导尿主要用于监测尿量、膀胱尿道造影以及尿动力学检查。

（2）尿道探条检查：用于探查尿道是否通畅及尿道狭窄的部位和程度，亦可用于扩张狭窄尿道。两次尿道扩张间隔时间至少是 3 天。

（3）尿道膀胱镜检查：是膀胱肿瘤和尿道肿瘤的确诊方法，也可用于经其他各项检查不能确诊的下尿路疾病。

1．压力性尿失禁多见于

A．体力劳动者   B．老年男性   C．经产妇

D．老年女性   E．儿童

2．导致真性尿失禁的原因是

A．腹压增加   B．膀胱颈和尿道括约肌受损

C．膀胱过度充盈   D．膀胱严重感染

E．慢性尿潴留

3．下尿路感染的主要症状是

A．全身症状加肾绞痛   B．尿路刺激征   C．直肠刺激症状

D．血尿和脓尿   E．会阴部疼痛

4．当腹压突然增加时尿液不自主流出，称为

A．真性尿失禁   B．压力性尿失禁   C．充溢性尿失禁

D．急迫性尿失禁   E．膀胱刺激症状

5．初始血尿提示出血部位在

A．尿道   B．肾脏   C．输尿管

D．膀胱   E．膀胱以上

答案：1．C。2．B。3．B。4．B。5．A。

第三十七章 泌尿系损伤

一、肾损伤

1. 病因

（1）开放性损伤：常因弹片、枪弹、刀刃等锐器致伤，常伴其他组织器官损伤。

（2）闭合性损伤：因直接暴力（撞击、跌打、挤压、肋骨或横突骨折等）或间接暴力（对冲伤、暴力扭转等）所致。

2. 病理

（1）肾挫伤：大多数患者属此类损伤，症状轻微，可自愈。损伤局限于部分肾实质，表现为肾瘀斑和（或）包膜下血肿。

（2）肾部分裂伤：肾实质部分裂伤伴肾包膜破裂及肾周血肿，通常不需手术，可自行愈合，但需绝对卧床。

（3）肾全层裂伤：症状严重，常有肾周血肿、严重的血尿，需手术治疗。肾横断或破裂时，可导致远端肾组织缺血坏死。

（4）肾蒂损伤：少见但最严重，肾蒂或肾段血管部分或完全撕裂引起大出血、休克，常来不及就诊即死亡。

3. 临床表现

（1）休克：严重的肾裂伤、肾蒂裂伤时常引起休克，危及生命。

（2）血尿：大多有血尿，但血尿与损伤程度不成比例。肾挫伤时可能出现肉眼血尿，而严重的肾裂伤可只有轻微血尿或无血尿。

（3）疼痛：随血液、尿液的外渗可表现为患侧腰腹部疼痛或全腹痛，腹膜刺激征，肾绞痛等。

（4）腰腹部包块：血液、尿液渗入肾周围组织可形成肿块，可有触痛和肌强直。

（5）发热：血液、尿液外渗易继发感染，或出现发热并伴全身中毒症状。

4. 辅助检查

（1）实验室检查：血尿是诊断肾损伤最重要的依据。尿常规检查可见大量红细胞。若血红蛋白与血细胞持续降低提示有活动性出血。血白细胞增多应注意有无继发感染。

（2）CT检查：为首选检查，可清晰显示肾损伤程度。B超能提示肾损伤的部位和程度。

（3）排泄性尿路造影和动脉造影检查：可评价肾损伤的范围和程度。

5. 治疗要点

（1）紧急治疗：对有大出血、休克的患者迅速抢救，维持生命体征稳定，同时明确有无合并其他脏器损伤，做好手术探查的准备。

（2）非手术治疗：适用于轻度肾损伤以及无合并胸腹部脏器损伤者。

①保证绝对卧床休息2～4周，向患者强调绝对卧床休息的重要性，即使血尿消失，仍需继续卧床休息至预定时间。过早、过多离床活动，有再度出血的危险。恢复后2～3个月不宜参加体力劳动。

②密切观察生命体征和尿色变化，定期检测血红蛋白及血细胞比容。

③对症支持治疗，如营养支持，补充血容量，抗感染治疗，适当止痛及镇静。

（3）手术治疗：凡开放性肾损伤、严重肾裂伤、肾碎裂及肾蒂损伤者均需及早手术。

6. 护理措施

（1）非手术护理

①严密观察生命体征、血尿情况，及时发现出血和休克征象。每30分钟至2小时留取患者尿液于编号的试管内，观察尿色深浅变化，若颜色加深，说明有活动性出血。

②维持体液平衡，保证组织有效的灌注量，建立静脉通道，遵医嘱输血、补液、止血、营养支持治疗。

③有手术指征者，在抗休克治疗的同时，紧急完善术前准备。

（2）手术护理：肾部分切除术后患者绝对卧床1～2周。严密观察病情，及早发现出血、感染等并发症，并及时通知医生处理。

7. 健康教育
非手术治疗的患者出院后3个月内不宜从事重体力劳动，防止继发损伤。行肾切除手术的患者注意保护健肾，防止外伤，避免使用肾毒性药物。

二、膀胱损伤

1. 病因

（1）开放性损伤：如火器或锐器致伤，常合并直肠、阴道损伤。

（2）闭合性损伤：分为直接暴力损伤和间接暴力损伤。直接暴力多发生于膀胱充盈状态下的下腹部损伤，如拳击、踢伤、碰撞伤等；间接暴力常发生于骨盆骨折时，骨折断端或游离骨片可刺伤膀胱，多由交通事故引起。

（3）医源性损伤：多由膀胱镜检查、盆腔手术、腹股沟手术、阴道手术等伤及膀胱。

2. 病理

（1）挫伤：伤及膀胱黏膜或肌层但未穿破膀胱壁，无尿液外渗，但可有血尿。

（2）膀胱破裂

①腹膜外型：膀胱壁破裂但腹膜完整，尿液外渗至膀胱周围间隙，多由膀胱前壁损伤所致。

②腹膜内型：膀胱破裂伴腹膜破裂，尿液流入腹腔，引起腹膜炎。

3. 临床表现

（1）休克：多因合并骨盆骨折所致，表现为剧痛、大出血、尿外渗、腹膜炎等，伤势严重可发生休克。

（2）腹痛：腹膜外破裂时，下腹部疼痛、压痛及肌紧张，直肠指诊有触痛并可扪及肿物。腹膜内破裂时有急性腹膜炎症状，叩诊有移动性浊音。

（3）排尿困难和血尿：有尿意但不能排出或仅排出少量血尿。若有血块堵塞则无尿液排出。

（4）尿瘘。

4. 辅助检查
尿常规检查可见镜下及肉眼血尿。膀胱造影见造影剂漏至膀胱外。导尿试验是确定膀胱破裂简单有效的检查方法。膀胱损伤时，导尿管可顺利插入膀胱（尿道损伤常不易插入），但仅流出少量血尿或无尿液流出。X线检查可发现骨盆骨折。

5. 治疗要点
膀胱破裂的治疗原则是行完全的尿流改道、充分引流外渗尿液、闭合缺损的膀胱壁。

（1）紧急处理：抗休克、抗感染治疗。

（2）保守治疗：膀胱损伤较轻者持续留置导尿7～10天，破口可自愈。

（3）手术治疗：膀胱破裂伴出血或病情严重，须尽早手术。

6. **护理措施**

（1）对膀胱挫伤的患者，应加强导尿管护理，保持尿液引流通畅，密切观察尿液情况。

（2）对膀胱破裂的患者，严密观察生命体征，准确记录尿量。积极抗休克治疗，做好膀胱造瘘口的护理，预防发生感染。术后做好造瘘管的护理。膀胱造瘘管一般留置10天拔除。

三、尿道损伤

1. **病因**　尿道损伤在泌尿系统损伤中最常见，尿道损伤分为开放性、闭合性和医源性3类。开放性损伤多因火器、锐器所伤，常有阴囊、阴茎、会阴部贯通伤。闭合性损伤多为挫伤、撕裂伤，会阴部骑跨伤可引起尿道球部损伤，骨盆骨折可引起膜部尿道撕裂。医源性损伤为腔内器械直接损伤。

2. **病理**　尿道损伤多见于男性，以尿生殖膈为界，可分为前尿道（球部、阴茎部）损伤和后尿道（前列腺部、膜部）损伤。其中球部和膜部的损伤最为常见。

（1）前尿道损伤可有挫伤、裂伤及断裂。

（2）后尿道损伤时，骨折及盆腔血管丛的损伤引起大出血，在前列腺和膀胱周围形成大血肿。后尿道断裂后，尿液外渗至耻骨后间隙和膀胱周围，但当尿生殖膈撕裂时，会阴、阴囊部也会出现血肿及尿外渗。

3. **临床表现**

（1）尿道出血：是最主要的临床表现，多见于前尿道损伤，即使不排尿也可见尿道外口滴血。后尿道损伤时，尿道口可无流血或仅少量血液流出。

（2）疼痛：前尿道损伤时出现受损处疼痛，尤以排尿时为甚。后尿道损伤时表现为下腹部痛，局部肌紧张，并有压痛，继而出现腹胀及肠鸣音减弱。

（3）排尿困难：因疼痛而致括约肌痉挛，出现排尿困难，甚至发生尿潴留。

（4）尿外渗及血肿。

（5）休克：常见于骨盆骨折引起的后尿道损伤，常因合并大出血诱发。

4. **辅助检查**

（1）导尿可检查尿道是否连续、完整。若能顺利插入导尿管，说明尿道连续且完整。若一次插入困难，不可勉强反复试插，以免加重创伤和导致感染。

（2）X线检查骨盆前后位片显示骨盆骨折。尿道造影可显示尿道损伤部位及程度。尿道断裂可有造影剂外渗，尿道挫伤则无外渗征象。

5. **治疗要点**

（1）紧急处理，尿道严重出血可致休克，应立即压迫会阴部止血，抗休克治疗，尽早行手术治疗。

（2）尿道挫伤及轻度裂伤，如尿道连续性仍存在，一般可自愈，排尿困难者，试插导尿管，可顺利进入时，留置导尿管2周左右。如试插失败，出现尿潴留者，可耻骨上膀胱造瘘及时引流尿液。

（3）尿道裂伤需试插导尿管引流2周。如导尿失败，立即行经会阴尿道修补术，并留置导尿2～3周，严重者行膀胱造口术。急性尿潴留时，可行耻骨上膀胱穿刺，吸出膀胱内尿液。

（4）尿道断裂应立即行经会阴尿道修补术或断端吻合术，留置导尿2～3周，病情严重者可做膀胱造口术。后尿道损伤早期行尿道会师复位术，术后留置导尿管3～4周。

（5）积极处理并发症。尿液外渗时做皮肤切口引流，尿道狭窄需定期做尿道扩张术，先每周1次，持续1月后视情况定期扩张。

6. **护理措施**

（1）严密观察生命体征，保证组织有效灌流量，防治休克。

（2）术后做好导尿管护理，由于患者尿道损伤，留置导尿管时动作应轻柔，以尽量减轻患者疼痛。观察尿液的颜色、性状及量，积极预防泌尿系感染。

（3）合并骨盆骨折患者卧硬板床，勿随意搬动，以免加重损伤，做好骨盆骨折护理常规。

（4）尿道狭窄是尿道损伤最常见的并发症，需定期做尿道扩张。

---

1. 骨盆骨折易造成的损伤是
A. 尿道完全断裂　　　　　　　B. 尿道全层裂伤　　　C. 尿道膜部损伤
D. 尿道球部损伤　　　　　　　E. 尿道前列腺部损伤

2. 患者，男，25 岁。因车祸致右腰部外伤，腰部疼痛伴肉眼血尿，血压 130/80mmHg，初步诊断右肾挫伤。非手术治疗期间，了解出血状况的观察重点是
A. 血压、尿色　　　　　　　　B. 腰部肿块　　　　　C. 中心静脉压
D. 意识及面色　　　　　　　　E. 腹膜刺激征

3. 肾损伤中可采取非手术治疗的是
A. 肾挫伤　　　　　　　　　　B. 肾蒂血管部分断裂　C. 肾全层裂伤
D. 肾横断伤　　　　　　　　　E. 肾蒂横断伤

4. 患者，男，28 岁。因肾损伤经非手术治疗恢复后，不宜从事重体力劳动及剧烈运动的时间是
A. 1～2 个月　　　　　　　　　B. 2～3 个月　　　　　C. 3～4 个月
D. 4～5 个月　　　　　　　　　E. 5～6 个月

5. 肾绞痛时，护士需准备的药物是
A. 度冷丁＋654-2　　　　　　　B. 吗啡　　　　　　　C. 安痛定
D. 鲁米那　　　　　　　　　　E. 阿司匹林

答案：1．C。2．A。3．A。4．B。5．A。

第三十八章　泌尿系结石

一、概　述

1. **病因**　尿路结石是泌尿外科常见病，以男性多发。大多数结石成因不清，其主要因素是尿中存在呈超饱和状态的结石晶体。可分为上尿路结石和下尿路结石。上尿路（肾、输尿管）结石以草酸钙结石多见，下尿路（膀胱、尿道）结石以磷酸镁胺结石常见，上尿路结石较下尿路结石更常见。

（1）流行病学因素：年龄、性别、种族、职业、饮食、水分摄入、代谢、气候、遗传等。

（2）尿液因素

①形成结石的物质增加，如骨质脱钙、甲状旁腺功能亢进等造成钙、草酸或尿酸排出量增加。

②尿 pH 改变，碱性尿中易形成磷酸钙及磷酸镁铵沉淀，酸性尿中易形成尿酸和胱氨酸结晶。

③尿液浓缩及尿中抑制晶体形成物质减少。

④尿路感染使尿基质增加，晶体易黏附。

（3）泌尿系统解剖因素：尿路狭窄、梗阻、憩室。

（4）遗传性疾病。

2. **病理**　尿路结石在肾和膀胱内形成，多数输尿管、尿道结石是结石排出过程中停留该处所致。结石可损伤泌尿系统并引起感染、梗阻，甚至恶变。

二、上尿路结石

1. **临床表现**　与活动有关的疼痛和血尿是主要表现。肾结石可引起肾区疼痛伴肋脊角叩痛。肾盂内及肾盏结石可无明显的临床症状。肾内小结石活动度大与输尿管结石可引起肾绞痛，临床以输尿管结石引起绞痛多见。表现为疼痛剧烈难忍，位于腰部或上腹部，阵发性发作，辗转不安，大汗，恶心，呕吐。疼痛可向下腹部和会阴部放散。输尿管结石的典型表现为绞痛和镜下血尿，结石完全梗阻时可无血尿。结石伴感染时可有膀胱刺激征及全身症状。

2. **辅助检查**

（1）实验室检查：尿常规检查有肉眼或镜下血尿，伴感染时表现为脓尿。

（2）影像学检查

①X 线检查：泌尿系统 X 线平片能发现 95% 以上的结石。

②排泄性尿路造影：充盈缺损提示有 X 线透光的尿酸结石可能。

③逆行肾盂造影：少用，通常在其他方法不能确诊时采用。

④B 超：可显示结石的特殊声影，发现 X 线平片不能显示的小结石和透 X 线结石，还能显示肾积水及萎缩。

⑤CT 检查：虽能显示较小结石，但很少作为首选的诊断方法。

（3）内镜检查：包括肾镜、输尿管镜和膀胱镜。适用于其他方法不能确诊时。

丁震医学教育 010-88453168
www.dzyxedu.com

北京航空航天大学出版社
BEIHANG UNIVERSITY PRESS

3. 治疗要点

（1）保守治疗：结石＜ 0.6cm，光滑且无尿路梗阻及感染，纯尿酸结石及胱氨酸结石可考虑。

（2）体外冲击波碎石术：适用于直径≤ 2cm 的肾结石及输尿管上段结石。两次体外冲击波碎石治疗间隔时间应不少于 7 天。

（3）手术治疗：非开放性手术如输尿管肾镜取石、碎石术和经皮肾镜取石、碎石术，适用于上段输尿管结石。开放性手术如肾盂切开取石术、输尿管切开取石术，适用于嵌顿较久或合并梗阻、感染结石。

三、膀胱结石

1. 临床表现　典型表现为排尿突然中断，疼痛放射至远端尿道和阴茎头部，伴排尿困难和膀胱刺激症状，改变排尿姿势后能缓解疼痛并继续排尿。

2. 辅助检查　X 线检查能发现绝大多数结石。B 超能显示结石声影，同时可发现膀胱憩室、前列腺增生。膀胱镜检查可直视结石，并发现膀胱病因。最可靠。直肠指检较大的结石可经直肠腹壁双合诊被扪及。

3. 治疗要点　膀胱感染严重时，应用抗生素治疗；经尿道膀胱镜取石或碎石；耻骨上膀胱切开取石术。

四、泌尿系结石的护理

1. 非手术治疗的护理

（1）嘱患者大量饮水，保证每天饮水量 3000ml 以上，以维持每天尿量＞ 2000ml，达到稀释尿液、延缓结石生成速度、冲洗尿路及预防感染的目的。

（2）结石合并感染时，遵医嘱使用抗生素，并监测生命体征，尤其是体温的变化。

（3）在病情允许的情况下，适当作一些跳跃运动或经常改变体位，有助于结石的排出。注意观察结石排出情况。肾绞痛发作时应卧床休息，立即解痉、镇痛，可肌内注射阿托品、哌替啶或局部应用利多卡因封闭。

2. 体外冲击波碎石术后护理

（1）病情观察：治疗后应严密观察病情，注意排石情况及尿液性状，观察有无碎石后血尿、肾绞痛、梗阻、感染等并发症发生。

（2）鼓励饮水：每天饮水 2500 ～ 3000ml，促进排石。

（3）活动和体位：术后卧床休息 6 小时。无明显不适，适当活动、变换体位增加输卵管蠕动促进排石。巨大肾结石碎石后，应采取患侧卧位 48 ～ 72 小时，以后逐渐间断起立。

（4）根据结石的分析结果指导合理饮食。

3. 手术治疗的护理

（1）术前护理：遵医嘱使用抗生素控制感染。术前 1 小时摄腹部 X 线平片，进行结石定位，并保持定位时的体位。

（2）术后护理：肾盂造口不需常规冲洗，以减少感染的机会。必须冲洗时，严格无菌操作，低压冲洗，冲洗量不超过 5 ～ 10ml。肾实质切开取石及肾部分切除的患者，术后绝对卧床 2 周，以防再出血。耻骨上膀胱切开取石术后应保持切口清洁、干燥。

4. 健康教育

（1）根据结石成分合理饮食，草酸钙结石限制含钙、草酸多的食物，如浓茶、菠菜、番茄、土豆、芦笋、牛奶、豆制品、巧克力、坚果等。尿酸结石患者不宜食用含嘌呤高的食物，如动物内脏、啤酒，限制各种肉类和鱼虾等高蛋白的食物，可口服别嘌醇和碳酸氢钠，以抑制结石形成。指导患者大量饮水增加尿量，减少尿中晶体沉积。

（2）鼓励患者进行功能锻炼，防止骨脱钙，减少尿钙排出。

1．泌尿系结石的尿液因素<u>不包括</u>
A．形成结石的物质排出过多　　　　B．尿量减少　　　　C．尿 pH 改变
D．尿蛋白增高　　　　　　　　　　E．尿中抑制晶体形成的物质含量减少

2．患者，女，30 岁。尿频、尿痛伴全程血尿 3 天，体温 37℃，尿中有大量红细胞及脓细胞，首先应考虑
A．急性肾盂肾炎　　　　　　　　　B．急性膀胱炎　　　　C．膀胱肿瘤
D．输尿管结石　　　　　　　　　　E．肾结核

3．通过碱化尿液可以预防的结石是
A．草酸钙、磷酸钙　　　　　　　　B．草酸钙、尿酸　　　C．磷酸镁胺、尿酸
D．尿酸、胱氨酸　　　　　　　　　E．草酸钙、胱氨酸

4．上尿路结石中最多见
A．胱氨酸结石　　　　　　　　　　B．尿酸结石　　　　　C．磷酸盐结石
D．黄嘌呤结石　　　　　　　　　　E．草酸钙结石

5．尿路结石的形成因素<u>不包括</u>
A．气候　　　　　　　　　　　　　B．职业
C．尿中抑制晶体形成的物质不足　　D．长期留置尿管
E．长期卧床

答案：1．D。2．B。3．D。4．E。5．E。

第三十九章 泌尿、男性生殖系统结核

一、肾结核

肾结核为最常见的泌尿系结核，通常发生于肺部感染结核后。

1. 病因 血行感染最常见。常发生于 20～40 岁的青壮年，绝大多数为单侧性。

2. 病理 早期病变主要是肾皮质内多发性结核结节，中央常为干酪样物质，边缘为纤维组织增生。随着病变发展，结核结节彼此融合，形成干酪样脓肿，逐渐扩大蔓延累及全肾。肾盏颈或肾盂出口因纤维化发生狭窄，可形成局限的闭合性脓肿或结核性脓肾。

（1）病理性肾结核：患者免疫状况良好，感染细菌数量较少或毒力较小，使早期微小病灶自行愈合，不出现临床症状，仅尿中检测到结核分枝杆菌。

（2）临床肾结核：患者免疫低下，感染细菌数量较多或毒力较强，结核病灶逐渐扩大，穿破肾乳头到达肾盂、肾盏，出现临床症状和影像学改变。

3. 临床表现

（1）尿频、尿急、尿痛：是肾结核的典型症状。无痛性尿频是肾结核最为突出的症状，呈进行性加重，出现时间最早，持续时间也最长。当结核病变侵及膀胱壁，尿频加剧，并伴有尿急、尿痛，表现为典型的膀胱刺激症状。晚期膀胱结核病变愈合致使膀胱壁广泛纤维化和瘢痕收缩，出现膀胱挛缩。

（2）脓尿、血尿：尿液呈淘米水样，浑浊伴絮状物。终末血尿为晚期症状，也可为唯一症状。

（3）腰痛：一般无明显腰痛，累及膀胱壁时症状可出现。

（4）全身症状：常发生于晚期，表现为消瘦、低热、盗汗等典型结核症状。或有慢性肾衰竭和高血压。

4. 辅助检查

（1）尿液检查：呈酸性，尿蛋白阳性，有较多红细胞和白细胞。选取晨尿标本培养，可找到抗酸杆菌。尿结核分枝杆菌检查阳性率高，对肾结核的诊断有决定性意义。

（2）尿路造影：大剂量静脉尿路造影是诊断泌尿系结核的标准方法，既能明确诊断，又可以确定病变的程度和范围，还能了解分肾功能。

5. 治疗要点

（1）药物治疗：适用于早期肾结核，一线抗结核药物有四种：异烟肼、利福平、吡嗪酰胺、乙胺丁醇。早期、联合、适量、规律和全程治疗。

（2）手术治疗：凡药物治疗 6～9 个月无效，肾结核破坏严重者，应在药物治疗的配合下行手术治疗。肾切除术前抗结核治疗不应少于 2 周，肾部分切除术前抗结核药物治疗至少 4 周。

6. 护理措施

（1）休息与营养：肾结核行肾全切除术者建议早期下床活动，行肾部分切除术者常需卧床 3～7 天，以避免继发性出血或肾下垂。适当活动，避免劳累；多饮水，鼓励患者进食营养丰富、富含维生素饮食。

（2）用药护理：指导患者按时、足量、足疗程服用抗结核药物，继续抗结核治疗 6～9 个月；使用护肝药物，定期检查肝功能；勿用或慎用对肾脏有毒性的药物，如氨基糖苷类、磺胺类药物；链霉素对脑神经有损害，影响听力，一旦发生，应通知医生停药、换药。

二、男性生殖系统结核

男性生殖系统结核多继发于肾结核。前列腺、精囊结核临床表现不明显而不易被发现。附睾结核易被发现。多见于 20～40 岁青壮年。

（一）附睾结核

1. **病理** 主要病理改变为结核肉芽肿、干酪样变、空洞形成和纤维化。一般从头部开始，最终可破坏整个附睾。病变可蔓延至睾丸。

2. **临床表现** 起病缓慢，多从头部开始，表现为附睾肿大形成坚硬肿块。疼痛不明显，病变发展可形成寒性脓肿，与阴囊粘连、破溃可形成经久不愈的窦道，流出稀黄色脓液。病变侧输精管增粗，有串珠状无痛小结节。双侧病变可致不育。

3. **治疗要点** 多数附睾结核可经药物治愈。已有脓肿窦道形成，应药物治疗结和手术治疗。

（二）前列腺、精囊结核

1. **病理** 病变早期一般在前列腺，精囊结核常由其扩展而来。病理改变与其他器官相似、纤维化较重。前列腺结核和精囊结核一般同时存在。

2. **临床表现** 多无明显症状，偶感会阴和直肠不适。严重者可出现精液减少、血精、射精痛及不育等。

3. **治疗要点** 以药物治疗为主，一般不考虑手术治疗。

---

1. 结核杆菌播散至肾脏主要是通过
A. 血行   B. 尿路   C. 淋巴管
D. 直接蔓延   E. 开放性伤口

2. 肾结核术后需要抗结核治疗的时间是
A. 2 周   B. 1 个月   C. 2 个月
D. 6～9 个月   E. 6～12 个月

3. 肾结核的主要感染途径是
A. 呼吸道   B. 消化道   C. 直接蔓延
D. 血循环   E. 淋巴管

4. 病灶在肾脏，症状在膀胱，见于
A. 肾结石   B. 多囊肾   C. 肾肿瘤
D. 肾结核   E. 肾盂肾炎

5. 肾结核一般继发于
A. 淋巴结核   B. 骨关节结核   C. 膀胱结核
D. 肠结核   E. 肺结核

答案：1. A。2. D。3. D。4. D。5. E。

第四十章　泌尿系统梗阻

一、概　述

泌尿系统是由肾小管、集合管、肾盏、肾盂、输尿管、膀胱和尿道组成的管道系统，主要功能是将肾脏产生的尿液排出体外。泌尿系统任何部位出现梗阻，都将影响尿液的排出，导致肾积水、肾功能损害，甚至肾衰竭。

1. **病因**　肾和输尿管的结石、肿瘤、某些先天性疾病均可引起梗阻。

2. **病理**　泌尿系梗阻引起的基本病理改变是梗阻以上的尿路扩张。膀胱以上梗阻，发生肾积水较快。膀胱以下梗阻，由于下尿道的缓冲作用，对肾的影响较慢，后期因输尿管膀胱连接部活瓣作用丧失，尿液自膀胱逆流至输尿管，可发生双侧肾积水。

二、良性前列腺增生

良性前列腺增生简称前列腺增生，也称前列腺肥大，是最常见的引起老年男性排尿障碍的疾病。

1. **病因、病理**　与老龄、性激素平衡失调等有关。主要病理改变为细胞增生，增生组织挤压外周的腺体，使前列腺尿道伸长、受压变窄，尿道阻力增加，引起排尿困难。

2. **临床表现**

（1）尿频：是最早出现的症状，夜间更明显，随着病情进展可出现急迫性尿失禁。

（2）排尿困难：进行性排尿困难是前列腺增生最重要、最典型的症状，表现为排尿迟缓、断续，尿流细而无力，射程短，终末滴沥，排尿时间延长。

（3）尿潴留、尿失禁：前列腺增生加重尿道梗阻时，过多的残余尿使膀胱逼尿肌收缩力减弱，逐渐发生尿潴留，并出现尿液从尿道口溢出的充溢性尿失禁表现。发生尿潴留时，膀胱容积可增加至3000～4000ml，高度膨胀的膀胱底部可达脐水平，主诉下腹部胀痛、排尿困难，体检见耻骨上膨隆，可扪及囊性包块，叩诊呈实音，有压痛。

（4）其他：合并感染时出现膀胱刺激症状，可有脱肛、内痔，晚期出现肾积水、肾衰竭等。

3. **辅助检查**

（1）直肠指检：是诊断前列腺增生最重要、最简单易行的方法，多数患者可触到增大的前列腺，表面光滑，边缘清楚，质地柔软有弹性。

（2）超声检查：可经腹壁、直肠或尿道途径进行，直接测出前列腺的大小及测量残余尿量。

（3）尿流率检查：可确定患者的尿道梗阻程度。最大尿流率≥15ml/s属正常，15～10ml/s者表明排尿不畅，＜10ml/s者则梗阻严重，是手术的指征。

（4）前列腺特异抗原（PSA）测定：是鉴别前列腺增生和前列腺癌的重要指标，敏感性高但特异性有限。

丁震医学教育 010-88453168 www.dzyxedu.com　　北京航空航天大学出版社 BEIHANG UNIVERSITY PRESS

4. 治疗要点

（1）观察等待：长期临床症状轻，不影响生活、睡眠者，可观察等待。前列腺增生引起急性尿潴留时先进行导尿治疗。

（2）药物治疗：适用于代偿早期患者。

（3）手术治疗：前列腺增生导致梗阻严重、残余尿量较多（＞ 60ml）、症状明显而药物治疗无效时应采用手术治疗。经尿道前列腺切除术（TURP）是前列腺增生目前最常用的手术方式。巨大前列腺或合并膀胱结石可行耻骨上经膀胱前列腺切除术和耻骨后前列腺切除术。

（4）其他疗法：激光治疗、经尿道球囊高压扩张术等。

5. 护理措施

（1）非手术治疗护理：避免受凉、过度劳累、饮酒、便秘，以免诱发急性尿潴留。急性尿潴留发生时及时留置导尿，引流尿液。如导尿管插入困难，可行耻骨上膀胱穿刺造瘘术。

（2）术前护理：对于慢性尿潴留患者应先留置导尿管，改善肾功能。积极应用抗生素控制尿路感染。术前 1 天灌肠，预防术后便秘。

（3）术后护理

①一般护理：平卧 2 天后改为半卧位，固定气囊尿管，防止移位出血。术后 6 小时如无恶心可进流质饮食，鼓励多饮水，1 ～ 2 天无腹胀可恢复正常饮食。术后 1 周逐渐离床活动，但无需绝对卧床。

②膀胱冲洗护理

a. 术后生理盐水持续冲洗 3 ～ 7 天，防止血凝块堵塞导尿管。

b. 冲洗液温度控制在 25 ～ 30℃，可有效预防膀胱痉挛的发生。

c. 冲洗速度根据尿色而定，一般为 40 ～ 60 滴 / 分，色深则快，色浅则慢。

d. 确保膀胱冲洗及引流管通畅，如血凝块堵塞，可采取施行高压冲洗、挤捏尿管、加快冲洗速度、调整导尿管位置等方法使引流通畅。

e. 观察并记录引流液的颜色、性质和量。冲洗时不应按压膀胱。

f. 随着冲洗时间的延长，血尿颜色应逐渐变浅，如逐渐变深，应警惕活动性出血，及时通知医生处理。

③膀胱痉挛护理：前列腺增生术后膀胱痉挛多因逼尿肌不稳定、导管刺激、血管阻塞等导致。患者表现为自觉尿道烧灼感、疼痛，强烈尿意不尽感，持续膀胱冲洗液逆流，可诱发出血。如不及时处理，可能加重前列腺窝出血。一旦出现应指导深呼吸，放松腹部肌肉，严重者遵医嘱给予解痉药物。

④并发症的观察与护理

a. TUR 综合征：一旦发生 TUR 综合征，立即给予吸氧，减慢输液速度，静脉滴注 3% 氯化钠纠正低钠血症等。

b. 尿失禁：多为暂时性，一般无须药物治疗，指导患者行盆底肌训练、膀胱功能训练，可行膀胱区及会阴部热敷、针灸等。

c. 出血：前列腺增生术后早期的护理重点是观察和防治出血。正常情况下术后最初几天出现血尿，术后 1 天会有鲜血，以后逐渐转清。术后 6 ～ 10 天，重点预防大便干结及用力排便时腹内压增高而引起术后出血。术后早期禁止灌肠或肛管排气，以免造成前列腺窝出血。

d. 感染：术后易引起尿路感染，早期应用抗生素。

⑤引流管的护理

a. 止血：术后利用导尿管的水囊压迫前列腺窝与膀胱颈，达到局部压迫止血的目的。严密观察尿色、量、性质的变化。

b. 固定：妥善固定导尿管，固定于大腿内侧。保持导尿管通畅，防止受压、扭曲和折叠。

c. 消毒：每天 2 次用碘伏消毒尿道外口，保持会阴部清洁。

d. 拔管：耻骨后引流管术后 3～4 天拔管；TURP 术后 5～7 天尿色清澈即可拔除导尿管；耻骨上前列腺切除术后 7～9 天拔除导尿管；膀胱造口管通常留置 10～14 天后拔除，拔管后用凡士林油纱布填塞瘘口，排尿时用手指压迫瘘口纱布防止漏尿，一般 2～3 天愈合。

6. 健康教育　术后前列腺窝修复需 3～6 个月，在此期间仍可发生排尿异常现象。

（1）饮食指导：指导患者进食易消化、高纤维素饮食，必要时遵医嘱使用缓泻药物；鼓励多饮水，预防泌尿系统感染；禁食辛辣的食物，避免受凉、过度饮酒、劳累及精神刺激。

（2）活动指导：1～2 个月避免剧烈活动，如久坐、提重物、跑步、骑自行车等，防止继发性出血。TURP 术后 1 个月、耻骨上经膀胱前列腺切除术后 2 个月一般可恢复性生活。

三、急性尿潴留

急性尿潴留是一种因突发无法排尿导致尿液滞留于膀胱内而产生的综合征。可由下尿路梗阻，膀胱神经受损和（或）膀胱逼尿肌功能受损引发。是泌尿外科最常见的急症之一。

1. 病因和分类

（1）机械性梗阻：任何导致膀胱颈部及尿路梗阻的病变，如前列腺增生、尿道损伤、尿道狭窄、膀胱尿道结石、异物和肿瘤等。

（2）动力性梗阻：膀胱出口、尿道无器质性梗阻病变，尿潴留系排尿动力障碍所致。最常见的原因为中枢或周围神经系统病变，如脊髓或马尾损伤、肿瘤、糖尿病等。

2. 临床表现　急性起病，伴尿意明显、剧烈疼痛，可有排尿困难、尿频、尿急、夜尿多等病史，继发感染可出现腰痛、发热等症状。体格检查时，可见下腹部膀胱明显充盈，耻骨上叩诊呈固定浊音。如合并上尿路感染和肾积水，可出现肾区叩痛。

3. 治疗与护理措施　病因明确并有条件及时解除者，应立即去除如尿道结石或尿道异物等病因，恢复排尿。病因明确，但不能立即解除者，则应先缓解尿潴留，如前列腺增生、尿道狭窄等。导尿是解除尿潴留最直接和最有效的方法。导尿管插入困难时，可行耻骨上膀胱穿刺造瘘术。术后动力性尿潴留采用诱导排尿法，如变换体位、下腹部热敷或听流水声等，可遵医嘱采用药物、针灸治疗。上述措施无效时在无菌操作下导尿。

---

1. 一侧输尿管急性完全性梗阻，该侧肾脏从病理改变来看

A. 肾盂显著扩张　　　　　　B. 肾实质高度变薄　　　　　C. 肾脏明显增大

D. 肾脏巨大积水　　　　　　E. 肾脏无明显扩大

2. 前列腺增生的早期表现是

A. 尿频　　　　　　　　　　B. 尿痛　　　　　　　　　　C. 血尿

D. 尿流中断　　　　　　　　E. 排尿困难

3. 良性前列腺增生的最初症状是

A. 尿急、尿痛　　　　　　　B. 进行性排尿困难　　　　　C. 夜尿次数增多

D. 血尿　　　　　　　　　　E. 反复尿潴留

4. 进行残余尿测定时，提示膀胱逼尿肌处于失代偿状态的残余尿量是

A. 10～20ml　　　　　　　　B. 20～30ml　　　　　　　　C. 30～40ml

D．40～50ml　　　　　　　　E．50ml 以上

5．前列腺增生尿潴留后，尿液从尿道口溢出，称为

A．松弛性尿失禁　　　　　B．压力性尿失禁　　　C．充溢性尿失禁

D．神经性尿失禁　　　　　E．痉挛性尿失禁

答案：1．E。2．A。3．C。4．E。5．C。

第四十一章　泌尿、男性生殖系统肿瘤

一、肾　癌

1. **病因**　病因尚不明确，与吸烟、肥胖、环境污染、职业暴露、遗传因素等有关。居于泌尿系肿瘤第 2 位。

2. **病理**　肾肿瘤包括肾癌、肾母细胞瘤和肾盂癌。肾癌以透明细胞癌为主，是成人最常见的类型。肾母细胞瘤是小儿最常见的类型。肾癌可直接扩散到肾静脉、腔静脉形成癌栓，还经血行和淋巴途径转移。血行途径最常见的转移部位是肺、肝、骨、脑等。淋巴途径最先累及肾蒂淋巴结。肾癌具有内分泌功能，肾癌时肾素值升高，常伴高血压。

3. **临床表现**　50～70 岁高发，男性偏多。

（1）血尿、肿块、腰痛：是肾癌的三大主症。间歇无痛性血尿为常见的症状，表明肿瘤已累及肾盏、肾盂，常伴有腰部钝痛或隐痛，血块通过输尿管时可致肾绞痛。肿瘤较大时在腹部或腰部触及肿块。

（2）副瘤综合征：表现为低热、高血压、红细胞增多、高钙血症、高血糖等。因肿瘤消耗和血尿，晚期可出现营养不良、恶病质。

（3）转移症状。

4. **辅助检查**

（1）实验室检查：尿脱落细胞检查具有决定性意义。

（2）影像学检查：B 超检查有助于准确的区分肿瘤和囊肿，是普查肾肿瘤的方法。静脉肾盂造影（IVP）可见肾盏肾盂不规则变形、狭窄拉长、移位或充盈缺损。CT 是目前诊断肾癌最可靠的影像学方法。肾动脉造影。

（3）输尿管肾镜：对可疑组织活检，可明确诊断。

5. **治疗要点**

（1）根治性肾切除术：为首选的、最主要的治疗方法。

（2）肾动脉栓塞术：术前行肾动脉栓塞治疗可减少术中出血。

（3）免疫治疗：干扰素对预防肾癌转移有一定的疗效。

6. **护理措施**

（1）休息活动护理：血压平稳后取健侧卧位或半卧位，避免过早下床。肾部分切除的患者应卧床 1～2 周，根治性肾切除术后卧床 3～5 天，以防出血。

（2）饮食护理：给予高热量、高蛋白、高维生素、易消化饮食。胃肠功能障碍者给予静脉营养。多饮水，稀释尿液，减少膀胱刺激和血块堵塞的发生。

（3）引流管护理：根治性肾切除术后，腹膜后引流管 2 小时引流液为血性液体，一般不超过 100ml，以后逐渐减少。如出血量＞100ml/h，应及时通知医生。术后 2～3 天引流量一般＜10ml，可考虑拔管。

二、膀胱癌

1. **病因**　居于泌尿系肿瘤首位，发病与以下因素有关。

（1）长期接触致癌物质。

（2）吸烟是最常见的致癌因素。

（3）膀胱慢性感染与异物长期刺激。

（4）其他：长期大量服用镇痛药、盆腔肿瘤术后放疗等。

2. **病理**　膀胱癌多见于膀胱侧壁、后壁，其次是三角区和顶部。组织类型多为上皮性肿瘤，以移行细胞乳头状癌为主，还有鳞癌和腺癌。肿瘤可向膀胱壁内浸润。淋巴途径最主要，常侵袭盆腔淋巴结。血行途径多在晚期，到达肝、肺、肾上腺和小肠等处。

3. **临床表现**　50～70岁高发，男性多见。

（1）血尿：是膀胱肿瘤最常见、最早出现的症状。常为间歇性全程无痛肉眼血尿，终末加重，可自行减轻或停止，易被误以为"好转"。

（2）膀胱刺激征：肿瘤坏死、脱落或并发感染时出现尿频、尿急、尿痛，晚期多见。

（3）排尿困难：癌肿或血块堵塞膀胱出口。

（4）全身症状：低热、下腹肿块、消瘦、贫血等。

4. **辅助检查**

（1）尿脱落细胞学检查：简便易行，可作为血尿的初步筛选和肿瘤治疗效果的评价。

（2）影像学检查：膀胱镜下取活组织做病理检查是最直接和重要的检查手段，是最可靠的检查方法。膀胱造影和静脉肾盂造影可见充盈缺损。B超、CT和MRI检查。

5. **治疗要点**　以手术为主的综合治疗。

（1）手术治疗：肿瘤切除后容易复发，凡保留膀胱者，5年内超过半数肿瘤要复发。

（2）化学治疗：保留膀胱者定期膀胱灌注。卡介苗为非特异性免疫增强药，具有免疫佐剂作用，可增强抗原的免疫原性，加速诱导免疫应答反应，增强体液免疫反应。膀胱癌术后为预防复发，对保留膀胱的患者，术后可采用卡介苗、丝裂霉素等药物膀胱内灌注。每周灌注1次，8次后改为每月1次，共1～2年。

（3）其他：放射、免疫治疗等。

6. **护理措施**

（1）休息活动护理：生命体征平稳后，为促进伤口引流和尿液引流，多取半卧位。

（2）饮食护理：术前给予高热量、高蛋白、高维生素、易消化饮食，戒烟2周。

（3）引流管护理：妥善固定，保持引流通畅，定期挤压、消毒引流管和更换引流袋。膀胱全切放置输尿管支架者，术后10～14天拔除。代膀胱造口管后2～3周，经造影检查无尿瘘及吻合口狭窄后可拔除。原位新膀胱术后，待新膀胱容量＞150ml可拔除。盆腔引流管术后3～5天拔除，切口引流管24小时后即可拔管。

（4）预防并发症：密切观察病情，预防出血、感染和尿瘘，严格执行无菌操作，遵医嘱应用抗生素。

（5）膀胱灌注化疗的护理：可预防和推迟肿瘤复发时间，每周灌注1次，8次后改为每月1次，共1～2年。灌注前4小时禁饮，排空膀胱，常规消毒外阴及尿道口。药物需在膀胱内保留1～2小时，协助患者每15～30分钟变换体位1次。灌注后每天饮水2500～3000ml，以减少化疗药对尿道的刺激。

（6）原位新膀胱训练：可控膀胱术会将储尿囊与尿道残端吻合，以重建下尿路储尿、控尿、排尿等正常生理功能。术后患者需行自我导尿训练。

三、前列腺癌

1. **病因**　尚不清楚，可能与年龄、遗传、种族、饮食、环境污染、癌前病变有关，好发于65岁以上男性。

2. **病理**　前列腺癌常从腺体外周带发生，很少单纯发生于中心区域。前列腺癌转移常直接向精囊，和膀胱底部浸润。血行转移主要转移至骨，以脊椎骨最为常见，其次为股骨近端、盆骨和肋骨。多采用TNM分期系统。根据肿瘤侵犯范围不同，分为4期。

3. **临床表现**　早期无明显症状，肿瘤增大至阻塞尿道或侵犯膀胱颈时出现与前列腺增生相似的膀胱颈梗阻症状。晚期可出现腰痛和腿痛、贫血、下肢水肿、排便困难、少尿、无尿、尿毒症等症状。少数患者以转移症状就医而无明显原发症状。

4. **辅助检查**

（1）直肠指诊：可触及硬性前列腺结节，质地坚硬，表面不光滑。

（2）实验室检查：PSA是目前诊断前列腺癌、评估各种治疗效果和预测预后的重要肿瘤标志物。前列腺癌者血清PSA常升高，有转移病灶者血清PSA可显著升高。

（3）影像学检查：经直肠B型超声、MRI、CT；全身核素骨显像检查。

（4）前列腺穿刺检查：经直肠超声引导前列腺穿刺活检可确诊前列腺癌。

5. **治疗要点**

（1）非手术治疗：偶然发现的局限性前列腺癌可观察等待。T_2期以内可采用放射治疗。T_3、T_4期可用抗雄激素内分泌治疗。内分泌治疗失败者可采用化学治疗。

（2）手术治疗：

①根治性前列腺切除术：是局限于包膜以内的前列腺癌最佳治疗方法，但仅适用于较年轻、能耐受手术的患者。

②双侧睾丸切除术与包膜下睾丸切除术：适用于T_3、T_4期的前列腺癌患者进行手术去势。

6. **护理措施**　同膀胱癌护理。

---

1. 患者，男，56岁。无痛性间歇性全程肉眼血尿2个月，B超发现右肾有一2cm×2cm实质占位，进一步检查应选择

A. CT检查　　　　　　　　B. 尿脱落细胞检查　　　　　C. 膀胱镜

D. 排泄性尿路造影　　　　E. 逆行肾盂造影

2. 肾部分切除术后患者卧床1～2周的目的是

A. 减轻伤口疼痛　　　　　B. 防止出血　　　　　　　　C. 增强抵抗力

D. 利于监测肾功能　　　　E. 防止胸膜破裂

3. 泌尿系统最常见的肿瘤是

A. 前列腺癌　　　　　　　B. 膀胱癌　　　　　　　　　C. 肾癌

D. 输尿管肿瘤　　　　　　E. 阴茎癌

4. 膀胱癌最常见的早期症状是

A. 尿频、尿痛　　　　　　B. 下腹部隐痛　　　　　　　C. 无痛性全程肉眼血尿

D. 排尿困难和尿潴留　　　E. 下腹部肿块

5. 肾癌主要的三个症状是

A．血尿、肿块和疼痛　　　　B．血尿、发热和疼痛　　C．血尿、肿块和高血压

D．肿块、发热和高血压　　　　E．肿块、血沉快和高血压

答案：1．A。2．B。3．B。4．C。5．A。

第四十二章　男性性功能障碍及男性节育

一、男性性功能障碍

男性性功能包括性欲、阴茎勃起、性交、射精和性高潮等方面，其中任何环节发生改变而影响正常性生活，即称为男性性功能障碍。

1. 临床表现　包括性欲减退或亢进、阴茎勃起障碍或异常勃起、早泄、不射精或逆行射精、性高潮障碍等。据简化的国际勃起功能评分，勃起功能障碍可分为轻、中、重三度，阳痿属于重度勃起障碍。

2. 临床检查

（1）实验室检查：包括肝肾功能、睾酮、促性腺激素（LH、FSH）、血糖等。

（2）特殊检查：包括夜间阴茎胀大试验、彩色多普勒双功能超声、阴茎海绵体静脉造影等。

3. 治疗要点　首选无创、方便的治疗方法。包括心理治疗、药物治疗、经皮治疗、真空装置和缩窄环、手术治疗。雄激素替代治疗对因性腺功能低下导致的勃起功能障碍有效。

4. 护理措施

（1）心理护理：心理治疗与其他治疗方式协同，可发挥更好效果。应指导患者性知识、协调配偶关系、了解疾病、缓解心理紧张和压力等。

（2）手术护理：术前做好备皮、戒烟、控制血糖等准备。术后注意观察局部血液循环情况、阴茎有无水肿等。做好伤口护理。

二、男性节育

计划生育避孕方法中男方的避孕方法更为简便有效。

1. 男性节育途径　包括干扰男性的性激素调节、睾丸内精子生成、精子成熟和运动，阻断精子的输出通道，干扰射精过程，阻止精子与卵子相遇，直接杀灭排出体外的精子，干扰精子的获能及受精过程，产生抗精子抗体等。

2. 男性节育的主要措施

（1）避孕套：方便简单、通过阻止精液流入阴道从而阻止精子与卵子相遇，达到避孕目的。

（2）输精管结扎术：是最为有效的永久节育方法。通过手术结扎输精管、使精子不能排出，达到不育。手术本身不影响性欲、勃起、射精及高潮等性功能的各个方面。结扎后睾丸仍可产生精子，性交时可排出精液，但精液中无精子。

（3）经皮输精管注射粘堵法：为中国医师首创。不做切口、堵塞输精管腔而不切断或结扎输精管，大大减少了手术并发症。

（4）应用杀精药。

3. 护理措施

（1）心理护理：行输精管结扎术时做好手术相关知识介绍，纠正错误认知，增加对手术信心。

（2）术后护理

①绝育术后留院观察 1～2 小时，若阴囊内无出血和血肿可离院。

②术后 2～3 小时内应重点观察有无切口处肿胀、阴囊皮肤青紫等，及时发现出血征象。

③术后 1 周不宜剧烈运动，尽可能制动休息。

④输精管结扎后精囊内存留的精子仍可导致怀孕，术中在剪断输精管前，可向远端管腔内注射杀精药 0.01% 醋酸苯汞 3ml，以减少精囊内残余精子致孕的机会。如术中未注射杀精药，术后避孕应至少 2 个月，直至精液检查无精子。

⑤术后并发症包括出血和阴囊血肿、输精管痛性结节、附睾、淤积、节育失败、勃起功能障碍等。

---

1. 前行前列腺电切术后，性交无精液射出体外，可能是

A. 勃起障碍　　　　　　　　B. 输精管狭窄　　　　　　C. 早泄

D. 逆行射精　　　　　　　　E. 精囊肿瘤

2. 阳痿属于

A. 性欲改变　　　　　　　　B. 轻度勃起功能障碍　　　C. 中度勃起功能障碍

D. 重度勃起功能障碍　　　　E. 射精功能障碍

3. 男性性功能障碍临床表现不包括

A. 性欲改变　　　　　　　　B. 勃起功能障碍　　　　　C. 射精功能障碍

D. 早泄　　　　　　　　　　E. 不育

4. 输精管结扎术后并发阴囊小血肿时的处理是

A. 托起阴囊　　　　　　　　B. 局部热敷　　　　　　　C. 局部冷敷、加压包扎

D. 血肿切开引流　　　　　　E. 手术探查止血

5. 关于输精管结扎术，正确的是

A. 干扰男性性激素调节　　　　B. 直接杀灭排出体外的精子

C. 是一种暂时性节育方法　　　D. 阻断精子输出通道

E. 术后性交时无正常射精过程

答案：1. D。2. D。3. E。4. C。5. D。

第四十三章　肾上腺疾病外科治疗

肾上腺组织结构分为皮质和髓质，其中皮质占 90%。皮质由外向内分为由球状带、束状带和网状带。皮质分泌类固醇激素，其球状带分泌盐皮质激素，主要是醛固酮，调节水盐代谢；束状带分泌糖皮质激素，主要是皮质醇，调节糖、蛋白质和脂肪代谢；网状带分泌主要分泌雄激素。肾上腺髓质主要分泌儿茶酚胺类激素，包括肾上腺素、去甲肾上腺素和少量多巴胺，以肾上腺素居多。皮质功能亢进可出现醛固酮症、皮质醇症及性征异常等，髓质功能亢进可引起儿茶酚胺症。

一、皮质醇症

皮质醇症，亦称库欣综合征，是机体组织长期暴露于异常增高糖皮质激素引起的一系列临床症状和体征。以垂体促肾上腺皮质激素（ACTH）分泌亢进最多见，即库欣病。

1. 病因与发病机制

（1）ACTH 依赖性：垂体瘤或下丘脑 - 垂体功能紊乱所致腺垂体分泌过量 ACTH，约占本病 70%；异位 ACTH 综合征最常见的为小细胞肺癌。

（2）非 ACTH 依赖性：肾上腺皮质腺瘤和皮质癌、肾上腺结节和腺瘤样增生等自主分泌大量皮质醇，但 ACTH 不高且肿瘤以外的肾上腺萎缩。

2. 临床表现

本病多见于 20 ～ 40 岁青壮年，约占 70%。其典型表现主要是由于长期高皮质醇血症引起体内三大代谢和生长发育障碍、电解质和性腺功能紊乱等。

（1）向心性肥胖：皮质醇可提高四肢脂酶的活性，使四肢脂肪水解增加，又可间接促进脂肪合成，导致脂肪重新分布，出现满月脸、水牛背、向心性肥胖等特征性表现。

（2）皮肤表现：皮质醇促进蛋白质分解，抑制蛋白质合成，并使皮下脂肪增多，导致皮肤菲薄，毛细血管脆性增加，下腹两侧、股部等处可见因皮肤弹性纤维断裂所致的紫纹。

（3）高血压和低血钾：皮质醇具有一定的醛固酮样作用（指保钠、保水和排钾作用），可导致高血容量、低肾素、低醛固酮性高血压和低血钾。

（4）代谢障碍：血糖升高，葡萄糖耐量减低，部分患者出现继发性糖尿病。病程较久者肌肉萎缩、骨质疏松，脊椎可发生压缩畸形，身材变矮。可致儿童生长停滞，青春期延迟。

（5）性腺功能紊乱：由肾上腺雄性激素分泌增多导致。女性患者月经减少或停经、痤疮。男性患者性欲减退、阴茎缩小。

（6）精神症状：失眠、记忆力减退、忧郁、躁狂等。

（7）感染：长期皮质醇分泌增多使免疫功能减弱，肺部感染多见，易受某些化脓性细菌、真菌和病毒感染。

3. 辅助检查

（1）实验室检查

①皮质醇测定：血皮质醇水平增高且昼夜节律消失，24 小时尿 17- 羟皮质类固醇、尿游离皮质

醇增高。

②血浆 ACTH 持续＞ 3.3pmol/L，提示为 ACTH 依赖性疾病，如 2 次 ACTH ＜ 1.1pmol/L，提示为 ACTH 非依赖性疾病。

（2）地塞米松抑制试验

①小剂量地塞米松试验：可定性诊断，鉴别皮质醇增多症和单纯性肥胖症，皮质醇症的血皮质醇不受抑制。

②大剂量地塞米松试验：用于判断病因，可鉴别肾上腺皮质肿瘤引起的库欣综合征与库欣病。肾上腺皮质肿瘤或异位 ACTH 综合征血皮质醇不被抑制。

（3）影像学检查：诊断病变部位。

4．治疗要点　病因不同，治疗方法不一。库欣病首选手术切除垂体微腺瘤。其他临床类型一般先行手术治疗，若不能根治，使用阻滞肾上腺皮质激素合成的药物，如米托坦（双氯苯二氯乙烷）等。

5．护理措施

（1）术前护理

①休息活动护理：取平卧位，抬高双下肢，有利于静脉回流。

②饮食护理：给予低钠、高钾、高蛋白、低糖类、低热量饮食，鼓励患者食用橘子、枇杷、香蕉、南瓜等含钾高的水果蔬菜，并摄取富含钙及维生素 D 的食物。

③用药护理：注意观察药物疗效及不良反应。肾上腺皮质激素合成阻滞剂的不良反应为食欲缺乏、恶心、呕吐、乏力、嗜睡等。部分药物对肝损害较大，应定期检测肝功能。

（2）术后护理

①肾上腺肿瘤切除术后糖皮质激素替代治疗不可或缺。逐渐减量过程中，应注意患者有无乏力、食欲不振、恶心、肌肉关节疼痛等不适，应及时报告医师处理。

②术后应警惕肾上腺危象发生，应避免使用吗啡、巴比妥类药物，严密观察病情，如患者出现高热＞ 40℃、恶心呕吐、血压下降、精神萎靡等症状及时通知医生处理。

二、原发性醛固酮增多症

原发性醛固酮增多症（原醛症、Conn 综合征）是肾上腺皮质分泌过量的醛固酮激素，引起以高血压、低血钾、高血钠、低血浆肾素活性和碱中毒为主要表现的临床综合征，30 ～ 50 岁多见。

1．病因与分类　特发性醛固酮增多症最常见，症状多不典型，约占 60%；肾上腺皮质腺瘤次之，约 40% ～ 50%，临床表现典型，单侧多见。其余病因还包括单侧肾上腺增生、肾上腺皮质腺癌、糖皮质激素可抑制性醛固酮增多症等。

2．临床表现　主要表现为高血压和低血钾。

（1）高血压：以舒张压升高为主，一般降压药物效果不明显。其原因是醛固酮分泌过多使肾脏对水钠的重吸收作用加强，造成水钠潴留、血容量增加，出现高血压。

（2）低钾血症：肾对钾的重吸收减少所致。为中晚期表现，70% 呈持续性，其余为间歇性。可致肌无力、周期性瘫痪，多见于四肢；长期缺钾可致心肌损害，心电图呈低血钾表现。

（3）钾性肾病：肾浓缩功能下降，表现为多尿、夜尿增多、烦渴等。

3．辅助检查　实验室检查可明确病因，影像学检查可定位诊断。

（1）实验室检查：血钾低，肾素活性降低，尿钾高。血浆醛固酮 / 肾素浓度比值（ARR）是高血压患者中筛选原醛症最可靠的方法。体位试验和 18- 皮质酮（18-OHB）测定可区别特发性皮质增生和皮质腺瘤。

（2）影像学检查：超声检查能显示直径＞1cm的肾上腺肿瘤；CT为肾上腺肿瘤首选检查手段，肾上腺CT平扫加增强可检出直径＞5mm的肾上腺肿瘤；MRI仅用于CT造影过敏者。

4. 治疗要点

（1）手术治疗：肾上腺皮质腺瘤切除后可治愈，如有结节性改变时宜将该侧肾上腺切除。单侧原发性肾上腺皮质增生可做肾上腺同侧切除或次全切除。肾上腺皮质癌及异位产生醛固酮的肿瘤应尽量切除原发病灶。手术方式首选腹腔镜手术。

（2）非手术治疗：适用于特发性肾上腺皮质增生、糖皮质激素可控制的原醛症、不能根治切除的肾上腺皮质癌、有手术禁忌的原醛症。

5. 护理措施

（1）术前护理

①饮食护理：指导患者低钠、高钾、低脂饮食。

②安全护理：低钾性软瘫以及降压治疗期间可引起直立性低血压，应加强防护。注意避免长时间站立、突然改变体位。出现头晕、视物模糊时立即休息。外出时有人陪伴，避免远行等。

③用药护理：根据病情随时监测或每天2次测量血压，按时给予降压药并密切观察效果及不良反应。术前遵医嘱用药纠正低血钾和碱中毒等；监测血清钠、钾、pH情况，密切观察不良反应。

（2）术后护理

①腺瘤切除术后患者可因血、尿醛固酮浓度迅速下降出现低钠、低钾、低血压甚至休克等，应注意监测生命体征、血清电解质及醛固酮水平，记录24小时出入量，遵医嘱维持水电解质平衡。

②观察肾上腺皮质功能不全的表现，及时通知医生处理。

6. 健康教育

（1）肾上腺全切除或次全切除患者需终身激素替代治疗，告知其遵医嘱服药的重要性，忌自行增减剂量。

（2）仍有高血压患者，指导其定时测量血压，遵医嘱正确用药。

（3）指导口服钾剂的注意事项，尽量减少对胃肠道的刺激。指导患者定期复查。

三、儿茶酚胺症

儿茶酚胺增多症是嗜铬细胞瘤和肾上腺髓质增生的总称，其共同特点是肿瘤或肾上腺髓质的嗜铬细胞分泌过量的儿茶酚胺，而引起高血压、高代谢、高血糖等临床症状。嗜铬细胞瘤好发于30～50岁。

1. 临床表现　典型特征为阵发性高血压或持续性高血压伴阵发性发作。

（1）高血压：发作时收缩压可达200～300mmHg，舒张压可达130～180mmHg，甚至测不出。典型症状是剧烈头痛、面色苍白、大汗淋漓、心动过速，严重者可出现脑出血或肺水肿等高血压危象。发作终止后迷走神经兴奋，出现两颊皮肤潮红、全身发热、流涎、瞳孔缩小等症状。发作时间通常在数秒钟或数分钟。发作频率一般数月1次或1天数次。有发作渐频、间隔渐短趋势，最后可发展为持续性高血压。

（2）代谢改变：基础代谢率增高、血糖升高、脂代谢紊乱、低钾血症。

（3）儿茶酚胺性心肌病：是较严重的特殊并发症，常以急性左心衰为主要表现，可伴心律失常或心肌退行性病变。

（4）其他表现：少数患者因肠蠕动及张力减弱可出现便秘、腹胀、胆结石等；膀胱内肿瘤；视力障碍；白细胞、红细胞增多症。

2. 辅助检查

（1）实验室检查：定性诊断。血浆肾上腺素、去甲肾上腺素和多巴胺测定是诊断嗜铬细胞瘤最敏感的方法，尿液儿茶酚胺、香草扁桃酸（VMA）检测适用于低危人群的筛选，药物试验则适用于临床可疑而儿茶酚胺不高的患者。

（2）影像学检查：定位诊断。超声检查和 CT 能清楚显示肾上腺部位的肿瘤，是首选的检查方法。^{131}I- 间位碘苄胍（^{131}I-MIBG）扫描诊断较准确，除可诊断还可治疗。

3. 治疗要点

以手术治疗为主，为嗜铬细胞瘤唯一有效手段。对不能耐受手术，或未能切除的恶性嗜铬细胞瘤，或手术后肿瘤复发等患者，可使用酚苄明、哌唑嗪等药物改善症状，也可用 ^{131}I- 间位碘苄胍进行内放射治疗。

4. 护理措施

（1）术前护理

①病情观察：密切监测血压变化及其他生命体征，必要时监测中心静脉压。

②避免诱因：避免高血压发作诱因，阵发性发作的常见诱因包括精神刺激，弯腰，排便，排尿，触摸腹部、按压肿块，麻醉诱导期，药物（组胺、胍乙啶、高血糖素、三环类抗抑郁药）等。

③用药护理：术前遵医嘱给予降压、护心、扩容治疗，确保血压控制在正常范围，心率 < 90 次 / 分，血细胞比容正常；密切观察药物的副作用。

（2）术后护理：密切观察血压变化，注意有无出血、感染、肾上腺功能不全或肾上腺危象等并发症，一旦出现及时通知医师处理。

---

1. 患者，女，34 岁。出现不明原因乏力、痤疮、多毛、月经失调和满月脸，经检查确诊为肾上腺皮质腺瘤，拟行手术治疗。关于术前饮食指导正确的是
   A. 高热量、高蛋白、高钠、高钾饮食
   B. 高热量、低蛋白、低钠、低钾饮食
   C. 低热量、低糖、低钠、高蛋白、高钾饮食
   D. 低热量、低糖、低钠、低蛋白、低钾饮食
   E. 低热量、高糖、低钠、高蛋白、低钾饮食

2. 关于皮质醇症的护理问题，<u>不恰当</u>的是
   A. 焦虑 　　　　　　　　B. 活动无耐力 　　　　C. 高血压
   D. 清理呼吸道低效 　　　E. 有受伤的危险

3. 皮质醇症的主要临床表现为
   A. 向心性肥胖、高血压、性腺功能紊乱
   B. 向心性肥胖、高血压、低血糖
   C. 高血压、低血钾、神经肌肉功能障碍
   D. 高血压、高血糖、低血钾、便秘
   E. 发热、高血压、高血糖、便秘

4. 库欣综合征发病主要是
   A. 脑垂体后叶功能亢进 　　　B. 脑垂体前叶功能亢进 　　C. 甲状旁腺功能亢进
   D. 肾上腺皮质功能亢进 　　　E. 肾上腺髓质功能亢进

5．患者，女，28岁。近半年体重增加20kg，肥胖明显，皮肤出现紫纹，多毛，血压165/84mmhg，血皮质醇浓度升高。最可能的诊断是

A．原发性高血压   B．单纯性肥胖   C．醛固酮症

D．皮质醇症   E．嗜铬细胞瘤

答案：1．C。2．D。3．A。4．D。5．D。

第四十四章　骨科患者的一般护理

一、牵引术与护理

牵引术是骨科常用的治疗方法，是利用牵引力和反牵引力作用于骨折部，达到复位或维持复位固定的治疗方法。

1. **牵引的目的和作用**　骨折、关节脱位的复位和固定；挛缩畸形的预防和矫形治疗；肢体制动和抬高，减轻疼痛；骨和关节疾病治疗前准备；预防病理性骨折。

2. **牵引分类**

（1）皮牵引：又称间接牵引，是利用皮肤上的胶布或压于患肢皮肤的海绵带与皮肤之间的摩擦力，通过轮滑装置，间接将牵引力传递至骨骼。操作简便、无创，对肢体损伤小，常用于四肢牵引，还可用于小儿及年老体弱者的股骨牵引。

（2）骨牵引：又称直接牵引。直接牵拉骨组织，力量大，持续时间长。常用于颈椎骨折或脱位、肢体开放性骨折及肌肉丰富处的骨折，属于有创牵引，可能发生感染。

（3）兜带牵引：是利用布带或布兜拉住身体某处牵引。主要包括颌枕吊带（适用于颈椎骨折、脱位、颈椎病和颈椎间盘突出症等，牵引重量一般为 2.5 ～ 3kg）、骨盆水平牵引（适用于腰椎间盘突出症）和骨盆悬吊牵引（适用于骨盆骨折）。

3. **护理措施**

（1）操作前护理：做好解释工作，被牵引的肢体局部皮肤用清水清洗，必要时剃除毛发。准备用物如牵引床、牵引架、重锤等。

（2）牵引期间护理

①维持有效牵引

a. 保持反牵引力：颅骨牵引时应抬高床头，下肢牵引时应抬高床尾 15 ～ 30cm。若出现移位，及时调整。

b. 摆好体位，肢体纵轴应与牵引力线平行，牵引重量保持悬空，患者足不可抵床栏，滑轮灵活，不可随意增减或移去牵引重量，不可随意放松牵引绳。

c. 每天测量肢体长度，两侧对比，防止牵引力量不足或过度牵引。

②维持有效血液循环：严密观察患肢末梢血液循环情况。

③皮肤护理：胶布牵引部位及长期卧床患者骨突部皮肤可出现水疱、溃疡及压疮，注意观察胶布牵引患者胶布边缘皮肤有无水疱或皮炎。应保持床单位清洁、干燥，定时翻身，并检查皮肤状况。

④并发症护理

a. 感染：骨牵引操作时严格执行无菌操作，牵引针孔处每天滴 75% 乙醇 2 次，及时擦去针眼处分泌物或痂皮，保持周围皮肤清洁。发生感染者应充分引流，严重时需拔出钢针，更换牵引位置。

b. 血管和神经损伤：注意观察肢体血管神经功能，颅骨牵引者观察意识和神经系统表现。

c. 关节僵硬：以足下垂畸形最常见，多由腓总神经受压和患肢缺乏功能锻炼有关。应注意保护腓总神经，防压迫，可用垂足板将踝关节置于功能位。病情允许时可定时做踝关节活动。

d. 牵引针、弓脱落：应定时检查，及时拧紧。

e. 其他：加强皮肤护理，注意保暖，防止压疮。指导患者深呼吸和有效咳痰，定期翻身拍背，防止坠积性肺炎。

二、石膏绷带术与护理

1. 石膏的类型 石膏固定可分为石膏托、石膏夹板、石膏管形、石膏围领等。

2. 石膏绷带包扎技术

（1）准备工作：清洁固定部位皮肤并擦干，有伤口者更换敷料，固定处覆盖衬垫，防止压疮。摆放关节功能位，由专人维持或置于石膏牵引架上，中途不可随意变换体位。石膏固定前，患处需行 X 线检查，以备术后对照。

（2）包扎技术

①石膏托制作：制作石膏条应根据肢体长度选择石膏绷带的型号，将石膏绷带来回折叠，而后从两头向中间折叠，平放入水内浸泡充分后，向中间轻挤出多余水分后，推摸压平，置于患肢背面，然后用普通绷带缠绕附有石膏条的肢体即可。若制作石膏管型，需完全浸没，至石膏卷停止冒气泡时取出，挤出多余水分，石膏卷紧贴肢体，由肢体近端开始向远端包扎，推摸平整。浸泡石膏绷带时，水温应保持在 35～45℃。

②捏塑成型：石膏表面应涂抹光滑，露出手指或足趾，以便观察肢体末端血液循环、感觉和运动，同时有利于功能锻炼。

③包边和标记：包边后用记号笔在石膏外标记固定日期及预定拆石膏的日期。

④开窗：为便于局部检查或伤口引流、更换敷料等，石膏未干前可在相应部位石膏上开窗。

（3）加速石膏干固：石膏从硬固到完全干固常需 24～72 小时，可通过提高室温，用灯泡、热风机或红外线照射等方法加快干固，注意温度不宜过高，以免灼伤。

3. 护理措施

（1）体位与搬动：卧硬板床，术后 8 小时内避免翻身，8～10 小时后协助翻身。翻身或搬动时用手掌平托，避免手指托扶和按压石膏。四肢包扎石膏应制动并抬高患肢，减轻肢体肿胀。石膏背心及人字形石膏禁止在头及肩下垫枕，防止胸腹部受压。

（2）保持石膏清洁干燥：石膏污染后用布蘸洗涤剂擦拭，清洁后迅速擦干。断裂、变形和严重污染的石膏应及时更换。

（3）病情观察：评估肢体血液循环是石膏固定护理中最重要的内容，患肢抬高，以利静脉回流。出现 5P 征（疼痛、感觉异常、麻痹、苍白及脉搏消失），应警惕骨筋膜室综合征。

（4）并发症的预防

①骨筋膜室综合征：以前臂掌侧和小腿骨折最常见。多由骨筋膜内压力增高和包扎过紧所致。一旦出现应立即放平肢体并报告医生，做好切开减压准备。

②压疮：保持床铺清洁干燥，定时翻身，包扎石膏前骨突处加衬垫。包扎石膏时避免手指按压或向石膏内塞垫。

③石膏综合征：因大型石膏或包扎过紧，引起患者反复呕吐、腹痛、胸闷、呼吸窘迫等。预防方法是包扎石膏不可过紧，少量多餐，避免进食过快、过饱，避免进食产气多的食物，上腹开窗等。

④化脓性皮炎：由石膏凹凸不平或异物伸入石膏内搔抓所致，应及时开窗检查和处理。

⑤废用综合征：长期卧床，石膏制动，易发生骨质疏松和关节僵硬。

⑥出血：手术切口或创面出血时，血液可渗出石膏外，应用记号笔标出出血范围及时间，若血迹范围继续扩大，应及时开窗检查。

⑦其他：长期卧床可导致坠积性肺炎、便秘等。

三、骨科患者的功能锻炼

骨折患者肢体锻炼和固定要同时进行，强调早期开始活动训练，能减少并发症的发生，有助于功能恢复。

1. **功能锻炼的目的**　促进肢体血液循环，消除肿胀，防止关节僵硬，防止肌肉萎缩，预防骨质疏松，促进骨折痊愈。最终目标是恢复正常的生活和功能。

2. **功能锻炼方法**

（1）被动运动适用于瘫痪严重的患者。

（2）主动运动适用于有活动能力的患者。

（3）其他：助力运动、手法治疗。

3. **肌肉锻炼的形式**　等长收缩、等张收缩、等速收缩。

4. **功能锻炼的原则**　遵循循序渐进、动静结合、主动与被动运动结合的原则。

5. **分阶段锻炼**

（1）骨折早期：术后 1～2 周，运动重点是肢体等长收缩运动，固定部位上下关节暂不活动，身体其他部位加强主动运动，防止肌肉萎缩，减轻水肿，促进静脉回流。

（2）骨折中期：术后 2 周，运动重点以患肢骨折的上下关节运动为主，动静结合，循序渐进，主动与被动运动结合，活动范围由小到大，活动强度和活动量逐渐加大。

（3）骨折后期：病变部位已基本愈合，进行以重点关节为主的全身锻炼，为功能锻炼的关键时期，可在抗阻力下锻炼，或借助器械练习，也可进行物理治疗和外用药物熏洗。

---

1. 关于牵引的叙述正确的是

A. 如果患者诉疼痛可减轻牵引重量　　　B. 牵引后患者可随意在床上活动

C. 皮牵引比骨牵引效果更好　　　　　　D. 关节感染需制动时最好采用骨牵引

E. 牵引后必须观察肢端血循环

2. 关于骨牵引的说法正确的是

A. 操作简便，使患者痛苦少，对肢体损伤小

B. 时间不持久，效果不确实

C. 对于青壮年，肌力强大处及不稳定骨折等，收效不好

D. 适用于儿童、年老体弱者或肌肉不发达者

E. 牵引重量一般为体重的 1/10～1/7

3. 胶布皮肤牵引的主要并发症是

A. 缺血性痉挛　　　　　　B. 坠积性肺炎　　　　　　C. 皮肤过敏

D. 肌肉萎缩　　　　　　　E. 消化道出血

4. 股骨干骨折行骨牵引的护理，错误的是

A. 抬高床头 15～30cm　　B. 牵引绳不可受压　　　　C. 牵引重量不可随意减少

D．牵引方向与肢体长轴平行　　　　E．牵引肢体远端不能抵床栏

5．骨盆带牵引适用于

A．颈椎间盘突出症　　　　B．颈椎骨折、脱位　　　　C．腰椎管狭窄症

D．腰椎间盘突出症　　　　E．骨盆骨折

答案： 1．E。2．E。3．C。4．A。5．D。

第四十五章　骨与关节损伤

一、骨折概述

1. 定义、病因与分类

（1）定义：骨的完整性和连续性中断即为骨折。

（2）病因：骨折可由创伤和骨疾病（如骨髓炎、骨肿瘤等）所致。受轻微外力即发生的骨折为病理性骨折。

①直接暴力：暴力直接作用使受伤部位发生骨折，常伴不同程度的软组织损伤，如小腿受撞击发生胫腓骨骨干骨折。

②间接暴力：暴力通过传导、杠杆、旋转和肌收缩使受力部位的远处发生骨折，如跌倒时以手掌撑地，暴力向上传导致桡骨远端或肱骨髁上骨折。

③疲劳性骨折：骨质持续受到长期、反复、轻度劳损引起的骨折，如远距离行军致第2、3跖骨骨折及腓骨下1/3骨干骨折，也称应力性骨折。

（3）分类

①根据骨折处皮肤、筋膜或骨膜的完整性：分为闭合性骨折和开放性骨折。开放性骨折的骨折端与外界相通，易引起感染。

②根据骨折的程度及形态：分为不完全骨折和完全骨折。不完全骨折骨的完整性和连续性部分中断，按其形态又分为青枝骨折、裂缝骨折。完全骨折骨的完整性和连续性全部中断，按骨折线方向及其形态又分为横形骨折、斜形骨折、螺旋形骨折、粉碎性骨折、嵌插骨折、压缩性骨折、骨骺损伤等。

③根据骨折端稳定程度：分为稳定性骨折和不稳定性骨折。前者为在生理外力作用下骨折端不易移位的骨折，如不完全性骨折及横形骨折、压缩性骨折、嵌插骨折等。后者为在生理外力作用下骨折端易移位的骨折，如斜形骨折、螺旋形骨折、粉碎性骨折等。

（4）骨折移位：由于暴力作用、肌肉牵拉以及不恰当的搬运等原因，大多数完全骨折均有不同程度的移位。常见移位有5种（可同时存在），包括成角移位、侧方移位、缩短移位、分离移位、旋转移位。

2. 骨折体征
畸形、异常活动、骨擦音或骨擦感。具备以上3个体征之一者，即可诊断为骨折。其中，畸形为骨折与脱位共有的体征，骨擦音或骨擦感为骨折的特征性体征。

3. 辅助检查
X线检查是诊断骨折最可靠的、必不可少的检查，可明确诊断并了解骨折类型及移位情况。CT检查、MRI检查等。

4. 并发症

（1）早期并发症

①休克：严重创伤、骨折引起大出血或重要器官损伤所致。

②脂肪栓塞综合征：骨折处髓腔内血肿张力过大，骨髓被破坏，脂肪滴进入破裂的静脉窦内，引起肺、脑脂肪栓塞。

③重要内脏器官损伤：肝、脾破裂，肺、膀胱、尿道、直肠损伤。

④重要周围组织损伤：重要血管、周围神经、脊髓损伤。

⑤骨筋膜室综合征：骨、骨间膜、肌间隔和深筋膜形成的骨筋膜室内肌肉和神经因急性缺血而产生的一系列早期综合征。好发于前臂掌侧和小腿，表现为患肢感觉异常、肌肉被动牵拉试验阳性、肌肉主动屈曲时出现疼痛、筋膜室有压痛，常并发肌红蛋白尿。骨筋膜室综合征的严重后果是缺血性肌挛缩。

（2）晚期并发症：坠积性肺炎、压疮、下肢深静脉血栓形成、感染、损伤性骨化、创伤性骨关节炎、关节僵硬、急性骨萎缩、缺血性骨坏死、缺血性肌挛缩等。

5. 骨折愈合过程与影响因素

（1）骨折愈合过程

①血肿炎症机化期：需 2～3 周。

②原始骨痂形成期：又称临床愈合期，需 4～8 周。

③骨痂改造塑形期：又称骨性愈合期，需 8～12 周，塑形与活动、负重有关。骨折愈合过程可分为一期愈合（直接愈合）和二期愈合（间接愈合）两种形式。

（2）骨折临床愈合标准：局部无压痛及纵向叩击痛；局部无异常活动；X 线检查示骨折处有连续性骨痂，骨折线已模糊。

（3）影响骨折愈合的因素：全身因素，如年龄、健康状况；局部因素，如骨折的类型、骨折部位的血供、软组织损伤程度、软组织嵌入及感染。

（4）骨折不愈合：指骨折经过治疗，超过通常愈合时间，再度延长治疗时间（一般为骨折 8 个月后），仍达不到骨性愈合。多由于骨折断端间嵌夹较多软组织；开放性骨折骨块丢失或清创时去除的骨片较多，造成骨缺损；严重损伤或治疗不当对骨的血液供应破坏较大；感染等因素所致。

6. 急救与治疗原则

（1）骨折的急救

①抢救休克。

②包扎伤口，开放性骨折应先加压包扎止血，尽早清创并使用抗生素和 TAT 预防感染，外露骨端一般不进行现场复位。

③妥善固定，迅速平稳转运。

（2）骨折的治疗原则：复位、固定、康复治疗是骨折治疗的三大原则。

①复位：可采取手法复位和切开复位，手法复位是闭合性骨折最常用的复位方法。骨折复位时应用麻醉可以消除疼痛、解除肌痉挛。

②固定：是骨折愈合的关键。方法有外固定和内固定。外固定应用小夹板、石膏绷带、头颈及外展支具、持续牵引和骨外固定器等固定。内固定应用接骨板、螺丝钉、髓内钉或带锁髓内钉和加压钢板等固定。

③康复治疗：是尽早恢复患肢功能和预防并发症的重要保证。在医务人员指导下，鼓励患者早期行康复治疗，预防并发症，若出现骨筋膜室综合征，应立即放平肢体，通知医师松解或拆除石膏，必要时行肢体切开减压术。

二、常见的四肢骨折患者的护理

（一）锁骨骨折

1. **病因**　主要由间接暴力所致，多发生在儿童及青壮年。常见受伤机制是侧方摔倒，肩部着地，力传导至锁骨，发生斜形骨折。

2. **临床表现**　局部疼痛、肿胀、瘀斑，患侧肩部下垂，肩关节活动使疼痛加剧。

3. **治疗要点**　三角巾悬吊 3～6 周。对有移位的骨折手法复位，采用横形"8"字绷带固定。

（二）肱骨干骨折

1. **病因**　肱骨外科颈下 1～2cm 至肱骨髁上 2cm 段内的骨折。直接暴力常由外侧打击肱骨干中部导致横形或粉碎性骨折。间接暴力多由手部或肘部着地产生的剪式应力引起，多出现中下 1/3 骨折。

2. **临床表现**　除骨折的一般体征外，因肱骨干中下 1/3 段后外侧有桡神经沟，此处骨折易合并桡神经损伤，出现垂腕畸形，掌指关节不能背伸，拇指不能伸直，前臂旋后障碍等，手背桡侧皮肤感觉减退或消失。

3. **治疗要点**　一般采取手法复位外固定。手法复位失败、对位对线不良、合并神经血管损伤、软组织嵌入、多发骨折、开放性骨折、陈旧骨折不愈合等采用切开复位内固定。

（三）肱骨髁上骨折

1. **病因**　多由间接暴力所致，多发生于儿童，分为伸直型骨折和屈曲型骨折。伸直型较常见，易合并肱动静脉及正中神经、桡神经、尺神经损伤。屈曲型少有合并神经血管损伤。

2. **临床表现**　除骨折的一般体征外，肘部肿胀、疼痛、皮下瘀斑、肘后凸起、功能障碍，肘后三点关系正常。肱骨髁上骨折分为伸直型和屈曲型，以伸直型多见，伸直型呈从前下斜向后上，易因向前下方移位的骨折近端可能压迫、挫伤或刺破肱动脉而致血液循环障碍，可导致前臂骨筋膜室综合征，如治疗不及时，会导致缺血性肌挛缩。若正中神经、尺神经或桡神经受损，常有手臂感觉及运动功能障碍。屈曲型骨折线呈前上斜向后下，少有合并神经血管损伤。

3. **治疗要点**　受伤时间短、肿胀轻、无血液循环障碍者行手法复位外固定，用后侧石膏托在屈肘位固定 4～5 周。伤后时间较长、肿胀严重可先行尺骨鹰嘴悬吊牵引，待肿胀消退后行手法复位。手法复位困难、复位失败或有神经血管损伤者行切开复位内固定术。

（四）桡骨远端伸直型骨折（Colles 骨折）

1. **病因**　由间接暴力所致，多为腕关节处于背伸位、手掌着地、前臂旋前时受伤。

2. **临床表现**　伤后局部疼痛、肿胀，出现典型畸形姿势，侧面观呈"餐叉样"畸形，正面观呈"枪刺样"畸形（图 1-9）。

3. **治疗要点**　以手法复位外固定治疗为主，小夹板或石膏托固定在屈腕、尺偏、旋前位。严重粉碎的、手法复位失败者行手术复位内固定。

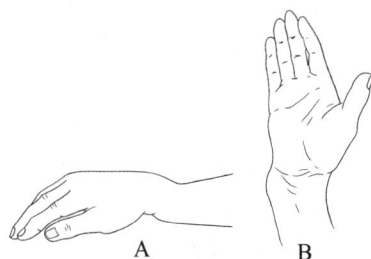

图1-9　餐叉样、枪刺样畸形
（A）餐叉样畸形（B）枪刺样畸形

（五）股骨颈骨折

1. **病因**　多发生于中、老年女性。按骨折线部位分为股骨头下骨折、股骨颈骨折、股骨颈基底骨折。前两类骨折易引起股骨头血供中断，导致股骨头坏死或骨折不愈合。

2. **临床表现**　患髋疼痛，患肢活动障碍，患肢呈外旋畸形，测量可发现患肢缩短。

3. **治疗要点**　对骨折无移位、不能耐受手术者选择穿防旋鞋，持续皮牵引、骨牵引。对有移位的股骨颈骨折、股骨颈头下骨折及股骨颈陈旧骨折的畸形愈合，采用手术方法治疗。

（六）股骨干骨折

1. **病因**　多发生于青壮年，重物直接打击、车轮碾轧等直接暴力作用引起股骨干横形或粉碎性骨折，伴有广泛软组织损伤。高处坠落伤、机器扭转伤等间接暴力常致股骨干斜形或螺旋形骨折，周围软组织损伤较轻。可分为上 1/3 段骨折、中 1/3 段骨折、下 1/3 段骨折。

2. 临床表现 除骨折一般体征外，单一股骨干骨折出血较多，可出现休克表现，中下 1/3 骨折易引起血管神经损伤。由于股深动脉的穿支在后方贴近股骨并穿经肌肉，股骨干骨折易合并血管损伤，穿破肌肉，造成大量出血，出血量常在 1000ml 以上。

3. 治疗要点 3 岁以下的儿童采用垂直悬吊皮牵引。成人的股骨干骨折多采用手术内固定治疗，使用钢板、带锁髓内钉、弹性钉内固定或外固定架外固定。不愿接受手术或存在手术禁忌证者，可行持续骨牵引 8 ～ 10 周。

（七）胫腓骨干骨折

1. 病因 多见于青壮年和儿童。直接暴力引起胫腓骨同一平面的横形、短斜形或粉碎性骨折，如合并软组织开放伤，成为开放性骨折。胫腓骨干骨折是长骨骨折中最多发的一种，易出现骨筋膜室综合征。

2. 临床表现 多不发生明显移位，以胫腓骨干双骨折最为多见，开放性骨折有骨端外露。合并胫前动脉损伤，足背动脉搏动消失。合并骨筋膜室综合征，可出现相应表现。胫骨的营养血管从胫骨干上、中 1/3 交界处进入骨内，在中、下 1/3 的骨折使营养动脉损伤，造成骨折段的血液供应减少，影响骨折愈合。

3. 治疗要点 治疗目的是矫正成角、旋转畸形，恢复胫骨上、下关节面的平行关系，恢复肢体长度。可采用手法复位外固定，骨牵引治疗。若手法复位失败、严重的开放性或粉碎性骨折行切开复位内固定。

（八）四肢骨折的护理

1. 一般护理 加强营养，适量摄入食用纤维，多饮水，防止便秘及泌尿系感染和结石。建立规律的生活习惯，满足患者基本生活需要。

2. 病情观察 密切观察患者生命体征及意识状态。前臂和小腿骨折要警惕骨筋膜室综合征，一旦出现肢体血液循环受阻或神经受压的表现，应立即放平肢体，通知医师松解或拆除石膏，必要时行肢体切开减压术。危重患者送入 ICU 监护，患者出现休克表现应积极止血，测量血压，迅速建立静脉通道。

3. 疼痛护理

（1）受伤 24 小时内局部冷敷，减轻水肿及疼痛。24 小时后局部热敷，促进渗出液回吸收。

（2）注意患肢肿胀、疼痛、制动情况，抬高患肢或取功能位，以促进静脉回流，减轻肢体肿胀。

（3）明确疼痛原因后，可遵医嘱使用止痛药物。

（4）进行治疗、护理操作时动作尽量轻柔，移动患者时临时牢固固定，托扶保护患肢。

4. 预防感染 现场急救应注意保护伤口。开放性骨折应早期清创，遵嘱使用抗生素。

三、脊柱骨折

（一）脊椎骨折

1. 病因、病理 多由间接暴力引起，常并发脊髓或马尾神经损伤，易严重致残或致命。以胸腰段骨折最多见。

2. 临床表现 有交通事故、高空坠落等严重外伤史。局部疼痛、肿胀，脊柱活动受限，站立和翻身困难，常伴腹痛、腹胀，甚至肠麻痹症状。骨折处棘突有局部肿胀，明显压痛和叩击痛。合并截瘫时，损伤脊髓平面感觉、运动、反射及括约肌功能障碍。高位截瘫可致呼吸肌麻痹，出现呼吸困难，甚至呼吸停止。

3. 辅助检查 X线、CT、MRI。

4. 急救搬运 正确的方法是3人同步行动，平托患者或滚动至木板、担架或门板运送。严禁弯腰、扭腰。怀疑颈椎骨折、脱位，需要另加1人牵引固定头部，并与身体保持一致。

5. 治疗要点

（1）胸腰椎骨折：见表1-37。

表1-37 胸腰椎骨折的治疗要点

分 类	具体指征	治疗要点
稳定型骨折	椎体压缩不足1/3或年老体弱	卧硬板床，骨折部位加厚枕，使脊柱过伸。3天后开始腰背肌锻炼，伤后第3个月开始逐渐增加下床运动
	椎体压缩大于1/3的青少年和中年	两桌法或双踝悬吊法过伸复位，复位后石膏背心固定3个月
爆破型骨折	无神经症状，无骨折片挤入椎管	双踝悬吊法复位
	有神经症状或骨折片挤入椎管	手术治疗

（2）颈椎骨折：见表1-38。

表1-38 颈椎骨折的治疗要点

分 类	具体指征	治疗要点
稳定型骨折	颈椎半脱位	石膏固定3个月
	轻度压缩	枕颌带牵引复位，牵引重量3kg，其后石膏固定3个月，石膏干固后即可下床活动
	明显压缩或双侧椎间关节脱位	持续颅骨牵引复位，牵引重量3～5kg，复位后再牵引2～3周，石膏固定3个月
爆破型骨折	——	有神经症状者，早期手术祛除骨片、减压、植骨及内固定；存在严重并发伤，待病情稳定后再行手术

（二）脊髓损伤

1. 病因、病理 脊髓损伤是脊椎骨折、脱位的严重并发症。胸腰段脊髓损伤出现下肢感觉和运动障碍，称截瘫。颈段脊髓损伤，出现四肢神经功能障碍，称四肢瘫痪或四瘫。

2. 临床表现

（1）脊髓震荡：是脊髓损伤最轻的一种，损伤平面以下的感觉、运动和反射出现完全或大部分消失，经过数小时至数天完全恢复，不留任何神经系统后遗症。

（2）不完全性脊髓损伤：损伤平面以下保留某些感觉和运动功能。脊髓半切征（Brown-Sequard征）表现为损伤平面以下同侧肢体的运动和深感觉消失，对侧肢体的痛觉和温度觉消失。

（3）完全性脊髓损伤：损伤平面以下弛缓性瘫痪，感觉、运动、反射及括约肌功能完全丧失，称为脊髓休克期。2～4周后逐渐发展为痉挛性瘫痪，肌张力增高，腱反射亢进，出现病理性锥体束征。

（4）脊髓圆锥损伤：第12胸椎和第1腰椎骨折可损伤脊髓圆锥，可出现会阴部鞍区皮肤感觉消失，括约肌功能及性功能障碍，但双下肢的感觉和运动功能正常。

（5）马尾神经损伤：损伤平面以下弛缓性瘫痪，感觉、运动和括约肌功能障碍，肌张力下降，腱反射消失，不出现病理性锥体束征。

3. 辅助检查 X线、CT检查是最常规的影像学检查。MRI检查对于有脊髓和神经损伤者为重要检查手段，可了解椎骨、椎间盘对脊髓的压迫，脊髓损伤后的血肿、液化和变性等。

4. 并发症 呼吸道并发症；泌尿生殖道的感染和结石；压疮；其他还包括体温异常、腹胀、便秘等。

5. 治疗要点

（1）非手术治疗：伤后6小时内是关键时期。固定和制动，给予枕颌带牵引或持续颅骨牵引。为减轻脊髓水肿和继发性损害，伤后8小时内进行甲泼尼龙冲击治疗，也可应用脱水利尿药、高压氧（伤后2小时内疗效最好）等。

（2）手术治疗：只能解除脊髓受压和恢复脊柱稳定性，无法恢复损伤的脊髓功能。

（三）脊椎及脊髓损伤的护理

1. 急救搬运 对疑有脊柱骨折者应尽量避免移动。如确需搬动，可采用平托法或滚动法，将患者移至硬担架、木板或门板上。平托法是将患者平托至担架上；滚动法是使患者身体保持一条直线，整体滚动至担架上。严禁1人抬头、1人抬脚，或用背、抱的方法搬运，以免脊柱弯曲使碎骨片挤入椎管而加重脊髓损伤。无论采用何种搬运方法，都应让患者保持脊柱中立位。

2. 饮食护理 给予营养丰富、易消化饮食，多饮水，多摄入富含纤维素食物，少食多餐，减少腹泻和便秘。

3. 生活护理 加强皮肤、口腔和大小便护理，训练患者规律排便。便秘者可行腹部按摩，必要时给予缓泻药或灌肠。

4. 体温异常的护理 严密监测体温的变化。高热时以物理降温为主，降低室温，必要时应用输液和冬眠药物。低温时注意保暖，提高室温，以物理复温为主，注意预防烫伤。

5. 并发症的护理

（1）呼吸系统护理：呼吸道感染和呼吸衰竭是颈段脊髓损伤的严重并发症。颈脊髓损伤时，肋间肌完全麻痹，胸式呼吸消失，患者能否生存，取决于腹式呼吸。任何阻碍膈肌活动和呼吸道通畅的原因均可导致呼吸衰竭。第1、2颈髓损伤，患者常即刻死亡。若损伤接近第4颈椎，可因膈神经麻痹导致膈肌运动障碍，腹式呼吸，可出现呼吸衰竭。其他节段损伤，也可因脊髓水肿，致呼吸衰竭。遵医嘱给氧，鼓励患者深呼吸、有效咳嗽。痰液黏稠时给予雾化吸入。必要时早期行气管插管或气管切开，保持呼吸道通畅。

（2）泌尿系统护理：由于长期留置导尿管所致。早期留置尿管持续引流并记录尿量，2～3周后改成每4～6小时开放1次。脊髓完全性损伤者应进行排尿功能训练。鼓励患者每天饮水3000ml以上，预防感染和结石，必要时做膀胱冲洗。

（3）体温失调：颈脊髓损伤后，自主神经系统功能紊乱，可出现高热和低温。患者体温升高时，应以物理降温为主，如冰敷、温水擦浴等；低温患者应以物理复温为主。

（4）皮肤护理：床褥清洁平整，保持皮肤清洁干燥，每2小时翻身1次，翻身时使用轴线翻身法，避免拖拽患者，预防压疮。

6. 功能锻炼 指导和鼓励患者早期活动和功能锻炼。单纯压缩骨折患者卧床3天后开始腰背部肌肉锻炼，使臀部离开床面；第 3 个月可下床少量活动，但仍以卧床休息为主；3 个月后逐渐增加下床活动时间。

四、骨盆骨折

1. **病因、病理**　多有强大暴力外伤史，年轻人常见于交通事故、高空坠落和工业意外。老年人最常见的原因是摔倒。

2. **临床表现**

（1）症状：髋部肿胀、疼痛、活动障碍等。有大出血或严重内脏损伤者常有低血压和休克早期表现。

（2）体征：骨盆分离试验阳性（双手交叉撑开患者的两髂嵴，出现疼痛）。挤压试验阳性（双手挤压患者的两髂嵴，伤处仍出现疼痛）。两侧肢体长度不对称，会阴部可见瘀斑（耻骨和坐骨骨折的特有体征）。

（3）并发症：出血性休克、腹膜后血肿、盆腔内脏器损伤、神经损伤、脂肪栓塞和静脉栓塞等。

3. **辅助检查**　X 线、CT 检查可显示骨折类型及移位情况。

4. **治疗要点**　优先处理危及生命的并发症，然后处理骨折。

（1）非手术治疗：卧床休息 3 ～ 4 周或至症状缓解，采用骨盆兜带悬吊牵引。

（2）手术治疗：手术复位及内固定，骨外固定架固定术。

5. **护理措施**

（1）休息活动护理：髂前上、下棘撕脱骨折采取髋、膝屈曲位。坐骨结节撕脱骨折采取大腿伸直、外旋位。骶尾骨骨折者在骶部垫气圈或软垫。定期翻身，但骨折愈合后方可患侧卧位。

（2）严密观察意识和生命体征，及早发现并发症，立即建立静脉通道，及时输血、补液，纠正血容量不足。

（3）兜带牵引护理：兜带宽度需适宜，悬吊重量以臀部抬离床面为佳，保持兜带平整，避免随意移动。

（4）并发症护理：出血性休克或腹膜后血肿加强补液护理。若低血压经快速输血后仍未好转，血压不能维持时，有条件的医院可作急症动脉造影，作单侧或双侧髂内动脉栓塞。盆腔内脏器损伤应严密观察并及时处理。尿道损伤时行尿道修补术，留置导尿 2 周。直肠损伤严格禁食，术后保持造口周围皮肤清洁，避免进食含过多粗纤维的食物。

五、关节脱位

（一）概　述

由于直接或间接暴力，使组成关节的各骨面失去正常的对合关系。

1. **病因**

（1）创伤性脱位：由外界暴力引起的脱位，青壮年多见，是脱位的最常见病因。

（2）先天性脱位：胚胎发育异常，骨关节结构缺陷，出生后已发生脱位且逐渐加重。

（3）病理性脱位：关节结核、类风湿关节炎等疾病，破坏骨端，难以维持关节面正常的对合关系。

（4）习惯性脱位：习惯性脱位常与初次脱位治疗不当有关。

2. **分类**

（1）按脱位的程度，分为全脱位和半脱位。

（2）按远侧骨端关节面移位方向，分为前脱位、后脱位、侧方脱位和中央脱位。

（3）按脱位发生的时间，分为新鲜性脱位（脱位时间在 2 周以内）和陈旧性脱位（脱位时间超过 2 周）。

（4）按脱位后关节腔是否与外界相通，分为闭合性脱位和开放性脱位。

3. 临床表现　好发于青壮年和儿童。一般表现为关节疼痛、肿胀、局部压痛，关节功能障碍。特征性表现为畸形、弹性固定和关节盂空虚。

4. 并发症　早期常合并关节内外骨折、周围血管神经损伤、休克等。晚期可发生骨化性肌炎、骨缺血性坏死和创伤性关节炎等。

5. 辅助检查　X 线检查对确定脱位的方向、程度、有无合并骨折、有无骨化性肌炎或缺血性骨坏死等有重要作用。

6. 治疗要点

（1）复位：主要为手法复位，以脱位后 3 周内复位最佳。

（2）固定：固定于功能位 2～3 周。

（3）功能锻炼：防止肌肉萎缩及关节僵硬。

7. 护理措施

（1）体位护理：抬高患肢，并保持功能位，促进静脉回流，减轻肿胀。

（2）疼痛护理：伤后 24 小时内局部冷敷，消肿止痛。24 小时后给予局部热敷，促进吸收，减少肌肉痉挛疼痛。护理操作或搬动患者时，动作轻稳，托住患肢。必要时遵医嘱使用镇痛药。

（3）功能锻炼：固定期间进行肌肉舒缩活动，非固定关节进行关节的主动锻炼。固定结束后循序渐进地开始肢体的全范围功能活动。

（二）常见关节脱位

关节脱位以肩关节和肘关节脱位最常见，其次为髋关节。常见关节脱位鉴别见表 1-39。

表1-39　常见关节脱位鉴别

	肩关节脱位	肘关节脱位	髋关节脱位
病因病理	间接暴力所致，前脱位多见	间接暴力所致，后脱位常见，易致神经血管损伤	强大暴力所致，后脱位最常见，严重时可致股骨头坏死
临床表现	三角肌塌陷，呈"方肩"畸形，关节盂处空虚，可触及肱骨头，杜加试验阳性	明显畸形，肘部弹性固定在半屈位，肘后三角关系失常	患肢短缩，髋关节呈屈曲、内收、内旋，臀部可触及股骨头
治疗要点	手法复位后固定3周	尽早手法复位。手法复位失败者手术切开复位，一般固定2～3周	尽早手法复位或手术复位。复位后固定于外展中立位，皮牵引或穿丁字鞋2～3周，禁止屈曲、内收、内旋动作
功能锻炼	固定时活动腕部与手指。解除固定后行肩关节各方向的主动活动	固定时做伸掌、握拳、手指屈伸及肩、腕关节活动。解除固定后练习肘关节屈伸和前臂旋转活动	固定时患肢股四头肌的等长收缩锻炼，3周后开始活动关节，4周后可扶拐下地，3个月内患肢不能负重

六、断肢（指）再植

肢（指）体离断多由外伤所致，包括完全或不完全性离断的肢（指）体。断肢（指）再植是对离断的肢（指）体，采用显微外科技术对其进行清创、血管吻合、骨骼固定以及修复肌腱和神经，将肢（指）体重新缝合到原位，使其完全存活并恢复一定功能的精细手术。

1. 病因、病理　可分为切割伤、碾压伤和撕裂伤。

2. 临床表现

（1）全身表现：单个较小肢体如手指、脚趾离断一般无明显全身症状。大的肢体离断由于出血量多，疼痛剧烈，往往伴随全身表现。

（2）局部表现：离断面软组织损伤，无血液循环，断面可能有骨折或脱位。

3. 治疗要点

（1）现场急救

①止血包扎：对断肢（指）完全离断者首先控制近端出血。一般采用加压包扎止血法，大动脉出血时采用止血带止血法。每隔 1 小时放松 5 分钟，以免压迫过久导致肢体坏死。

②断肢（指）保存：完全离断的肢体，原则上不做任何无菌处理，禁忌用任何液体冲洗、浸泡或涂药，在保存上视送运距离而定。对不完全离断的肢体，包扎止血后，用夹板固定，以减轻疼痛及组织的进一步损伤。低温保存断肢（指），到达医院后，立即检查并清洗消毒，肝素盐水冲洗后，用无菌敷料包好，置入 4℃冰箱冷藏。切忌将肢体浸泡在任何液体中，包括生理盐水。

③迅速转运：迅速将患者和断肢（指）送往医院，力争在 6 小时内进行再植手术。转送途中注意监测患者的生命体征。

（2）手术治疗：彻底清创→重建骨的连续性→缝合肌腱→重建血循环→缝合神经→闭合创口→包扎。

4. 护理措施

（1）手术前护理：监测生命体征，严密观察离断肢（指）的局部情况和患者的全身状况，做好术前准备。

（2）术后护理

①并发症的护理

a. 休克护理：患者因创伤大、出血多、手术时间长，容易出现低血容量性休克，术中和术后应补充血容量，若发生中毒性休克而危及患者生命时，应及时截除再植的肢体。

b. 急性肾衰竭：是断肢再植术后极其严重的并发症，可导致患者死亡。应严密观察患者尿量，测定尿比重，详细记录出入水量。如每天排尿量不足 500ml 或每小时尿量不足 30ml，及时通知医师予以利尿等处理。

c. 血管危象：术后 48 小时内易发生，原因为术后血管痉挛和栓塞，表现为患肢颜色变苍白，皮温下降，毛细血管回流消失，指（趾）腹切开不出血。应抬高患肢，使之处于略高于心脏水平，以利静脉回流。术后平卧 10～14 天，勿侧卧，以防患侧血管受压影响患肢的血流速度。再植肢体局部用落地灯照射，既利于血液循环，也利于局部保温。严禁主动及被动吸烟。可适当应用抗凝解痉药物如低分子右旋糖酐。术后注意观察皮肤温度及颜色、毛细血管回流试验、指（趾）腹张力和指（趾）端侧方切开出血等。一旦发生血管危象，应立即解除压迫因素，必要时行手术探查。

②功能锻炼：在肢（指）体成活、骨折愈合拆除外固定后，进行主动或被动功能锻炼，并适当辅以物理治疗，促进功能恢复。

a. 术后 3 周左右：可用红外线理疗等方法促进淋巴回流，减轻肿胀，未制动的关节可做轻微的屈伸活动。

b．术后 4～6 周：练习患肢（指）伸屈、握拳等动作。

c．术后 6～8 周：应加强受累关节的主动活动，患手做提、挂、抓的使用练习。

1．会引起病理性骨折的是

A．暴力打击   B．骤然跌倒   C．癫痫

D．骨结核   E．急行军

2．开放性骨折最关键的处理步骤是

A．复位和固定   B．彻底清创   C．应用抗生素

D．及早闭合伤口   E．迅速转运

3．并发症不可能发生于骨折晚期的是

A．骨化性肌炎   B．骨缺血性坏死   C．创伤性关节炎

D．关节僵硬   E．脂肪栓塞

4．骨折复位时解除肌肉张力的最好方法是

A．牵引   B．将肢体放在适中位置   C．操作时动作轻柔

D．麻醉   E．口服止痛药

5．患者，女，34 岁。车祸伤 2 小时后送来急诊，检查发现骨盆骨折，右股骨干骨折，右胫腓骨骨折，查体：面色苍白，血压 70/50mmHg，首要的处理是

A．复位   B．建立静脉通道补液   C．石膏固定

D．联系床位住院   E．通知化验室检查

答案：1．D。2．B。3．E。4．D。5．B。

第四十六章　骨与关节感染

一、化脓性骨髓炎

化脓性骨髓炎是由化脓性细菌感染引起的骨膜、骨密质、骨松质及骨髓组织的炎症，可分为急性和慢性骨髓炎两类。

1. 病因、病理

（1）急性血源性骨髓炎：最常见的致病菌是金黄色葡萄球菌，其次为β溶血性链球菌。好发于12岁以下骨骼生长快的儿童，男性居多，因儿童干骺端骨滋养血管为终末血管，血流缓慢，容易使细菌滞留，引发急性感染。本病早期以骨质破坏为主，晚期以死骨形成为主。好发部位为胫骨、股骨、肱骨等长骨的干骺端，感染途径以血源性播散为主。

（2）慢性血源性骨髓炎：多因急性骨髓炎未能彻底控制而反复发作所致。致病菌以金黄色葡萄球菌多见，但多数为混合感染。病理特点是死骨、骨性包壳、无效腔和窦道。

2. 临床表现

（1）急性血源性骨髓炎

①全身中毒症状：最典型的表现为恶寒、高热、呕吐，呈脓毒症症状。患儿可有烦躁、惊厥，甚至休克或昏迷。

②局部症状：早期患处剧痛，患肢半屈曲状，因疼痛抗拒主动与被动运动。局部皮温增高，有局限性压痛和活动受限。当骨膜下脓肿形成或已破入软组织中，患肢局部出现红、肿、热、痛或波动感。

（2）慢性血源性骨髓炎：在静止期可无症状，仅有局部肿胀，患肢增粗变形。急性发作时患肢出现红肿、疼痛、发热，窦道口排出脓液和死骨，可伴全身中毒症状。

3. 辅助检查

（1）急性骨髓炎

①实验室检查：血白细胞及中性粒细胞显著增高，血沉加快，C反应蛋白增高。

②X线检查：早期无异常，起病2周后显示干骺端稀疏，散在虫蚀样骨破坏。

③局部分层穿刺：抽出脓液可以确诊。

（2）慢性骨髓炎：X线检查平片显示骨骼失去正常形态，增粗变形，骨质硬化，骨髓腔不规则。

4. 治疗要点　急性血源性骨髓炎处理的关键是早期诊断与治疗，尽快控制感染，防止发展成慢性。慢性血源性骨髓炎以手术治疗为主，治疗原则是消除死骨、炎性肉芽组织和消灭无效腔。

（1）抗生素治疗：早期、联合、大剂量应用广谱抗生素。再根据致病菌，改用敏感的抗生素，并持续应用至少3周，直至全身和局部症状消失。

（2）支持疗法：高热患者降温，补液，营养支持，必要时少量多次输新鲜血。

（3）局部制动：患肢制动并用皮牵引或石膏固定于功能位，以缓解疼痛，防止肢体挛缩畸形和病理性骨折。

丁震医学教育 010-88453168 www.dzyxedu.com　　北京航空航天大学出版社 BEIHANG UNIVERSITY PRESS

（4）手术治疗：早期经抗生素治疗 48～72 小时仍不能控制局部症状时即需要手术，目的是引流脓液，防止演变为慢性骨髓炎。常用手术方式有钻孔引流术和开窗减压两种。骨髓腔内放置引流管，应用抗生素液持续冲洗引流。

5. 护理措施

（1）休息活动护理：卧床休息，制动抬高患肢，动作轻稳，搬动肢体时注意支托上、下关节。

（2）病情观察：术后密切观察切口情况和引流液的量、颜色和性质。

（3）用药护理：遵医嘱联合应用足量抗生素，直至体温正常后 3 周左右。

（4）引流管护理：保持冲洗、引流通畅，冲洗管的输液瓶高于伤口 60～70cm，引流袋低于伤口 50cm。引流管留置 3 周或体温下降、引流液连续 3 次培养阴性即可拔除引流管。

6. 健康教育

（1）加强营养，给予高热量、高蛋白、高维生素、高纤维素、易消化的饮食，多饮水，提高机体抵抗力。

（2）指导患者每天进行患肢等长收缩训练及关节被动活动或主动活动，避免患肢功能障碍。

二、化脓性关节炎

1. 病因、病理 金黄色葡萄球菌是最常见的致病菌。血源性传播或直接蔓延至关节腔是最常见的感染途径。多见于儿童，尤其是营养不良小儿，男性居多。好发部位为髋关节和膝关节。

2. 临床表现 常有外伤诱发史，起病急骤，寒战、高热，体温可超过 39℃。严重感染发生谵妄、昏迷，小儿可有惊厥。病变关节剧痛、红肿，功能障碍，活动受限，关节保持半屈曲位，拒绝活动和检查。关节腔内积液在膝部最为明显，可出现浮髌试验阳性。

3. 辅助检查 血白细胞和中性粒细胞增高，血沉加快。关节腔穿刺抽脓，细菌培养可发现致病菌。X 线检查显示骨质疏松、关节间隙进行性变窄和虫蚀样改变，严重者骨性强直。

4. 治疗要点 早期诊断、早期治疗是治愈感染及保留关节功能的关键。

（1）非手术治疗：早期、足量、全身性应用有效抗生素，关节腔内注射抗生素。关节腔持续性灌洗。牵引或石膏固定于功能位。

（2）手术治疗：主要有经关节镜手术、关节切开引流术及关节矫形术。较深的大关节，穿刺插管难以成功的部位（如髋关节）及时行关节切开引流术。

5. 护理措施

（1）一般护理：卧床休息，制动并抬高患肢，保持患肢功能位，以减轻疼痛、防止感染扩散和关节畸形。高热患者给予物理降温或药物降温。

（2）控制感染：遵医嘱早期使用广谱有效的抗生素。

（3）关节穿刺或灌洗的护理：关节穿刺注入抗生素每天 1～2 次，直到关节液清亮，体温和实验室指标正常。关节腔灌洗每天滴入含抗生素的溶液 2000～3000ml，直至引流液清澈，细菌培养阴性。再引流数日至无引流液吸出、局部症状和体征消退，即可拔管。

（4）术后患肢制动，伤口护理，保持引流管通畅，观察并记录引流液颜色、量和性状。

（5）急性期患者可做患肢骨骼肌的等长舒缩运动。待炎症消退后，鼓励患者做关节伸屈等主动锻炼。

三、骨与关节结核

（一）概　述

骨与关节结核是由结核分枝杆菌侵入骨或关节而引起的一种继发性结核病。好发于儿童和青少年，脊柱结核多见，其次为膝关节结核和髋关节结核。

1. **病因**　骨关节结核绝大部分由肺结核引起。

2. **病理**　最初的病理变化是单纯性骨结核或单纯性滑膜结核。发病初期表现为关节腔积液。病变进一步发展可形成全关节结核，出现结核性浸润、肉芽增生、干酪样坏死、寒性脓肿和窦道。

3. **临床表现**

（1）症状：起病缓慢、隐匿，可无明显全身症状或只有轻微结核中毒症状，表现为午后低热、乏力、盗汗，典型病例还可见消瘦、食欲差、贫血等症状。发病初期局部疼痛不明显，多为偶发关节隐痛，活动时疼痛加重，逐渐转为持续性疼痛。脊柱结核常见胸椎，其次腰椎，颈椎和骶椎少见。膝关节结核可出现"鹤膝"。儿童常有夜啼。

（2）体征：可见关节积液与畸形、寒性脓肿和窦道。

4. **辅助检查**

（1）实验室检查：可有轻度贫血，少数患者白细胞计数升高。脓肿穿刺或病变部位的组织学检查可确诊。

（2）影像学检查：X线、CT和MRI。

5. **治疗要点**

（1）非手术治疗

①抗结核药物治疗：早期、联合、适量、规律和全程。

②局部制动：可使用夹板、石膏绷带等方法使病变关节制动，预防、矫正患肢畸形。

③局部注射：关节穿刺抽液及注入抗结核药物。用药量小，局部药物浓度高，全身反应小。

（2）手术治疗

①脓肿切开引流：全身状况差，不能耐受病灶清除者，可先施行脓肿切开引流。

②病灶清除术：适用于骨与关节结核有明显的死骨和大的脓肿形成。病灶清除时一般要将异物彻底清除。由于手术可能造成结核分枝杆菌的血源性播散，术前应规范应用抗结核药物至少2周，术后至少3～6月。

③其他手术：关节融合用于关节不稳定患者。截骨术、关节成形术、脊柱固定融合术等。

（二）脊柱结核

1. **病理**　中心型多见于儿童，好发于胸椎。边缘型多见于成人，好发于腰椎。

2. **临床表现**　疼痛、肌肉痉挛、神经功能障碍等为主要症状。疼痛最早出现，部位与病变一致。多为轻微钝痛，劳累、咳嗽、打喷嚏等可加重，休息时减轻。受累椎体棘突可有压痛和叩击痛。颈椎结核常见斜颈和双手托下颌；胸椎结核表现为脊柱后突；腰椎结核站立行走时扶腰、弯腰拾物时需挺腰屈膝屈髋下蹲，即拾物试验阳性。

3. **辅助检查**　X线检查可见骨质破坏和椎间隙狭窄，CT对腰大肌脓肿有独特价值，MRI可见脊髓有无受压，有早期诊断价值。

4. **治疗要点**

（1）全身支持治疗。

（2）抗结核药物治疗：有效的药物治疗是杀灭结核分枝杆菌、治愈脊柱结核的根本措施。

（3）局部制动：低热和腰腿痛时，严格卧硬板床休息，以预防截瘫。脊柱不稳定者可用石膏等限制脊柱活动，轻疼痛。

（4）手术治疗：包含病灶清除和脊柱重建两部分。病灶清除术是控制感染的关键。植骨融合和内固定术用于脊柱功能重建。术前术后均需完成规范化抗结核治疗。

（三）髋关节结核

1. **病理**　以单纯滑膜结核多见，其次为单纯骨结核和晚期全关节结核。

2. **临床表现**　髋部疼痛为早期症状，休息后缓解。疼痛常放射至膝部。小儿表现为夜啼。全关节结核时，疼痛剧烈不能平卧，不敢移动。疼痛加重时出现跛行。患髋关节呈现屈曲、内收、内旋畸形。晚期常在腹股沟内侧或臀部查到寒性脓肿，可见窦道。患者会出现4字试验阳性（检查屈曲、外展、外旋活动）、髋关节过伸试验阳性（检查儿童早期髋关节结核）和托马斯征阳性（检查有无屈曲畸形）3种特殊体征。

3. **辅助检查**　X线检查早期病变可见骨质疏松，关节囊肿胀，后期出现死骨、空洞、股骨头破坏或消失，可伴病理性脱位。CT、MRI可发现X线检查不能显示的病灶。关节镜检查具有早期诊断价值，可同时行关节液培养、组织活检等。

4. **治疗要点**　非手术治疗见概述，保守治疗效果不佳应在髋关节破坏前行手术治疗。

（四）膝关节结核

1. **病理**　早期滑膜结核多见，病变发展缓慢，以炎性浸润和渗出为主，表现为膝关节肿胀和积液，进一步发展形成全关节结核。易发生寒性脓肿破溃，并发混合感染形成慢性窦道。

2. **临床表现**　单纯滑膜结核早期全关节弥漫性肿胀，局部疼痛不明显。全关节结核肌萎缩严重、肿胀疼痛明显，呈典型梭形畸形，有"鹤膝"之称。活动明显受限，治愈后也遗留有跛行和畸形。关节内积液，浮髌试验阳性。为缓解疼痛膝部半屈状，形成屈曲畸形，肌肉萎缩、韧带松弛，可致膝关节内外翻畸形和半脱位。可有寒性脓肿和窦道，病变静止后可出现关节强直。

3. **辅助检查**

（1）X线检查：早期病变可见关节囊肿胀、骨质疏松，后期出现死骨、空洞，关节间隙消失，可伴病理性脱位。

（2）其他：CT、MRI等。在诊断有疑问时，应做滑膜活检病理切片检查。

4. **治疗要点**　非手术治疗见概述，非手术治疗无效、病变严重考虑行手术治疗。

（五）骨与关节结核的护理

1. **缓解疼痛**　取舒适体位，减少局部活动。合理使用抗结核药物治疗，必要时行药物止痛。做好心理护理。

2. **饮食护理**　给予高热量、高蛋白、高维生素、易消化饮食。

3. **用药护理**　观察治疗效果及不良反应，出现眩晕、耳鸣、听力异常、肝功能受损等改变时，及时通知医师调整药物。

---

1. 急性骨髓炎常见于小儿长骨干骺端的原因是
　A. 干骺端有丰富的淋巴网　　　　　B. 干骺端血流丰富而缓慢
　C. 外伤后此处淋巴液易渗出　　　　D. 外伤后此处毛细血管网易出血

E．干骺端有丰富的毛细血管网

2．有关急性骨髓炎辅助检查描述**错误**的是

A．X线检查2周内无异常表现　　　　B．磁共振检查可发现骨内炎性病灶及范围

C．局部脓肿分层穿刺可定性　　　　D．核素骨显像可见局部血管扩张

E．核素骨显像48小时以后可定性

3．急性化脓性骨髓炎早期手术的目的是

A．切除病灶　　　　　　B．消灭死腔　　　　　　C．清除死骨和窦道

D．预防病理性骨折　　　E．减压和引流

4．急性血源性骨髓炎的好发部位是

A．骨骺　　　　　　　　B．骨干　　　　　　　　C．骨端

D．软组织　　　　　　　E．干骺端

5．急性骨髓炎的早期局部表现是

A．干骺端肿胀，皮温增高，静脉怒张　B．干骺端肿痛及邻近关节积液

C．干骺端持续性剧痛及深压痛　　　　D．肢体明显红肿及广泛性压痛

E．肢体剧烈疼痛及活动障碍

答案：1．B。2．E。3．E。4．E。5．C。

第四十七章　腰腿痛及颈肩痛

一、腰椎间盘突出症

腰椎间盘突出症是指腰椎间盘退行性变后，外力作用下纤维环破裂和髓核、软骨终板突出，刺激、压迫神经根或马尾神经而引起的以腰腿痛为主要症状的综合征，是腰腿痛最常见的原因。

1. 病因、病理

（1）病因：腰椎间盘退行性变是腰椎间盘突出症的基本病因。积累损伤是椎间盘退变的主要原因，最易由反复弯腰、扭转等动作引起。此外也与长期震动、过度负荷、外伤、遗传、妊娠、发育异常、吸烟和糖尿病等有关。

（2）病理：好发部位主要为脊柱活动大，承重较大或活动较多处，以腰4～5和腰5至骶1最易发生。其病理分型包括椎间盘膨出、椎间盘凸出、椎间盘突出、椎间盘脱出、游离型椎间盘五种。

2. 临床表现　可发生在任何年龄，以20～50岁男性常见。多有长期弯腰或坐位工作史，首次好发于弯腰持重或突然扭腰过程中。

（1）症状：腰痛和坐骨神经痛最多见。

①腰痛：是最早出现的症状，常表现为下腰部及腰骶部的持久性钝痛。弯腰负重、咳嗽、喷嚏、长时间强迫体位可加重，休息后症状缓解。

②坐骨神经痛：常为单侧放射性疼痛，从腰骶部、臀部向大腿后外侧、小腿外侧、足跟部或足背部放射，可伴感觉迟钝或麻木。行走时取前倾位，卧床时取弯腰侧卧、屈髋屈膝体位，可缓解疼痛。咳嗽、喷嚏或排便时可加重。腿痛重于腰痛是椎间盘突出症的重要症状。严重者可出现间歇性跛行。

③马尾综合征：中央型腰椎间盘突出症可压迫马尾神经，出现鞍区感觉迟钝及大小便功能障碍。

（2）体征

①腰椎侧突：缓解疼痛的姿势性代偿畸形。

②腰部活动受限：腰部各方向活动均受限，以前屈受限最明显。

③压痛和骶棘肌痉挛：棘突间和棘突旁1cm处有深压痛和叩击痛，并向下肢放射。

④直腿抬高试验和加强试验阳性（坐骨神经痛在抬腿60°以内时即可出现）。

⑤神经系统检查：感觉减退，肌力下降，踝反射和肛门反射减弱或消失。马尾神经受累感觉障碍范围广泛，腰4神经根受累时，表现为大腿内侧和膝内侧感觉障碍，腰5神经根受累时，足背前内方和踇趾和第2趾间感觉障碍，骶1神经根受累时，足背外侧及小趾感觉障碍。

3. 辅助检查　X线正位片显示腰椎侧弯，侧位片显示生理前凸减少或消失，椎间隙狭窄。CT和MRI检查可显示椎管形态、椎间盘突出的程度和位置。

4. 治疗要点

（1）非手术治疗：80%～90%的腰椎间盘突出症患者可经非手术治疗而治愈。

①绝对卧床休息：初次发作一般严格卧硬板床3周，症状缓解后戴腰围逐步下床活动。

②持续骨盆牵引。

③药物治疗：应用非甾体抗炎药，糖皮质激素硬膜外注射和髓核化学溶解法。糖皮质激素的药理机制主要为减轻疼痛，消肿，缓解肌痉挛，减轻神经根周围的炎症和粘连。

④理疗、推拿和按摩：中央型椎间盘突出者禁忌。

（2）手术治疗

①经半年以上非手术治疗无效，病情逐渐加重，影响正常工作和生活。

②中央型椎间盘突出具有明显的马尾综合征。

③有明显的神经受累表现，应行手术治疗。主要手术方法有腰椎间盘突出物摘除术、人工椎间盘置换术或经皮腰椎间盘切除术。

5. 护理措施

（1）非手术治疗及手术前护理

①休息活动护理：绝对卧硬板床3周，以减轻负重和体重对椎间盘的压力。抬高床头20°，侧卧位时屈髋屈膝，放松背部肌肉；仰卧位时膝关节屈曲，膝、腿下可垫枕。病情缓解后3个月内避免弯腰持物。

②保持有效牵引：牵引重量一般为7～15kg，抬高床脚做反牵引，持续2周。孕妇、高血压和心脏病患者禁用。

（2）术后护理

①休息活动护理：术后平卧2小时，禁止翻身。2小时后协助患者轴性翻身。

②病情观察：注意监测生命体征及下肢皮肤温度，观察切口敷料有无渗血、渗液。

③引流管护理：观察引流液的颜色、性质和量，有无脑脊液漏出及活动性出血。注意防止引流管脱出、折叠。引流管一般于术后24～48小时取出。

④功能锻炼：术后第1天开始股四头肌等长舒缩和直腿抬高活动，防止肌肉萎缩和神经根粘连。术后1周进行腰背肌锻炼。术后平卧2周，戴腰围或支架下床活动。

6. 健康教育

（1）疾病知识指导：向患者及家属介绍腰椎间盘突出症的防治知识。肥胖者或超重者在必要时控制饮食和减轻体重。

（2）保持正确姿势：教会患者正确的坐、卧、立、行和劳动姿势。避免长时间维持同一姿势，劳逸结合，适时原地活动或腰背部活动。

（3）避免腰部损伤：站位举起重物应高于肘部，避免膝、髋关节过伸。蹲位拾物或搬抬重物应先蹲下，再捡拾或抬起重物，保持背部伸直。搬运重物时，宁推勿拉。避免腰部脊柱屈曲和旋转扭曲。

（4）佩戴腰围：脊髓受压者可佩戴腰围3～6个月，直到神经压迫症状缓解。

（5）制订康复计划和锻炼项目，坚持腰背部锻炼。

二、腰椎管狭窄症

腰椎管狭窄症指腰椎管发生骨性或纤维性结构异常，引起1处或多处管腔狭窄，压迫马尾神经或神经根而造成的综合征。

1. 病因、病理　先天性椎管狭窄病多因骨发育不良。后天性椎管狭窄常由椎管退行性变所致。椎管退行性病变后纤维环破裂、髓核突出，神经根受压或充血、水肿出现相应压迫症状。

2. 临床表现　多见于40岁以上男性。起病缓慢隐匿，主要表现为腰腿痛和间歇性跛行。

（1）症状

①腰腿痛：常出现慢性加重的腰部、腰骶部和下肢痛，站立、过伸或行走过久时加重，前屈位、

蹲位及平卧时疼痛缓解。

②间歇性跛行：为典型表现。行走距离增加即出现下肢疼痛、麻木无力，需蹲位或坐位休息数分钟后症状缓解，继续行走则症状再次出现。中央型椎管狭窄或重症患者多见。

③马尾神经受压症状：鞍区感觉迟钝，大小便功能障碍。

（2）体征：腰椎生理前凸减少或消失，前屈正常，背伸受限，腰椎过伸试验和弯腰试验均为阳性。神经检查可有感觉、运动和反射改变。

3. 辅助检查　X线检查可显示腰椎间隙狭窄，骨质增生。椎管造影、CT 和 MRI 有较高的辅助诊断价值。

4. 治疗要点

（1）非手术治疗：多数轻症患者经非手术治疗即可缓解。

（2）手术治疗：常行椎管减压术，以解除压迫。适用于症状严重、经非手术治疗无效或神经功能明显障碍者。

5. 护理措施　参见本章腰椎间盘突出症患者护理。

（1）保持正确姿势，减少活动，活动时佩戴腰围，避免腰部损伤。疼痛严重时遵医嘱给予镇痛药。

（2）指导患者进行生活能力训练。

三、颈椎病

颈椎病是指因颈椎间盘退变及其继发性改变，刺激或压迫相邻脊髓、神经、血管和食管等组织，并引起相应的症状和体征。

1. 病因、病理　颈椎间盘退行性变，是最基本的病因；损伤，使原已退变的颈椎和椎间盘损害加重，如长期伏案工作或不良睡眠姿势；颈椎先天性椎管狭窄，50 岁以上男性多见，好发部位为颈 5～6、颈 6～7。

2. 临床表现　颈椎病根据受压部位和临床表现的不同，可分为 4 种类型。

（1）神经根型颈椎病：最常见，典型表现为颈肩痛，短期内加重，并向上肢，尤其是前臂桡侧、手桡侧三指等处放射。用力咳嗽、喷嚏、颈部活动时疼痛加重。还可出现上肢麻木、感觉过敏、无力等症状。查体常有颈部压痛、活动受限，上肢相应神经根性感觉异常，腱反射减弱或消失，臂丛牵拉试验阳性，压头试验阳性。

（2）脊髓型颈椎病：最严重，早期表现为四肢麻木无力，步态不稳，足尖拖地，踩棉花感，双手握力减弱，精细动作笨拙。病情加重可出现自下而上的上运动神经源性瘫痪。后期常有大小便功能障碍。查体可见四肢反射亢进，肌张力减退，躯体有感觉障碍平面，腹部反射、提睾反射和肛门反射减弱或消失。髌阵挛、踝阵挛及 Babinski 征阳性。

（3）椎动脉型颈椎病：是由椎动脉供血不足所致。眩晕为最常见的症状，转头和姿势改变时眩晕加重。常伴有头痛，视物模糊，耳鸣，听力下降，发音不清，共济失调，甚至猝倒。猝倒为特有的症状，站起来后可继续正常活动。神经系统检查多正常。

（4）交感神经型颈椎病：中年妇女多见，表现为偏头痛、多汗、视物模糊、眼球胀痛、耳鸣、听力下降、心动过速、血压升高等交感神经兴奋症状，也可出现流泪、头晕、眼花、心动过缓、血压下降等交感神经抑制症状。常有明确神经定位体征。

3. 辅助检查　X线检查显示颈椎生理前凸减少或消失，椎间隙狭窄或增生，椎间孔变窄等。CT 或 MRI 显示颈椎间盘突出，椎管和神经根管狭窄，脊髓、脊神经受压。

4. 治疗要点

（1）非手术治疗：适用于多数神经根型、椎动脉型和交感型颈椎病。

①牵引：取端坐位颌枕带牵引，牵引重量 3 ～ 5kg，每次持续时间 20 ～ 30 分钟，2 次 / 天，2 周为一疗程。

②颈托和围领：限制颈椎过度活动。

③推拿按摩：脊髓型颈椎病禁用。

④其他：理疗；药物治疗；改善不良工作和睡眠姿势。

（2）手术治疗：适用于非手术治疗无效、反复发作或脊髓型颈椎病者。

5. 护理措施

（1）一般护理：四肢无力的患者注意预防烫伤和跌倒。椎动脉型颈椎病避免头颈过快旋转或屈曲，以防猝倒。

（2）手术前护理：术前 1 周戒烟并行呼吸训练。经颈前路手术者，术前 3 ～ 5 天开始推移气管和食管训练，以适应术中反复牵拉气管和食管。经颈后路手术者，术前进行俯卧训练，以适应术中长时间俯卧并预防呼吸受阻。指导患者进行颈部前屈、后伸、侧屈及侧转等运动。

（3）手术后护理：观察伤口出血；观察呼吸情况；颈部制动。取平卧位，颈肩部两侧置沙袋或佩戴颈围以固定头部，搬动患者或翻身时保持头、颈和躯干在同一平面上，避免旋转颈部；功能锻炼。术后第 1 天开始各关节的主动和被动运动。术后 3 ～ 5 天引流管拔除后，可戴支架下床活动。

（4）并发症的护理

①呼吸困难是前路手术最严重的并发症，术后床旁常规准备气管切开包。

②严密观察有无术后出血，颈深部血肿多见于术后当天，尤其是 12 小时内。

③植骨滑脱、移位多因颈椎活动不当所致。

④一旦出现呼吸困难、口唇发绀、颈部明显肿胀等异常症状，应立即报告医师，做好气管切开和再次手术的准备。

6. 健康教育

（1）保持正确姿势：在工作、学习和生活中，保持颈部平直，定时改变姿势，避免颈部长时间屈曲或仰伸。睡姿应保持头颈部自然仰伸，胸腰部自然屈曲，髋膝略屈曲。

（2）选择合适枕头：枕头材料透气性好、松软适宜，中间低两头高，长度超过肩宽 10 ～ 16cm，高度以头压下后头颈部压下后一拳头高为宜。避免颈部长时间悬空、屈曲或仰伸。

（3）避免颈部受伤：行走或劳动时注意防止损伤颈肩部。长期伏案工作者应间歇远视，减轻颈部肌肉慢性劳损。

（4）加强功能锻炼：加强颈部及四肢的功能锻炼，循序渐进，避免颈部过度活动。

---

1. 腰椎间盘脱出症、腰椎管狭窄症的基本病因是

A. 遗传因素　　　　　　　B. 先天性椎管狭窄　　　C. 慢性损伤

D. 退行性变　　　　　　　E. 软组织炎症

2. 腰椎间盘突出症病理分型不包括

A. 椎体侧突型　　　　　　B. 膨隆型　　　　　　　C. 突出型

D. 脱垂游离型　　　　　　E. 经骨突出型

3. 患者，男，55 岁。行颈椎前路切除椎间盘，椎体间植骨融合术，针对预防呼吸困难的护理措施不包括

A．术前指导患者做气管推移训练　　B．术后观察颈部有无肿胀

C．观察患者有无呼吸困难，发绀　　D．床旁备气管切开包

E．观察有无喉返、喉上神经损伤

4．椎间盘突出症与椎管狭窄的鉴别，最重要的根据是

A．腰痛的部位　　　　　　　　　　B．腰痛的程度

C．有无坐骨神经区的放射痛　　　　D．有无神经源性间歇跛行

E．X 线片、造影、CT、MRI 等检查

5．腰椎间盘突出症的病因不包括

A．腰椎间盘退行性变　　　　B．骨质疏松　　　　C．妊娠

D．损伤　　　　　　　　　　E．遗传因素

答案：1．D。2．A。3．E。4．E。5．B。

第四十八章　骨肿瘤

1. 分类和病理

（1）分类：按肿瘤来源分为原发性和继发性，原发性骨肿瘤以良性多见。良性骨肿瘤中以骨软骨瘤常见，恶性骨肿瘤中以骨肉瘤发病率最高，均以男性居多。

（2）病理：根据外科分级（G）、肿瘤区域（T）及转移（M）情况进行外科分期。G（grade）表示病理分级，共分 3 级：G_0 为良性，G_1 为低度恶性，G_2 为高度恶性。T 表示肿瘤与解剖学间室的关系，M 表示远处转移。

2. 临床表现

（1）疼痛和压痛：是生长迅速的肿瘤最显著的症状。良性肿瘤多无疼痛或轻度疼痛。恶性肿瘤局部疼痛，开始较轻，呈间歇性，而后逐渐加剧，呈持续性，夜间加重，可有压痛。

（2）肿块和肿胀：是最常见、最早、最重要的症状，良性肿瘤局部肿块，质硬，生长缓慢。恶性肿瘤局部肿胀，皮肤发热和静脉怒张。

（3）功能障碍和压迫症状：长骨干骺端的骨肿瘤多邻近关节，可使关节肿胀和活动受限。

（4）病理性骨折和脱位：骨质破坏后，轻微外力即可出现病理性骨折。

（5）转移表现：远处转移多为血行转移，偶见淋巴转移。肺是骨肉瘤最容易转移的部位。

（6）不同类型骨肿瘤的临床特点，见表 1-40。

表1-40　不同类型骨肿瘤的临床特点

	骨软骨瘤	骨巨细胞瘤	骨肉瘤
好发部位	长管状骨的干骺端	股骨远端和胫骨近端	长管状骨的干骺端
好发人群	青少年	20～40岁	青少年
病理特点	良性骨肿瘤	交界性骨肿瘤，潜在恶性肿瘤	恶性肿瘤，血行转移以肺多见
临床表现	长期无症状	局部疼痛、肿胀	剧痛难忍、皮温高、静脉怒张，晚期恶病质
X线表现	干骺端骨性突起	骨端偏心性、溶骨性破坏，无骨膜反应，呈肥皂泡样改变	三角状骨膜反应，即Codman三角，"日光射线"现象

3. 辅助检查

（1）X 线表现：良性肿瘤界限清楚、密度均匀，无骨膜反应。骨肉瘤表现为成骨性、溶骨性或混合性骨质破坏，边界不清，肿瘤生长顶起骨外膜，骨膜下产生新骨，表现为三角状骨膜反应阴影，称 Codman 三角。"葱皮样"现象常见于尤因肉瘤。"日光射线"影像多见于生长迅速的恶性肿瘤。

（2）实验室检查：血清碱性磷酸酶、乳酸脱氢酶升高，与肿瘤细胞成骨活动有关，如骨肉瘤。男

丁零医学教育 010-88453168　www.dzyxedu.com　　北京航空航天大学出版社　BEIHANG UNIVERSITY PRESS

性酸性磷酸酶增高，提示骨肿瘤来自晚期前列腺癌。

（3）病理检查：是确诊骨肿瘤的唯一可靠检查。

4. 治疗要点 良性肿瘤手术切除。骨巨细胞瘤以手术治疗为主。对手术清除肿瘤困难者，可试行放射治疗，对化学治疗不敏感。恶性肿瘤采取以手术治疗为主，化疗、放疗和生物治疗为辅的综合治疗，最大限度保留肢体功能。截肢、关节离断是最常用的手术方法。

5. 护理措施

（1）休息活动护理：术后抬高患肢，保持关节功能位。膝部术后，膝关节屈曲15°。髋部术后，髋关节外展中立或内旋位。必要时进行固定、制动，避免过度活动。卧床患者定时翻身、叩背，预防压疮。

（2）饮食护理：给予高蛋白、高热量、高维生素、高纤维素饮食，必要时静脉补充营养。

（3）疼痛护理：可按疼痛三阶梯疗法镇痛。

（4）功能锻炼：下肢手术患者在术前2周开始股四头肌收缩练习。术后48小时开始肌肉的等长收缩锻炼。行关节置换者，手术2～3周后开始关节的功能锻炼。

（5）预防病理性骨折：搬运患者动作应轻柔，功能锻炼应循序渐进，不要急于下床活动。

---

1. 代表良性肿瘤的是

A. G_0 B. G_2 C. T_1

D. T_2 E. M_0

2. 原发性恶性骨肿瘤中，最典型的X线片表现是

A. 骨质破坏，边缘不清，有骨膜反应   B. 骨质破坏，边缘不清，无骨膜反应

C. 骨质破坏，边缘清楚，有骨膜反应   D. 骨质破坏，边缘清楚，无骨膜反应

E. 骨质破坏，边缘不清，骨膜反应明显

3. 关于骨肿瘤护理叙述错误的是

A. 术前给予高蛋白饮食   B. 疼痛剧烈时及时给予吗啡止痛

C. 膝部手术后膝关节轻度屈曲   D. 髋关节手术后患肢内收外旋位

E. 早期功能锻炼

4. 良性骨肿瘤的治疗一般采用

A. 手术切除   B. 手术为主的综合治疗

C. 化学药物治疗   D. 放射疗法

E. 中药治疗

5. 骨肿瘤临床表现不正确的是

A. 疼痛和压痛   B. 肿块和肿胀   C. 功能障碍

D. 压迫症状   E. 偶见病理性骨折

答案：1. A。2. E。3. D。4. A。5. E。

外科护理学（中级）专业实践能力

单科试卷

单科试卷一

一、以下每一道考题下面有 A、B、C、D、E 五个备选答案，请从中选择一个最佳答案。并在答题卡上将相应题号的相应字母所属的方框涂黑。

1. 保持肺结核患者呼吸道通畅的护理措施<u>不当</u>的是
   - A. 指导深呼吸，有效咳嗽
   - B. 痰液黏稠者，可采用雾化吸入
   - C. 痰液多者，可采用体位引流法
   - D. 健侧卧位，减少患侧的压迫
   - E. 咯血时绝对卧床休息，预防窒息

2. 肋骨骨折引起开放性气胸合并休克时，处理的顺序应是
   - A. 骨折固定、抗休克、封闭胸壁伤口
   - B. 骨折固定、封闭胸壁伤口、抗休克
   - C. 抗休克、封闭胸壁伤口、骨折固定
   - D. 抗休克、骨折固定、封闭胸壁伤口
   - E. 封闭胸壁伤口、抗休克、骨折固定

3. 能反映肾脏组织灌流情况的指标是
   - A. 血压
   - B. 脉搏
   - C. 呼吸
   - D. 尿量
   - E. CVP

4. 儿童外伤后，注射破伤风抗毒素的剂量是
   - A. 成人的 1/3 量
   - B. 成人的 1/2 量
   - C. 与成人相同
   - D. 根据年龄计算
   - E. 按千克体重计算

5. 骨折复位时解除肌肉张力的最好方法是
   - A. 牵引
   - B. 将肢体放在适中位置
   - C. 操作时动作轻柔
   - D. 麻醉
   - E. 口服止痛药

6. 肾移植术后最常见的并发症是
   - A. 感染
   - B. 血肿
   - C. 消化道出血
   - D. 尿瘘
   - E. 移植肾血管栓塞

7. 直肠癌简单有效的检查方法是
   - A. 直肠镜
   - B. 肛门镜
   - C. 乙状结肠镜
   - D. 直肠指诊
   - E. 纤维结肠镜

8. 静脉补钾的滴速一般为
   - A. 10～20 滴 / 分
   - B. 20～30 滴 / 分
   - C. 30～40 滴 / 分
   - D. 40～50 滴 / 分
   - E. 50～60 滴 / 分

9. 患者，女，45 岁。体外循环二尖瓣置换术后第 1 天，血压 80/40mmHg，心率 128 次 / 分，测中心静脉压 18cmH$_2$O，8 小时输入液体总量 1500ml。此时最可能的情况是
   - A. 血容量不足
   - B. 静脉回流受阻
   - C. 输入液体过多
   - D. 右心功能不全

E．ARDS

10．急性胰腺炎的临床表现**不包括**
　　A．腹痛
　　B．恶心呕吐
　　C．腹胀
　　D．低热
　　E．肌紧张

11．关于前列腺增生患者护理，**不正确**的是
　　A．多食粗纤维、易消化食物
　　B．戒酒
　　C．少饮水
　　D．术后保持膀胱冲洗管道通畅
　　E．冲洗速度根据引流液颜色而定

12．小脑幕切迹疝时肢体活动障碍的特点是
　　A．病变时上肢瘫痪
　　B．病变对侧上肢瘫痪
　　C．病变同侧肢体瘫痪
　　D．病变时下肢瘫痪
　　E．病变对侧肢体瘫痪

13．腰椎间盘突出症的主要症状是
　　A．腰痛
　　B．腰和臀部痛
　　C．腰和大腿前方痛
　　D．坐骨神经痛
　　E．腰痛伴坐骨神经痛

14．患者，男，40岁。双下肢发紧、无力3个月，继而行走困难，双手持物力弱。查体：肌张力增高，肌力弱，有不规则感觉减弱区，Hoffiman征（+），可能是
　　A．神经根型颈椎病
　　B．脊髓型颈椎病
　　C．椎动脉型颈椎病
　　D．脊髓肿瘤
　　E．脊髓空洞症

15．患者，女，18岁。在家不慎触电，导致心脏、呼吸骤停，护士对其施行心肺复苏术，心脏按压与人工呼吸次数之比是
　　A．5：1
　　B．8：1

C．20：1
D．15：2
E．30：2

16．术后切口裂开的处理方法**不妥**的是
　　A．安慰患者
　　B．立即将内脏还纳
　　C．灭菌盐水纱布覆盖
　　D．用腹带包扎
　　E．送手术室缝合

17．再植肢体出现动脉危象的表现**不包括**
　　A．指腹塌陷
　　B．动脉搏动减弱或消失
　　C．皮肤温度下降
　　D．毛细血管充盈时间延长＞2秒
　　E．毛细血管充盈时间缩短＜1秒

18．预防长时间卧床患者下肢静脉血栓形成的方法**不正确**的是
　　A．4小时翻身1次
　　B．24小时内应鼓励患者做床上被动运动
　　C．避免过度屈髋
　　D．适当进行举腿、伸膝、及足部的背屈运动
　　E．下肢肌肉被动按摩

19．患者，女，45岁。因"单纯性机械性肠梗阻"急诊入院，予以非手术治疗。**不正确**的措施是
　　A．有效足量应用抗生素
　　B．明确诊断前禁用镇痛药
　　C．腹胀严重者立即灌肠减压
　　D．做好术前常规准备工作
　　E．梗阻解除后方可进少量流质

20．患者，男，24岁。车祸造成双下肢挤压伤，经初步抗休克处理后出现吸气性呼吸困难，吸纯氧未能改善呼吸。检查：无发绀，肺部无啰音，胸透无异常发现。考虑该患者可能发生了
　　A．肺水肿
　　B．肺功能不全
　　C．心功能不全
　　D．急性呼吸窘迫综合征
　　E．下呼吸道梗阻

21. 胰头癌根治性切除术的术前护理，**不正确**的是
    A. 高热量、高蛋白、高维生素、高脂肪饮食
    B. 应用胰岛素控制血糖在 7.2 ～ 8.9mmol/L 范围
    C. 补充维生素 K
    D. 预防性使用抗生素
    E. 指导患者行深呼吸训练

22. 肝、肾移植手术的病室要求，**错误**的是
    A. 单人的隔离病室
    B. 有空气层流设备
    C. 室内的物品不必消毒
    D. 配备完善的监护系统
    E. 必备药品和医疗器材

23. 改善血栓闭塞性脉管炎患者肢体血液循环的措施**不包括**
    A. 禁忌吸烟
    B. 肢体保暖
    C. 伯格运动
    D. 肌内注射吗啡
    E. 使用扩血管药物

24. 关于骨关节结核的叙述正确的是
    A. 90% 继发于肺外结核
    B. 以膝关节结核最多见
    C. 患者常出现高热、寒战
    D. 患儿因突发疼痛出现夜啼
    E. 好发于老年人

25. 临床膳食中，无需消化过程，可直接被肠道吸收的是
    A. 混合奶
    B. 混合米汤
    C. 混合粉
    D. 匀浆液
    E. 要素膳

26. 患者，男，23 岁。下腹部撞伤后出现腹痛和腹膜刺激症状，有尿意但不能排尿。经导尿流出少量血尿。可能的临床诊断是
    A. 肾裂伤
    B. 膀胱挫伤
    C. 膀胱破裂
    D. 前尿道损伤
    E. 后尿道损伤

27. 患者，女，30 岁。因阑尾炎穿孔致继发性腹膜炎，其非手术治疗体位是
    A. 平卧位
    B. 俯卧位
    C. 侧卧位
    D. 半卧位
    E. 自由体位

28. 患者，男，43 岁。食管癌术后第 4 天拔除胃管，经口进食，术后第 6 天体温升高至 39℃，并呼吸困难、胸痛、脉速，胸透发现手术侧胸腔积液，应首先考虑的诊断为
    A. 肺炎
    B. 胸膜炎
    C. 切口感染
    D. 食管吻合口瘘
    E. 癌肿播散

29. 重症颅脑外伤患者的急救首先应
    A. 止痛
    B. 抗感染
    C. 保持呼吸道通畅
    D. 应用脱水剂
    E. 使用止血药

30. 儿茶酚胺是指
    A. 肾上腺素
    B. 去甲肾上腺素、组胺
    C. 肾素、多巴胺
    D. 组胺
    E. 肾上腺素、去甲肾上腺素、多巴胺

31. 乳癌根治术后，预防皮下积液的主要措施是
    A. 半卧位
    B. 患肢制动
    C. 胸带加压包扎
    D. 切口用沙袋压迫
    E. 皮瓣下置管引流

32. 乳房自查最好的时间是

A．月经前 7 天

B．月经前 3 天

C．月经期间

D．月经后 3 天

E．月经后 7 天

33．急性化脓性腹膜炎术后患者，预防肠粘连的护理措施是

A．禁食

B．采取半卧位以利引流

C．疼痛者尽早使用镇痛剂

D．鼓励早期床上活动

E．胃肠减压

34．前列腺癌确诊依据是

A．排尿困难、血尿等症状

B．血清 SPA

C．经直肠 B 超检查

D．CT、MRI 检查

E．前列腺活检

35．意识清醒的肠内营养者，进食时取半坐位的主要目的是

A．方便患者进食

B．利于胃内气体溢出

C．减轻腹胀感觉

D．防止逆流误吸

E．促进饮食排空

36．关于皮质醇症的护理问题，不恰当的是

A．焦虑

B．活动无耐力

C．高血压

D．清理呼吸道低效

E．有受伤的危险

37．不属于经皮肝穿刺造影后的并发症的是

A．胆漏

B．出血

C．腹膜炎

D．急性胆管炎

E．急性胰腺炎

38．患者，男，65 岁，既往有前列腺增生史。因饮酒后尿胀、排尿困难 4 小时入院。应采取的

首要处理措施是

A．前列腺膀胱电切术

B．针灸

C．导尿

D．膀胱穿刺

E．膀胱造瘘

39．患者，男，40 岁。体重 50kg。头面部Ⅰ度，胸、腹、会阴及双下肢（包括双臀部）为Ⅱ度、Ⅲ度烫伤。该烧伤患者伤后第 1 个 24 小时静脉补充电解质溶液和胶体液量共为

A．4500ml

B．4875ml

C．5475ml

D．6150ml

E．6500ml

40．患者，女，45 岁。颅内血肿未行手术治疗，测量颅内压值为 4kPa，与病情相关的观察内容不包括

A．意识

B．生命体征

C．瞳孔

D．皮肤

E．肢体活动

41．DIC 患者使用肝素抗凝正确的是

A．肝素剂量不足时凝血时间小于 18 分钟

B．肝素过量时凝血时间大于 30 分钟

C．肝素过量时快速输注鱼精蛋白

D．DIC 后期单独使用肝素

E．在 DIC 高凝期不宜使用肝素

42．人工心瓣膜置换术后，最重要的出院指导是

A．制定活动计划

B．保证均衡饮食

C．遵医嘱服抗凝药

D．保持心情舒畅

E．预防感染

43．患者，男，24 岁。因右肾结石行右肾实质切开取石术，其术后绝对卧床的时间是

A．1 周

B．2 周

C. 3 周

D. 4 周

E. 5 周

44. 原发性肝癌的预防，最重要的措施是

A. 保持心情舒畅

B. 不吃腌制食品

C. 防治病毒性肝炎、肝硬化

D. 戒烟、忌酒

E. 控制饮食，加强运动

45. 肝癌患者行肝动脉插管化疗的正确护理是

A. 每次注药先严格消毒导管

B. 注药前肝素冲洗导管

C. 消化道反应为异常反应

D. 拔管后穿刺点压迫 10 分钟

E. 治疗期间出现腹痛暂停化疗

46. 硬膜外麻醉中出现全脊麻的原因是

A. 麻醉药过量

B. 麻醉药过敏

C. 麻醉药注入过快

D. 穿刺针损伤脊髓

E. 麻醉药进入蛛网膜下腔

47. 患者，男，因车祸致多发性骨折合并创伤性休克，正在快速补液。现测得脉搏 120 次 / 分，呼吸 26 次 / 分，血压 80/50mmHg，尿量 30ml/h，中心静脉压 17cmH$_2$O，正确的处理方法是

A. 加快补液速度

B. 按原输液速度

C. 按原输液速度，加利尿药

D. 减慢输液速度，用强心药

E. 减慢输液速度

48. 给张力性气胸患者行紧急胸腔穿刺排气时，穿刺部位选择在

A. 伤侧第 2 肋骨间锁骨中线处

B. 伤侧第 2 肋骨间腋中线处

C. 伤侧第 2 肋骨间腋后线处

D. 伤侧第 3 肋骨间锁骨中线处

E. 伤侧第 3 肋骨间腋后线处

49. 患者，女，61 岁。肛门指检，肠镜示低位直肠肿瘤距肛门 3.5cm，行 Miles 手术。术后护

理重点是

A. 嘱患者禁食，减少大便产生

B. 正确指导患者应用肛袋

C. 术后减少床上活动，减轻伤口疼痛

D. 妥善固定各种引流管并保持通畅

E. 术后 2 周才能下床活动

50. 当低渗性脱水患者出现精神神经症状，抽搐、昏迷、休克时，其血清钠的水平处于

A. 135 ～ 145mmol/L

B. 130 ～ 135mmol/L

C. 125 ～ 130mmol/L

D. 120 ～ 125mmol/L

E. ＜ 120mmol/L

51. 判定患者营养摄入充分与否和分解代谢演变的指标是

A. 肱三头肌皮褶厚度

B. 上臂中部周长

C. 肌酐 / 身高指数

D. 血清转铁蛋白量

E. 氮平衡试验

52. 慢性排斥反应的特点是

A. 突发寒战高热

B. 术后 1 ～ 2 周发生

C. 常在术后 24 小时内发生

D. 移植器官功能迅速减退

E. 增加免疫抑制药疗效差

53. 急性阑尾炎临床症状发生的顺序一般是

A. 先恶心，后低热，再右下腹痛

B. 先低热，几小时后右下腹痛，呕吐

C. 先呕吐，随即发热，腹痛

D. 先上腹痛，然后恶心或呕吐，再右下腹痛

E. 没有明确的顺序

54. 正确的血栓闭塞性脉管炎患者护理措施不包括

A. 劝说绝对戒烟

B. 保持皮肤清洁干燥，防止受伤及感染

C. 禁用吗啡或度冷丁止痛

D. 指导作患肢运动和行走锻炼

E. 出现溃疡或坏疽时患肢制动

55. 容易发生痔疮的危险人群**不包括**
    A. 长期坐位者
    B. 习惯性便秘者
    C. 经常体育锻炼者
    D. 门静脉高压症患者
    E. 80 岁老人伴有营养不良

56. 预防截瘫患者发生压疮的方法**不包括**
    A. 在易发部位涂压疮膏预防
    B. 睡气垫床
    C. 保持床褥平整
    D. 每 2 小时翻身 1 次
    E. 骨突处局部按摩

57. 患者，女，18 岁。被推倒受伤，X 线检查发现左肱骨髁上骨折，骨折临床愈合后肘关节功能的恢复主要取决于
    A. 足够的休息、康复时间
    B. 并发症的防治
    C. 功能锻炼
    D. 肢体活动和负重力线的应力作用
    E. 全身支持治疗措施

58. 患者，男，47 岁。因门静脉高压症行门 - 腔静脉分流术后 3 天，其饮食要求
    A. 低脂、高蛋白、高糖、高维生素
    B. 低脂、低蛋白、高糖、高维生素
    C. 高脂、高蛋白、低糖、高维生素
    D. 低脂、低蛋白、低糖、高维生素
    E. 高脂、高蛋白、高糖、高维生素

59. 甲亢患者术前准备有效的指征是
    A. 情绪稳定，体重减轻，脉率 < 90 次 / 分
    B. 情绪稳定，体重增加，脉率 < 90 次 / 分
    C. 情绪稳定，体重减轻，BMR < ＋20%
    D. 情绪稳定，体重增加，BMR < ＋30%
    E. 脉率降低

60. 急性高血压脑出血的术前护理中，**错误**的是
    A. 抬高床头 15°
    B. 勤翻身拍背
    C. 降低颅内压
    D. 控制血压

E. 使用止血药

61. 患者，男，29 岁。因车祸伤 2 小时收入，患者右上腹压痛，反跳痛，B 超示腹腔积液，血压为 90/45mmHg，心率为 110 次 / 分，患者首先考虑
    A. 脾破裂
    B. 肝破裂
    C. 胃肠穿孔
    D. 胰腺破裂
    E. 阑尾炎穿孔

62. 乳房自我检查的最佳时间是
    A. 月经前 3 ～ 5 天
    B. 月经前 7 ～ 10 天
    C. 月经前 10 ～ 15 天
    D. 月经后 7 ～ 10 天
    E. 月经后 10 ～ 15 天

63. 急性胰腺炎手术后进行腹腔灌洗，术中放置的引流管是
    A. 乳胶片引流条
    B. 纱布引流条
    C. 烟卷式引流条
    D. 双套引流管
    E. 乳胶管引流条

64. 气管插管留置时间**不宜**超过
    A. 12 ～ 24 小时
    B. 48 ～ 72 小时
    C. 4 ～ 5 天
    D. 6 ～ 7 天
    E. 8 ～ 10 天

65. 幽门梗阻患者术前护理**不正确**的是
    A. 补液纠正水电解质紊乱
    B. 持续胃肠减压
    C. 禁食
    D. 术前每晚温盐水洗胃
    E. 进高蛋白、高热量饮食、提高对手术的耐受量

66. 一桡骨远端粉碎型骨折患者，石膏固定 4 周后拆除石膏，发现右手各手指屈伸功能受限，主要原因是

A. 骨折时合并正中神经、尺神经受损

B. 骨折时合并右手屈伸肌腱损伤

C. 石膏压迫引起右手缺血挛缩

D. 石膏固定期间右手手指主动、被动屈伸锻炼不够，造成关节僵硬

E. 骨折时合并右手诸关节的损伤

67. 患者，男，25岁。因车祸致右腰部外伤，腰部疼痛伴肉眼血尿，血压130/80mmHg，初步诊断右肾挫伤。非手术治疗期间，了解出血状况的观察重点是

A. 血压、尿色

B. 腰部肿块

C. 中心静脉压

D. 意识及面色

E. 腹膜刺激征

68. 腹部闭合性损伤时，护理措施错误的是

A. 严密观察生命体征变化

B. 注意神志改变

C. 注意腹部体征

D. 禁用吗啡止痛

E. 腹胀时灌肠

69. 患者，男，28岁。左前胸部砸伤后，有胸痛，轻度呼吸困难。X线检查，左第2、3肋骨骨折，无移位，肺压缩30%，治疗应选择

A. 镇静止痛，对症治疗

B. 胸腔穿刺抽气

C. 输血、输液

D. 胸腔闭式引流

E. 牵引固定

70. 必须采用手术治疗的肛周疾病是

A. 肛裂

B. 肛瘘

C. 内痔

D. 直肠脱垂

E. 早期坐骨肛管间隙脓肿

二、以下提供若干个案例，每个案例下设若干个考题。请根据各考题题干所提供的信息，在每题下面的A、B、C、D、E五个备选答案中选择一个最佳答案，并在答题卡上将相应字母所属的方框涂黑。

（71-72题共用题干）

患者，女，38岁。阵发性腹痛3天伴恶心、未吐，12小时来未排便、排气，4年前因节段性肠炎行末端回肠切除术，曾有切口感染，术后1年开始多次腹痛发作，情况与本次相似，检查皮肤弹性差，腹稍胀，可见肠型及蠕动波，肠鸣音活跃，偶闻气过水声。

71. 问题1：最可能的诊断是

A. 急性胃肠炎

B. 急性完全性肠梗阻

C. 粘连性肠梗阻

D. 节段性肠炎

E. 节段性肠炎癌变

72. 问题2：目前需进行的处理是

A. 给予大剂量广谱抗生素及肠道菌抑制剂

B. 开腹探查，病变肠段切除术

C. 开腹探查解除梗阻

D. 禁食、输液、胃肠减压

E. 饮食调节，内科治疗

（73-75题共用题干）

患者，男，38岁。胸腹部撞伤1小时。查体：呼吸困难，腹痛，血压65/48mmHg，右肺呼吸音弱，右上腹压痛，腹肌紧张，反跳痛明显，移动性浊音阳性，肠鸣音弱。X线检查：右侧膈肌升高，活动受限，右7、8、9肋骨骨折。

73. 问题1：护理措施错误的是

A. 立即给予氧气吸入

B. 禁饮食、静脉输液，输血

C. 血压平稳后采取半卧位

D. 遵医嘱应用抗生素

E. 肌注度冷丁，解除患者的疼痛

74. 问题2：患者休克状态，监测指标一般不包括

A. 血压

B. 体温

C. 脉搏

D. 尿量

E. 意识

75. 问题3：正确的处理措施是
    A. 胸外科先行处理，待明确腹部损伤后再行腹部手术
    B. 明确腹部损伤原因后再行腹部手术
    C. 内科保守治疗
    D. 立即剖腹探查
    E. 在抗休克同时行剖腹探查

（76-77题共用题干）

　　患者，男，29岁。全身皮肤黏膜和内脏出血，被诊为弥散性血管内凝血。

76. 问题1：DIC的病因<u>不包括</u>
    A. 细菌感染
    B. 恶性肿瘤转移
    C. 严重挤压伤
    D. 慢性心力衰竭
    E. 白血病

77. 问题2：急性DIC高凝期患者的治疗原则除控制原发病、改善微循环外，应首先考虑
    A. 补充水与电解质
    B. 应用抗血小板药物
    C. 积极抗纤溶治疗
    D. 及早应用肝素
    E. 输注全血或血浆

（78-80题共用题干）

　　患者，男，53岁。行胃大部切除、胃空肠吻合术后第2周，进食后15分钟出现上腹部饱胀，恶心呕吐，并感头晕、心悸，面色苍白，出冷汗。

78. 问题1：考虑出现的并发症是
    A. 瘢痕性幽门梗阻
    B. 输入襻梗阻
    C. 输出襻梗阻
    D. 吻合口出血
    E. 倾倒综合征

79. 问题2：患者进食后，正确的措施是
    A. 嘱平卧位休息10～20分钟
    B. 嘱下床行走10～20分钟
    C. 嘱半卧位休息10～20分钟
    D. 嘱床上端坐10～20分钟

E. 嘱下床端坐10～20分钟

80. 问题3：出现该并发症的主要原因是
    A. 吻合口瘢痕水肿
    B. 吻合口过小
    C. 残胃蠕动无力
    D. 进食过早过多
    E. 高渗食物快速进入肠道

（81-82题共用题干）

　　患者，男，40岁。既往有右上腹反复发作疼痛及黄疸病史。日前又出现上述症状，并伴有寒战、高热。查体：体温39.8℃，血压80/60mmHg。全身黄染，右上腹及剑突下压痛。血白细胞$20×10^9/L$。

81. 问题1：应首先考虑
    A. 急性化脓性胆囊炎
    B. 坏死性胰腺炎
    C. 胆囊穿孔
    D. 急性化脓性梗阻性胆管炎
    E. 肝内胆管结石

82. 问题2：此时最关键的处理是
    A. 积极术前准备，行胆道减压引流术
    B. ERCP检查，明确诊断
    C. 补液，纠正水、电解质和酸碱平衡紊乱
    D. 积极抗感染
    E. 给予大量肾上腺皮质激素

（83-86题共用题干）

　　患者，男，35岁。建筑工人。1周前左足底被铁钉刺伤，自行涂红药水、包扎，昨夜突感胸闷、紧缩感，晨起刷牙时，张口困难和抽搐，来院诊断为破伤风，作了清创术。

83. 问题1：破伤风梭菌属于
    A. 革兰阳性无芽胞杆菌
    B. 革兰阴性无芽胞杆菌
    C. 革兰阴性厌氧芽胞杆菌
    D. 革兰阳性厌氧芽胞杆菌
    E. 厌氧球菌

84. 问题2：注射大量破伤风抗毒素的目的是
    A. 抑制破伤风梭菌的生长

B. 控制和解除痉挛

C. 中和游离的破伤风毒素

D. 减少毒素的产生

E. 中和游离与结合的毒素

85. 问题3：患者需气管切开的指征是

A. 呼吸中枢麻痹

B. 肺部感染

C. 抽搐频繁，药物不易控制

D. 吞咽困难，防止呛咳

E. 腹直肌强直，呼吸急促

86. 问题4：该患者工地上带有泥土的锈钉刺伤，容易引起破伤风的原因是

A. 伤口小不引起注意

B. 细深的伤口有利厌氧菌繁殖

C. 尖锐器刺得深

D. 混有其他需氧化脓性细菌

E. 带有异物

（87－88题共用题干）

患者，男，42岁。体重60kg，被火烧伤。查体：见右上肢、双下肢、胸部2手掌大小面积均被广泛烧伤，创面有许多小水疱，疱壁厚，基底潮红与苍白相间、稍湿，有痛觉但不剧烈。

87. 问题1：该患者的烧伤面积和深度

A. 45%，浅Ⅱ度

B. 50%，浅Ⅱ度

C. 55%，深Ⅱ度

D. 57%，深Ⅱ度

E. 58%，深Ⅱ度

88. 问题2：该患者伤后第1个24小时的补液总量为

A. 5120ml

B. 6450ml

C. 6700ml

D. 7130ml

E. 8200ml

（89－90题共用题干）

患者，女，47岁。甲状腺癌根治术后10天，拟行化疗。

89. 问题1：有关化疗的叙述，不正确的是

A. 多疗程治疗

B. 可大剂量冲击治疗

C. 可小剂量维持治疗

D. 不可同时使用多种化疗药物

E. 可根据患者身高和体重选择药物的剂量

90. 问题2：在患者化疗期间，最主要的观察项目是

A. 血常规

B. 食欲缺乏

C. 恶心呕吐

D. 皮肤损害

E. 脱发程度

三、以下提供若干组考题，每组考题共同在考题前列出的A、B、C、D、E五个备选答案。请从中选择一个与考题关系最密切的答案，并在答题卡上将相应字母所属的方框涂黑。每个备选答案可能被选择一次，多次或不被选择。

（91－92题共用备选答案）

A. 微动脉、微静脉收缩

B. 血液处于高凝状态

C. 静脉回心血量增加

D. 组织灌注量增加

E. 毛细血管后括约肌收缩

91. 微循环扩张期表现为

92. 微循环衰竭期表现为

（93－94题共用备选答案）

A. 烷化剂类抗肿瘤药物

B. 抗代谢类抗肿瘤药物

C. 细胞毒素类抗肿瘤药物

D. 抗生素类抗肿瘤药物

E. 植物生物碱类抗肿瘤药物

93. 环磷酰胺为

94. 甲氨蝶呤为

（95－97题共用备选答案）

A. 机械性绞窄性肠梗阻

B. 机械性单纯性肠梗阻

C. 麻痹性肠梗阻

D. 痉挛性肠梗阻

E．血运性肠梗阻

95．肠扭转引起的肠梗阻属于

96．腹膜炎引起的肠梗阻属于

97．铅中毒引起的肠梗阻属于

（98－100题共用备选答案）

A．阑尾黏膜及下层充血、水肿，小溃疡和出血点

B．阑尾黏膜溃疡，浆膜高度充血，有脓性渗出液

C．阑尾管壁缺血呈紫色或黑色

D．阑尾腔梗阻

E．阑尾穿孔，大网膜包裹阑尾

98．坏疽性阑尾炎的主要病理改变是

99．急性单纯性阑尾炎的主要病理改变是

100．急性化脓性阑尾炎的主要病理改变是

单科试卷二

一、以下每一道考题下面有 A、B、C、D、E 五个备选答案，请从中选择一个最佳答案。并在答题卡上将相应题号的相应字母所属的方框涂黑。

1. 肺癌患者右上肺叶切除术后第一天最适宜的体位是
    A. 平卧位
    B. 左侧卧位
    C. 右侧卧位
    D. 头低足高位
    E. 半卧位

2. 现场急救创伤的患者，应优先抢救的伤情是
    A. 轻度烧伤
    B. 休克
    C. 腹水
    D. 开放性骨折
    E. 头皮撕脱伤

3. 重症颅脑损伤患者如果没有休克，应取的卧位是
    A. 头高卧位，将床头抬高 30～45cm
    B. 头高卧位，将床头抬高 15～30cm
    C. 平卧
    D. 仰卧
    E. 头低脚高位

4. 控制破伤风患者痉挛最主要的措施是
    A. 保持病室安静
    B. 限制探视
    C. 使用镇静及解痉药
    D. 应用破伤风抗毒素
    E. 护理措施要集中

5. 患者，女，34 岁。车祸伤 2 小时后送来急诊，检查发现骨盆骨折，右股骨干骨折，右胫腓骨骨折，查体：面色苍白，血压 70/50mmHg，首要的处理是
    A. 复位
    B. 建立静脉通道补液
    C. 石膏固定
    D. 联系床位住院
    E. 通知化验室检查

6. 关于甲状腺叙述正确的是
    A. 甲状腺分为上下两叶
    B. 甲状旁腺位于甲状腺背面，在外层被膜的外侧
    C. 成人甲状腺约重 60g
    D. 甲状腺借外层被膜固定于气管和环状软骨上
    E. 甲状腺仅由甲状腺上动脉供血

7. 直肠周围脓肿早期，治疗措施是
    A. 应用抗生素
    B. 高锰酸钾液坐浴
    C. 切开引流
    D. 药物外敷
    E. 理疗

8. 高钾血症时，静脉注射 10% 葡萄糖酸钙目的是
    A. 改善肾功能
    B. 纠正酸中毒
    C. 使钾离子移向细胞内
    D. 增强神经肌肉应激性
    E. 对抗钾离子抑制心肌的作用

9. 指导临床液体治疗的常用监测项目是
    A. 中心静脉压、平均动脉压

B. 中心静脉压、肺毛细血管楔压

C. 平均动脉压、监测气道峰值压

D. 中心静脉压、监测气道峰值压

E. 平均动脉压、肺毛细血管楔压

10. 胰腺癌并发糖尿病，术前尿糖控制在

A. −

B. +～−

C. +～++

D. ++～+++

E. +++～++++

11. 术后动力性尿潴留，措施不适当的是

A. 针灸促进排尿

B. 听流水声诱导排尿

C. 在病情允许下改变姿势排尿

D. 膀胱穿刺排尿

E. 导尿

12. 急性脑疝急救时禁忌

A. 应用激素

B. 氧气吸入

C. 腰椎穿刺抽液

D. 甘露醇快速静脉滴注

E. 手术减压

13. 对于首次急性发作的腰椎间盘突出症患者，绝对卧床至少

A. 10 天

B. 2 周

C. 3 周

D. 4 周

E. 6 周

14. 关于骨肿瘤护理叙述错误的是

A. 术前给予高蛋白饮食

B. 疼痛剧烈时及时给予吗啡止痛

C. 膝部手术后膝关节轻度屈曲

D. 髋关节手术后患肢内收外旋位

E. 早期功能锻炼

15. 胸外心脏按压的部位是

A. 胸骨上段

B. 胸骨中段

C. 胸骨下段

D. 心尖搏动处

E. 剑突处

16. 患者，男，18 岁。硬膜外麻醉下行阑尾切除术后 4 小时，生命体征稳定。手术后 24 小时内，最常见的并发症是

A. 盆腔脓肿

B. 肠间脓肿

C. 膈下脓肿

D. 腹腔内出血

E. 粘连性肠梗阻

17. 断肢再植肢体的护理错误的是

A. 适当限制活动

B. 抬高患肢至略高于心脏水平

C. 测量局部皮温

D. 观察再植肢体的颜色、毛细血管回流情况

E. 在再植肢体静脉输入抗生素，预防感染

18. 颅内压增高患者，易诱发脑疝形成的是

A. 保持呼吸道通畅

B. 避免剧烈咳嗽

C. 限制输液速度

D. 躁动者强制约束

E. 便秘者用缓泻药

19. 低位肠梗阻易发生的酸碱失衡是

A. 代谢性酸中毒

B. 呼吸性酸中毒

C. 代谢性碱中毒

D. 呼吸性碱中毒

E. 代谢性酸中毒合并呼吸性碱中毒

20. 患者，女，36 岁。急性肾功能衰竭少尿期第 2 天，尿量不足 100ml，患者的饮食要求为

A. 高脂

B. 高蛋白

C. 低蛋白

D. 低糖

E. 低脂

21. 胰岛素瘤患者发生低血糖反应时不可能出现的临床表现是

A. 大汗淋漓

B. 心慌

C. 视力模糊

D. 四肢抽搐

E. 呼吸困难

22. 关于肾移植措施，正确的是

    A. 术前增加蛋白质摄入

    B. 术前肥皂水灌肠

    C. 术后多尿期应根据尿量控制补液

    D. 术后鼓励患者早期活动

    E. 术后出现感染时可停用免疫抑制药

23. 急腹症典型的腹部体征是

    A. 肠鸣音的变化

    B. 腹壁静脉曲张

    C. 腹膜刺激征

    D. 腹式呼吸运动改变

    E. 腹腔移动浊音的变化

24. 关于骨与关节结核的说法错误的是

    A. 此病大多继发于肺结核

    B. 老年人较青壮年抵抗力低，故骨与关节结核好于老年人

    C. 患者有低热、倦怠、食欲减退，体重减轻

    D. 试验室检查示血沉多增快

    E. 应用抗结核药物治疗

25. 静脉营养输注的护理，正确的是

    A. 周围静脉营养输注一般不能超过 3 周

    B. 周围静脉营养输注时，血管的选择应尽量从小血管选起

    C. 营养液中严禁添加其他治疗用药

    D. 中心静脉输注营养液，可以使用较长时间，并发症少

    E. 营养液在常温下，应在 48 小时内输完

26. 患者，男，28 岁。运动后突发左肾区刀割样疼痛，放射到左下腹，不能忍受，镜下血尿（++）。下一步首先考虑的辅助检查是

    A. X 线平片

    B. 尿生化检查

    C. 排泄性尿路造影

    D. 逆行肾盂造影

E. 肾图

27. 腹腔引流管护理措施，错误的是

    A. 妥善固定引流管

    B. 正确连接引流袋

    C. 经常挤捏引流管

    D. 定时冲洗引流管

    E. 引流管低于引流出口

28. 食管癌根治术后最严重的并发症是

    A. 乳糜胸

    B. 吻合口瘘

    C. 吻合口狭窄

    D. 反流性食管炎

    E. 胸膜腔感染

29. 患者，男，66 岁。脑出血，刺激肢体无运动反应，痛时能静眼，语言无反应。现给予心电监护，吸氧，呼吸机辅助呼吸。根据 GCS 昏迷评分法，评分为

    A. 3 分

    B. 4 分

    C. 5 分

    D. 8 分

    E. 10 分

30. 股骨干骨折行骨牵引的护理，错误的是

    A. 抬高床头 15 ～ 30cm

    B. 牵引绳不可受压

    C. 牵引重量不可随意减少

    D. 牵引方向与肢体长轴平行

    E. 牵引肢体远端不能抵床栏

31. 患者，女，56 岁。无意中发现右侧乳房肿块 2 周，穿刺确诊为乳癌，全麻下行乳癌根治术，清醒后应取的体位是

    A. 去枕平卧位

    B. 头低足高位

    C. 半卧位

    D. 端坐位

    E. 头抬高 15°，足抬高 20°

32. 嵌顿性疝行手法复位后，应严密观察

    A. 恶心呕吐情况

    B. 疝块有无突出

C. 腹痛和腹膜刺激征

D. 血压、脉搏

E. 有无发热

33. 患者，女，45岁。经皮肝穿刺胆管造影（PTC）术后3小时，患者腹痛，面色苍白，测脉搏100次/分，血压90/60mmHg，全腹有压痛、反跳痛及肌紧张。首先考虑的并发症是

A. 感染性休克

B. 腹腔内出血

C. 血气胸

D. 胆道出血

E. 重症胆管炎

34. 关于输精管结扎术，正确的是

A. 干扰男性性激素调节

B. 直接杀灭排出体外的精子

C. 是一种暂时性节育方法

D. 阻断精子输出通道

E. 术后性交时无正常射精过程

35. 患者，女，55岁。近日来常感腹痛、腹胀、呕吐、停止排便排气，此患者应采用的营养支持方式为

A. 口服安素

B. 匀浆鼻饲

C. 半流食

D. 肠外营养

E. 口服葡萄糖

36. 患者，女，47岁。肾上腺皮质腺瘤，并发原发性醛固酮增多症，拟行手术治疗，患者术前的饮食原则是

A. 低糖饮食

B. 高蛋白、高脂饮食

C. 低钾饮食

D. 低钠饮食

E. 低钠、高钾饮食

37. 胆绞痛发作时，不单独使用吗啡镇痛的原因是

A. 容易产生依赖、成瘾

B. 镇痛效果差

C. 药物来源困难

D. 疼痛缓解后可使病情恶化

E. 避免Oddi括约肌痉挛加重病情

38. 有关肾结核术后患者用药指导，不包括

A. 术后继续抗结核3～6个月

B. 坚持联合、规律、全程用药

C. 注意药物不良反应

D. 慎用对肾有害的药物

E. 定期复查血白细胞计数

39. 患者，男，25岁，体重60kg。双上肢、躯干前后Ⅱ度烧伤，第一个24小时补液总量为

A. 4000ml

B. 5000ml

C. 6000ml

D. 7000ml

E. 8000ml

40. 因颅内压增高不能进食的患者每天补液量不宜超过

A. 1000ml

B. 1500ml

C. 2000ml

D. 2500ml

E. 3000ml

41. 患者麻醉前肌注阿托品的目的是

A. 镇静

B. 催眠

C. 减少呼吸道分泌物

D. 止痛

E. 强心

42. 患者，男，58岁。主动脉关闭不全，在体外循环下行人工瓣膜置换术。术后第1天，其心包、纵隔引流管引流血性液80ml/h，适当的处理措施是

A. 继续观察，不需特殊处理

B. 加快输液速度

C. 输液中加入止血药

D. 给予输血

E. 做好紧急手术的术前准备

43. 泌尿系结石患者每天饮水量是

A. 1000ml

B. 1500ml

C. 2000ml

D. 2500ml

E. 3000ml 以上

44. 肝门静脉压力的正常范围是

    A. 0.5 ～ 0.9kpa（5 ～ 9cmH₂O）

    B. 1 ～ 1.25kPa（0 ～ 12.5cmH₂O）

    C. 1.27 ～ 2.35kPa（13 ～ 24cmH₂O）

    D. 2.5 ～ 3.5kPa（25.5 ～ 35.73cmH₂O）

    E. 3.6 ～ 4.5kPa（36.73 ～ 45.92cmH₂O）

45. 患者，男，60 岁。原发性肝癌，行肝叶切除术后第 4 天，护士查房时发现该患者表情淡漠，烦躁不安，双手扑翼样震颤。考虑最可能并发了

    A. 脑出血

    B. 膈下脓肿

    C. 肝性脑病

    D. 腹腔内出血

    E. 胆汁性腹膜炎

46. 腰麻后去枕平卧 6 小时，其作用是防止

    A. 头痛

    B. 呕吐

    C. 尿潴留

    D. 血压下降

    E. 呼吸抑制

47. 判断呼吸性酸碱失衡的血气分析指标是

    A. 血氧饱和度（SaO₂）

    B. 血氧含量（CaO₂）

    C. 动脉氧分压（PaO₂）

    D. 动脉血二氧化碳分压（PaCO₂）

    E. 剩余碱（BE）

48. 有关胸腔闭式引流的描述，正确的是

    A. 胸腔闭式引流长管插入水平面下 8 ～ 10cm 为宜

    B. 胸腔闭式引流长管内停止波动，可拔管

    C. 引流量＜ 50ml/d，X 线检查证实肺完全膨胀，可拔管

    D. 胸腔闭式引流不宜使用负压吸引

    E. 胸腔闭式引流管最好放在第 8 肋腋后线部位

49. 患者，男，45 岁。以升结肠癌收入院。拟行手术切除，术前 2 ～ 3 天肠道准备的措施是

    A. 流质饮食，口服肠道抗生素和泻剂

    B. 禁食，输液，口服肠道抗生素

    C. 不限饮食，口服肠道抗生素和泻剂

    D. 不限饮食，术前一天禁食

    E. 不限饮食，术前一天禁食和灌肠

50. 脱水患者补液原则中错误的是

    A. 先糖后盐

    B. 先盐后糖

    C. 先晶后胶

    D. 见尿补钾

    E. 先快后慢

51. 腹腔手术后预防膈下脓肿的有效护理措施是

    A. 腹腔引流通畅

    B. 应用抗生素

    C. 及早进饮食

    D. 胃肠减压

    E. 半坐卧位

52. 器官移植术前，受者的准备不包括

    A. 年龄在 60 岁以下

    B. 术前预防感染

    C. 术前加强营养

    D. 进行血型和 HLA 配型

    E. 根据医嘱应用免疫抑制药

53. 患者，男，50 岁。阑尾切除术后 5 天，伤口红肿，触之有波动感，穿刺抽到脓液，其最佳处理是

    A. 用雷夫奴尔纱布换药

    B. 局部理疗

    C. 全身应用抗生素

    D. 拆开伤口缝线

    E. 局部硫酸镁湿敷

54. 早期血栓闭塞性脉管炎的临床表现是

    A. 趾甲增厚、变形

    B. 患肢剧痛

    C. 间歇性跛行

    D. 静息痛

    E. 足背动脉搏动消失

55．内痔的大便特点为
    A．黏液血便
    B．便后滴血
    C．果酱样粪便
    D．陶土样粪便
    E．柏油样粪便

56．患者，男，35 岁。车祸 2 小时入院，诊断为骨盆骨折、左股骨干开放性骨折。患者早期容易出现的并发症是
    A．休克
    B．泌尿系感染
    C．创口感染
    D．坠积性肺炎
    E．神经损伤

57．颈椎压缩性骨折合并脱位的首要处理是
    A．颌枕带牵引
    B．颅骨牵引
    C．石膏绷带固定
    D．手法复位
    E．手术切开复位内固定

58．患者，男，40 岁。2 个月前曾突发上消化道出血，量约 1500ml。患者有肝炎病史多年。钡餐透视：食管的轮廓呈虫蚀状改变，排空钡剂时呈蚯蚓样改变。诊断为门静脉高压症。患者术前改善营养措施中正确的是
    A．大量补充蛋白质，适当输血
    B．大量补充氨基酸
    C．限制钠盐、水、和蛋白的摄入
    D．低脂、适量蛋白、高热量、高维生素饮食
    E．常规应用巴比妥类术前用药

59．左锁骨上淋巴结转移癌时，首先考虑原发肿瘤的位置在
    A．消化道
    B．乳腺
    C．子宫及附件
    D．甲状腺
    E．泌尿道

60．脑血栓形成患者溶栓的最佳时机是

    A．6 小时内
    B．8 小时内
    C．10 小时内
    D．12 小时内
    E．24 小时内

61．患者，女，27 岁。因车祸致腹部开放性损伤，伴部分肠管脱出，最佳的处理方法是
    A．敞开伤口，急诊手术
    B．用消毒棉垫加压包扎
    C．尽快将肠管回纳
    D．用凡士林纱布覆盖，腹带包扎
    E．用消毒或清洁器皿覆盖并包扎

62．乳房癌的术后护理措施，错误的是
    A．在健侧上肢测血压
    B．患侧上肢垫枕抬高 10°～15°
    C．患侧肢体肘关节屈曲
    D．术后 24 小时内指导患者活动肩关节
    E．患者肢体肿胀者可戴弹力袖

63．患者，男，54 岁。外伤性肠穿孔修补术后第 2 天，腹胀明显，肠蠕动未恢复，最重要的措施是
    A．半卧位
    B．禁食、输液
    C．肛管排气
    D．胃肠减压
    E．针刺穴位

64．气管插管患者的护理，不正确的是
    A．每 1～2 小时变换头部位置 1 次
    B．每天雾化吸入
    C．定时吸出口鼻分泌物
    D．气管套囊每 12 小时放气 5 分钟
    E．拔气管插管后观察有无喉头水肿、喉痉挛等的发生

65．患者，男，40 岁。有消化性溃疡病史，出现呕血及黑便，出冷汗，脉搏细速，呼吸浅快，血压下降，估计出血量为
    A．300～400ml
    B．400～500ml
    C．500～600ml

D. 600 ～ 700ml

E. ＞ 800ml

66. 石膏固定的并发症<u>不包括</u>
    A. 压疮
    B. 骨质疏松
    C. 关节僵硬
    D. 接触性皮炎
    E. 化脓性皮炎

67. 患者，男，42 岁。车祸导致肾挫伤，行非手术治疗，护士嘱其绝对卧床休息的时间至少为
    A. 2 ～ 4 周
    B. 5 ～ 7 周
    C. 4 ～ 6 周
    D. 8 ～ 10 天
    E. 血尿转清后，继续卧床 14 天

68. 患者，男，50 岁。胃大部毕Ⅱ式手术后 2 周，常于进食后 10 ～ 20 分钟出现上腹胀满、恶心、呕吐、心慌、出汗、乏力，应考虑给患者
    A. 胃肠减压
    B. 饮食以流食为主
    C. 餐后平卧 20 分钟
    D. 禁食、补液
    E. 使用镇静药

69. 关于脓胸，<u>错误</u>的叙述是
    A. 脓胸痰液较多者，术前可进行体位引流
    B. 支气管扩张痰液较多者，术前可进行体位引流
    C. 指导患者做腹式呼吸，减少胸廓运动
    D. 脓胸大咯血患者，应立即患侧卧位
    E. 术后第一天咳痰无力的患者，可进行体位引流

70. <u>不属于</u>门静脉高压症典型病理生理变化的是
    A. 脾脏淤血肿大
    B. 脾组织增生，脾功能亢进
    C. 消化器官淤血
    D. 门静脉系毛细血管滤过压增加
    E. 肝细胞坏死

二、以下提供若干个案例，每个案例下设若干个考题。请根据各考题题干所提供的信息，

在每题下面的 A、B、C、D、E 五个备选答案中选择一个最佳答案，并在答题卡上将相应字母所属的方框涂黑。

（71－73 题共用题干）

患者，男，20 岁。因踢球造成左胫骨骨折，手法复位行石膏固定术。

71. 问题 1：该患者功能锻炼开始的时间应为
    A. 石膏固定当天
    B. 石膏固定后 1 天
    C. 石膏固定后 1 周
    D. 石膏固定后 2 周
    E. 石膏固定后 1 月

72. 问题 2：骨折后功能锻炼的指导，<u>不正确</u>的是
    A. 锻炼应贯穿骨折愈合的全过程
    B. 范围由小到大
    C. 包括固定范围内肌肉的原位收缩
    D. 包括被动活动和主动活动
    E. 受伤肢体制动

73. 问题 3：判断患肢血运情况的主要指标是
    A. 定时测量血压
    B. 观察神志变化
    C. 检测尿量
    D. 观察患肢肢体远端皮肤色泽、温度
    E. 定时检查脉率

（74－75 题共用题干）

患者，男，31 岁。突发上腹部疼痛，蔓延至全腹 7 小时，腹痛呈持续性。查体：全腹有明显的压痛、反跳痛，呈舟状腹。血常规：白细胞 $19 \times 10^9/L$，中性粒细胞 0.86。X 线摄片膈下有游离气体。诊断溃疡病穿孔、急性化脓性腹膜炎。

74. 问题 1：对溃疡病穿孔的处理，<u>错误</u>的是
    A. 饱餐后穿孔宜手术治疗
    B. 凡是溃疡穿孔者均采取手术治疗
    C. 无休克者宜采用半卧位，以便炎症在盆腔局限、吸收或引流
    D. 积极抗炎，补充血容量
    E. 胃肠道穿孔患者必须绝对禁食

75. 问题 2：继发性腹膜炎的临床特点，叙述<u>错误</u>的是
    A. 疼痛是最主要的临床表现
    B. 疼痛呈持续性、剧烈，常不能忍受
    C. 腹压增加或变换体位时疼痛加剧
    D. 发病后体温急剧上升
    E. 常伴恶心、呕吐

（76－77 题共用题干）

患者，男，35 岁。餐后突发右上腹及剑突下疼痛，并放射到右肩及后背部，伴恶心呕吐，呕吐物为食物。查体：痛苦病容，体温 37.2℃，呼吸 28 次／分，心率 100 次／分，血压 100/70mmHg。全腹胀，上腹肌紧张，压痛及反跳痛（＋），移动性浊音（±），白细胞 $15×10^9$/L，血红蛋白 125g/L，尿淀粉酶 400U。

76. 问题 1：首先可排除
    A. 胃十二指肠溃疡穿孔
    B. 急性胆囊炎
    C. 急性胰腺炎
    D. 急性肠梗阻
    E. 急性胃肠炎

77. 问题 2：早期处理中<u>错误</u>的是
    A. 给予半卧位
    B. 禁食
    C. 放置胃肠引流管
    D. 肌内注射哌替啶 50mg
    E. 静脉输液，纠正水、电解质紊乱

（78－80 题共用题干）

患者，男，34 岁。外伤后肝破裂，失血性休克，右肝叶切除术后返回 ICU。给予胃肠减压，腹腔引流，中心静脉压监测，经锁骨下静脉输注高营养液。

78. 问题 1：应给予的基础监护措施<u>不包括</u>
    A. 血压及心电监测
    B. 直接动脉压监测
    C. 呼吸监测
    D. 体温监测
    E. 监测每小时尿量

79. 问题 2：若患者动脉收缩压正常，中心静脉压偏低，提示
    A. 血容量严重不足
    B. 血容量不足
    C. 心功能不全
    D. 肺循环阻力高
    E. 容量血管收缩

80. 问题 3：针对静脉高营养，每天应监测的项目是
    A. 肝脏功能
    B. 肾脏功能
    C. 淋巴细胞计数
    D. 电解质及血糖
    E. 氮平衡

（81－82 题共用题干）

患者，男，39 岁。感肛周不适 3 年，近 3 月解便时肛周疼痛。查体：肛管皮下间可见暗紫色肿物，边界清楚，触痛明显。

81. 问题 1：该患者最可能的诊断是
    A. 肛裂
    B. 肛瘘
    C. 血栓性外痔
    D. 内痔Ⅳ度
    E. 直肠肛管癌

82. 问题 2：术后护理<u>不恰当</u>的是
    A. 术后 1～2 天可给予镇痛药
    B. 有肛门狭窄者，应指导患者扩肛
    C. 肛门括约肌松弛者，术后 3 天开始做肛门收缩舒张运动
    D. 术后如有尿潴留，可用热敷按摩、诱导排尿等方法
    E. 术后 3 天应禁食，以控制大便次数

（83－84 题共用题干）

患者，女，59 岁。右上腹疼痛 8 天，畏寒、高热。B 超示肝右叶有一液性病灶，诊断为细菌性肝脓肿。

83. 问题 1：肝脓肿常见并发症<u>不包括</u>
    A. 膈下脓肿
    B. 心包积液
    C. 急性腹膜炎

D. 肝性脑病

E. 上消化道大出血

84. 问题 2：患者的饮食护理**不包括**

    A. 高蛋白

    B. 高脂肪

    C. 高热量

    D. 高维生素

    E. 富含膳食纤维

（85－86 题共用题干）

    患者，女，56 岁。在硬膜外麻醉下行胃癌根治术，术后通过留置的导管给予硬膜外腔注射吗啡，进行术后镇痛。

85. 问题 1：常用的剂量是每次

    A. 1mg

    B. 2mg

    C. 4mg

    D. 6mg

    E. 10mg

86. 问题 2：常见的不良反应**不包括**

    A. 恶心、呕吐

    B. 尿潴留

    C. 皮肤瘙痒

    D. 发热

    E. 呼吸抑制

（87－88 题共用题干）

    患者，男，21 岁。上山砍柴被毒蛇咬伤。

87. 问题 1：蛇毒中只含有神经毒素的毒蛇有

    A. 金环蛇

    B. 竹叶青

    C. 五步蛇

    D. 眼镜蛇

    E. 蝮蛇

88. 问题 2：处理措施**错误**的是

    A. 注射抗蛇毒血清

    B. 内服解蛇毒中成药

    C. 蛇药外敷伤口周围

    D. 使用中枢神经抑制剂

    E. 常规使用破伤风抗毒素

（89－90 题共用题干）

    患者，男，72 岁。右侧腹股沟区可复性肿块 10 年。查体：患者直立时，在腹股沟内侧端、耻骨结节上外方有一 4cm×4cm 半球形肿物，未进入阴囊，平卧后自行消失。

89. 问题 1：该患者最可能的诊断是

    A. 腹股沟斜疝

    B. 腹股沟直疝

    C. 股疝

    D. 阴睾

    E. 交通性鞘膜积液

90. 问题 2：其最佳治疗方法是

    A. 用棉线束带或绷带压迫内环口

    B. 禁烟、控制呼吸道感染

    C. 疝修补术

    D. 疝囊高位结扎术

    E. 注射硬化剂

    三、以下提供若干组考题，每组考题共同在考题前列出的 A、B、C、D、E 五个备选答案。请从中选择一个与考题关系最密切的答案，并在答题卡上将相应字母所属的方框涂黑。每个备选答案可能被选择一次，多次或不被选择。

（91－92 题共用备选答案）

    A. 喉头水肿

    B. 手足抽搐

    C. 气管塌陷

    D. 甲状腺危象

    E. 饮水呛咳

91. 甲亢患者行甲状腺次全切除术发生喉上神经内侧支损伤出现

92. 甲亢患者行甲状腺次全切除术发生甲状旁腺损伤出现

（93－94 题共用备选答案）

    A. 腰麻手术后

    B. 全麻手术后未清醒

    C. 颈手术清醒后

    D. 全麻手术清醒后

    E. 颅脑手术后

93. 半坐卧位适用于

94．去枕平卧6小时适用于

（95－97题共用备选答案）

    A．全血

    B．哌替啶

    C．阿托品

    D．胶体溶液

    E．施他宁

95．急性出血坏死型胰腺炎时，抗休克常用

96．急性出血坏死型胰腺炎时，抑制和减少胃肠液分泌，常用

97．急性出血坏死型胰腺炎时，镇痛常用

（98－100题共用备选答案）

    A．去枕平卧6小时

    B．去枕平卧头偏向一侧

    C．半坐卧位

    D．平卧位

    E．高斜坡卧位

98．颈、胸手术清醒后

99．全麻手术后未清醒

100．腰麻手术后

单科试卷三

一、以下每一道考题下面有 A、B、C、D、E 五个备选答案，请从中选择一个最佳答案。并在答题卡上将相应题号的相应字母所属的方框涂黑。

1. 早期支气管肺癌，首选的治疗方法是
    A. 化疗
    B. 早期手术切除
    C. 放射治疗
    D. 免疫疗法
    E. 非手术综合治疗

2. 患者，男，29 岁。汽油烧伤 5 小时。深 II 度烧伤面积为 30%，心率 120 次 / 分，血压 80/60mmHg。24 小时内护理的重点是
    A. 处理创面
    B. 止痛、镇静
    C. 补充血容量
    D. 应用抗生素
    E. 心理护理

3. 危重病患者出现进行性呼吸困难、心率加速、血压偏低、尿量 10ml/h 持续 3 小时，提示
    A. 必须严密监测
    B. 病情加重
    C. 诊断不明确
    D. 治疗效果欠佳
    E. 多器官功能障碍综合征可能

4. 破伤风护理措施中错误的是
    A. 接触隔离
    B. 各项护理操作尽量集中
    C. 床旁备气管切开包
    D. 设专人护理
    E. 患者用过的大单应清洗后再消毒灭菌

5. 患者，男，75 岁。不慎摔倒致左股骨转子骨折，伴移位，因全身情况不宜手术治疗，采用骨牵引。应重点预防的并发症是
    A. 股骨头缺血坏死
    B. 脂肪栓塞
    C. 坠积性肺炎
    D. 关节僵硬
    E. 骨化性肌炎

6. 有关肾移植术后早期排斥反应的观察项目，应不包括
    A. 体温
    B. 血压
    C. 尿量
    D. 移植肾区局部表现
    E. 引流液量

7. 肛裂切除术后的护理，不正确的是
    A. 取仰卧位，臀部垫气圈
    B. 每次排便后用 0.02% 高锰酸钾溶液坐浴
    C. 术后 3 天内未排便者用温盐水灌肠
    D. 伤口疼痛者予止痛药，并松解肛管内填塞敷料
    E. 肛门括约肌松弛者可于术后 3 天开始做肛门舒缩运动

8. 患者，女，40 岁。因呕吐、腹泻，严重脱水，累积损失量 5000ml，则第 1 天的补液量为
    A. 2000 ～ 2500ml
    B. 2500 ～ 3000ml
    C. 3000 ～ 3500ml
    D. 3500 ～ 4000ml
    E. 4500 ～ 5000ml

9. 能较好反映左心房平均压及左心室舒张末期

压的血流动力学指标是

- A．中心静脉压（CVP）
- B．肺动脉楔压（PAWP）
- C．肺毛细血管楔压（PCWP）
- D．心排出量（CO）
- E．左室做功指数（LVSWI）

10. 典型夏柯（Charcot）三联症是指

- A．腹痛、发热、呕吐
- B．突发上腹部束带状剧痛、轻度黄疸、低血压
- C．突发上腹阵发性绞痛、呕吐、畏寒发热
- D．肝区持续性闷胀痛、寒战高热、低血压
- E．突发剑突下偏右阵发性绞痛、寒战高热、黄疸

11. 关于急性尿潴留的临床特点，<u>不正确</u>的是

- A．发病急
- B．膀胱胀满但无尿滴出
- C．耻骨上可触及膀胱
- D．用手按压无尿意
- E．患者十分痛苦

12. 患者，女，56岁。颅前窝骨折伴耳漏，出现头痛、呕吐、厌食，反应迟钝，脉搏细弱，血压偏低，可能出现了

- A．颅内感染
- B．颅内压增高
- C．颅内出血
- D．颅内低压综合征
- E．脑疝

13. 颈椎病用枕颌吊带牵引的重量是

- A．2～4kg
- B．3～5kg
- C．4～6kg
- D．2～3kg
- E．6～8kg

14. 颈椎病前路手术出现呼吸困难，多发生在

- A．术中
- B．术后24小时内
- C．术后48小时内
- D．术后1～3天内

- E．术后3天后

15. 患者，男，48岁。车祸受伤，现场急救时发现该伤员心跳呼吸已停止，首先应采取的措施是

- A．胸外心脏按压
- B．胸内心脏按压
- C．口对口人工呼吸
- D．畅通呼吸道
- E．心内注射肾上腺素

16. 患者，男，32岁。胃溃疡行胃大部切除术后出现顽固性呃逆，首先应考虑

- A．手术造成膈神经损伤
- B．胃肠吻合口梗阻
- C．膈下感染
- D．腹膜后血肿刺激腹腔神经丛
- E．术后肠粘连

17. 急性血源性骨髓炎的好发部位是

- A．骨骺
- B．骨干
- C．骨端
- D．软组织
- E．干骺端

18. 关于血栓闭塞性脉管炎的护理，不<u>正确</u>的是

- A．绝对戒烟
- B．指导 Buerger 运动
- C．患肢用热水袋加温
- D．保持患肢干燥
- E．测皮温，观察疗效

19. 用于保护瘘口周围皮肤的常用药膏是

- A．硫磺软膏
- B．红霉素软膏
- C．氟氢松软膏
- D．氧化锌软膏
- E．磺胺软膏

20. 急性呼吸窘迫综合征患者所使用呼吸机的气囊压力应维持在

- A．10cmH$_2$O
- B．12cmH$_2$O
- C．20cmH$_2$O

D. 32cmH$_2$O

E. 40cmH$_2$O

21．患者，男，30岁。因车祸伤致脾破裂，失血性休克，准备急诊手术。抗休克措施中，<u>不当</u>的是

A. 吸氧

B. 双通道补液

C. 热水袋保温

D. 监测小时尿量

E. 监测中心静脉压

22．患者，男，56岁。肾移植术后，<u>不属于</u>排斥反应的是

A. 体温突然升高

B. 移植肾区自觉胀痛

C. 尿量显著减少

D. 血压降低

E. B超发现移植肾明显肿大

23．下肢静脉手术后，及早活动下肢的目的是

A. 防止肺部并发症

B. 防止皮肤压疮

C. 防止下肢肌萎缩

D. 防止深静脉血栓形成

E. 防止泌尿系并发症

24．患者，女，30岁。胸背痛3个月，体温37.4℃，夜间盗汗，查体：T$_{9、10}$棘突叩击痛，X线片示 T$_{9、10}$椎体溶骨性破坏，椎间盘受累。其最可能的诊断是

A. 椎体巨细胞瘤

B. 椎体血管瘤

C. 椎体结核

D. 化脓性脊柱炎

E. 脊柱骨折

25．对于肝功能不全的患者,选择肠外营养液时,宜含有的物质是

A. 双肽

B. 精氨酸

C. 谷氨酸

D. 支链氨基酸

E. 芳香族氨基酸

26．膀胱造瘘术后护理，正确的是

A. 保持导尿管通畅

B. 不定时作封闭式膀胱冲洗

C. 造瘘口周围皮肤涂凡士林油膏

D. 造瘘管留置3～4周拔管

E. 敷料隔天更换

27．腹外疝术当天应采取的体位是

A. 头高脚低位，腘窝下垫一小枕

B. 平卧位，腘窝下垫一小枕

C. 头低脚高位，腘窝下垫一小枕

D. 半坐位，腘窝下垫一小枕

E. 侧卧位，腘窝下垫一小枕

28．患者，女，行食管癌根治术后3周，无特殊不适，其饮食安排最好是

A. 可进清流质

B. 可进流质

C. 可进半流质

D. 可食烂饭或面条

E. 可进普食

29．颅脑损伤昏迷患者的卧位，叙述正确的是

A. 去枕平卧位

B. 床头抬高15～30cm

C. 侧卧位

D. 床头和床尾各抬高19～30cm

E. 去枕侧卧位

30．骨盆带牵引适用于

A. 颈椎间盘突出症

B. 颈椎骨折、脱位

C. 腰椎管狭窄症

D. 腰椎间盘突出症

E. 骨盆骨折

31．乳癌根治术后的护理，<u>错误</u>的是

A. 伤口用胸带加压包扎

B. 观察患侧上肢远端血液循环情况

C. 取半卧位

D. 术后24小时指导患者活动肘部

E. 皮瓣愈合后指导患者进行肩部活动

32．腹股沟斜疝修补术后早期的最佳卧位是

A. 去枕平卧位

B. 仰卧位，膝部垫枕

C. 俯卧位

D. 半坐卧位

E. 侧卧位

33. 腹部空腔脏器破裂的主要临床表现是

    A. 腹腔内出血

    B. 腹膜炎

    C. 肠鸣音亢进

    D. 血尿淀粉酶升高

    E. 腹腔穿刺为不凝血

34. 前行前列腺电切术后，性交无精液射出体外，可能是

    A. 勃起障碍

    B. 输精管狭窄

    C. 早泄

    D. 逆行射精

    E. 精囊肿瘤

35. 关于预防肠外营养感染性并发症的措施，<u>不包括</u>

    A. 置管应严格无菌技术

    B. 营养液无菌环境中配制

    C. 加强导管护理

    D. 避免中心静脉导管的多用途性

    E. 预防性应用抗菌药

36. 患者，女，34岁。出现不明原因乏力、痤疮、多毛、月经失调和满月脸，经检查确诊为肾上腺皮质腺瘤，拟行手术治疗。关于术前饮食指导正确的是

    A. 高热量、高蛋白、高钠、高钾饮食

    B. 高热量、低蛋白、低钠、低钾饮食

    C. 低热量、低糖、低钠、高蛋白、高钾饮食

    D. 低热量、低糖、低钠、低蛋白、低钾饮食

    E. 低热量、高糖、低钠、高蛋白、低钾饮食

37. 患者，男，35岁。行胆囊切除术，出院指导中<u>不恰当</u>的是

    A. 低脂饮食

B. 定期复查

C. 继续服用消炎利肝药

D. 避免暴饮暴食

E. 避免体力劳动

38. 患者，女，42岁。右肾结核，为"自截肾"，行右肾切除术，关于术后抗结核治疗的指导，正确的是

    A. 病灶已切除，不需抗结核治疗

    B. 术后继续抗结核治疗2周，以防止结核复发

    C. 术后继续抗结核治疗1～2个月，以防止结核复发

    D. 术后继续抗结核治疗6～9个月，以防止结核复发

    E. 术后继续抗结核治疗2年，以防止结核复发

39. 患者，男，25岁。体重60kg。双上肢、躯干及双侧臀部被沸水烫伤，创面可见大水疱，疱壁薄，部分水疱破裂，基底潮红，疼痛剧烈，水肿明显。该患者的烧伤总面积及烧伤程度分别为

    A. 40%；I度

    B. 39%；浅II度

    C. 50%；深II度

    D. 50%；浅II度

    E. 40%；深II度

40. 颅内压增高患者的护理，正确的是

    A. 昏迷患者仰卧，床头抬高15°～30°

    B. 昏迷患者出现躁动予以约束，避免意外受伤

    C. 长期卧床患者应定时翻身拍背，鼓励咳嗽咳痰

    D. 冬眠治疗时，先物理降温再滴注冬眠药物

    E. 复温时先停物理降温再停冬眠药物

41. 患者，男，39岁。因严重创伤发生DIC，给予肝素抗凝2小时，测得凝血时间为7分钟。提示

    A. 肝素剂量不足

    B. 肝素剂量合适

C. 肝素剂量过量

D. 不能说明问题

E. 要与基础值比较

42. 下尿路感染的主要症状是

    A. 全身症状加肾绞痛

    B. 尿路刺激征

    C. 直肠刺激症状

    D. 血尿和脓尿

    E. 会阴部疼痛

43. 患者，男，38岁。X线检查发现右肾结石约0.4cm。此患者较适宜的治疗方法是

    A. 保守治疗

    B. 体外冲击波碎石

    C. 输尿管肾镜取石

    D. 输尿管切开取石

    E. 经皮肾镜取石

44. 患者，女，50岁。行为门静脉高压减压术入院。入院当天护士为其订午餐，最佳的选择是

    A. 红烧带鱼

    B. 油炸牛排

    C. 油炸年糕

    D. 清炖老母鸡

    E. 家常豆腐

45. 细菌性肝脓肿考虑拔管指征为脓腔引流液每天少于

    A. 1ml

    B. 3ml

    C. 5ml

    D. 8ml

    E. 10ml

46. 全麻术后患者出现三凹征、鼾声，此时最重要的护理措施是

    A. 保留气管插管

    B. 高流量吸氧

    C. 将下颌托起

    D. 气管切开

    E. 注射阿托品

47. 脱水患者补液的原则不包括

    A. 先盐后糖

B. 先快后慢

C. 先晶后胶

D. 见尿补钾

E. 宁多勿少

48. 胸腔闭式引流最主要的拔管指征是

    A. 水柱停止波动

    B. 患者无呼吸困难

    C. 皮下气肿完全消失

    D. X线显示肺膨胀良好

    E. 置管24小时后

49. 结肠癌最早出现的症状是

    A. 腹痛

    B. 大便习惯改变

    C. 腹部包块

    D. 肠梗阻症状

    E. 消瘦、贫血

50. 腹膜炎患者出现口渴、厌食、恶心、软弱无力、脉细速。血钠142mmol/L。应先输入的液体是

    A. 5% 葡萄糖盐水

    B. 5% 葡萄糖液

    C. 10% 葡萄糖液

    D. 右旋糖酐

    E. 5% 碳酸氢钠

51. 不属于对疼痛患者客观资料评估的是

    A. 生命体征

    B. 非语言交流

    C. 患者主诉

    D. 对患者生活型态的影响

    E. 疼痛测量工具

52. 肾移植术后的正确的饮食原则是

    A. 高热量、高蛋白、低脂肪

    B. 高热量、高蛋白、低脂肪

    C. 高热量、低蛋白、高脂肪

    D. 低热量、低蛋白、低脂肪

    E. 低热量、高蛋白、高脂肪

53. 急性阑尾炎术后最常见的并发症是

    A. 出血

    B. 切口感染

    C. 粪瘘

丁震医学教育 010-88453168 www.dzyxedu.com

北京航空航天大学出版社 BEIHANG UNIVERSITY PRESS

D．肺部感染

E．粘连性肠梗阻

54．血栓闭塞性脉管炎的护理，**不正确**的是

A．避免在寒冷环境中暴露肢体

B．每天用热水泡脚

C．避免肢体长时间不动

D．戒烟

E．进行伯格运动

55．肛管手术后出现肛门失禁是由于术中损伤了

A．肛门外括约肌

B．肛门内括约肌

C．肛管直肠环

D．肛提肌

E．肛门内外括约肌

56．预防截瘫患者泌尿系感染最重要的措施是

A．尽早应用抗生素

B．鼓励患者多饮水

C．导尿时严格无菌操作

D．定期冲洗膀胱

E．加强留置导尿管护理

57．患者，女，21岁。右手腕刀割伤，在臂丛麻醉下行右手清创缝合术，屈肌腱探查修复术，石膏托外固定术。针对该患者，叙述正确的是

A．术后1～2天，不可被动屈指间关节

B．术后1～2天，可被动伸指间关节

C．石膏维持腕20°～30°屈曲位

D．石膏维持腕30°～40°伸直位

E．石膏维持腕30°～40°屈曲位

58．门静脉高压症行分流术的术前护理措施中，下列正确的是

A．术前3日口服肠道抗生素

B．肝功受损严重者限制蛋白质摄入和支链氨基酸

C．可使用巴比妥类、红霉素药物

D．术前1日晚用肥皂水灌肠

E．术前常规放置胃管

59．患者，男，58岁。甲状腺肿大3个月，质硬，表面高低不平，声音嘶哑，吞咽困难，心率80次／分，应首先考虑为

A．甲状腺癌

B．甲状腺炎

C．甲状腺腺瘤

D．甲状腺功能亢进

E．单纯性甲状腺肿

60．患者，男，27岁。因胸部被刀刺伤2小时，创口与胸腔相通，出现极度呼吸困难，首选的急救措施是

A．迅速封闭伤口

B．立即置放胸腔闭式引流

C．立即输血补液

D．立即手术治疗

E．大剂量应用抗生素

61．空腔脏器破裂的主要临床表现是

A．腹腔内出血

B．腹膜炎

C．肠鸣音亢进

D．血尿淀粉酶数值升高

E．腹腔穿刺为不凝血

62．乳癌改良根治术后患侧上肢功能锻炼的理想目标是

A．手触及同侧耳廓

B．手触及头顶

C．手越过头顶触摸到对侧耳廓

D．肘能屈伸

E．手经胸前摸到对侧肩膀

63．手术人员穿好无菌手术衣，戴好无菌手套后，双手应放在

A．高举过头

B．交叉腋下

C．胸前

D．腰部

E．身体两侧

64．患者，男，24岁。外伤抢救后，意识清楚，带气管插管返回ICU。该患者表达健康问题宜采用的交流方式是

A．言语

B．表情

C．肢体

D．书写

E．眼神

65．患者，女，50岁。胃大部毕Ⅱ式术后5天，突发右上腹剧痛，伴有腹膜刺激征，应考虑

　　A．十二指肠残端破裂

　　B．术后胃出血

　　C．吻合口梗阻

　　D．输入袢梗阻

　　E．输出袢梗阻

66．闭合性骨折石膏固定后最常见的并发症是

　　A．血管损伤

　　B．神经损伤

　　C．关节僵硬

　　D．骨化性肌炎

　　E．缺血性肌挛缩

67．患者，男，28岁。因肾损伤经非手术治疗恢复后，不宜从事重体力劳动及剧烈运动的时间是

　　A．1～2个月

　　B．2～3个月

　　C．3～4个月

　　D．4～5个月

　　E．5～6个月

68．正常情况下胃大部切除术后24小时内，胃液引流量为

　　A．50～100ml

　　B．100～300ml

　　C．300～500ml

　　D．500～600ml

　　E．600～800ml

69．胸膜腔闭式引流管的作用应除外

　　A．防止感染

　　B．维持纵隔的正常位置

　　C．促进患侧复张

　　D．确定伤口引流的类型

　　E．引流胸腔积血、积液

70．直肠肛管疾病手术后患者，温水坐浴和换药的顺序是

　　A．换药 - 排便 - 温水坐浴

B．温水坐浴 - 换药 - 排便

C．温水坐浴 - 排便 - 换药

D．排便 - 换药 - 温水坐浴

E．排便 - 温水坐浴 - 换药

二、以下提供若干个案例，每个案例下设若干个考题。请根据各考题题干所提供的信息，在每题下面的A、B、C、D、E五个备选答案中选择一个最佳答案，并在答题卡上将相应字母所属的方框涂黑。

（71－74题共用题干）

患者，女，40岁。以怕热、心慌、易饥饿就诊，查甲状腺肿大，双手震颤，突眼，心率120次/分，基础代谢率测定为＋45%，诊断为甲亢，拟手术治疗。

71．问题1：该患者术前准备中最重要的环节是

　　A．B超检查

　　B．X线检查

　　C．测定基础代谢率

　　D．心电图检查

　　E．喉镜检查

72．问题2：患者术前服用复方碘剂的正确方法是

　　A．3滴/次，3次/天，逐日每次增加1滴至16滴，维持2周

　　B．5滴/次，3次/天，逐日每次增加1滴至10滴，维持2周

　　C．5滴/次，3次/天，逐日每次增加1滴至15滴，维持2周

　　D．3滴/次，3次/天，逐日每次增加1滴至18滴，维持2周

　　E．3滴/次，3次/天，逐日每次增加1滴至20滴，维持2周

73．问题3：术后须在床旁准备

　　A．吸痰器

　　B．舌钳

　　C．口咽管

　　D．简易呼吸器

　　E．拆线缝合包和气管切开包

74．问题4：术后甲状腺危象多发生于术后

A. 第 1 ～ 4 小时
B. 第 4 ～ 8 小时
C. 第 8 ～ 12 小时
D. 第 12 ～ 36 小时
E. 第 36 ～ 48 小时

（75 － 76 题共用题干）

患者，女，60 岁。急性脓胸病史已超过 3 个月，诊断为慢性脓胸，行胸膜纤维板剥脱术。

75. 问题 1：该患者可能的突出临床表现是
    A. 长期高热
    B. 消瘦、贫血
    C. 胸痛
    D. 咯血
    E. 呼吸急促

76. 问题 2：该患者术后最易出现的并发症是
    A. 急性左心衰
    B. 急性肾功衰
    C. 反常呼吸
    D. 大量渗血
    E. 异常高热

（77 － 78 题共用题干）

患者，女，25 岁。劳力性心慌气促 3 年，查体：面颊及口唇轻度发绀，心律不齐，心尖区闻及隆隆样舒张期杂音，第一心音增强。

77. 问题 1：最有可能的临床诊断是
    A. 二尖瓣狭窄
    B. 二尖瓣关闭不全
    C. 主动脉瓣狭窄
    D. 主动脉瓣关闭不全
    E. 冠状动脉粥样硬化性心脏病

78. 问题 2：与诊断无关的检查是
    A. 胸部 X 线检查
    B. 超声心动图
    C. 心电图
    D. 心导管检查术
    E. 心血管造影术

（79 － 80 题共用题干）

患者，女，39 岁。因尿中发现白细胞和少量结核杆菌，以肾结核收入院。

79. 问题 1：患者泌尿系统的主要症状是
    A. 排尿次数正常，偶伴疼痛
    B. 尿路刺激症状，伴血尿、脓尿
    C. 排尿困难
    D. 排尿次数增多，以夜尿为主
    E. 排尿次数增多，伴血尿

80. 问题 2：患者入院后服用利福平，常见的不良反应是
    A. 听神经损伤
    B. 末梢神经炎
    C. 肝功能损伤
    D. 血小板下降
    E. 嗅神经损伤

（81 － 83 题共用题干）

患者，男，29 岁。使用电锯时不慎将左手食指、中指及无名指切断。

81. 问题 1：断指的正确处理措施是
    A. 包好放入冰水
    B. 放入冰箱冷冻保存
    C. 用肝素盐水灌注断指
    D. 断指冲洗后内用无菌干纱布，外用湿纱布包好
    E. 三个断指可在同一袋中保存

82. 问题 2：保持断指的适宜温度是
    A. － 8℃
    B. － 4℃
    C. 0℃
    D. 4℃
    E. 8℃

83. 问题 3：离体断指应立即手术，时间最长<u>不超过</u>
    A. 2 小时
    B. 3 小时
    C. 4 小时
    D. 5 小时
    E. 6 小时

（84－85 题共用题干）

患者，男，65 岁。以往进食时偶发哽咽感，胸骨后刺痛，餐后症状消失，近来自觉吞咽困难，明显消瘦、乏力。

84．问题1：首先考虑的诊断为
A. 胃癌
B. 食管炎
C. 食管癌
D. 食管息肉
E. 胃、十二指肠溃疡

85．问题2：患者出现呛咳的原因可能为
A. 主动脉受侵
B. 食管气管瘘
C. 肋间神经受侵
D. 喉返神经受侵
E. 胸腔积液引起

（86－87 题共用题干）

患者，女，38 岁。因四肢无力、多尿、夜尿、烦渴半月入院。入院查体：血压 155/95mmHg，血气、电解质检查示代谢性碱中毒、低血钾，清晨时 18- 皮质酮超过 28.86nmol/L。

86．问题1：该患者最可能的诊断是
A. 皮质醇症
B. 腺瘤型原醛症
C. 原发性高血压
D. 肾结核
E. 儿茶酚胺症

87．问题2：针对该患者的术前护理措施，正确的是
A. 高钠低钾饮食
B. 不限制患者活动范围
C. 低钠高钾饮食
D. 观察患者心电图有无 T 波高尖
E. 每天监测血压 1 次

（88－90 题共用题干）

患者，男，20 岁。因左小腿骨折后行石膏管型固定，2 小时后出现左足冰冷，皮肤苍白，疼痛、麻木，左足背动脉搏动减弱。

88．问题1：患者此时可能出现了
A. 湿疹
B. 压疮
C. 皮肤损伤
D. 骨折断端移位
E. 骨筋膜室综合征

89．问题2：最有效的处理方式是
A. 松解石膏或切开减压
B. 应用脱水剂
C. 给予止痛药
D. 伤口换药和皮肤护理
E. 患肢功能训练

90．问题3：处理不及时，可导致患者出现
A. 创伤性关节炎
B. 缺血性骨坏死
C. 骨化性肌炎
D. 缺血性肌痉挛
E. 关节僵硬

三、以下提供若干组考题，每组考题共同在考题前列出的 A、B、C、D、E 五个备选答案。请从中选择一个与考题关系最密切的答案，并在答题卡上将相应字母所属的方框涂黑。每个备选答案可能被选择一次，多次或不被选择。

（91－92 题共用备选答案）
A. 内痔
B. 肛裂
C. 外痔
D. 直肠肛管周围脓肿
E. 直肠癌

91．大便变形、变细、表面带血，直肠指检扪及包块

92．肛管皮肤全层裂伤后形成的慢性溃疡

（93－94 题共用备选答案）
A. 吸烟
B. 年龄
C. 高脂血症
D. 风湿性心脏病
E. 静脉壁损伤

93．与下肢深静脉血栓形成有关的直接病因是

94．与血栓闭塞性脉管炎发生最相关的因素是

（95－96题共用备选答案）

    A．吻合口梗阻

    B．输入袢梗阻

    C．输出袢梗阻

    D．倾倒综合征

    E．十二指肠残端破裂

95．胃大部切除术后进食呕吐，呕吐物含食物，不含胆汁，可能是

96．胃大部切除术后进食呕吐，呕吐物含食物和胆汁，可能是

（97－98题共用备选答案）

    A．健侧卧位

    B．平卧位

    C．头低脚高位

    D．半坐位

    E．侧卧位

97．颅前窝骨折合并脑脊液漏的患者，首选的体位是

98．脑挫裂伤的昏迷患者，应取的体位是

（99－100题共用备选答案）

    A．胸部 CT

    B．X 线

    C．B 超

    D．支气管镜

    E．细胞学检查

99．对发现肺癌早期病变及指导手术有重要意义的检查为

100．对中央型肺癌有较高确诊意义的检查为

单科试卷四

一、以下每一道考题下面有 A、B、C、D、E 五个备选答案，请从中选择一个最佳答案。并在答题卡上将相应题号的相应字母所属的方框涂黑。

1. 脓胸患者应给予的体位是
   A. 平卧位
   B. 俯卧位
   C. 半坐卧位
   D. 侧卧位
   E. 自由体位

2. 开放性损伤后预防破伤风的有效措施是
   A. 清创并注射青霉素
   B. 清创并注射破伤风抗毒素
   C. 注射破伤风类毒素
   D. 注射人体免疫球蛋白
   E. 清创并开放伤口

3. 休克指数是指
   A. 脉率／舒张压
   B. 脉率／收缩压
   C. 舒张压／收缩压
   D. 收缩压／舒张压
   E. 舒张压／脉率

4. 破伤风患者的呼吸道管理<u>不包括</u>
   A. 保持呼吸道通畅
   B. 协助患者翻身、叩背
   C. 雾化吸入
   D. 避免呛咳、误吸
   E. 减少气管切开率

5. 患者，女。右下肢胫腓骨骨折，行石膏绷带固定术后 3 周，此时功能锻炼的重点内容是
   A. 右下肢肌肉的收缩锻炼
   B. 右下肢肌肉的舒张锻炼
   C. 全身肌肉的舒缩锻炼
   D. 右下肢髋关节运动
   E. 以膝关节为主的全身运动

6. 肿瘤患者化疗期间，最主要的观察项目是
   A. 脱发程度
   B. 进食情况
   C. 肠道功能
   D. 皮肤损害
   E. 血常规

7. 直肠癌根治术后结肠造口的护理，<u>不正确</u>的是
   A. 造口开放后取右侧卧位
   B. 造口周围皮肤涂氧化锌软膏保护
   C. 以凡士林纱布覆盖外翻的肠黏膜
   D. 用塑料薄膜将腹部切口与造瘘口隔开
   E. 伤口拆线后每天进行肛门扩张 1 次

8. 高渗性脱水患者第一天的补液总量为
   A. 生理需要量
   B. 生理需要量＋累积丧失量
   C. 生理需要量＋ 1/2 累积丧失量
   D. 生理需要量＋ 1/3 累积丧失量
   E. 生理需要量＋ 1/4 累积丧失量

9. 复苏时，首选的给药途径是
   A. 心内注射
   B. 气管内给药
   C. 静脉给药
   D. 肌内注射
   E. 皮下注射

10. 除胰酶抑制剂外，可抑制胰液分泌的药物是
    A. 吗啡

B. 阿托品

C. 哌替啶

D. 地西泮

E. 地塞米松

11. 前列腺增生造成排尿困难、尿潴留，应采取的护理措施是

A. 让患者坐起排尿

B. 让患者听流水声

C. 用温水冲洗会阴部

D. 热敷下腹部

E. 行导尿术

12. 颅内高压患者行冬眠低温治疗时，较理想的肛温应维持在

A. 29～32℃

B. 30～33℃

C. 31～34℃

D. 32～35℃

E. 33～36℃

13. 患者，男，55岁。行颈椎前路切除椎间盘，椎体间植骨融合术，针对预防呼吸困难的护理措施不包括

A. 术前指导患者做气管推移训练

B. 术后观察颈部有无肿胀

C. 观察患者有无呼吸困难，发绀

D. 床旁备气管切开包

E. 观察有无喉返、喉上神经损伤

14. 毒蛇咬伤现场急救首要的处理是

A. 大量清水冲洗伤口

B. 伤口上方捆扎

C. 外敷中草药

D. 扩大伤口使毒液外流

E. 服用蛇药

15. 不属于局麻药不良反应的是

A. 局麻毒性反应

B. 变态反应

C. 肾脏毒性反应

D. 心脏毒性反应

E. 中枢神经毒性反应

16. 患者，男，49岁。急性坏疽性阑尾炎，行

阑尾切除术后第6天，诉切口疼痛，检查见切口红、肿，个别缝线处有脓点。主要的处理措施是

A. 继续观察，不需特殊处理

B. 应用大剂量抗生素

C. 拆开全部缝线

D. 局部理疗

E. 拆除有脓点的缝线并行脓液引流

17. 骨盆骨折的急救措施中，首要的是

A. 抗休克

B. 排尿困难的处理

C. 缓解疼痛

D. 骨盆骨折的复位与固定

E. 防治感染

18. 脑室引流护理错误的是

A. 引流管开口应高于侧脑室平面10～15cm

B. 控制引流速度和量，每天引流量不超过500ml为宜

C. 若因颅内压太低无引流液流出时，可缓慢降低引流瓶至有脑脊液流出

D. 引流管被小血块阻塞时，可用少量生理盐水轻轻冲洗

E. 更换引流袋时，应先夹住引流袋，防止逆行感染

19. 宜早期下床活动的患者是

A. 肾部分切除手术后

B. 下肢植皮术后

C. 门脉高压症分流术后

D. 阑尾切除术后

E. 传统的腹外疝修补手术后

20. 关于弥散性血管内凝血（DIC）患者的治疗和护理，错误的是

A. 使用肝素前先测定凝血时间

B. 使用肝素时注意有无出血倾向的发生

C. 肝素使用过量时可用鱼精蛋白拮抗

D. 在低凝血期，肝素与补充凝血因子需同时进行

E. DIC后期不必使用抗纤维蛋白溶解药

21. 患者，男，50岁。上腹部不适及隐痛3个月，

食欲缺乏。近 1 个月出现黄疸并进行性加重，大便呈陶土色。查体全身皮肤黄染明显，肝大肋下 3cm，并能触到胆囊，可能的诊断是

    A. 病毒性肝炎

    B. 胆石症

    C. 胰腺癌

    D. 慢性胰腺炎

    E. 肝内胆汁淤积症

22. 患者，男，50 岁。行肾移植，急性排斥反应多见于移植后

    A. 1～2 个月

    B. 3～4 周内

    C. 1～2 周内

    D. 10 天内

    E. 48 小时内

23. 急腹症患者采集现病史重点的是

    A. 发热

    B. 呕吐

    C. 腹泻

    D. 腹胀

    E. 腹痛

24. 骨关节结核的处理不正确的是

    A. 2～3 种抗结核药联合应用

    B. 局部注入抗结核药

    C. 患肢制动

    D. 合并寒性脓肿者及时切开排脓

    E. 早期行关节融合术

25. 患者，男，40 岁。烧伤后 3 周，出现表情淡漠，体温 36.0℃，脉搏 140 次 / 分，血白细胞计数 $3×10^9/L$，创面有黑色出血性坏死斑，引起脓毒症的致病菌是

    A. 金黄色葡萄球菌

    B. 大肠埃希菌

    C. 铜绿假单胞菌

    D. 破伤风梭菌

    E. 真菌

26. 尿道损伤后，预防尿道狭窄的有效措施是

    A. 用大号导尿管

    B. 延迟拔尿管时间

    C. 拔尿管后嘱患者多饮水

    D. 拔尿管后定期行尿道扩张术

    E. 拔尿管后指导患者行肛门括约肌舒缩练习

27. 急性腹膜炎未确诊前，暂不用

    A. 激素

    B. 抗菌药

    C. 止痛药

    D. 全血

    E. 营养制剂

28. 患者，男，52 岁。食管癌术后第 2 天发现胃管不通，可采取的护理措施为

    A. 用少量生理盐水低压冲洗并及时回抽

    B. 把胃管拔出一些再插入

    C. 报告医生处理

    D. 把胃管全部拔出，请医生重安置

    E. 调整胃管位置

29. 不宜置鼻饲管的患者是

    A. 脑挫裂伤长期昏迷

    B. 躁动的昏迷患者

    C. 脑干损伤合并吞咽困难

    D. 颅底骨折合并脑脊液鼻漏

    E. 颅底骨折合并脑脊液耳漏

30. 关于原发性醛固酮增多症的临床特点，正确的是

    A. 低血压、低血钾

    B. 高血压、低血钾

    C. 酸中毒

    D. 少尿

    E. 肌肉痉挛

31. 患者，女，39 岁。乳癌根治术后进行化疗，1 周后发现白细胞降至 $3.0×10^9/L$，血小板降至 $80×10^9/L$ 时，采取的措施是

    A. 给补血药物

    B. 暂停化疗

    C. 增加营养

    D. 采取保护性隔离

    E. 置患者于无菌室

32. 腹外疝术后防止阴囊血肿的有效措施是

A. 仰卧位

B. 保持敷料干燥

C. 丁字带托起阴囊

D. 应用抗生素

E. 不可过早下床活动

33. 预防急性腹膜炎患者并发膈下脓肿最有效的措施是

A. 禁食

B. 半卧位

C. 胃肠减压

D. 大剂量抗菌药

E. 静脉输液

34. 使用避孕套节育的目的是

A. 干扰男性的性激素调节

B. 阻断精子的输出通道

C. 阻止精子与卵子相遇

D. 直接杀灭排出体外的精子

E. 产生精子抗体

35. 关于肠内营养的护理，不正确的是

A. 配置好的营养液应在常温下保存

B. 输注营养液时患者取半卧位

C. 胃内残余液量 > 150ml 时应暂停输注

D. 输入营养液的浓度从低到高逐渐递增

E. 营养液的温度一般控制在 36℃ 左右

36. 皮质醇症的主要临床表现为

A. 向心性肥胖、高血压、性腺功能紊乱

B. 向心性肥胖、高血压、低血糖

C. 高血压、低血钾、神经肌肉功能障碍

D. 高血压、高血糖、低血钾、便秘

E. 发热、高血压、高血糖、便秘

37. 放置 T 管引流时，提示胆道远端通畅的是

A. 腹痛减轻，引流量增多，食欲无好转

B. 食欲好转，黄疸消退，引流量减少

C. 腹痛和黄疸减轻，引流量增多

D. 上腹胀痛，引流量突然减少

E. 体温接近正常，引流量增多

38. 肾结核患者手术后的用药指导，不正确的是

A. 术后继续服用抗结核 1 个月

B. 不可随意减药、减量

C. 定期复查肾功能，测听力和视力

D. 出现恶心、呕吐、听力下降者随时就诊

E. 勿用或慎用对肾功能有害的药物

39. 烧伤包扎疗法的缺点是

A. 适用于小面积烧伤

B. 利于引流

C. 保护创面

D. 细菌容易生长繁殖

E. 肢体易固定于功能位

40. 患者，男，65 岁。肺癌脑转移，有头痛、喷射性呕吐，眼底检查可见视乳头水肿，测量颅内压为 3.5kPa。护理措施不正确的是

A. 保持病室安静

B. 稳定患者情绪

C. 保持呼吸道通畅

D. 鼓励尽量咳痰

E. 鼓励患者多食富含纤维素的食物

41. 成人麻醉术前需禁食的时间是

A. 2 ～ 4 小时

B. 4 ～ 6 小时

C. 8 ～ 12 小时

D. 12 ～ 20 小时

E. 20 ～ 24 小时

42. 患者，女，45 岁。彩超确诊患者二尖瓣狭窄，近来感觉心慌不适，心电图提示患者有心房纤颤，正确的是

A. 患者心室律绝对不规则

B. 患者脉搏与心律节律一致

C. 患者不易引起栓塞

D. 房颤在风湿性二尖瓣狭窄患者中罕见

E. 听诊有收缩期杂音

43. 患者，男，35 岁。右下腹突发性绞痛，右肾区酸胀，恶心、呕吐，伴肉眼血尿，诊断为肾结石，关于保守排石的叙述，不正确的是

A. 应用镇痛药镇痛

B. 每天饮水量 1000ml 左右

C. 加强运动

D. 必要时使用抗生素

E. 适当减少蛋白质摄入

44. 门静脉高压的临床表现**不包括**
    A. 脾大、脾功能亢进
    B. 凝血机制障碍
    C. 食管下段，胃底静脉曲张及破裂出血
    D. 腹水形成
    E. 外周静脉压升高

45. 患者，男，65岁。肝癌肝叶切除术后第1天，患者感腹痛、心慌、气促、出冷汗，血压90/60mmHg，首先应考虑为
    A. 胆汁性腹膜炎
    B. 肠梗阻
    C. 肝断面出血
    D. 膈下脓肿
    E. 阑尾炎

46. 患者，男，27岁。局部麻醉过程中出现呼吸困难、心率增快、血压升高、恶心、呕吐、谵妄、肌肉抽搐。考虑其主要原因是
    A. 患者精神高度紧张
    B. 局麻药过敏反应
    C. 局麻药毒性反应
    D. 局麻药用量不足
    E. 麻醉前准备不充分

47. 患儿，男，5岁。先天性巨结肠术后，慢性肠炎。患儿腹泻1年余，伴口渴、乏力、烦躁。查体：皮肤干燥、弹性差、眼窝凹陷。其缺水量约占体重的
    A. 1%～4%
    B. 5%～10%
    C. 10%～14%
    D. 15%～20%
    E. 21%～25%

48. 留置胸膜腔闭式引流的患者，出现引流管脱出后应采取的措施是
    A. 安慰患者
    B. 给患者吸氧
    C. 急送手术室处理
    D. 立即通知医生等待处理
    E. 伤口消毒处理后，无菌凡士林纱布封闭伤口

49. 可作为结肠癌初筛手段的是
    A. B超
    B. CEA检查
    C. X线钡剂灌肠
    D. 大便隐血检查
    E. 纤维结肠镜检查

50. 患者，男，35岁。恶心、呕吐，一天未进食，医嘱静脉给予液体输注，作为其责任护士，你考虑首先给其输入
    A. 生理盐水
    B. 5%葡萄糖溶液
    C. 10%葡萄糖溶液
    D. 5%碳酸氢钠溶液
    E. 5%葡萄糖盐水溶液

51. 颈胸部手术后多采用的体位是
    A. 去枕平卧位
    B. 左侧卧位
    C. 头低脚高位
    D. 半坐卧位
    E. 右侧卧位

52. 关于暴露疗法的护理要点，**错误**的是
    A. 随时用无菌敷料吸净创面渗液
    B. 适当约束肢体
    C. 焦痂用75%乙醇涂擦
    D. 观察肢体远端血运
    E. 创面不应覆盖任何敷料

53. 患者，男，39岁。急性坏疽性阑尾炎伴发阑尾穿孔，行阑尾切除术后第6天，体温39℃，大便次数增多，伴里急后重。直肠指检：直肠前壁有触痛，并有波动感。目前最主要的处理是
    A. 应用大剂量抗生素
    B. 物理降温
    C. 脓肿切开引流
    D. 温水坐浴
    E. 温盐水保留灌肠

54. 血栓闭塞性脉管炎早期的典型症状是
    A. 肢端发绀，发凉
    B. 间歇性跛行
    C. 肢端干性坏疽

D. 下肢肌肉萎缩

E. 持续性疼痛

55. 肛管疾病手术后护理错误的是

    A. 进少渣饮食

    B. 不限制排便

    C. 1 周内不灌肠

    D. 排便后换药，再坐浴

    E. 防止伤口受压

56. 患者，男，50 岁。不慎自 3 楼跌下，疑有脊柱骨折，现场处理中不正确的是

    A. 放在硬板床上迅速转运

    B. 抱起患者迅速转运

    C. 注意防止继续损伤

    D. 评估有无其他损伤

    E. 三人平托同步搬运

57. 患者，女性，40 岁。外伤性截瘫，为建立反射膀胱，留置的导尿管开放时间应间隔

    A. 1～2 小时

    B. 2～4 小时

    C. 4～6 小时

    D. 6～8 小时

    E. 8～10 小时

58. 门静脉高压症行脾切除及分流术后，不正确的护理是

    A. 限制蛋白质饮食

    B. 肠蠕动恢复后，可给流质饮食

    C. 术后 48 小时内取平卧位或低半卧位

    D. 定期复查血小板计数

    E. 术后 3 天早期下床活动

59. 甲亢术前患者使用碘剂的目的不包括

    A. 抑制蛋白水解酶

    B. 减少甲状腺球蛋白的分解

    C. 减少甲状腺血流量

    D. 使腺体缩小变硬

    E. 抑制甲状腺素的合成

60. 格拉斯哥昏迷评分法包括

    A. 握持反射

    B. 吞咽反射

    C. 深浅反射

D. 运动反射

E. 肌腱反射

61. 腹内实质脏器破裂的早期临床表现是

    A. 心率增快，收缩压下降

    B. 板状腹

    C. 肠鸣音亢进

    D. 血尿淀粉酶数值升高

    E. 腹腔穿刺液为浑浊液

62. 乳腺癌术后患者出院指导最重要的是

    A. 加强营养

    B. 5 年内避免妊娠

    C. 经常自查

    D. 参加锻炼

    E. 继续功能锻炼

63. 手术人员刷手的范围是

    A. 从指尖至腕关节

    B. 从指尖至肘关节

    C. 从指尖至肘上 6cm

    D. 从指尖至肘上 10cm

    E. 从指尖至肩关节

64. 手术日晨的准备中错误的是

    A. 询问女患者是否月经来潮

    B. 如有义齿者应取下

    C. 嘱患者排尽尿液

    D. 体温升高者给予退热药

    E. 准备手术需要的资料和物品带入手术室

65. 瘢痕性幽门梗阻患者术前 3 天开始每晚用

    A. 冰盐水洗胃

    B. 冰生理盐水洗胃

    C. 温盐水洗胃

    D. 温生理盐水洗胃

    E. 温抗生素盐水洗胃

66. 既有复位又有固定作用的治疗与护理措施是

    A. 牵引

    B. 石膏固定

    C. 小夹板固定

    D. 功能锻炼

    E. 骨折内固定

67. 肾损伤后出院后多久应避免重体力活动
    A. 1 年内
    B. 3 个月内
    C. 1 个月内
    D. 4 个月以内
    E. 2 年内

68. 腹部损伤伴少量肠管脱出时，正确的处理是
    A. 迅速将肠管还纳腹腔
    B. 用消毒纱布覆盖并包扎
    C. 用凡士林纱布覆盖并包扎
    D. 用盐水纱布覆盖并包扎
    E. 用消毒或清洁器皿覆盖并包扎

69. 慢性脓胸患者行胸部成形术后，胸廓下垫硬枕或沙袋 1～3kg 压迫，目的是
    A. 防止出血
    B. 减轻疼痛
    C. 控制反常呼吸
    D. 促进引流
    E. 防止骨折

70. 有关门脉高压分流术患者肝性脑病的防治措施，错误的是
    A. 术前口服肠道不吸收的抗菌药物
    B. 高蛋白饮食
    C. 忌用肥皂水灌肠
    D. 测定血氨浓度
    E. 观察患者意识

二、以下提供若干个案例，每个案例下设若干个考题。请根据各考题题干所提供的信息，在每题下面的 A、B、C、D、E 五个备选答案中选择一个最佳答案，并在答题卡上将相应字母所属的方框涂黑。

（71-72 题共用题干）

患者，男，40 岁。无任何诱因出现腰痛和左下肢痛，疼痛沿大腿后侧向下放射到小腿外侧、足背外侧，经休息后明显减轻。

71. 问题 1：该患者最可能的诊断是
    A. 腰椎骨性关节炎
    B. 强直性脊柱炎
    C. 腰椎结核
    D. 腰椎间盘突出症
    E. 马尾部肿瘤

72. 问题 2：确诊此病最有价值的辅助检查是
    A. B 超
    B. X 线
    C. MRI
    D. 电生理检查
    E. 血管造影

（73-74 题共用题干）

患者，男，42 岁。发现颈前包块 7 天。查体：左侧颈前 4cm×3cm 大小的包块，质韧，表面光滑，边界清，随吞咽上下活动。B 超示：实性占位。FT_3、FT_4、TSH 正常。初步诊断甲状腺瘤。

73. 问题 1：呼吸困难和窒息多发生在术后
    A. 6 小时内
    B. 12 小时内
    C. 24 小时内
    D. 48 小时内
    E. 72 小时内

74. 问题 2：术后一般不会出现的并发症是
    A. 呼吸困难和窒息
    B. 甲状腺危象
    C. 甲状旁腺损伤
    D. 喉返神经损伤
    E. 喉上神经损伤

（75-77 题共用题干）

患者，男，28 岁。左膝关节肿胀、疼痛，伴低热、盗汗、食欲缺乏 3 个月。患者消瘦，贫血面容，体温 37℃，血沉 50mm/h，浮髌试验阳性。X 线示关节间隙增宽，骨质疏松。

75. 问题 1：为明确诊断，检查有意义的是
    A. 滑膜活检病理切片检查
    B. 结核菌素试验
    C. 豚鼠接种试验
    D. 脓液结核杆菌培养
    E. CT

76. 问题 2：如确诊为左膝关节结核，最佳治疗方案为

A．全身抗结核治疗，关节穿刺抽液及留置
引流管

B．全身抗结核治疗和持续皮牵引

C．全身抗结核治疗和病灶清除术

D．全身抗结核治疗，关节穿刺抽液及注入
抗结核药物

E．全身抗结核药物

77．问题3：为避免该患者出现耐药，全身抗结
核药物治疗应注意

A．几种药物经常交替使用

B．小剂量穴位注射

C．加大用药剂量

D．几种药物按疗程联合使用

E．药物的副反应一旦发生，必须立刻停药

（78－81题共用题干）

患者，男，50岁。腰腿疼痛4年，症状进
行性加重，行走时下肢疼痛难忍，须下蹲数分
钟方可缓解，骑自行车时疼痛可减轻。

78．问题1：该患者最可能的诊断是

A．腰肌劳损

B．腰部肌筋膜炎

C．颈椎间盘突出症

D．腰椎结核

E．腰椎管狭窄症

79．问题2：患者疼痛的主要原因是

A．肌肉拉伤后疼痛

B．坐骨神经痛

C．神经根受压

D．腰肌痉挛痛

E．炎症浸润

80．问题3：术后第一天进行的康复训练是

A．床上排便

B．轴位翻身

C．有效咳嗽

D．直腿抬高

E．胸廓运动

81．问题4：术后下床活动应坚持佩带腰围的时
间是

A．1个月

B．2个月

C．8个月

D．9个月

E．5个月

（82－83题共用题干）

患者，女，28岁。周围静脉营养支持，先
后给予10%葡萄糖、5%葡萄糖盐水、20%脂
肪乳等，在滴入18种氨基酸（流速60滴/分）
15分钟后，患者突发恶心呕吐，面色潮红，胸
背及四肢有皮疹。

82．问题1：此病情变化判断为

A．氨基酸过敏

B．脂肪乳延迟过敏

C．吸入性过敏

D．输液微粒反应

E．发热反应

83．问题2：护士应首先采取的措施是

A．滴入抗组织胺药物

B．静滴血管收缩剂

C．停输氨基酸，暂观察

D．低流量持续吸氧

E．平卧监测生命体征

（84－85题共用题干）

患者，男，42岁。车祸伤后30分钟入院，
怀疑闭合性腹部外伤合并内出血。

84．问题1：有诊断价值的是

A．左季肋部挫伤合并肋骨骨折

B．血红蛋白80g/L，红细胞 $2.5×10^{12}$/L

C．左上腹明显压痛及肌紧张

D．腹腔穿刺抽出不凝固血液

E．血压80/60mmHg，脉搏110次/分

85．问题2：诊断为脾破裂后，关于其处理，<u>不</u>
<u>正确</u>的是

A．行脾切除术或脾缝合修补术

B．立即建立静脉通道

C．待失血性休克好转后行手术

D．可收集腹腔内出血行自体输血

E．禁饮禁食

（86－90题共用题干）

患者，男，56岁。高血压病史20年，因便秘用力排便时出现剧烈头痛，意识障碍，偏瘫，失语。急诊入院后行开颅血肿清除减压术，并放置脑室外引流管。

86．问题1：患者术后出血多发生在
　　A．24小时内
　　B．24～48小时内
　　C．48～72小时内
　　D．1～3天
　　E．2～4天

87．问题2：患者脑水肿高峰期为
　　A．24小时内
　　B．24～48小时内
　　C．48～72小时内
　　D．1～3天
　　E．2～4天

88．问题3：患者脑室外引流量每天不应超过
　　A．100ml
　　B．300ml
　　C．500ml
　　D．700ml
　　E．1000ml

89．问题4：患者脑室外引流管应高于侧脑室平面
　　A．＜3cm
　　B．3～5cm
　　C．7～10cm
　　D．10～15cm
　　E．＞15cm

90．问题5：患者脑室外引流管无脑脊液流出，不可能的原因是
　　A．小血块堵塞
　　B．引流管打折
　　C．引流管口吸附于脑室壁
　　D．颅内压＞20cmH$_2$O
　　E．引流瓶高度过高

三、以下提供若干组考题，每组考题共同在考题前列出的A、B、C、D、E五个备选答案。

请从中选择一个与考题关系最密切的答案，并在答题卡上将相应字母所属的方框涂黑。每个备选答案可能被选择一次，多次或不被选择。

（91－92题共用备选答案）
　　A．尿急、尿痛、血尿、脓尿
　　B．无痛性肉眼血尿
　　C．老年男性进行性排尿困难
　　D．小儿腹部巨大肿块
　　E．反复腰部钝痛酸胀感伴血尿

91．膀胱癌的主要临床表现

92．肾结核的主要临床表现

（93－94题共用备选答案）
　　A．托马斯试验阳性
　　B．"4"字试验阳性
　　C．拾物试验阳性
　　D．浮髌试验阳性
　　E．直腿抬高试验阳性

93．膝关节化脓性炎症可出现

94．腰椎结核患者可出现

（95－96题共用备选答案）
　　A．周边区
　　B．中央区
　　C．移行区
　　D．中央区和移行区
　　E．局边区和中央区

95．前列腺癌最常发生的区域是

96．前列腺增生发生的唯一部位是

（97－98题共用备选答案）
　　A．1：1
　　B．1：0.5
　　C．1：15
　　D．2：15
　　E．2：30

97．双人心肺复苏时人工呼吸与胸外心脏按压之比为

98．胸外心脏按压时按压与放松的时间比

（99－100题共用备选答案）
　　A．全程血尿
　　B．终末血尿

C. 初始血尿

D. 晶体血尿

E. 脓尿

99. 来自膀胱的血尿一般为

100. 来自肾脏的血尿一般为

单科试卷一答案与解析

1．D。为保持肺结核患者呼吸道通畅应指导患者深呼吸，有效咳嗽、排痰；痰液多者可采用体位引流；痰液黏稠者给予雾化吸入以稀释痰液，咯血量较少时，嘱卧床休息（患侧卧位），消除紧张，口服止血药。中等或大量咯血时应严格卧床休息，取患侧卧位，保证气道通畅，注意防止窒息，并配血备用；恢复期可适当增加活动。

2．E。开放性气胸患者会出现明显呼吸困难，可造成纵隔扑动，影响静脉回心血流，导致循环功能障碍，甚至休克死亡，应首先封闭胸部开放性伤口防止病情进一步加重，将开放性气胸转变为闭合性气胸，可用无菌敷料或清洁器材等在患者呼气末封盖伤口。再进行抗休克、骨折固定等治疗。

3．D。尿量是反映组织灌流情况最佳的定量指标，也是判断血容量是否补足简单而有效的指标。尿量＜25ml/h、尿比重增高，提示肾血管收缩或血容量不足；若血压正常尿量仍少且尿比重低提示急性肾衰竭；尿量＞30ml/h提示休克好转。

4．C。新生儿及1岁左右儿童，考虑还未接受计划免疫或已接受免疫但可能仍未建立免疫力，在意外受伤时，视伤口大小深浅和污染情况，仍要注射破伤风抗毒素，剂量与成人相同。

5．D。骨折复位时应用麻醉可以消除疼痛、解除肌痉挛，效果好。

6．A。感染是肾移植术后最常见的致命并发症，约80%的肾移植患者在术后1年内患有感染性疾病，白细胞减少、糖尿病、氮质血症和高龄是易患因素，以肺部感染多见。致病微生物包括病毒、支原体、细菌、真菌和寄生虫等。

7．D。直肠指检是诊断直肠癌最重要、最简单有效的检查方法，可了解癌肿的部位，距肛缘的距离，癌肿的大小、范围、固定程度及与周围脏器的关系等。

8．C。静脉补钾时速度不宜过快，成人30～40滴/分，严禁直接静脉注射氧化钾溶液，以防造成心搏骤停。静脉补钾时遵循"四不宜"原则"不宜过早，见尿补钾（尿量＞40ml/h）；不宜过浓，浓度＜0.3%；不宜过快，成人30～40滴/分；不宜过多，成人每天总量控制在3～6g"。

9．D。患者体外循环二尖瓣置换术后出现血压低、中心静脉压高，提示患者出现心功能不全或血容量相对过多，患者由于术中失血、凝血功能差、失血量较多且时间长，会出现血容量不足，术后需补液，8小时输入1500ml液体，液体量在正常范围内，结合该患者有心脏原发病，考虑该患者最可能出现了心功能不全。

10．D。急性胰腺炎患者常为中度以上发热，持续3～5天。如持续不退1周以上且白细胞升高，应考虑有胰腺脓肿或胆道炎症等继发感染。急性胰腺炎的主要临床表现为腹痛、腹胀、恶心呕吐、腹肌紧张等。

11．C。前列腺手术前应避免急性尿潴留的诱发因素，如受凉、过度劳累、饮酒、便秘、久坐；指导患者适当限制饮水，以缓解尿频症状，调整液体摄入时间，如夜间和社交活动前限水，但每天的摄入不应少于1500ml。患者手术前后均宜进食易消化、富含营养与含纤维的食物，以防便秘。留置尿管期间鼓励患者多饮水，每天2000ml，以稀释尿液，预防泌尿系统感染。前列腺术后用生理盐水持续冲洗膀胱3～5天。冲洗液温度控制在25～30℃，冲洗速度可根据尿色而定，色深则快、色浅则慢。注意保持管路通畅，若血凝块堵塞管道致引流不畅，可采用挤捏尿管、加快冲洗速度、施行高压冲洗、调整导管位置等方法；如无效可用注射器吸取无菌生理盐水进行反复抽吸冲洗，直至引流通畅。

12．E。小脑幕切迹疝同侧的大脑脚受到挤压而造成病变对侧偏瘫，临床表现为对侧肢体瘫痪、肌张力增加、腱反射亢进、病理征阳性。如脑疝继续发展，则出现深度昏迷，双侧眼球固定及瞳孔散大、对光反射消失，四肢全瘫，去脑强直，生命体征严重紊乱，最后呼吸、心跳停止而死亡。

13．E。腰椎间盘突出症主要表现为腰痛和坐骨神经痛。腰痛是腰椎间盘突出症最早出现的症状，常表现为下腰部及腰骶部的持久性钝痛。弯腰负重、咳嗽、喷嚏、长时间强迫体位可加重，休息后症状缓解。坐骨神经痛常为单侧放射性疼痛，从腰骶部、臀部向大腿后外侧、小腿外侧、足跟部或足背部放射，可伴感觉迟钝或麻木。

14．B。脊髓型颈椎病早期表现为四肢麻木无力，步态不稳，足尖拖地，踩棉花感，双手握力减弱，精细动作笨拙。病情加重可出现自下而上的上运动神经源性瘫痪。查体可见四肢反射亢进，肌张力减退，躯体有感觉障碍平面。髌阵挛、踝阵挛及 Babinski 征阳性。神经根型颈椎病主要表现为颈部疼痛及僵硬，颈部和肩关节活动不同程度受限。查体可见上肢腱反射减弱或消失，上肢牵拉试验、压头试验阳性。椎动脉型颈椎病以头晕、猝倒、头痛为主要症状。脊髓肿瘤主要表现为疼痛、脊髓和马尾神经受压表现。脊髓空洞症主要表现为节段性分离性感觉障碍、支配区肌萎缩和传导束性运动障碍、营养障碍等。

15．E。心肺复苏时，成人心脏按压与人工呼吸次数之比为 30∶2，按压频率 100～120 次/分，使胸骨下陷 5～6cm。

16．B。术后切口裂开一旦发生大出血，立即平卧，稳定患者情绪，避免惊慌，告知患者勿咳嗽和进食进饮；有肠管、内脏脱出者，切勿将其直接回纳至腹腔，以免引起腹腔感染，应用无菌生理盐水纱布覆盖切口，用腹带轻轻包扎，与医师联系，立即送往手术室重新缝合。

17．E。再植肢体出现动脉危象的表现为患肢颜色变苍白，皮温下降，毛细血管回流消失，充盈时间延长（＞2 秒）、指（趾）腹切开不出血。毛细血管充盈时间缩短＜1 秒提示静脉回流受阻。

18．A。手术、制动、血液高凝状态是长时间卧床患者下肢深静脉血栓形成的高危因素，应给予抗凝药物，鼓励患者作四肢的主动运动和早期离床活动，是主要的预防措施。避免屈膝、屈髋或穿过紧衣物影响静脉回流。4 小时翻身 1 次主要目的是预防压疮。

19．C。单纯性机械性肠梗阻患者非手术治疗最重要的是保持有效的胃肠减压，可抽出肠腔内积存的气体和液体，降低肠腔压力，有利于肠壁血液循环恢复，灌肠会加重肠管扭曲导致的梗阻。明确诊断前禁用镇痛药，以免掩盖病情，延误诊断。有效足量应用抗生素，并做好术前常规准备工作。若梗阻解除，肠功能恢复，可尝试进食少量流食，但忌食易产气的甜品和牛奶。

20．D。急性呼吸窘迫综合征是指由肺内、肺外因素导致的急性弥漫性肺损伤，以及由此而发展的急性呼吸衰竭。常见的危险因素包括肺炎、大面积创伤、吸入性肺损伤、非心源性休克、药物过量、输血相关急性肺损伤、溺水等。急性呼吸窘迫综合征（ARDS）最早出现的症状是呼吸加快，有呼吸窘迫感，常无明显的发绀，进展期表现为呼吸困难进行性加重，且不能用一般氧疗法改善。早期 X 线胸片常无异常表现，进展期可见广泛性点片状阴影。该患者双下肢挤压伤抗休克后，症状考虑患者出现急性呼吸窘迫综合征。急性肺水肿时，患者会出现呼吸困难、咳粉红色泡沫痰。下呼吸道梗阻轻者出现肺部湿啰音，重者出现呼吸困难，发绀、心率增快等。心功能不全患者表现为劳力性呼吸困难。

21．A。胰头癌根治性切除术患者术前应给予高蛋白、高热量、高维生素、低脂饮食，必要时肠内、肠外营养支持。遵医嘱保肝治疗，黄疸者静脉补充维生素 K，改善凝血功能。术前常合并糖尿病，通过饮食调节和胰岛素控制血糖在 7.2 ～ 8.9mmol/L 范围内。术前 3 日开始口服抗生素抑制肠道细菌，预防术后感染，胰腺癌术后肺部感染的风险极大，所以术前应戒烟、训练深呼吸、有效咳嗽咳痰。

22．C。肝、肾移植手术前 1 天及手术当天用 0.5% 过氧乙酸擦拭病室一切物品，同时应做好空气消毒，实施保护性隔离，病室内空气应保持正压通风，地面、家具应进行严格消毒。工作人员及家属进入病室前均应做好隔离措施。肝、肾移植手术的病室应为单人的隔离病室，准备必备药品和医疗器材，配备完善的监护系统及空气层流设备。

23．D。主动或被动吸烟是血栓闭塞性脉管炎发生和发展的重要环节，烟碱可使血管收缩，戒烟有助于改善患者血液循环。肢体保暖、使用扩血管药物均可促进血液循环。伯格运动是使患者平卧，先抬高患肢，再在床边下垂 2 ～ 3 分钟，并做足部旋转、伸展活动，可促进患肢循环建立。吗啡或哌替啶可用于疼痛严重的患者，不能改善血液循环。

24．D。骨关节结核绝大部分由肺结核引起，好发于儿童和青少年，脊柱结核多见，其次为膝关节结核和髋关节结核。脊柱结核常见胸椎，其次腰椎，颈椎和骶椎少见。膝关节结核可出现"鹤膝"。儿童常因夜间突发疼痛有夜啼。骨关节结核起病缓慢、隐匿，可无明显全身症状或只有轻微结核中毒症状，表现为午后低热、乏力、盗汗，典型病例还可见消瘦、食欲差、贫血等症状。

25．E。要素膳是人工配置的化学组成明确的各种分子水平的无需经消化即可吸收的营养成分。匀浆膳是将多种天然食物混合研碎后制成的半液体状膳食。

26．C。患者下腹撞伤后出现腹膜刺激症状，有尿意但不能排尿。经导尿流出少量血尿，考虑诊断为膀胱破裂。膀胱破裂按腹膜的完整性分为腹膜内型和腹膜外型 2 种，腹膜内型膀胱破裂时，尿液流入腹腔常引起腹部疼痛、反跳痛和肌紧张的急性腹膜炎症状，叩诊有移动性浊音。腹膜外型膀胱破裂时，可引起下腹部疼痛，压痛及肌紧张；有尿意但不能排出或仅排出少量血尿。若有血块堵塞则无尿液排出。导尿试验是确定膀胱破裂简单有效的检查方法。膀胱损伤时，导尿管可顺利插入膀胱（尿道损伤常不易插入），但仅流出少量血尿或无尿液流出。患者导尿管可插入膀胱，仅流出少量血尿，不考虑为尿道损伤。肾裂伤表现为血尿、腰背部疼痛。

27．D。阑尾炎穿孔致继发性腹膜炎患者无休克时取半卧位，以利于腹腔内渗液流向盆腔，减少吸收和减轻中毒症状，同时可使腹腔内脏器下移，利于呼吸和循环，且半卧位时腹肌松弛，有利于减轻腹肌紧张引起的腹胀等不适。

28．D。据患者症状首先考虑发生了吻合口瘘。吻合口瘘多发生于术后 5 ～ 10 天，患者出现吻合口瘘表现为呼吸困难、胸痛、胸腔积液和全身中毒症状，如高热、寒战、甚至休克等，其 X 线检查有液气胸征。患者出现吻合口瘘体征且术侧 X 线提示胸腔积液，首先考虑为吻合口瘘。出现肺炎和肺不张表现为烦躁不安、不能平卧、心动过速、体温升高、哮鸣、发绀、呼吸困难等症状，血气分析显示为低氧血症、高碳酸血症；术后 3 ～ 4 天，切口疼痛加重，出现红、肿、热、痛或波动感等，伴有体温升高、脉率加快和白细胞计数升高，应怀疑为切口感染；出现器官转移征象考虑为癌肿播散。

29．C。重症颅脑外伤患者的急救首先应保持呼吸道通畅，再进行下一步的抢救。

30．E。儿茶酚胺包括肾上腺素、去甲肾上腺素和多巴胺。

31．C。乳癌根治术后，预防皮下积液的主要措施是手术部位用绷带加压包扎，使皮瓣紧贴胸壁，防止积液积气。此外皮瓣下置管引流也可及时、有效地吸除残腔内的积液，积血等，有利于皮瓣的愈合，是预防皮瓣坏死的重要措施。

32．E。20 岁以上妇女，特别是高危人群每月进行一次乳房自我检查。乳腺癌术后患者也应每月自查一次，以便早期发现复发征象。最好在月经后的 7 ～ 10 天进行，绝经者选择每个月固定的

1 天检查。

33．D。急性化脓性腹膜炎术后，鼓励患者卧床期间进行床上翻身活动，视病情和患者体力早期下床走动，促进肠功能恢复，防止术后肠黏连，促进术后康复。

34．E。经直肠超声引导前列腺穿刺活检可确诊前列腺癌。PSA 是目前诊断前列腺癌、评估各种治疗效果和预测预后的重要肿瘤标志物。前列腺癌者血清 PSA 常升高，有转移病灶者血清 PSA 可显著升高。

35．D。意识清醒的肠内营养者，进食时取半坐位，可以防止反流和误吸。

36．D。皮质醇症患者易出现向心性肥胖，四肢无力及肌肉萎缩，导致活动无耐力。皮肤菲薄，毛细血管脆性增加，易出现瘀斑、骨质疏松、病理性骨折等导致受伤。易出现为高血容量、低肾素、低醛固酮性高血压。严重时亦可出现焦虑、抑郁症、躁狂症等精神症状。不影响呼吸道功能。

37．E。经皮肝穿刺胆管造影（PTC）是在 X 线或 B 超监视下，经皮肤穿刺将导管送入肝内胆管，注入造影剂使肝内、外胆管迅速显影。PTC 可诱发胆汁漏、出血、胆道感染、腹膜炎等并发症。急性胰腺炎多为经内镜逆行胰胆管造影并发症。

38．C。该患者考虑为因饮酒诱发急性尿潴留，导尿是解除尿潴留最直接和最有效的方法。如尿潴留时间较长或导出尿液过多，排尿功能一时难以恢复时，应留置导尿管。导尿管插入困难时，可行耻骨上膀胱穿刺造瘘术。

39．A。中国新九分法将成人体表面积划分为 11 个 9% 的等分法，另加 1%，构成 100% 的总体表面积，头颈部共 9%，其中发、面、颈各 3%；双上肢共 2 个 9%，其中双手 5%、双前臂 6%、双上臂 7%；躯干占 3 个 9%，其中腹侧 13%、背侧 13%、会阴 1%；双下肢占 5 个 9% ＋ 1%，其中双臀 5%、双足 7%、双小腿 13%、双大腿 21%。该患者Ⅱ度、Ⅲ度烧伤总面积为 13% ＋ 1% ＋ 46%=60%。大面积烧伤患者伤后第一个 24 小时补液量＝体重（kg）×Ⅱ、Ⅲ度烧伤面

积（%）×1.5ml（小儿 1.8ml，婴儿 2ml）＋生理日需量 2000ml。该患者伤后第一个 24 小时静脉补充电解质溶液和胶体液量（不包括生理需要量）＝ 50（kg）×60（%）×1.5ml=4500ml。

40．D。成人正常颅内压为 0.7 ～ 2.0kPa（70 ～ 200mmH₂O），该患者颅内压值为 4kPa，超过 200mmH₂O（2.0kPa），考虑诊断为颅内压升高，应密切观察患者意识、生命体征、瞳孔和肢体活动变化，警惕颅高压危象的发生，有条件者可检测颅内压。

41．B。DIC 抗凝治疗应在有效治疗原发病的前提下，与补充凝血因子同步进行。在 DIC 高凝期即宜早期开始抗凝治疗。肝素是 DIC 首选的抗凝治疗药物。肝素抗凝治疗时，凝血时间短于 12 分钟，提示肝素剂量不足；若超过 30 分钟提示过量；凝血时间在 20 分钟左右表示肝素剂量合适。肝素过量可缓慢静注鱼精蛋白解救。

42．C。二尖瓣狭窄生物瓣置换术后抗凝 3 ～ 6 个月，机械瓣置换术后需终身抗凝。术后最重要的指导为对抗凝用药指导及抗凝和出血的检测。应嘱患者遵医嘱服用抗凝药，不可随意增减药物。注意观察有无出血倾向，出现牙龈、口腔黏膜、鼻腔出血、皮肤青紫、瘀斑、出血和血尿等抗凝药不足表现或下肢厥冷、疼痛、皮肤苍白等抗凝剂不足表现时，应及时就诊。

43．B。肾实质切开取石或肾部分切除者应绝对卧床休息 2 周，防止出血。

44．C。在我国，原发性肝癌最常见的病因是乙型肝炎及其导致的肝硬化，预防原发性肝癌最重要的措施为不吃霉变食物，积极治疗肝炎、肝硬化，高危人群定期体检。

45．A。肝癌患者行肝动脉插管化疗后应妥善固定和维护导管，严格遵守无菌原则，每次注药前消毒导管，注药后用无菌纱布包扎，防止逆行感染，注药后用肝素稀释液冲洗导管以防导管堵塞。患者术后取平卧位，穿刺处拔管后压迫 15 分钟，再局部加压包扎。肝动脉栓塞化学治疗后多数患者可出现发热、肝区疼痛、恶心、呕吐、心悸、白细胞计数下降等临床表现，如患者出现腹痛、

必要时可适当给予镇痛药。

46．E。全脊麻指全部脊神经受阻滞，是硬膜外阻滞最危险的并发症。原因为穿刺针或导管误入蛛网膜下腔而未被及时发现，将超量局麻药注入而产生异常广泛的神经根阻滞。

47．D。中心静脉压正常值为 5 ～ 12cmH$_2$O(0.49 ～ 1.18kPa)，中心静脉压与血压结和可指导休克补液。血压低，中心静脉压正常，提示心功能不全或血容量不足，应进行补液试验；血压低，中心静脉压低，提示血容量严重不足，应充分补液，加快输液速度；血压正常，中心静脉压低，提示血容量不足，应适当补液；血压正常，中心静脉压高，提示容量血管过度收缩，应舒张血管；血压低，中心静脉压高，提示患者出现血容量相对过多或心功能不全，应给予强心药，纠正酸中毒，舒张血管。该患者在快速补液中出现血压偏低，中心静脉压偏高，尿量仍偏少，考虑为心功能不全，此时应减慢输液速度，用强心药。

48．A。张力性气胸行紧急胸腔穿刺排气时，穿刺部位选择在伤侧第 2 肋骨间锁骨中线处。

49．B。Miles 手术为腹会阴联合直肠癌根治术，切除乙状结肠、全部直肠、肛管及肛门周围 5cm 直径的皮肤及全部肛门括约肌，不能保留肛门，于左下腹行永久性结肠造口（人工肛门），其术后护理的重点为结肠造口护理，正确指导患者应用肛门袋。

50．E。轻度低渗性脱水血清钠浓度<135mmol/L，患者自觉疲乏、头晕、软弱无力。尿量增多，尿比重下降。中度低渗性脱水血清钠浓度<130mmol/L，患者除上述表现外，还伴有恶心、呕吐、脉搏细速、血压不稳或下降、脉压变小、站立性晕倒，尿量减少等表现。重度低渗性脱水血清钠浓度< 120mmol/L，患者表现为神志不清、出现抽搐、四肢发凉、腱反射减弱或消失，常发生休克。

51．E。氮平衡试验可判断体内蛋白质代谢情况，可反映摄入氮能否满足体内需要及体内蛋白质合成与分解代谢情况，有助于判断治疗效果。肌酐身高指数是测定肌蛋白消耗的指标，可以了解体内骨骼肌含量。血清转铁蛋白可反映内脏蛋白质的急剧变化和营养治疗后营养状在与免疫功能的恢复率。上臂围可反映营养不良程度。三头肌皮褶厚度可以反映人体皮下脂肪的含量，可用于判断营养状况。

52．E。慢性排斥反应最常发生在移植后数月到数年，临床表现为移植器官功能缓慢减退，不同器官慢性排斥反应有不同表现，但都存在移植物的纤维变性和瘢痕形成等共同的组织学改变。慢性排斥反应并不单纯是免疫反应，缺血和炎症损伤也起到一定的作用，免疫抑制药的不合理使用及术前、术后的任何损伤，都会加速和导致慢性排斥反应的病理改变，仅使用目前免疫抑制药无法预防慢性排斥反应的发生，而这是目前器官移植的最大障碍之一。

53．D。急性阑尾炎患者早期阑尾腔内梗阻引起的腹痛较轻，为上腹部或脐部隐痛，梗阻严重时，可为较明显的阵发性绞痛，并逐渐加重，有时可伴恶心，当阑尾炎症涉及壁层腹膜时，腹痛变为持续性并转移至右下腹疼痛加剧，可有全身症状。

54．C。血栓闭塞性脉管炎患者疼痛严重者可适当使用吗啡或哌替啶，但易成瘾，应慎用。此外患者应绝对禁烟；肢体保暖，但不可使用热疗，并保持皮肤清洁干燥，防止受伤及感染；早期可指导患者做伯格运动，以促进侧支循环的建立，但下肢已发生溃疡或坏死时，运动可增加组织耗氧；动脉或静脉已有血栓形成时，运动可致血栓脱落后栓塞，均不可运动。

55．C。长期坐立、便秘、门静脉高压、妊娠、前列腺肥大和盆腔巨大肿瘤者易引起直肠静脉回流受阻，引起静脉扩张淤血；此外，长期饮酒和进食大量刺激性食物可使局部充血，肛周感染可引起静脉周围炎，使静脉失去弹性而扩张；营养不良可使局部组织萎缩无力，以上因素都可诱发痔疮的发生。

56．A。截瘫患者长期卧床易发生压疮，应注意保持皮肤干燥、清洁，大小便失禁及大量出汗时应及时清理、擦干。注意保持床单、被褥清洁、平整、无碎屑、无褶皱。经常翻身是预防压疮最有效的方法。卧床者每2小时翻身1次，必要时每30分钟翻身1次，翻身时要避免拖拉。可在易发生压疮的部位加垫衬垫，有条件者可使用气垫床。可对受压部位未受损皮肤进行适当按摩，以促进局部血液循环。改善机体营养状况，增强机体抵抗力和修复能力。

57．C。骨折临床愈合后关节功能的恢复主要取决于是否进行有效的功能锻炼。骨折临床愈合后，骨痂的改造塑形需8～12周，塑形与活动、负重有关。

58．B。门脉高压症患者分流术后给予高热量、高维生素、低脂饮食，分流术后易诱发肝性脑病，应限制蛋白质和肉类的摄入，应为低脂、低蛋白饮食。

59．B。应用抗甲状腺药物和碘剂进行药物准备是甲亢患者术前准备的重要环节，目的是降低甲状腺功能和基础代谢率，减轻甲状腺肿大和充血，准备有效的指征是术前服用碘剂2～3周后甲亢症状可得到基本控制，表现为患者情绪稳定，睡眠好转，体重增加，脉率稳定在每分钟90次以下，脉压恢复正常，基础代谢率＋20%以下。

60．B。勤翻身拍背可能会引起患者颅内压增高，在急性高血压脑出血术前是错误的。急性高血压脑出血患者应绝对卧床休息，抬高床头15°～30°，给予控制血压、止血、脱水降颅压等治疗。

61．B。实质脏器损伤主要表现为腹腔内（或腹膜后）出血。常出现面色苍白、脉率加快或微弱，血压不稳，甚至休克。若胆管、胰管断裂，胆汁、胰液溢入腹腔，出现明显的腹痛和腹膜刺激征。该患者车祸伤2小时收入，右上腹压痛，反跳痛，B超示腹腔积液，血压为90/45mmHg，心率为110次/分，首先考虑为肝破裂。脾破裂患者疼痛部位主要为左上腹。胰腺破裂可表现为板状腹，出现腹部压痛、反跳痛。空腔脏器损伤主要表现为腹膜刺激征。

62．D。20岁以上妇女，特别是高危人群每月进行一次乳房自我检查。乳腺癌术后患者也应每月自查一次，以便早期发现复发征象。最好在月经后的7～10天进行，绝经者选择每个月固定的1天检查。

63．D。急性胰腺炎手术后需进行腹腔灌洗，术中放置的引流管是双套引流管，目的是冲洗脱落坏死组织、黏稠的脓液或血块。

64．B。气管插管留置时间一般不超过72小时，留置期间气管插管气囊内充气要适度，定时（推荐4小时）监测气囊压，维持其在20～30cmH$_2$O范围内，定时放气，防止造成通气不足或黏膜受压坏死等。

65．E。幽门梗阻患者不完全梗阻者给予无渣半流食，完全梗阻者术前禁食。观察呕吐情况，给予输液和营养支持，纠正低氯低钾性碱中毒。完全梗阻者术前3天每晚用300～500ml温等渗盐水洗胃，以减轻胃壁水肿和炎症，利于术后吻合口愈合。

66．D。关节僵硬是骨折最常见的并发症，多由于患肢长时间固定导致静脉和淋巴回流不畅，关节周围组织发生纤维粘连所致，预防的方法是积极进行功能锻炼。功能锻炼不够，会造成关节僵硬。

67．A。肾损伤非手术治疗期间，了解出血状况的观察重点是血压、尿色。血压可提示患者有无休克征象。肾损伤非手术治疗期间每30分钟至2小时留取患者尿液于编号的试管内，观察尿色深浅变化，若颜色加深，说明有活动性出血；动态监测血红蛋白和血细胞比容变化可判断出血情况。

68．E。腹部闭合性损伤患者应严格执行外科急腹症的"四禁"，即禁食禁饮、禁忌灌肠、禁用泻药、禁用吗啡等镇痛药物。明显腹胀或疑有空腔脏器损伤者，灌肠可加重患者腹胀症状，应尽早行胃肠减压，减少胃肠内容物漏出，减轻腹痛。注意密切观察生命体征、腹部症状和体征。补充足够的液体，并遵医嘱使用抗生素。

69．A。该患者左第2、3肋骨骨折且未发生移位，考虑为单纯肋骨骨折。单纯胸骨骨折的治疗主要为镇痛、固定胸壁和防治并发症。小量气胸（肺萎陷30%以下）不需要特殊处理，积气一般可在1～2周自行吸收。

70．B。肛瘘极少自愈，必须及时治疗，主要采用手术治疗。肛裂患者一般采取非手术治疗，保持大便通畅，必要时口服缓泻药，排便后坐浴，局部麻醉后，扩肛以解除括约肌痉挛，促进溃疡愈合。痔治疗原则以非手术治疗为主，无症状的痔无须治疗，有症状的痔治疗重点在于减轻或消除症状。直肠脱垂中幼儿直肠脱垂以保守治疗为主，成人的黏膜脱垂多采用硬化剂注射治疗，成人的完全性直肠脱垂则以手术治疗为主。早期坐骨肛管间隙脓肿治疗原则为局部理疗,热水坐浴，口服缓泻药或液状石蜡促进排便，脓肿形成后尽早切开引流。

71．C。肠梗阻患者主要表现为腹痛、呕吐、腹胀和停止排气排便，粘连性肠梗阻多由腹腔内手术、炎症、创伤、出血、异物等引起，可见肠型和肠蠕动波，肠扭转时腹胀不对称，肠鸣音亢进，有气过水音或金属音。该患者4年前因节段性肠炎行末端回肠切除术，曾有切口感染，考虑为腹腔内手术导致的粘连性肠梗阻。

72．D。该患者最可能诊断为粘连性肠梗阻，粘连性肠梗阻在非手术治疗期间，最重要的是保持有效的胃肠减压，禁食，纠正水、电解质及酸碱平衡紊乱，应用抗生素防治腹腔感染，解痉镇痛，低压灌肠，如梗阻还是未能解除再考虑手术。

73．E。胸腹部受伤患者应绝对卧床休息，不可随便搬动，病情稳定者取半卧位，有利于引流和呼吸。病情不稳定时取平卧或休克卧位。该患者血压65/48mmHg，呼吸困难，出现休克症状，应立即给予氧气吸入，静脉补液，必要时遵医嘱输血。严格执行外科急腹症的"四禁"，即禁食禁饮、禁忌灌肠、禁用泻药、禁用吗啡等镇痛药物。诊断未明确的患者禁用镇痛药，以免掩盖病情，延误诊断。补充足够的液体，并遵医嘱使用抗生素。禁食、胃肠减压，进行常规术前准备。

74．B。休克患者应密切监测其的生命体征包括血压、脉搏、意识等，并根据血压、尿量、中心静脉压等监测指标，估算输液量及判断补液效果。

75．E。该患者胸腹部撞伤后，呼吸困难，血压65/48mmHg，出现右上腹压痛、反跳痛、肌紧张等腹膜刺激征表现，右7、8、9肋骨骨折。考虑患者可能发生了肝破裂大出血合并多根多处肋骨骨折，应权衡疾病轻重，立即处理休克并准备紧急手术，在抗休克同时行剖腹探查。

76．D。DIC的病因包括严重感染，休克、大面积烧伤、挤压伤等严重创伤，急性白血病、胰腺癌等恶性肿瘤，中毒、产科意外、输血反应、移植排斥等其他疾病。慢性心力衰竭主要表现为呼吸困难和活动受限等心衰症状，不会造成凝血功能障碍，诱发DIC。

77．D。急性DIC高凝期患者大量凝血物质释放入血，血液处于高凝状态，此期的治疗原则除控制原发病、改善微循环外，应首先考虑行抗凝治疗，阻断凝血反应的恶性循环，肝素是DIC首选的抗凝治疗药物。

78．E。早期倾倒综合征为胃大部切除术后远期并发症，多发生于进食后半小时，出现心悸、出冷汗、乏力、面色苍白等短暂血容量不足的相应表现，并伴有恶心和呕吐、腹部绞痛和腹泻。该患者行胃大部切除、胃空肠吻合术后2周，考虑出现的并发症为倾倒综合征。幽门梗阻患者表现为呕吐严重且量大，含有隔夜食物及腐臭味。输入袢梗阻主要表现为上腹部剧烈腹痛伴频繁呕吐，量少不含胆汁，呕吐后症状不缓解；输出袢梗阻主要表现为上腹饱胀,呕吐物含食物和胆汁。

79．A。倾倒综合征多因胃大部切除术后因进食后，大量高渗食物快速进入空肠，刺激肠道分泌多种活性物质，引起大量细胞外液渗入肠腔，使循环血量骤然减少，同时胃肠功能紊乱也可引起。预防应少食多餐，避免过甜、过咸、过浓、过热流食，宜进低糖类、高蛋白饮食，餐时限制饮水。进餐后平卧10～20分钟，多数患者6～12个月能逐渐自愈。

80．E。早期倾倒综合征多因餐后大量高渗食物快速进入空肠，刺激肠道分泌多种活性物质，引起大量细胞外液渗入肠腔,使循环血量骤然减少，同时胃肠功能紊乱也可引起。

81．D。急性梗阻性化脓性胆管炎患者除 Charcot 三联症（腹痛、高热寒战、黄疸）外，还有休克、神经中枢系统受抑制表现，称为 Reynolds 五联症。神经系统症状常有神情淡漠、嗜睡、神志不清，甚至昏迷；合并休克可出现躁动、谵妄等。实验室检查可见白细胞计数及中性粒细胞比例增高，该患者出现典型 Reynolds 五联症表现，最可能诊断为急性梗阻性化脓性胆管炎。

82．A。该患者诊断为急性化脓性梗阻性胆管炎，应边抗休克边紧急手术解除胆道梗阻并引流，最关键的治疗措施为紧急手术解除胆道梗阻并引流，以去除病因。

83．D。破伤风梭菌为革兰阳性厌氧芽胞杆菌，其致病因素主要是外毒素（痉挛毒素和溶血毒素）。

84．C。破伤风致病因素主要是外毒素（痉挛毒素和溶血毒素）。损伤后注射大量破伤风抗毒素的目的是中和游离的破伤风毒素。只在早期有效，若毒素已与神经组织结合，则难收效。

85．C。病情严重的破伤风患者如频繁抽搐药物不易控制，无法咳痰或有窒息危险，应尽早行气管切开，以便改善通气，清除呼吸道分泌物，必要时进行人工辅助呼吸。

86．B。破伤风是由破伤风梭菌经皮肤或黏膜伤口侵入人体，在缺氧环境中生长繁殖所导致的特异性感染，该患者被锈钉刺伤，会产生细深的伤口，产生缺氧环境，有利于破伤风梭菌的繁殖，从而引起破伤风。

87．D。中国新九分法将成人体表面积划分为 11 个 9% 的等分法，另加 1%，构成 100% 的总体表面积，头颈部共 9%，其中发、面、颈各 3%；双上肢共 2 个 9%，其中双手 5%、双前臂 6%、双上臂 7%；躯干占 3 个 9%，其中腹侧 13%、背侧 13%、会阴 1%；双下肢占 5 个 9% + 1%，其中双臀 5%、双足 7%、双小腿 13%、双大腿 21%。小面积烧伤可采用手掌法进行估计。若将患者五指并拢、单掌的掌面面积占体表面积的 1%。该患者烧伤面积为 9% + 5×9% + 1% + 2%=57%。深Ⅱ度伤及真皮乳头层以下，痛觉迟

钝，创面苍白与潮红相间，有水疱，疱壁较厚。该患者表现为深Ⅱ度烧伤。Ⅰ度烧伤为红斑性烧伤，痛觉过敏，无水疱；浅Ⅱ度烧伤伤及真皮浅层（乳头层），产生大小不一的水疱，疱壁薄，基底潮红，疼痛剧烈；Ⅲ度烧伤伤及皮肤全层，皮下、肌肉或骨骼痛觉消失，创面无水疱。

88．D。大面积烧伤患者遵医嘱及时补液是休克期的首要护理措施，伤后第一个 24 小时补液量＝体重（kg）×Ⅱ、Ⅲ度烧伤面积（%）×1.5ml（小儿 1.8ml，婴儿 2ml）＋生理日需量 2000ml。该患者伤后第一个 24 小时补液量＝ 60（kg）×57（%）×1.5ml+2000ml=7130ml。

89．D。理论上讲化疗药物只能杀灭一定百分比的肿瘤细胞，多药物的联合应用是控制复发的可能途径。化疗分为全身给药（静脉、肌注、口服）和局部给药（外敷、手术区冲洗、腔内或瘤内注射），化疗药的治疗方法有大剂量冲击治疗、小剂量维持治疗等，应根据患者身高和体重选择药物的剂量，并遵医嘱多疗程治疗。

90．A。化疗药物可引起骨髓抑制，化疗期间，应密切注意化疗药物对骨髓的抑制作用，主要观察血常规，如白细胞 $< 3.5×10^9$/L，或血小板 $< 80×10^9$/L 时，应暂停化疗，预防感染。白细胞 $< 1×10^9$/L，实行保护隔离。血小板 $< 20×10^9$/L，绝对卧床休息，协助做好生活护理。

91．E。微循环扩张期表现为：若休克未及时纠正，病情发展，流经毛细血管的血流量继续减少，组织因严重缺氧而处于无氧代谢状态，产生大量酸性代谢产物，同时释放舒张血管的组胺、缓激肽等介质。这些物质可使毛细血管前括约肌松弛，后括约肌因敏感性低，处于相对收缩状态。

92．B。微循环衰竭期表现为当休克进入不可逆阶段的时候，由于血液浓缩、黏稠度增加，加之酸性环境中的血液高凝状态，红细胞与血小板发生凝集而在血管内形成微血栓，甚至发生弥散性血管内凝血。

93．A。抗肿瘤药物分为细胞毒类药物和非直接细胞毒类抗肿瘤药两大类。细胞毒类抗肿瘤药即传统化疗药物，主要通过影响肿瘤细胞的核酸和

蛋白质结构与功能，直接抑制肿瘤细胞增殖和（或）诱导肿瘤细胞凋亡的药物。非细胞毒类抗肿瘤药主要以肿瘤分子病理过程的关键调控分子为靶点，如分子靶向药物等。细胞毒类抗肿瘤药主要包括影响核酸生物合成的药物（又称抗代谢药）、影响 DNA 结构与功能的药物、干扰转录过程和阻止 RNA 合成的药物及抑制蛋白质合成与功能的药物。影响 DNA 结构域功能的药物包括 DNA 交联剂如氮芥、环磷酰胺等烷化剂，抗生素类如丝裂霉素和博来霉素等。

94．B。抗肿瘤药物分为细胞毒类药物和非直接细胞毒类抗肿瘤药两大类。细胞毒类抗肿瘤药即传统化疗药物，主要通过影响肿瘤细胞的核酸和蛋白质结构与功能，直接抑制肿瘤细胞增殖和（或）诱导肿瘤细胞凋亡的药物。非细胞毒类抗肿瘤药主要以肿瘤分子病理过程的关键调控分子为靶点，如分子靶向药物等。细胞毒类抗肿瘤药主要包括影响核酸生物合成的药物（又称抗代谢药）、影响 DNA 结构与功能的药物、干扰转录过程和阻止 RNA 合成的药物及抑制蛋白质合成与功能的药物。抗代谢药包括二氢叶酸还原酶抑制剂如甲氨蝶呤等，嘌呤核苷酸互变抑制剂如巯嘌呤等，DNA 多聚酶抑制剂如阿糖胞苷等。

95．A。肠梗阻按基本病因可分为机械性肠梗阻、动力性肠梗阻、血运性肠梗阻。机械性肠梗阻是由于机械性因素导致肠腔狭小，肠内容物不能通过所致。动力性肠梗阻是由于神经抑制或毒素刺激引起肠壁肌运动紊乱所致。血运性肠梗阻是由于肠系膜血管栓塞或血栓形成，肠管血供障碍所致。按肠壁血供有无障碍分类可分为单纯性和绞窄性两类，单纯性肠管无血供障碍，而绞窄性伴有血供障碍。肠扭转是一段肠管甚至全部小肠及其系膜沿系膜轴扭转 360°～720°，因此，既有肠管的梗阻，更有肠系膜血液循环中断，属于机械性绞窄性肠梗阻。

96．C。麻痹性肠梗阻多见于腹部手术、创伤或弥漫性腹膜炎后，常与低钾血症有关。

97．D。痉挛性肠梗阻少见，可发生于急性肠炎、肠道功能紊乱或慢性铅中毒患者。

98．C。坏疽性及穿孔性阑尾炎病理改变为阑尾管壁坏死或部分坏死（可见阑尾管壁缺血呈紫色或黑色），是急性阑尾炎最严重的类型。

99．A。急性单纯性阑尾炎病变只局限于黏膜和黏膜下层，可见阑尾黏膜和黏膜下层充血、水肿，小溃疡和出血点。

100．B。急性化脓性阑尾炎亦称急性蜂窝织炎性阑尾炎，病变累及到阑尾壁的全层，可见阑尾溃疡面加大并深达肌层和浆膜层，浆膜高度充血，表面有脓性渗出液。

单科试卷二答案与解析

1．B。肺癌术后患者未清醒前取平卧位，头偏向一侧，以免呕吐物、分泌物吸入而致窒息或并发吸入性肺炎，术后清醒且血压稳定者，可改为半坐卧位，以利于呼吸和引流；一侧肺叶切除者，呼吸功能尚可，采取健侧卧位，但呼吸功能较差者，宜选平卧位，避免健侧肺受压而影响通气。该患者右上一侧肺叶切除术后第一天，宜采取左侧卧位。肺段切除术或楔形切除术者，采用健侧卧位，促进患侧肺扩张；一侧全肺切除术者，避免过度侧卧，采取1/4侧卧位，防止纵隔移位和压迫健侧肺。

2．B。急救的目的是挽救生命和稳定伤情，处理复杂伤情时，应优先解除危及患者生命的情况，使伤情得到初步控制，然后再进行后续处理，并尽可能稳定伤情，为转送和后续确定性治疗创造条件。必须优先抢救的急症主要包括心跳、呼吸骤停、窒息、大出血、张力性气胸和休克等。

3．B。重症颅脑损伤患者应采取头高足低位，床头抬高15～30cm，以预防脑水肿。

4．C。破伤风患者若能有效控制痉挛发作可明显减少并发症而获治愈，最重要的措施是使用镇静及解痉药，解除因持续肌肉收缩导致的剧痛，减少抽搐发作频度与严重程度，并降低患者对外界刺激的敏感性，控制或减轻痉挛。

5．B。骨盆骨折、右股骨干骨折易合并大出血，且患者出现面色苍白、血压降低等休克表现，应首先进行抗休克治疗，建立静脉通道，补充血容量，挽救患者生命。

6．D。甲状腺由两层被膜包裹，内层被膜称甲状腺固有被膜，很薄，紧贴腺体；外层被膜是甲状腺假被膜，又称甲状腺外科被膜，包绕并固定甲状腺于气管和环状软骨上。成人甲状腺约重30g，分左、右两叶。两叶的背面，在两层被膜间的间隙内，一般附有4个甲状旁腺。甲状腺的血液供应十分丰富，主要由两侧的甲状腺上动脉（颈外动脉的分支）和甲状腺下动脉（锁骨下动脉的分支）供应。

7．C。切开引流为治疗直肠肛管周围脓肿的主要方法，一旦诊断明确，即应切开引流，手术方式因脓肿的部位不同而异。

8．E。钙与钾有对抗作用，高钾血症时，静脉缓慢推注10%葡萄糖酸钙或5%氯化钙，可对抗钾离子对心肌的抑制作用，缓解心律失常。

9．A。中心静脉压与血压结和可指导临床液体治疗。血压低，中心静脉压低，提示血容量严重不足，应充分补液，加快输液速度；血压低，中心静脉压高，提示患者出现血容量相对过多或心功能不全，应给予强心药，纠正酸中毒，舒张血管；血压正常，中心静脉压低，提示血容量不足，应适当补液；血压正常，中心静脉压高，提示容量血管过度收缩，应舒张血管；血压低，中心静脉压正常，提示心功能不全或血容量不足，应进行补液试验。

10．B。胰腺癌并发糖尿病，术前尿糖控制在尿糖（＋～－）。

11．D。动力性尿潴留指膀胱出口、尿道无器质性梗阻病变，尿潴留系排尿动力障碍所致。最常见的原因为中枢或周围神经系统病变，如脊髓或马尾损伤、肿瘤、糖尿病等。术后出现动力性尿潴留，一般可恢复，应稳定患者情绪，采用诱导排尿法，如变换体位、下腹部热敷或听流水声等，可遵医嘱采用药物、针灸治疗。上述措施无效时在无菌操作下导尿，一次放尿不超过 1000ml，尿潴留时间过长或导尿时尿量超过 500ml 者，留置导尿管 1～2 天。膀胱穿刺排尿在可留置导尿的情况下不采用。

12．C。颅内压增高明显者或急性脑疝患者禁忌腰椎穿刺，腰椎穿刺放液后因椎管内压力急剧下降，颅腔与椎管内压力差加大，可使脑组织向下移位，而发生或加重脑疝。

13．C。腰椎间盘突出症状初次发作绝对卧硬板床 3 周，以减轻负重和体重对椎间盘的压力，症状缓解后戴腰围逐步下床活动。

14．D。骨肿瘤术后抬高患肢，保持关节功能位。膝部术后，膝关节屈曲 5°～10°。髋部术后，髋关节外展中立位。必要时进行固定、制动，避免过度活动。卧床患者定时翻身、叩背，预防压疮。给予患者高蛋白、高热量、高维生素、高纤维素饮食，必要时静脉补充营养。疼痛时根据三阶梯镇痛疗法遵医嘱给药。

15．C。胸外心脏按压的部位是胸骨下段，即胸骨下 1/3 处，乳头连线与胸骨交界处。

16．D。阑尾切除术后腹腔内出血多因阑尾系膜结扎松脱所致，发生较早。盆腔脓肿和肠间脓肿均需腹腔内感染发展到一定程度才可出现；粘连性肠梗阻与局部炎症渗出、手术损伤、切口异物和术后长期卧床有关，其发展也需一定时间，因而术后 24 小时内，考虑最常见腹腔内出血。

17．E。再植肢体吻合动静脉未完全修复，禁忌从再植肢体静脉输注液体。患肢再植术后应注意观察皮肤温度及颜色、毛细血管回流试验、指（趾）腹张力和指（趾）端侧方切口出血，警惕血管危象发生，应每 1～2 小时观察 1 次。同时应严密观察患者尿量，测定尿比重，详细记录出入水量以便及时发现急性肾衰竭征象。术后应抬高患肢，使之处于略高于心脏水平，以利静脉回流。患者应平卧 10～14 天，勿侧卧，以防患侧血管受压影响患肢的血流速度。勿起坐，包括吃饭及大小便时，以免引起患肢血管压力的改变而危及血供。在肢（指）体成活、骨折愈合拆除外固定后，进行主动或被动功能锻炼，并适当辅以物理治疗，

促进功能恢复。

18．D。颅内压增高患者情绪激动、剧烈咳嗽、用力排便时以及癫痫发作者可因血压骤升而升高颅内压，诱发脑疝形成。躁动者强制约束可引起患者情绪激动，血压骤升而进一步升高颅内压，诱发脑疝。

19．A。低位肠梗阻患者大量肠液积存于肠道，丢失大量碱性液体，可出现代谢性酸中毒。高位肠梗阻患者呕吐物中含大量胃液，丢失大量氢离子，可出现代谢性碱中毒。

20．C。急性肾衰竭患者在少尿期或无尿期应采用无蛋白饮食或低蛋白饮食，供给足量糖类、高维生素的清淡流质或半流质饮食。多尿期蛋白质可增至 0.8g/（kg·d），恢复期恢复到 1.0g/（kg·d），以优质蛋白（肉类、蛋类、奶类）为宜。

21．E。胰岛素瘤患者主要表现为低血糖对中枢神经系统的影响和低血糖引起的儿茶酚胺过度释放症状，低血糖对中枢神经系统的影响主要表现为头痛、焦虑、饥饿、复视、健忘甚至昏睡、昏迷或一过性晕厥等；儿茶酚胺的过度释放主要表现为出汗、心慌、震颤、脉速和面色苍白等。胰岛素瘤患者发生低血糖反应时不可能出现的临床表现是呼吸困难。

22．C。肾移植术前鼓励患者进食低钠、优质蛋白、高糖类、高维生素饮食，必要时遵医嘱经肠内、外途径补充营养，以改善患者的营养状况，纠正低蛋白血症，提高手术耐受性。术后应监测尿量，术后早期维持在 200～500ml/h 为宜，部分尿毒症患者肾移植术后 3～4 天内出现多尿，每小时尿量可达 1000ml/h 以上，达 5000～10 000ml 时，称为多尿期。补液遵循"量出为入"的原则，根据尿量和中心静脉压（CVP）及时调整补液速度与量，保持出入量平衡。术后为预防血管吻合口破裂，禁忌突然改变体位，不宜过早活动下肢，根据病情术后第 2 天方可进行床上活动、术后第 3 天可下床活动。坚持服用免疫抑制药，发生感染时也不可停用，应尽量预防感染的发生。

23．C。腹痛是急腹症患者最突出而重要的表现。腹痛开始的部位或最显著的部位常为病变器官的

部位。根据腹痛的诱因、部位及范围、急缓、程度和性质等进行急腹症的鉴别诊断。外科腹痛的特点是常伴有腹膜刺激征。

24．B。骨关节结核绝大部分由肺结核引起，好发于儿童和青少年，脊柱结核多见，其次为膝关节结核和髋关节结核。骨关节结核起病缓慢、隐匿，可无明显全身症状或只有轻微结核中毒症状，表现为午后低热、乏力、盗汗，典型病例还可见消瘦、食欲差、贫血等症状。实验室检查可有轻度贫血，少数患者白细胞计数升高。红细胞沉降率在结核活动期明显增快。骨与关节结核应采用综合的治疗方法，其中抗结核药物治疗贯穿于整个治疗过程，在治疗中占主导地位。

25．C。营养液中严禁添加其他治疗用药。周围静脉营养输注时，应选择粗直、弹性好的静脉。经周围静脉肠外营养支持。肠外营养时间一般不超过2周。营养液中严禁添加其他治疗用药。中心静脉输注营养液，可以使用较长时间，但并发症较多而严重。营养液要在无菌环境下配制，放置于4℃以下的冰箱内暂存，并于24小时内用完。

26．A。患者运动后出现肾绞痛和血尿，为输尿管结石的典型表现。泌尿系统X线平片能发现90%以上的结石。下一步首先考虑的辅助检查是X线平片。

27．D。腹腔引流管应妥善固定，避免脱出，一旦脱出不可自行重新插回。保持引流管通畅，防止受压、打折、扭曲。正确连接引流袋，引流管低于引流出口，为防堵塞，可用手轻轻挤压；若堵塞，应在医生指导下用注射器抽取生理盐水冲洗。注意观察引流液的颜色、性质和量。

28．B。吻合口瘘是食管癌术后最严重的并发症，多发生在术后5～10天，表现为呼吸困难、胸腔积液和全身中毒症状。一旦发生应立即通知医生并嘱患者禁食，行胸腔闭式引流，应用抗生素并加强营养支持，严密观察生命体征，必要时做好术前准备。

29．B。参照格拉斯哥昏迷计分法（GCS），该患者痛时能睁眼计分2分，刺激肢体无运动反应计分1分，语言无反应计分1分，该患者GCS

评分为2＋1＋1=4分。

30．A。股骨干骨折行骨牵引时抬高床尾15～30cm，以保持反牵引力。注意保持有效牵引，若身体移位抵住床头或床尾，及时调整；牵引重锤应保持悬空，牵引方向与被牵引肢体长轴应成直线，不可随意放松牵引绳，牵引绳不可受压，牵引重量不可随意增减或移除。

31．C。乳腺癌患者术后生命体征平稳后取半卧位，以利呼吸和引流。

32．C。嵌顿性疝手法复位后密切观察腹部体征变化，一旦出现腹膜炎或肠梗阻的表现，应尽早手术探查。

33．B。经皮肝穿造影（PTC）可诱发胆汁漏、出血、胆道感染等并发症。该患者行PTC术后3小时，出现腹痛、面色苍白、血压下降等血容量不足表现，且存在压痛、反跳痛及肌紧张等腹膜刺激征表现，考虑该患者发生了腹腔内出血。感染性休克多由细菌或毒素所致，多表现为烦躁不安、淡漠或嗜睡，皮肤苍白或发绀，皮肤湿冷。胆道出血可有呕血、黑便等表现。重症胆管炎可表现为腹痛、寒战与高热、黄疸、休克、神经系统受抑制等表现。

34．D。输精管结扎术将输精管结扎，阻断了精子的输出通道，使精子不能排出，是一种永久的节育方法。

35．D。该患者出现腹痛、呕吐、停止排便排气症状，考虑患者出现肠梗阻，应禁食、持续胃肠减压，给予肠外营养支持。肠内营养禁忌证包括胃肠道梗阻、有活动性出血、严重腹泻及休克患者等。

36．E。肾上腺皮质腺瘤并发醛固酮增多症患者会出现高血压和低血钾，术前应给予低钠、高钾、低脂饮食。

37．E。吗啡有兴奋Oddi括约肌的作用，可引起Oddi括约肌痉挛，胆囊内压增高，加重病情，胆绞痛发作时，禁用吗啡。严重腹痛者，可遵医嘱肌内注射哌替啶等。

38．E。肾结核患者术后应继续抗结核药物治疗6～9个月。应指导患者术后按时、足量、足疗程服用抗结核药物；告知并指导患者观察药物不良反应，如有异常及时就诊。利福平主要不良反应为胃肠道不适、肝损害（ALT升高和黄疸）、过敏反应；吡嗪酰胺不良反应以药物性肝炎（ALT升高和黄疸）、高尿酸血症常见，皮疹、胃肠道反应少见；链霉素主要不良反应为听力障碍、眩晕、口周麻木、肾损害及过敏反应；异烟肼为周围神经炎、肝损害（ALT升高）；乙胺丁醇为球后视神经炎、胃肠道反应。用药过程中应遵医嘱使用护肝药物，定期检查肝功能；勿用或慎用对肾脏有毒性的药物，如氨基糖苷类、磺胺类药物。据结核药物副作用，用药指导应不包括定期复查血白细胞计数。

39．C。中国新九分法将成人体表面积划分为11个9%的等分法，另加1%，构成100%的总体表面积，头颈部共9%，其中发、面、颈各3%；双上肢共2个9%，其中双手5%、双前臂6%、双上臂7%；躯干占3个9%，其中腹侧13%、背侧13%、会阴1%；双下肢占5个9%＋1%，其中双臀5%、双足7%、双小腿13%、双大腿21%。该患者烧伤面积为18%＋13%＋13%＝44%。大面积烧伤患者伤后第1个24小时补液量＝体重（kg）×Ⅱ、Ⅲ度烧伤面积（%）×1.5ml（小儿1.8ml，婴儿2ml）＋生理日需量2000ml。该患者伤后第1个24小时补液量＝60（kg）×44（%）×1.5ml＋2000ml＝5960ml。最接近该补液量的选项为6000ml。

40．C。颅内压增高患者应控制液体摄入量，不能进食者，每天静脉入量在1500～2000ml，每天尿量不少于600ml，控制输液速度，防止输液过快加重脑水肿。

41．C。阿托品能阻断M胆碱能受体，抑制腺体分泌，解除平滑肌痉挛及迷走神经兴奋对心脏的抑制作用。患者麻醉前肌注阿托品的目的是减少呼吸道分泌物。

42．A。体外循环下行人工瓣膜置换术后若3～4小时内，10岁以下的小儿纵隔引流管血性引流量＞50ml/h，成人＞100ml/h，引流液呈鲜红色，有较多血凝块，伴有低血容量的表现，应考虑有活动性出血的可能。该患者术后第1天纵隔引流量80ml/h＜100ml/h，引流量正常，应继续观察，不需特殊处理。

43．E。泌尿系结石患者应大量饮水，保证每天饮水量3000ml以上，以维持每天尿量＞2000ml，达到稀释尿液、延缓结石生成速度、冲洗尿路及预防感染的目的。

44．C。正常人肝门静脉压力为13～24cmH_2O，平均18cmH_2O。门静脉高压症时，压力大都增至30～50cmH_2O。

45．C。肝性脑病患者主要表现为高级神经中枢的功能紊乱以及运动和反射异常，最具有特征性的体征是扑翼样震颤。该患者行肝叶切除术后第4天，发现该患者表情淡漠，烦躁不安，考虑该患者最可能并发了肝性脑病。

46．A。头痛是蛛网膜下腔阻滞麻醉（腰麻）后最常见的并发症，为腰椎穿刺时刺破硬脊膜和蛛网膜，脑脊液流失所致。腰麻手术后患者应常规去枕平卧6～8小时，以预防腰麻后头痛。

47．D。判断呼吸性酸碱失衡的血气分析指标是动脉血二氧化碳分压（$PaCO_2$），正常值为35～45mmHg。呼吸性酸中毒$PaCO_2$增高，呼吸性碱中毒$PaCO_2$下降。剩余碱（BE）指在标准条件下，用酸或碱滴定全血标本至pH7.40时所需的酸或碱的量，可反映代谢性酸碱中毒因素。动脉血氧饱和度（SaO_2）动脉血中血红蛋白实际结合的氧量与所能结合的最大氧量之比，是反映肺功能状况的指标。动脉血氧分压（PaO_2）是动脉血中物理溶解的O_2产生的压力，反映机体氧合状态。

48．C。胸腔闭式引流一般置管48～72小时，临床观察引流瓶中无气体溢出且引流液颜色变浅、24小时引流液量＜50ml、脓液＜10ml、胸部X线摄片显示肺复张良好无漏气、患者无呼吸困难或气促，即可考虑拔管。胸腔闭式引流肠管水柱无波动，提示引流管不通畅或肺已经完全扩张。胸腔闭式引流长玻璃管的下口插至液面下3～4cm。引流液体引流管放置在患侧腋中线与腋后线之间第 6～8 肋间处；引流气体放置于患侧锁骨中线第 2 肋间或腋前线第 4、5 肋间处；脓液引流应放置于脓液积聚的最低位置。闭式胸腔引流装置中的三瓶水封闭式引流即为带负压的引流瓶。

49. A。结肠癌手术前 3 天口服新霉素或甲硝唑，同时加服维生素 K，给予少渣半流质饮食，每晚口服缓泻药液状石蜡或硫酸镁 15～20g。术前 2 天无渣流质饮食，有肠梗阻者应禁食、补液。术前 1 天禁食，以减少并软化粪便，当晚及术日晨清洁灌肠，灌肠时宜选细肛管，轻柔插入，禁用高压灌肠，以免癌细胞扩散。

50. A。脱水患者静脉补液原则为先盐后糖，先晶后胶，先快后慢，液种交替。静脉补钾时遵循"四不宜"原则"不宜过早，见尿补钾（尿量＞40ml/h）；不宜过浓，浓度＜0.3%；不宜过快，成人 30～40 滴／分；不宜过多，成人每天总量控制在 3～6g。

51. E。腹腔手术后采取半坐卧位可使腹腔渗出液流入盆腔，减少炎症扩散和毒素吸收，便于引流，同时防止感染向上蔓延引起膈下脓肿。

52. A。器官移植术前，受者应做好心理准备；完善术前检查，除常规检查外，还包括肝、肾、心、肺和神经系统功能、肝炎病毒相关指标、HIV 及水电解质水平、尿及咽拭培养、血型和 HLA 配型等；应用免疫抑制药，具体用药应根据移植器官的种类及患者情况决定；预防感染，及时治疗呼吸道及泌尿道感染，遵医嘱预防性应用抗生素；以及术前禁食禁饮、保持皮肤清洁、注意保暖、加强营养、增加抵抗力等。

53. D。阑尾切除术后并发症切口感染的临床表现包括术后 2～3 天体温升高，切口胀痛或跳痛，局部红肿、压痛等。处理原则为可先试行穿刺抽出脓液，或于波动处拆除缝线，排出脓液，放置引流，定期换药，短期可治愈。该患者表现提示发生了切口感染，应拆开伤口缝线，排出脓液，促进伤口愈合。

54. C。血栓闭塞性脉管炎早期（局部缺血期）患者主要的病理变化是血管痉挛，典型症状为间歇性跛行，当患者行走一段后患肢疼痛，被迫停下，休息后疼痛缓解。营养障碍期（中期）主要表现为静息痛。组织坏死期（晚期）主要表现为肢体由远端向近端逐渐发生干性坏疽，肢端发黑，形成经久不愈的溃疡。

55. B。无痛性间歇性便后出鲜血是内痔早期的常见症状。常为大便时滴血或便纸上带血，少数呈喷射状出血，可自行停止。

56. A。患者骨盆骨折及左股骨干开放性骨折均易合并血管损伤出现大出血，导致失血性休克。骨盆各骨主要为松质骨，邻近又有许多动脉和静脉丛，血液循环丰富。骨盆骨折后大出血可造成失血性休克。由于股深动脉的穿支在后方贴近股骨并穿经肌肉，股骨干骨折易合并血管损伤，穿破肌肉，造成大量出血，出血量常在 1000ml 以上。

57. B。颈椎明显压缩或双侧椎间关节脱位时应持续颅骨牵引复位，牵引重量 3～5kg，复位后再牵引 2～3 周，石膏固定 3 个月。颈椎半脱位应石膏固定 3 个月。颈椎轻度压缩应采用枕颌带牵引复位，牵引重量 3kg，其后石膏固定 3 个月，石膏干固后即可下床活动。爆破型颈椎骨折有神经症状者，早期手术祛除骨片、减压、植骨及内固定；存在严重并发伤，待病情稳定后再行手术。

58. D。门脉高压症患者给予高热量、适量蛋白、高维生素、低脂饮食，严重肝功能损害者应限制蛋白质摄入量，适量补充支链氨基酸。明显腹水者限制液体和钠的摄入，少食含钠高的食物。禁食坚硬、粗糙的食物，以免胃底 - 食管下段静脉破裂出血。

59. A。转移性肿瘤约占颈部恶性肿瘤的 3/4，在颈部肿块中，发病率仅次于慢性淋巴结炎和甲状腺疾病。原发癌灶绝大部分（85%）在头颈部，尤以鼻咽癌和甲状腺癌转移最为多见。锁骨上窝转移性淋巴结的原发灶，多在胸腹部（肺、纵隔、乳房等）；胃肠道、胰腺、妇科恶性肿瘤多经胸导管转移至左锁骨上淋巴结。左锁骨上淋巴结转移癌时，首先考虑原发肿瘤的位置在消化道。

60. A。脑血栓形成患者在发病后 6 小时以内进行溶栓使血管再通，为最佳时机，可以挽救脑梗死周围仅有功能改变的缺血半暗带组织，避免坏死范围扩大。

61. E。腹部损伤如伴腹内脏器或组织自腹壁伤口突出，可用消毒碗覆盖保护，勿予强行回纳，以免加重腹腔污染，回纳应在手术室经麻醉后进行。凡士林常用于皮肤的保护、保湿、可促进愈合。

62. D。乳腺癌术后24小时内开始做手指和腕部的屈曲和伸展运动。术后1～2周，待皮瓣基本愈合后，开始活动肩关节，以肩部为中心，前后摆臂。乳腺癌术后应预防患者患侧上肢肿胀，术后患侧腋窝淋巴结切除后，易发生上肢淋巴回流不畅，应避免在患侧上肢测血压、抽血等，避免患肢肘关节屈曲或过度负重、受伤等。术后患侧上肢用软枕垫高10°～15°，按摩患侧上肢或进行握拳、屈腕、伸肘运动，以促进淋巴回流。肿胀严重者，可使用弹力袖或弹力绷带，以利于回流。

63. D。患者外伤性肠穿孔修补术后第2天，出现腹胀明显，肠蠕动未恢复，此时最重要的措施是持续性胃肠减压，胃肠减压可抽出胃肠道内积液、积气，减轻对伤口部位刺激和表面张力，促进切口部位愈合。

64. D。人卫社教材急危重症护理学第4版P348表述为：采用测压法进行气囊注气，不需常规进行放气，推荐每4小时监测气囊压力维持气囊压力在20～30cmH₂O。人卫社教材内科护理学第5版P140：气管插管不使用高容低压套囊，需定时放气。一般每6～8小时放气1次，每次放气5～10分钟后再充，第6版相关内容删除。气管套囊12小时放气一次可因呼吸道黏膜长期受压而致其缺血、糜烂和出血。气管插管患者的头部稍仰，头部位置每1～2小时转动变换一次，避免头皮压伤及导管压迫咽喉部。保持导管通畅，及时吸出鼻腔内分泌物，定时雾化吸入。拔除气管插管后，密切观察患者的反应，注意有无喉水肿、喉痉挛等并发症发生。

65. E。因胃或十二指肠溃疡引起呕血、大量柏油样黑便，导致红细胞计数、血红蛋白和血细胞比容下降，患者心率加快、血压下降，甚至出现

休克症状称为胃十二指肠溃疡大出血，该患者有消化性溃疡病史，症状提示发生了胃十二指肠溃疡大出血，短时间失血量超过1000ml时，可出现烦躁不安、出冷汗、脉搏细速、呼吸急促、血压下降等休克症状。短期内失血超过400ml时，患者可出现面色苍白、口渴脉搏快速有力、血压正常或略偏高的循环系统代偿征象。

66. D。石膏固定可造成的主要并发症包括骨筋膜室综合征；压疮；化脓性皮炎；石膏综合征；肌肉萎缩、关节僵硬、骨质疏松等废用综合征表现；如长期卧床还可出现坠积性肺炎、泌尿道感染等。接触性皮炎常发生于皮牵引。

67. A。肾损伤非手术治疗应绝对卧床休息2～4周，向患者强调绝对卧床休息的重要性，即使血尿消失，仍需继续卧床休息至预定时间。过早、过多离床活动，有再度出血的危险。

68. C。早期倾倒综合征为胃大部切除术后远期并发症，主要由于胃大部切除术后进食后，大量高渗食物快速进入空肠，刺激肠道分泌多种活性物质，引起大量细胞外液渗入肠腔，使循环血量骤然减少，同时胃肠功能紊乱，主要表现为进食半小时内出现上腹胀满、腹泻、心悸、大汗、头晕、乏力、面色苍白甚至晕厥等表现。该患者胃大部毕Ⅱ式手术后2周，其临床表现提示该患者发生了倾倒综合征，预防应少食多餐，避免过甜、过咸、过浓、过热流食，宜进低糖类、高蛋白饮食，餐时限制饮水。进餐后平卧10～20分钟，多数患者6～12个月能逐渐自愈。

69. E。脓胸和支气管扩张症痰液较多者，术前可进行体位引流，但体位引流对体力消耗大，术后第一天不宜采用体位引流；脓胸大咯血的患者为了减少出血量，宜采用患侧卧位，尽量减少肺的活动度，以免加重出血。脓胸患者患侧呼吸运动减弱，指导患者做腹式呼吸，减少胸廓运动。

70. E。门静脉血流受阻后，首先出现充血性脾大。门静脉高压症典型病理生理变化包括脾大、脾亢，静脉交通支扩张，腹水。脾窦扩张，脾内纤维组织增生，单核 - 吞噬细胞增生和吞噬红细胞现象。临床上除有脾大外，还有外周血细胞计数减少，

最常见的是白细胞和血小板计数减少，称为脾功能亢进。由于肝内门静脉通路受阻，门静脉无静脉瓣，门静脉系和腔静脉系间的 4 个交通支（胃底、食管下段交通支、直肠下端 - 肛管交通支、前腹壁交通支和腹膜后交通支）大量开放，扩张，引起消化器官淤血。门静脉压力升高，使门静脉系统毛细血管床的滤过压增加，同时肝硬化引起低蛋白血症，血浆胶体渗透压下降和淋巴液生成增多，促使液体从肝表面、肠浆膜面漏入腹腔形成腹水。

71．A。骨折患者肢体锻炼和固定要同时进行，强调早期开始活动训练，能减少创伤性骨关节炎的发生，有助于功能恢复。石膏固定术当天患者即应开始进行功能锻炼。

72．E。骨折后功能锻炼遵循循序渐进，动静结合，主动与被动运动结合的原则，锻炼与固定同时进行，贯穿骨折愈合的全过程。骨折早期即术后 1～2 周，运动重点是肢体等长收缩运动，固定部位上下关节暂不活动，身体其他部位加强主动运动，防止肌肉萎缩，减轻水肿，促进静脉回流。骨折中期即术后 2 周，运动重点以患肢骨折的上下关节运动为主，动静结合，循序渐进，主动与被动运动结合，活动范围由小到大，活动强度和活动量逐渐加大。骨折后期病变部位已基本愈合，应进行以重点关节为主的全身锻炼，为功能锻炼的关键时期。

73．D。评估肢体血液循环是石膏固定护理中最重要的内容，术后应注意观察肢体远端颜色、温度、感觉以判断患肢血运情况、石膏是否包扎过紧，警惕骨筋膜室综合征的发生。

74．B。近一半溃疡病穿孔患者可自行闭合或经非手术治疗而闭合，如临床表现轻，腹膜炎体征趋于局限；空腹穿孔的患者等。饱餐后穿孔宜手术治疗。溃疡病穿孔患者最重要的护理措施是禁食和胃肠减压。无休克者取半卧位，合并休克者应采取平卧位。监测生命体征，密切观察腹痛、腹膜刺激征及肠鸣音的变化。进行抗休克治疗的同时做好急症手术准备。

75．D。急性腹膜炎患者体温开始正常，以后体温逐渐升高、脉搏逐渐加快。腹痛是急性腹膜炎最主要的临床表现，疼痛呈持续性、剧烈，常不能忍受，深呼吸、咳嗽、转动身体时疼痛加剧。患者腹膜受到刺激，常伴恶心、呕吐。

76．E。外科急腹症患者一般先有腹痛，后才有发热等伴随症状；腹痛或压痛部位较固定，程度重；常出现腹膜刺激征，甚至休克；可伴有腹部肿块等外科特征性体征及辅助检查表现。该患者表现为外科急腹症，急性肠胃炎为内科急腹症，首先可排除。内科急腹症腹痛特点是一般先发热或先呕吐，后才腹痛，或呕吐、腹痛同时发生；腹痛或压痛部位不固定，程度较轻，无明显腹肌紧张；查体、实验室检查、X 线、心电图等检查可明确疾病诊断。

77．D。急腹症患者应严格执行四禁，禁食、禁用镇痛药、禁服泻药、禁止灌肠。诊断未明确时，禁用吗啡、哌替啶等强镇痛药，以免掩盖病情，延误诊断。急腹症患者血压稳定、无休克时，采取半卧位。禁食、胃肠减压是治疗急腹症的重要措施，手术、禁食期间给予静脉营养支持，给予静脉输液，纠正水、电解质紊乱。

78．B。ICU 基础监护措施主要包括持续心电图、心率、呼吸频率检测；给氧、面罩、鼻导管或人工气道、呼吸机等，保证 2 条有效的静脉通路；置导尿管，观察尿量；安置好各种引流管及其他专科治疗装置；备好各种记录单及监测表；向清醒患者介绍主管医生及护士，向家属交待探视制度及联系方法。应给予的基础监护措施不包括直接动脉压监测。

79．B。中心静脉压（CVP）代表右心房或胸段腔静脉内的压力变化，在反映全身血容量及心功能状态方面早于动脉压。CVP 的正常值为 5～12cmH$_2$O，＜5cmH$_2$O 提示血容量不足，＞15cmH$_2$O 提示心功能不全，＞20cmH$_2$O 提示存在充血性心力衰竭。若患者动脉收缩压正常，CVP 偏低，提示血容量不足。血容量严重不足者动脉收缩压和 CVP 均降低；心功能不全患者动脉收缩压降低，伴或不伴 CVP 升高；肺循环阻力升高和容量血管收缩者 CVP 升高。

80．D。静脉高营养液可供给热量，维持正氮平衡，补充维生素和矿物质。常用溶液有复方氨基酸、脂肪乳等，应用期间应监测电解质及血糖水平，最初 3 天每天监测，3 天后视情况每周测 1～2 次。淋巴细胞计数、肝肾功能每 1～2 周监测 1 次，每周称体重，有条件时进行氮平衡试验。

81．C。外痔位于齿状线下方，表面覆盖肛管皮肤。主要表现为肛门不适、潮湿，有时伴局部瘙痒。若发生血栓形成及皮下血肿则有剧痛，肛周可见暗紫色椭圆形肿物，触痛明显，排便、咳嗽时疼痛加剧，该患者肛管皮下间可见暗紫色肿物，边界清楚，触痛明显，最可能诊断为血栓性外痔。内痔主要表现为无痛性、间歇性便后出鲜血和痔块脱出。直肠肛管癌主要表现为排便习惯和粪便性状改变。

82．E。血栓性外痔患者术后 1～2 天应以无渣或少渣流质、半流质为主，术后 3 天内尽量避免排便，以利于切口愈合。肛周末梢神经丰富，或因括约肌痉挛、排便时粪便对伤口的刺激、敷料堵塞过多可导致疼痛剧烈，术后 1～2 天应给予相应处理，可遵医嘱使用镇痛药等。观察患者有无肛门狭窄及松弛，指导患者进行相应的扩肛或肛门收缩舒张运动。术后如有尿潴留，可用热敷按摩、诱导排尿等方法。

83．D。右肝脓肿向膈下间隙穿破可形成膈下脓肿，穿破膈肌而形成脓胸。左肝脓肿可穿入心包，发生心包积脓，严重者可引起心包填塞。脓肿可破溃入腹腔而引起腹膜炎。有少数病例，脓肿可穿破入胃、大肠、甚至门静脉、下腔静脉等，若同时穿破门静脉和胆道，可发生上消化道大出血，大量血液经胆道进入十二指肠。

84．B。细菌性肝脓肿患者应给予高蛋白、高热量、高维生素和高纤维素饮食，多饮水。

85．B。硬膜外留置导管注药镇痛，吗啡的用量范围为 0.5～10mg，常用剂量为 2～3mg。

86．D。椎管内镇痛的常见不良反应包括呼吸抑制、恶心和呕吐、瘙痒、尿潴留。

87．A。蛇毒中有毒成分主要分为 3 类，神经毒素、血液毒素及酶类。金环蛇、银环蛇的蛇毒中只有神经毒素，五步蛇主要含血液毒素。眼镜蛇含神经毒素和血液毒素。

88．D。神经毒素主要作用于神经系统，阻断周围神经的兴奋传导，如使用中枢神经抑制剂，会加重患者症状。毒蛇咬伤后给予患者内服解蛇毒中成药、蛇药外敷伤口周围、注射抗蛇毒血清、常规使用破伤风抗毒素等。

89．B。腹股沟直疝多见于老年男性或体弱者，患者站立时，在腹股沟内侧端、耻骨结节外上方出现一半球形肿块，不伴有疼痛或其他症状，腹股沟直疝由直疝突出，不进阴囊，因疝囊颈宽大，平卧后肿块多能自行消失。腹股沟斜疝常见于儿童、青壮年男性，经腹股沟管突出，可进阴囊，疝块呈椭圆或梨形，上部呈蒂柄状。股疝多见于 40 岁以上妇女，疝块往往不大，呈半球形，位于腹股沟韧带下方卵圆窝处。

90．C。腹股沟疝最有效的治疗方法是手术。手术方法有传统疝修补术、无张力疝修补术和经腹腔镜疝修补术 3 种。疝囊高位结扎术属于传统疝修补术，适用于婴幼儿或儿童。

91．E。喉上神经损伤多在处理甲状腺上极时损伤喉上神经所致。若损伤内支，则使喉部黏膜感觉丧失，患者饮水时易发生误咽或呛咳。若损伤外支，可使环甲肌瘫痪，引起声带松弛、声调降低。

92．B。甲状腺切除术后 1～2 天可发生手足抽搐，主要与手术时甲状旁腺被误伤引起甲状旁腺功能低下、血钙浓度下降有关。

93．C。半坐卧位适用于颈手术清醒后，可减少局部出血，利于呼吸和引流。全麻手术未清醒患者应取平卧位，头偏向一侧，全麻手术清醒后，根据手术部位及患者情况调整体位。颅脑手术者，如无休克或昏迷，可取 15°～30° 头高脚低斜坡卧位，以利于颅内静脉回流。

94．A。腰麻手术后患者应常规去枕平卧 6～8 小时，以预防腰麻后头痛。

95．D。急性出血坏死型胰腺炎发生的休克类型属于失血性休克，通常只需及时输入胶体溶液，以维持血浆渗透压和快速补充循环血量。在急性失血超过总量的 25%～30% 可考虑输注悬浮红细胞加晶体液；只有在失血量超过全身血容量 30% 时，在扩充血容量的基础上，输注红细胞或全血。

96．E。急性出血坏死型胰腺炎时，抑制和减少胃肠液分泌，常用施他宁。生长抑素（施他宁）、奥曲肽可抑制生长激素释放，还可抑制胃酸、胰腺内分泌（胰岛素和胰高血糖素）及外分泌（胰酶），对胰腺有保护作用。

97．B。急性出血坏死型胰腺炎或严重腹痛者可遵医嘱肌内注射哌替啶，防止发生神经源性休克。急性胰腺炎在诊断明确的情况下，应给予解痉止痛药，常用药物有山莨菪碱、阿托品等。但抗胆碱药可诱发或加重肠麻痹，严重腹胀和肠麻痹者不宜使用。

98．C。颈、胸手术清醒后应采取半坐卧位，以利于呼吸和引流。

99．B。全麻手术后未清醒应去枕平卧头偏向一侧，使口腔分泌物或呕吐物易于流出，避免误吸。

100．A。腰麻手术后应去枕平卧 6 小时，以防止脑脊液外渗而致头痛。

单科试卷三答案与解析

1．B。手术治疗是肺癌最重要和最有效的治疗手段，也是肺癌的首选疗法。非小细胞癌（鳞癌、腺癌、大细胞癌）采取以手术治疗为主，辅以化学治疗和放射治疗的综合治疗。小细胞癌主要进行化学治疗和放射治疗。

2．C。休克是烧伤后48小时内最大的危险，也是导致患者死亡的最主要原因。大面积烧伤使毛细血管通透性增加，大量血浆外渗到组织间隙及创面，渗出速度以伤后6～12小时内最快，持续24～36小时，严重烧伤可延至48小时以上，引起有效循环血量锐减，而发生低血容量性休克，该患者深II度烧伤面积为30%，心率120次／分，血压80/60mmHg，提示患者发生了低血容量性休克，其24小时内护理重点应为补充血容量。

3．E。在急性危重病情况下，出现两个或者两个以上器官或系统同时或先后发生功能不全或衰竭，称为多器官功能不全综合征（MODS）。严重的损伤感染、心脏骤停复苏后、重症胰腺炎、各种原因引起的休克、原有基础疾病加重以及免疫功能低下均可引起MODS。危重症患者出现进行性呼吸困难提示患者出现急性呼吸窘迫综合征，持续性尿少，提示患者可能出现急性肾损伤，考虑患者可能出现多器官功能障碍综合征。

4．E。破伤风梭菌具有传染性，应严格执行接触隔离制度，换药用具、用过敷料应严格消毒或焚毁；患者换下的被服最好送环氧乙烷室灭菌后，再送洗衣房清洗、消毒。破伤风患者轻微的刺激（声、光、疼痛、接触、饮水等）均可诱发强烈的阵发性痉挛。应置于单人病室保持安静避免声光刺激，护理措施应尽量集中进行，以减少对患者的刺激。破伤风患者应设专人护理，每4小时监测并记录患者的生命体征和神志，注意观察抽搐发作的次数、时间和症状。注意保持患者呼吸道通畅，床旁备气管切开包，如发生窒息应及时抢救患者行气管切开术。

5．C。患者为老年男性，不慎摔倒致左股骨转子骨折，伴移位，因全身情况不宜手术治疗，采用骨牵引，患者可能会因长期卧床而出现坠积性肺炎，应重点预防。

6．E。肾移植术后患者发生急性排斥反应表现为体温升高且持续升高，伴血压升高、尿量减少、血清肌酐上升、移植肾区闷胀感、压痛等，应观察患者生命体征、尿量、肾功能及移植肾区的情况，及早发现排斥反应。有关肾移植术后出血的观察项目中包括引流液量，若引流管引流出血性液体＞100ml/h，提示有活动性出血的可能。

7．C。直肠肛管患者术后2～3内通过饮食管理尽量避免排便，也可于术后48小时内口服阿片酊，减少肠蠕动，以促进伤口愈合。3天后无排便者，可口服缓泻药通便，保持大便通畅，术后7～10天禁止灌肠。患者术后取仰卧位，臀部垫气圈，以防伤口受压。便后热水坐浴，可清洁肛门，改善局部血液循环，必要时可用1∶5000高锰酸钾溶液或0.1%苯扎溴铵溶液坐浴。伤口疼痛者予止痛药，并松解肛管内填塞敷料。

8．E。该患者因呕吐、腹泻脱水，考虑为消化液急性丢失所致的等渗性脱水。患者补液量包括生理需要量、累积损失量和继续损失量3部分。通常第1个24小时脱水患者只需补充1/2累积损失量，该患者累积损失量为5000ml，需补液量应为2500ml，生理日需量以2000ml估算时，需补液量为4500ml，再加上继续损失量（如呕吐、腹泻、胃肠引流、大量出汗等液体的继续流失），考虑最可能选择 4500 ～ 5000ml。

9．C。肺毛细血管楔压（PCWP）能较好地反映左心房平均压及左心室舒张末期压，对 CVP 影响较小。肺动脉楔压（PAWP）能较准确地反映整个循环情况，有助于判断右心功能，反映血容量是否充足；中心静脉压（CVP）是测定上、下腔静脉或右心房内的压力，是评估血容量、右心前负荷及右心功能的重要指标；心排血量（CO）是反映心泵功能的重要指标，尤其是左心功能；左室做功指数（LVSWI）可反映左心室收缩功能。

10．E。胆总管结石合并感染时，表现为典型的夏柯（Charcot）三联症，即腹痛、寒战与高热、黄疸。

11．D。急性尿潴留发病突然，膀胱内充满尿液不能排出胀痛难忍，辗转不安，有时从尿道溢出部分尿液，但不能减轻下腹疼痛。体检时耻骨上区常可见到半球形膨隆，用手按压有明显尿意，叩诊为浊音。

12．D。低颅压综合征多因脑体积的减少、脑脊液的减少或脑血容量减少而引起的颅内压降低，引起一系列临床症状。临床表现主要为剧烈头痛、眩晕、呕吐、厌食、脉搏细弱，反应迟钝，血压偏低等，该患者表现可能为颅内低压综合征。

13．B。颌枕带颈椎牵引可取端坐位或平卧位，牵引重量 3 ～ 5kg，每次持续时间 20 ～ 30 分钟，2 次／天，2 周为一疗程。

14．D。呼吸困难是颈椎前路手术最危急的并发症，多发生于术后 1 ～ 3 天内。患者会出现呼吸困难、张口状急迫呼吸、应答迟缓、口唇发绀等。

15．A。CPR 是心肺复苏的关键，胸外心脏按压是心脏骤停后急救处理的第一个步骤，在 CPR 期间的组织灌注主要依赖心脏按压，有效的胸外心脏按压可产生 60 ～ 80mmHg 的动脉压，对成功复苏极为关键。

16．C。上腹部手术后出现顽固性呃逆者，要警惕吻合口漏或十二指肠残端漏、膈下积液或感染的可能，作超声检查可明确病因。

17．E。急性血源性骨髓炎好发部位为胫骨、股骨、肱骨等长骨的干骺端，感染途径以血源性播散为主。

18．C。血栓闭塞性脉管炎患者应绝对戒烟，防止受寒，注意保暖但患肢不可局部热敷，一方面可增加组织需氧量，加重病情，另一方面由于患者对热的敏感性降低，患肢热水袋加温易导致烫伤。伯格运动是使患者平卧，先抬高患肢，再在床边下垂 2 ～ 3 分钟，并做足部旋转、伸展活动，可促进患肢循环建立。保持皮肤清洁干燥，防止受伤及感染。腰交感神经封闭术治疗的患者可测皮温，观察疗效。

19．D。肠瘘患者应及时清除漏出的肠液，保持瘘口皮肤清洁干燥，局部清洁后可涂抹复方氧化锌软膏加以保护。

20．C。气管插管气囊压需进行持续监测，维持在 20 ～ 30cmH_2O，以防止气囊压力不够造成通气不足和误吸，或气囊压力过高造成气管黏膜受压过度，影响血液循环，造成黏膜损伤，甚至坏死。

21．C。休克患者体温过低时应注意保暖，可采取加盖被子或调高室温等方法，禁忌用热水袋或电热毯等提高体表温度，以防烫伤及因局部皮肤血管扩张、组织耗氧量增加而引起重要内脏器官血流量进一步减少。补充血容量是纠正休克患者组织低灌注和缺氧的关键，应迅速建立 2 条以上静脉通路，给予吸氧，并根据血压、尿量、中心静脉压等监测指标，估算输液量及判断补液效果。

22．D。肾移植术后发生急性排斥反应主要表现为体温突然升高且持续高热，伴有血压升高、尿量减少、血清肌酐上升、移植肾区闷涨感、肿胀、压痛等，B 超可发现移植肾明显肿大。

23．D。下肢静脉手术后，及早活动下肢可促进血液回流，防止深静脉血栓形成。

24．C。脊柱结核患者伴有疲倦、低热、盗汗、消瘦、食欲缺乏等全身结核中毒症状，局部症状疼痛最早出现，部位与病变一致。多为轻微钝痛，劳累、咳嗽、打喷嚏等可加重，休息时减轻。受累椎体棘突可有压痛和叩击痛。颈椎结核常见斜颈和双手托下颌；胸椎结核表现为脊柱后突；腰椎结核站立行走时扶腰、弯腰拾物时需挺腰屈膝屈髋下蹲，即拾物试验阳性。X线检查可见骨质破坏和椎间隙狭窄。该患者 $T_{9、10}$ 椎体破坏，考虑诊断为椎体结核。脊柱肿瘤多见于老人，疼痛逐日加重。椎体细胞瘤，椎体血管瘤，脊柱骨折均不伴有低热、夜间盗汗的结核中毒症状。化脓性脊柱炎多发展迅速，表现为腰背部疼痛和不同程度的毒血症状。

25．D。支链氨基酸制剂可竞争性抑制芳香族氨基酸进入大脑，从而减少假神经递质的形成。对合并有肝功能不全的患者，应用的氨基酸制剂宜在平衡的基础上增加支链氨基酸的比例。

26．A。膀胱造瘘术后应保持造瘘管（导尿管）通畅，不需定时冲洗，以防逆行感染。注意保持造瘘口周围皮肤清洁、干燥，及时更换渗湿敷料。膀胱造瘘管一般留置10天左右拔除，拔管前需先夹管，待患者排尿情况良好后再行拔管。

27．B。腹股沟斜疝修补术后当天患者应取平卧位，髋关节微屈，腘窝下垫枕，以降低腹股沟切口的张力和腹内压力，以利于切口愈合和减轻伤口疼痛，次日改为半卧位。

28．E。食管癌术后应严格禁饮、禁食3～4天，禁食期间持续胃肠减压；待肛门排气、引流量减少后，拔除胃管；拔管24小时后先试饮少量水，术后5～6天可给全清流质饮食；术后3周可进普食，避免进食生、硬、冷食物，并少食多餐。

29．E。颅脑损伤时，对于意识清醒患者应适当抬高床头，以利于静脉回流，减轻脑水肿。昏迷患者去枕侧卧位或俯侧卧位，利于清除或引流呼吸道分泌物及其他血污，以免误吸。

30．D。骨盆水平牵引（骨盆带牵引）常用于腰椎间盘突出症的治疗；骨盆悬吊牵引常用于骨盆骨折的复位与固定。

31．D。乳癌根治术后24小时内开始做手指和腕部的屈曲和伸展运动；术后1～3天，进行上肢肌肉等长收缩运动，开始屈肘、伸臂活动，促进血液和淋巴回流；术后第4天开始做肩关节的

小范围前屈、后伸活动；术后10天，皮瓣黏附较牢固后开始全范围的肩关节活动。乳腺癌根治术后生命体征平稳后取半卧位，以利呼吸和引流。手术部位加压包扎，使皮瓣紧贴胸壁，便于皮瓣建立新的血液循环，包扎松紧要适当，并观察患侧上肢远端血液循环情况。

32．B。腹股沟斜疝修补术后当天患者应取平卧位，髋关节微屈，腘窝下垫枕，以降低腹股沟切口的张力和腹内压力，以利于切口愈合和减轻伤口疼痛，次日改为半卧位。

33．B。腹内空腔脏器损伤者空腔脏器内容物进入腹腔，主要表现是弥漫性腹膜炎，多出现持续性剧烈腹痛，恶心、呕吐，伴全身性感染症状，最突出的体征是腹膜刺激征，其他可见肠鸣音消失等。腹腔实质脏器损伤患者主要表现为腹腔内出血，腹腔穿刺为不凝血。

34．D。前列腺切除术后常会出现逆行射精，表现为性交无精液射出体外，但不影响性交。

35．E。肠外营养时为预防感染性并发症，中心静脉置管时应严格遵循无菌原则，置管后妥善固定，加强维护，无须预防性应用抗菌药。营养液应现配现用，无菌、无热源。静脉营养导管严禁输入其他液体、药物及血液，也不可在此处采集血标本或测中心静脉压。

36．C。患者考虑为有肾上腺皮质腺瘤并发的皮质醇症，由于血皮质醇浓度过高，会导致水钠潴留、低血钾，蛋白质过度消耗，血糖升高等。肾上腺皮质腺瘤切除术前应给予低钠、高钾、高蛋白、低糖类、低热量饮食，鼓励患者食用橘子、枇杷、香蕉、南瓜等含钾高的水果蔬菜，并摄取富含钙及维生素D的食物。

37．E。胆囊切除术后患者应少量多餐，进食低脂、高维生素、富含膳食纤维的饮食，忌辛辣刺激性食物，多食新鲜蔬菜和水果，可遵医嘱继续服用消炎利肝药，并定期复查。

38．D。该患者肾结核拟行右肾切除术，抗结核化疗是泌尿和男性生殖系统结核的基本治疗手段，手术治疗必须在化疗的基础上进行。肾切除

术前抗结核药物治疗至少2周，肾结核患者术后应继续抗结核药物治疗6～9个月，以防结核复发。

39．D。中国新九分法将成人体表面积划分为11个9%的等分法，另加1%，构成100%的总体表面积，头颈部共9%，其中发、面、颈各3%；双上肢共2个9%，其中双手5%、双前臂6%、双上臂7%；躯干占3个9%，其中腹侧13%、背侧13%、会阴1%；双下肢占5个9%＋1%，其中双臀5%、双足7%、双小腿13%、双大腿21%。该患者烧伤总面积为2×9%＋3×9%＋5%＝50%。浅Ⅱ度烧伤伤及真皮浅层（乳头层），产生大小不一的水疱，疱壁薄，基底潮红，疼痛剧烈。Ⅰ度烧伤为红斑性烧伤，痛觉过敏，无水疱；深Ⅱ度伤及真皮乳头层以下，痛觉迟钝，有拔毛痛，创面苍白与潮红相间，有水疱，疱壁较厚；Ⅲ度烧伤伤及皮肤全层，皮下、肌肉或骨骼痛觉消失，创面无水疱。

40．E。颅内压增高患者行冬眠低温治疗的疗程常为3～5天，冬眠治疗时，先物理降温再滴注冬眠药物，治疗结束时先停物理降温，再逐渐停用冬眠药物，任其自然复温。清醒患者应取的体位为仰卧，抬高床头15°～30°，昏迷患者取侧卧位，便于呼吸道分泌物排出。躁动不安者不可强制约束，以免患者挣扎导致颅内压增高。保持呼吸道通畅，避免剧烈咳嗽和用力排便。

41．A。DIC肝素抗凝时，凝血时间短于12分钟，提示肝素剂量不足；若超过30分钟提示过量；凝血时间在20分钟左右表示肝素剂量合适。

42．B。下尿路感染的主要表现为尿频、尿急、尿痛等膀胱刺激症状。

43．A。非手术治疗适用于结石直径＜0.6cm、表面光滑、无尿路梗阻、无感染的纯尿酸或脱氨酸结石患者。直径＜0.4cm、表面光滑的结石，90%能自行排出。体外冲击波碎石术适用于直径≤2cm的肾结石及输尿管上段结石。输尿管肾镜取石、输尿管切开取石、经皮肾镜取石较少用。该患者右肾结石0.4cm，较适宜的方法为保守治疗。

44．E。门静脉高压症患者术前保肝期应给予高热量、适量蛋白、高维生素、低脂的无渣软食，禁用过热、坚硬、粗糙、带刺、油炸及刺激性强的食物。以免胃底-食管下段静脉破裂出血。选项中最佳选择为家常豆腐。

45．E。细菌性肝脓肿患者脓液引流量少于10ml/d时，可逐步退出并拔出引流管，适时换药，直至脓腔闭合。

46．C。全麻后患者出现三凹征、鼾声，考虑患者出现上呼吸道完全梗阻，舌后坠为最常见的原因，应立即使患者头后仰或托起下颌，必要时可置入口咽通气道，使后坠的舌根和咽部软组织撑起，从而解除梗阻。喉头水肿者给予糖皮质激素；硫喷妥钠易引起喉痉挛，喉痉挛者首先去除诱因，加压给氧，无效者给予肌松药，必要时行气管内插管。

47．E。脱水患者静脉补液原则为先盐后糖，先晶后胶，先快后慢，液种交替。静脉补钾时遵循"四不宜"原则，即不宜过早，见尿补钾（尿量＞40ml/h）；不宜过浓，浓度＜0.3%；不宜过快，成人30～40滴/分；不宜过多，成人每天总量控制在3～6g。

48．D。胸腔闭式引流最主要的拔管指征是X线显示肺膨胀良好。其他指征包括置管48～72小时后，无气体逸出且引流液颜色变浅，24小时液量＜50ml或脓液＜10ml，患者无呼吸困难。

49．B。排便习惯和粪便性状改变是结肠癌患者首发症状，表现为大便次数增多，血便、腹泻、便秘等，其中以血便为突出表现。

50．A。该腹膜炎患者血钠在正常范围内（135～145mmol/L），考虑患者出现等渗性脱水，患者出现脉速、肢冷等血容量不足表现考虑患者细胞外液的丧失量已达体重的5%，患者需及时补液，可选择等渗盐水和平衡盐溶液，但选项中无此选项，考生应灵活选择。液体疗法中，5%的葡萄糖盐是1/2张含钠液，适用于轻中度等渗性缺水。此处考虑应选择5%葡萄糖盐水。若输注不含钠的葡萄糖溶液则会导致低钠血症，5%葡萄糖液和10%葡萄糖液不宜选择。

51．C。疼痛评估的客观资料包括生命体征、非语言交流、对患者生活形态的影响、疼痛的测量的工具。患者主诉属于患者的主观资料。

52．A。肾移植术后机体消耗较大而抵抗力低，肾功能恢复较好者正常进食后应给予高蛋白、高热量、高维生素、低脂、易消化的饮食，以保证营养，提高机体免疫力；必要时可给予要素饮食或静脉高营养；记录饮食和饮水量。

53．B。切口感染是阑尾切除术后最常见的并发症，其它并发症包括出血、腹腔脓肿、粘连性肠梗阻、肠瘘等。

54．B。血栓闭塞性脉管炎患者应绝对禁烟。肢体保暖，但不可使用热疗，因热疗一方面可增加组织需氧量，加重病情，另一方面由于患者对热的敏感性降低，热疗易导致烫伤，不宜每天用热水泡脚。伯格运动是使患者平卧，先抬高患肢，再在床边下垂2～3分钟，并做足部旋转、伸展活动，可促进患肢循环建立。保持皮肤清洁干燥，防止受伤及感染。已发生皮肤溃疡者应保持创面清洁干燥，加强换药，遵医嘱使用抗感染药物。

55．C。由肛门外括约肌的浅部和深部、肛门内括约肌、直肠纵肌的下部和肛提肌共同组成的肛管直肠环，对肛管起着极重要的括约作用，若手术损伤将引起大便失禁，表现为粪便自行外溢。

56．B。预防截瘫患者泌尿系感染最重要的措施是鼓励患者多饮水。截瘫患者长期留置导尿易发生泌尿系感染，应鼓励患者每天饮水3000ml以上，以稀释尿液，尽量排尽尿液，减少残余尿；每天清洁会阴部2次；根据需要更换尿袋及导尿管；必要时做膀胱冲洗，以冲出膀胱中积存的沉渣；定期检查残余尿量、尿常规和中段尿培养，及时发现泌尿系统感染征象。

57．C。腕部损伤术后用石膏托将患肢固定，以利修复组织的愈合。一般应于腕关节背伸位、掌指关节屈曲位、指间关节微屈位固定。腕关节背伸功能位腕背屈20°～30°。术后第3天患者可开始进行手指功能锻炼，指掌关节伸屈与肩关节的上举外展及内收屈曲活动，肘关节屈伸活动（植皮者不宜早期活动），功能锻炼时注意活动度，避免血管、神经、肌腱吻合口断裂。

58．A。门静脉高压症患者行分流术前2～3天口服肠道抗菌药，预防术后肝性脑病；术前1天晚用酸性溶液清洁灌肠，避免手术后肠胀气压迫血管吻合口，但禁用肥皂水等碱性溶液灌肠，以防肝性脑病；术前一般不放置胃管。严重肝功能损害者应限制蛋白质摄入量，补充支链氨基酸，并避免应用氯丙嗪、红霉素、巴比妥类等有肝脏毒性作用的药物。

59．A。甲状腺癌患者表现为甲状腺肿大，早期症状不明显，晚期可压迫气管、食管或神经而出现呼吸困难、吞咽困难、声音嘶哑、Horner综合征（患侧上睑下垂、瞳孔缩小、眼球内陷、额部少汗等）症状。甲状腺功能亢进主要为交感神经兴奋表现，患者性情急躁、容易激动、失眠、食欲亢进、消瘦、心悸等表现。单纯性甲状腺肿一般无全身症状，基础代谢率正常，甲状腺可有不同程度肿大。

60．A。该患者胸部刀刺伤，创口与胸腔相通且出现极度呼吸困难，考虑为开放性气胸。开放性气胸应紧急封闭伤口，立即变开放性气胸为闭合性气胸，赢得抢救时间。可使用无菌敷料如纱布、棉垫或因地制宜利用身边清洁器材在患者深呼气末时封盖吸吮伤口。

61．B。空腔脏器如胃肠道、胆道等破裂的主要临床表现是弥漫性腹膜炎，除胃肠道症状（恶心、呕吐、便血、呕血等）及稍后出现的全身性感染的表现外，最为突出的是腹部腹膜刺激征，其程度因空腔器官内容物不同而异。实质脏器损伤主要表现为腹腔内（或腹膜后）出血。

62．C。乳腺癌术后早期功能锻炼可减少瘢痕牵拉，恢复术侧上肢功能。以患侧手能越过头顶摸到对侧耳朵为功能锻炼的理想目标，注意术后7天内不上举、10天内不外展肩关节，避免患侧肢体支撑身体。

63．C。穿无菌手术衣和戴灭菌手套后，其无菌区为肩以下、腰以上、双手、双臂、腋中线以前的区域，双手应保持在腰以上、胸前及视线范围内。

64．D。该患者为年轻男性，目前意识清醒，但带气管插管，不便言语，该患者表达健康问题宜采用的交流方式是书写。

65．A。十二指肠残端破裂是毕Ⅱ式胃大部切除术后近期最严重的并发症，临床表现为右上腹突发剧痛、发热、腹膜刺激征，该患者毕Ⅱ式胃大部术后5天，其表现提示发生了十二指肠残端破裂。吻合口梗阻表现为进食后上腹饱胀，溢出性呕吐。输入襻梗阻主要表现为上腹部剧烈腹痛伴频繁呕吐，量少不含胆汁。输出襻梗阻主要表现为上腹饱胀，呕吐物含食物和胆汁。

66．C。关节僵硬是骨折最常见的并发症，多由于患肢长时间固定导致静脉和淋巴回流不畅，关节周围组织发生纤维粘连所致，预防的方法是积极进行功能锻炼。

67．B。肾损伤非手术治疗的患者出院后3个月内不宜从事重体力劳动，防止继发损伤。

68．B。正常情况下胃大部切除术后24小时内胃管引流少量暗红色或咖啡色液体属正常，一般100～300ml，以后减少并转清。

69．D。胸膜腔闭式引流管的作用包括引流胸膜腔内积气、血液和渗液；重建胸膜腔负压，保持纵隔的正常位置；促进肺复张。

70．E。直肠肛管术后注意保持肛门局部清洁，先排便，排便后坐浴，清洁会阴部，最后换药，促进伤口愈合，坐浴可使用1∶5000高锰酸钾溶液。

71．C。甲亢患者术前准备中最重要的环节是测定基础代谢率，术前用药降低基础代谢率，可提高患者对手术的耐受性，预防术后并发症。

72．A。甲亢患者术前碘剂准备采用复方氯化碘溶液，3次／天，从3滴／次开始，逐天每次增加1滴，至16滴／次为止，以后维持该剂量，共2周左右为宜。由于碘剂主要是抑制蛋白水解酶的作用，阻抑甲状腺激素释放，而不能持续阻止甲状腺激素合成，应用3周以后将进入不应期，故必须严格掌握手术时机，服碘前完成各项检查。

73．E。甲亢术后须在床旁准备拆线缝合包和气管切开包，因甲亢术后48小时内患者有可能因切口内出血，喉头水肿，气管塌陷，双侧喉返神经损伤等并发呼吸困难和窒息，临床表现为烦躁，进行性呼吸困难，发绀，甚至窒息，须立即进行床边抢救，剪开缝线，敞开伤口，迅速除去血肿，结扎出血的血管，必要时行气管切开、给氧。

74．D。甲状腺危象发生多数与术前准备不充分、甲亢症状未能很好控制及手术应激有关，往往在手术后短期内发生，多数发生于手术后12～36小时。

75．B。慢性脓胸常有长期低热、食欲减退、消瘦、贫血、低蛋白血症等慢性全身中毒症状；有时可伴有气促、咳嗽、咳脓痰等症状。

76．D。胸膜纤维板剥脱术中会剥除脓腔壁胸膜和脏胸膜上的纤维板，术后易发生大量渗血，应严密观察生命体征及引流液的性状和量。

77．A。患者表现符合二尖瓣狭窄的临床表现。二尖瓣狭窄的典型体征为"二尖瓣面容"，双颧绀红，口唇轻度发绀，其特征性的心脏杂音为心尖区舒张中晚期低调的隆隆样杂音，伴舒张期震颤。二尖瓣关闭不全典型体征是心尖部全收缩期吹风样杂音。主动脉瓣狭窄胸骨右缘第2肋间（主动脉瓣听诊区）可闻及粗糙、响亮的收缩期吹风样杂音。主动脉关闭不全主动脉瓣第二听诊区（胸骨左缘第3、4肋间）可闻及高调叹气样舒张期杂音。

78．E。心血管造影术是一种很有价值的诊断心脏血管病方法，不适用于二尖瓣狭窄。根据二尖瓣狭窄典型的心脏体征，如心尖区第一音亢进、开放拍击音和舒张中期滚筒样杂音，结合超声心动图、心电图与胸部X线片，即能明确诊断二尖瓣狭窄。心导管检查术可用于先天性心脏病的诊断。

79．B。尿频、尿急、尿痛的尿路刺激症状是肾结核的典型症状。肾结核其他临床表现包括脓尿、血尿，腰痛，消瘦、低热、盗汗等其他全身症状。

80．C。利福平主要不良反应为胃肠道不适、肝损害（ALT 升高和黄疸）、过敏反应；吡嗪酰胺不良反应以药物性肝炎（ALT 升高和黄疸）、高尿酸血症常见，皮疹、胃肠道反应少见；链霉素主要不良反应为听力障碍、眩晕、口周麻木、肾损害及过敏反应；异烟肼为周围神经炎、肝损害（ALT 升高）；乙胺丁醇为球后视神经炎、胃肠道反应。

81．C。到达医院后，应立即检查断指，刷洗消毒后用肝素盐水从动脉端灌注冲洗后，用无菌敷料包好，放在无菌盘内，置入 4℃冰箱冷藏。切忌放入冷冻室，否则会造成肢体冻伤，影响再植。多指离断应分别包好，标记后放入冰箱，按再植顺序逐一取出。

82．D。为减轻断指组织的进一步损伤，应低温保存断肢（指）。到达医院后，立即检查并清洗消毒，肝素盐水冲洗后，用无菌敷料包好，置入 4℃冰箱冷藏。切忌放入冷冻室，否则会造成肢体冻伤，影响再植。切忌将肢体浸泡在任何液体中，包括生理盐水。

83．E。各种组织对缺氧的耐受性不一致，其中最敏感和受影响最大的是肌肉组织。肌细胞在常温下缺血 6～7 小时便可发生不可逆的病理变化，逐渐发生坏死，因而离断肢体应力争在 6 小时内进行再植手术。

84．C。该患者症状符合食管癌病情进展，首先考虑为食管癌。食管癌早期症状不明显，表现为吞咽粗硬食物时偶有不适感，如哽噎感、胸骨后烧灼样、针刺样或牵拉摩擦样疼痛；中晚期的典型症状为进行性吞咽困难，患者逐渐消瘦、脱水、无力。

85．B。癌肿侵入气管、支气管，可形成食管气管瘘或食管支气管瘘，出现吞咽水或食物时剧烈呛咳，并发生呼吸系统感染。喉返神经受侵患者会出现声音嘶哑；肋间神经受侵，疼痛会累及其相应神经分布区域。

86．B。原发性醛固酮增多症主要表现为高血压和低血钾，以及低血钾所致的神经肌肉功能障碍，出现肌无力甚至周期性瘫痪。长期缺钾还可导致失钾性肾病，患者出现烦渴、多尿、夜尿增多等

表现。患者实验室检查可见血钾低，肾素活性降低，尿钾高，血、尿醛固酮含量升高，18- 皮质酮（18-OHB）升高等。皮质醇症血中皮质醇含量增高，特征性表现是满月脸、水牛背等向心性肥胖表现。儿茶酚胺增多症的典型特征是阵发性高血压或持续性高血压伴阵发性发作。肾结核的典型症状是尿频、尿急、尿痛，常伴有血、脓尿。原发性高血压以体循环动脉血压升高为主要表现。

87．C。原发性醛固酮增多症患者术前应给予低钠、高钾、低脂饮食，注意随时注意观察患者心率、心律变化以及有无 T 波高而尖，Q-T 间期延长和 QRS 波增宽，以及时发现补钾过多所致的高血钾。原醛症患者有高血压，应注意观察血压变化及高血压症状，根据病情随时监测血压或每天 2 次测量血压。低钾性软瘫以及降压治疗期间可引起直立性低血压，应注意加强防护，限制患者活动范围，出现头晕、视物模糊时，立即就地休息。避免长时间站立，改变体位宜缓慢，避免用过热的水洗澡，上厕所或外出时有人陪伴，切忌远行。

88．E。患者症状符合骨筋膜室综合征的 5P 征（疼痛、感觉异常、麻痹、苍白及脉搏消失）表现，考虑为骨筋膜室综合征。

89．A。患者在石膏固定过程中一旦出现肢体血液循环受阻或神经受压的征象应立即放平肢体，并通知医师全层剪开固定的石膏，严重者须拆除石膏，甚至行肢体切开减压术。

90．D。患者出现骨筋膜室综合征表现如处理不及时可发生缺血性肌挛缩或肢体坏死。

91．E。直肠癌患者主要表现为直肠刺激症状、黏液血便，因肠腔狭窄而引起的粪便变形、变细等症状。直肠肛管周围脓肿主要症状为肛周持续性跳动性疼痛，全身感染性症状不明显，病变处明显红肿，有硬结和压痛，脓肿形成可有波动感，穿刺抽出脓液。

92．B。肛裂是指齿状线以下的肛管皮肤裂伤后所形成的小溃疡。

93．E。静脉损伤，血流缓慢和血液高凝状态是造成深静脉血栓形成的三大因素。静脉壁损伤可造成内皮脱落及内膜下层胶原裸露，或静脉内皮及其功能损害，引起多种具有生物活性物质释放，启动内源性凝血系统，同时静脉壁电荷改变，导致血小板聚集、黏附，形成血栓，是血栓形成的直接病因。主动或被动吸烟是血栓闭塞性脉管炎发生和发展的重要环节。

94．A。主动或被动吸烟是血栓闭塞性脉管炎发生和发展的重要环节，烟碱可使血管收缩、免疫功能紊乱，是发病的重要机制。好发于男性青壮年。

95．B。输入祥梗阻，梗阻近端为十二指肠残端，胆汁不能排出，表现为上腹部剧烈腹痛伴频繁呕吐，呕吐物含食物，不含胆汁，呕吐后症状不缓解，且易发生绞窄，应及早手术解除梗阻。吻合口梗阻主要表现为进食后上腹饱胀，溢出性呕吐，呕吐物为食物，含或不含胆汁。倾倒综合征主要表现为循环血量骤然减少或低血糖表现。十二指肠残端破裂主要表现为右上腹突发剧痛、发热、腹膜刺激征。

96．C。输出段梗阻多因粘连、大网膜水肿或炎性肿块压迫等所致，表现为上腹饱胀，呕吐物含食物和胆汁。应先行保守治疗，若不缓解，应手术解除梗阻。

97．D。颅前窝骨折合并脑脊液漏的患者应取绝对卧床，取半卧位，头偏向患侧，直至脑脊液漏停止3～5天后改为平卧位，目的是借重力作用使脑组织移向颅底，促进漏口封闭。

98．E。脑挫裂伤意识清醒者宜采取床头抬高15°～30°，以利于颅内静脉回流。昏迷或吞咽功能障碍者取侧卧位或侧俯卧位，以免呕吐物、分泌物误吸。

99．A。CT可发现X线检查隐藏区的早期肺癌病变，可作为制定中心型肺癌的手术或非手术治疗方案的重要依据；胸部X线正侧位片是常用的筛查方法，可发现大部分肺内病灶；超声检查对于肺癌分期具有重要意义；痰脱落细胞检查是简易有效的普查和早期诊断方法。

100．D。纤维支气管镜检查是诊断肺癌最可靠的手段，诊断中心型肺癌的阳性率较高，可直接观察到肿瘤大小、部位及范围。

单科试卷四答案与解析

1．C。脓胸患者术前取半坐卧位，以利呼吸和引流。

2．B。破伤风是可以预防的，开放性损伤后的预防措施包括创伤后早期彻底清创，采用主动免疫（注射破伤风抗毒素）和被动免疫（注射破伤风类毒素）预防发病。

3．B。休克指数是指脉率/收缩压（mmHg），用于帮助判定休克的有无及轻重。指数0.5多表示无休克；1.0～1.5有休克；＞2.0为严重休克。

4．E。破伤风患者主要并发症在呼吸道，如窒息、肺不张、肺部感染等。应作好呼吸道管理，定时给患者翻身、拍背，以利排痰，避免呛咳、误吸，必要时行气道雾化、湿化、冲洗等。对抽搐频繁、药物又不易控制的严重患者，应尽早进行气管切开，以便改善通气，清除呼吸道分泌物，必要时可进行人工辅助呼吸。

5．D。患者右下肢胫腓骨骨折，行石膏绷带固定术后3周，出于骨折患者功能锻炼中期，此时应以右下肢髋关节运动为主。骨科患者的功能锻炼分3个阶段。早期即术后1～2周，运动重点是肢体等长收缩运动，固定部位上下关节暂不活动，身体其他部位加强主动运动，防止肌肉萎缩，减轻水肿，促进静脉回流；中期即术后2周，运动重点以患肢骨折的上下关节运动为主，动静结合，循序渐进，主动与被动运动结合，活动范围由小到大，活动强度和活动量逐渐加大；后期病变部位已基本愈合，应进行以重点关节为主的全身锻炼，为功能锻炼的关键时期。

6．E。化疗药物可引起骨髓抑制，化疗期间，应密切注意化疗药物对骨髓的抑制作用，如白细胞＜$3.5×10^9$/L，或血小板＜$80×10^9$/L时，应

暂停化疗，预防感染。白细胞＜$1×10^9$/L，实行保护隔离。血小板＜$20×10^9$/L，绝对卧床休息，协助做好生活护理。

7．A。直肠癌根治术后2～3天肠蠕动恢复后开放造瘘口，取左侧卧位（造口侧卧位），并用塑料薄膜隔开腹部切口与造口，防止流出的粪便污染腹部切口。保护造瘘口周围皮肤，造口周围皮肤涂氧化锌软膏保护，造口开放前用凡士林纱布覆盖外翻的肠黏膜，术后3天拆除；保持大便通畅及正确使用人工肛门袋。伤口拆线后每天进行肛门扩张1次。

8．C。高渗性脱水患者累积丧失量估算有两种方法，可按每丧失体重的1%，补液量400～500ml；还可据血清钠浓度计算，补水量（ml）＝［血清钠测定值（mmol/L）－血清钠正常值（mmol/L）］×体重（kg）×4。一般分2天补完，另外每天增补生理需要量2000ml，即第一天需补生理需要量＋1/2累积丧失量。

9．C。静脉给药起效快，药物直接进入血液循环，心脏骤停时给药途径以静脉给药为主，有条件者建立中心静脉通路。

10．B。阿托品为胆碱能受体阻滞剂，可抑制胰多肽的分泌，从而抑制胰液分泌。吗啡有兴奋Oddi括约肌的作用，刺激Oddi括约肌痉挛，胰管内压增高，可加重急性胰腺炎患者症状。

11．E。前列腺增生造成排尿困难、尿潴留，应行导尿术引流尿液。导尿是解除尿潴留最直接和最有效的方法。如尿潴留时间较长或导出尿液过多，排尿功能一时难以恢复时，应留置导尿管。导尿管插入困难时，可行耻骨上膀胱穿刺造瘘术。

12．C。颅内高压患者行冬眠低温治疗时，御

寒反应消失后加用物理降温措施，以肛温 32～34℃、腋温 31～33℃为理想。避免体温大起大落，在冬眠期间尽量减少体位改变。

13．E。颈椎前路术前应指导患者做气管、食管推移训练以适应术中反复牵拉气管、食管的操作，避免术后出现呼吸困难、咳嗽、反复吞咽困难等并发症。呼吸困难是颈椎前路手术最危急的并发症，术后应注意密切观察患者有无颈部肿胀、呼吸困难、发绀表现，加强对患者呼吸频率、节律的观察。颈椎前路手术患者床旁应常规准备气管切开包，一旦发生呼吸困难，立即通知医师，并做好气管切开及再次手术的准备。

14．B。毒蛇咬伤现场应立即以布带等物伤口上方绑扎，以被阻断毒素吸收。现场还可用大量冷清水冲洗伤口及周围皮肤，挤出毒液，外敷中草药，服用蛇药等。

15．C。局麻药的不良反应包括局麻毒性反应和过敏反应（变态反应）。局麻毒性反应表现为中枢神经毒性反应和心脏毒性反应。

16．E。该患者阑尾切除术后第6天出现切口红、肿，个别缝线处有脓点，考虑出现切口感染，应拆除有脓点部分缝线，充分敞开切口，清理切口后，放置凡士林油纱条（布）引流脓液，定期更换敷料，争取二期愈合。

17．A。骨盆各骨主要为松质骨，邻近又有许多动脉和静脉丛，血液循环丰富。骨盆骨折损伤严重伴大出血可致休克，一旦发生须积极抗休克治疗，尽早施行手术治疗。

18．D。引流管被小凝血块或破碎的脑组织阻塞时，可在严格消毒管口后，用无菌注射器轻轻向外抽吸，切不可注入生理盐水冲洗，以免管内阻塞物被冲至脑室系统，引起脑脊液循环受阻。患者脑室外引流管开口应高于侧脑室平面10～15cm，以维持正常的颅内压。正常脑脊液每天分泌 400～500ml，故每天引流量宜不超过500ml。颅内压低于 120～150mmH$_2$O，引流管无引流液流出时，可缓慢降低引流瓶至有脑脊液流出。更换引流袋时，应先夹住引流袋，防止逆行感染。

19．D。阑尾切除术后鼓励患者在床上活动肢体，术后 24 小时早期下床活动，促进肠蠕动恢复，预防肠粘连。肾部分切除术后患者应绝对卧床 1～2 周。严密观察病情，及早发现出血、感染等并发症，并及时通知医生处理。下肢植皮术后，植皮肢体要制动，以免皮片移动影响存活率。门脉高压症分流术后 48 小时内，需制动平卧或低坡半卧位（< 15°），2～3 天后改半卧位，不宜早期下床活动，一般术后需卧床 1 周，防止血管吻合口破裂出血。传统的腹外疝修补术后 1～2 天卧床期间鼓励床上翻身及活动肢体，一般术后 3～5 天可下床活动。

20．E。抗纤溶治疗适用于继发性纤溶亢进为主的 DIC 晚期。DIC 抗凝治疗应在有效治疗原发病的前提下，与补充凝血因子同步进行。肝素是 DIC 首选的抗凝治疗药物。使用肝素前应测凝血时间，注意患者有无出血倾向的发生。肝素过量可用鱼精蛋白解救。

21．C。胰腺癌患者典型表现为上腹痛、不适，癌肿位于胰头时，可表现为梗阻性黄疸，呈进行性加重，伴皮肤瘙痒、茶色尿及白陶土色大便。该患者出现黄疸，陶土色便，最可能诊断为胰腺癌。病毒性肝炎主要表现为黄疸及消化道症状。胆石症患者主要表现为胆绞痛，合并感染时可有寒战高热、黄疸等表现。

22．C。移植术后急性排斥反应最常见，但是发生时间各版本教材说法不统一。人卫社临床八年制第 3 版教材外科学（上册）P231 的描述为急性排斥反应多发生于术后 5～15 天。人卫社护理本科 6 版教材外科护理学 P186 的描述为急性排斥反应多发生在术后 5 天～6 个月内。综合几版教材的观点，本题答案选 1～2 周。

23．E。腹痛是急腹症患者最突出而重要的表现。腹痛开始的部位或最显著的部位常为病变器官的部位，根据腹痛的诱因、部位及范围、急缓、程度和性质等进行急腹症的鉴别诊断。

24．E。关节融合术仅适用于关节不稳定者。骨关节结核应给予早期、联合、适量、规律和全程抗结核治疗，2～3 种抗结核药联合应用；可使用夹板、石膏绷带等方法使病变关节局部制动，预防、矫正患肢畸形；关节穿刺抽液及注入抗结核药物；全身状况差，不能耐受病灶清除者，可先施行脓肿切开引流。

25．C。革兰阴性菌所致的脓毒症一般较严重，此类细菌的主要毒性在于内毒素，可出现"三低"现象（低温、低白细胞、低血压），早期即可发生感染性休克。该患者白细胞计数减低，体温降低，脉搏代偿性增快，考虑革兰阴性菌感染，常见有铜绿假单胞菌、大肠埃希菌等，烧伤患者若创面出现黄绿色分泌物伴有恶臭味或紫黑色出血性坏死斑，提示铜绿假单胞菌感染。金黄色葡萄球菌感染可见黄色稠厚脓液，无臭味。无芽胞厌氧菌感染可见有粪臭样恶臭脓液。真菌所致的脓毒症常在基础病种，免疫功能明显下降，治疗原有细菌感染基础上发生的二重感染。

26．D。尿道损伤后，预防尿道狭窄的有效措施是拔尿管后定期行尿道扩张术。尿道扩张术是将金属探条由细到粗依次插入尿道内，逐渐扩张尿道，使其狭窄段变粗，达到排尿通畅的目的。扩张成功后根据排尿情况选择尿道扩张周期，一般先每周1次，持续1个月后视情况定期扩张。

27．C。腹痛患者若诊断不清或需进行观察，暂不能用止痛药，以免掩盖病情，延误诊断。已经确诊、治疗方案已确定及手术后的患者，可用哌替啶类止痛药。

28．A。食管癌术后常规持续胃肠减压3～4天，经常挤压胃管，避免管腔堵塞。胃管不通畅时，给予少量生理盐水冲管并及时回抽，避免胃扩张增加而并发吻合口瘘。

29．D。颅底骨折合并脑脊液鼻漏者严禁置鼻饲管，因鼻饲管可引起脑脊液逆流，导致颅内感染。

30．B。原发性醛固酮增多症是由于肾上腺皮质病变致醛固酮分泌过多，醛固酮的作用为潴钠排钾，使肾小管对 Na^+ 的重吸收增多，对 K^+ 的重吸收减少，尿钾排出增多，分泌增多时可造成水钠潴留和血钾浓度降低。水钠潴留进而导致高血压。因而，原发性醛固酮增多症主要表现为高血压和低血钾。

31．B。该患者化疗1周后发现白细胞降至 $3.0×10^9/L$，应采取暂停化疗。化疗的过程中密切观察血常规的变化趋势，如果在用药前白细胞低于 $4.0×10^9/L$，血小板低于 $50×10^9/L$ 者不能用药；在用药过程中如白细胞低于 $3.0×10^9/L$ 需考虑停药；若白细胞低于 $1.0×10^9/L$，则需进行保护性隔离。用药后1周继续监测各项化验指标，如有异常及时处理。

32．C。腹外疝术后预防阴囊血肿最主要的措施是在斜疝修补术后，伤口部位压沙袋12～24小时，用丁字带或阴囊托托起阴囊，减轻渗血，促进淋巴回流和吸收。

33．B。腹膜炎术后患者取半卧位，利于腹腔渗液流入盆腔，防止并发膈下脓肿，并减少吸收，减轻中毒症状，如形成残余盆腔脓肿，便于引流。

34．C。使用避孕套可阻止精子进入宫腔进而阻止精子与卵子相遇。

35．A。营养液现配现用，暂不用时置于4℃冰箱保存。肠内营养时，患者采用半卧位，有助于防止反流和误吸。经胃进行肠内营养时，每次输注营养液前及连续输注过程中（每隔4小时）评估胃内残留量，若超过 100～150ml 时，应减慢或暂停输注。输液浓度应由较低浓度开始，逐渐增加。输注时保持营养液温度接近体温，室温较低时可使用恒温加热器。

36．A。皮质醇症患者由于皮质醇使脂肪的动员和合成都得到促进，致使脂肪重新分布出现满月脸、水牛背等向心性肥胖表现。由于皮质醇可促进蛋白质分解，抑制蛋白质合成，患者会出现皮肤菲薄、紫纹的蛋白质过度消耗现象。皮质醇症其他临床表现包括糖耐量下降或糖尿病，高血压，低血钾，性腺功能紊乱等。

37．B。在胆总管切开处放置T管引流时，若患者食欲好转，黄疸消退，引流量减少提示胆管远端通畅。引流量过少可能是T管阻塞或肝功能衰竭，引流量过多应检查胆管下端有无梗阻。

38．A。肾结核患者术后应继续抗结核药物治疗6～9个月。应指导患者术后应按时、足量、足疗程服用抗结核药物，不可随意减药、减量；告知并指导患者观察药物不良反应，利福平主要不良反应为胃肠道不适、肝损害（ALT升高和黄疸）、过敏反应；吡嗪酰胺不良反应以药物性肝炎（ALT升高和黄疸）、高尿酸血症常见，皮疹、胃肠道反应少见；链霉素主要不良反应为听力障碍、眩晕、口周麻木、肾损害及过敏反应；异烟肼为周围神经炎、肝损害（ALT升高）；乙胺丁醇为球后视神经炎、胃肠道反应。患者一旦出现恶心、呕吐、听力下降等不良反应，应立即就诊。同时应指导患者勿用或慎用对肾脏有毒性的药物，如氨基糖苷类、磺胺类药物。

39．D。包扎疗法的缺点为细菌容易生长繁殖，不适于大面积烧伤或严重感染者。其优点是包扎可以保护创面、减少污染和及时引流创面渗液，适用于面积小或四肢的浅Ⅱ度烧伤。

40．D。颅内压增高患者常以头痛、呕吐、视神经乳头水肿为三大主征，颅内压力持续超过200mmH$_2$O（2.0kPa），该患者表现考虑诊断为颅内压增高，为防止颅内压骤然升高，患者应安静休息，避免情绪激动，保持呼吸道通畅，避免剧烈咳嗽和用力排便。鼓励患者多食富含纤维素的食物以防便秘。

41．C。成人择期手术前禁食8～12小时，禁饮4小时，以防麻醉或术中呕吐引起窒息或吸入性肺炎。

42．A。房颤患者心率快慢不一，心音强弱不等，节律绝对不规则，心率快于脉率。二尖瓣狭窄患者心尖部可闻及舒张中、晚期隆隆样杂音。心房颤动是二尖瓣狭窄相对早期的常见并发症，房颤并发体循环栓塞的危险性甚大，栓子来自左心房，多在左心耳部。二尖瓣狭窄或二尖瓣脱垂合并房颤时，脑栓塞的发生率高。

43．B。肾结石非手术治疗应鼓励患者大量饮水，保证每天饮水量3000ml以上，以维持每天尿量＞2000ml，达到稀释尿液、延缓结石生成速度、冲洗尿路及预防感染的目的。肾绞痛发作时遵医嘱应用解痉镇痛药物，并观察疼痛的缓解情况。在病情允许的情况下，适当作一些跳跃运动或经

常改变体位，有助于结石的排出。注意观察体温、尿液颜色与性状、尿中白细胞数，及早发现感染征象，必要时遵医嘱使用抗生素。根据结石成分、代谢状态调节饮食，草酸钙结石限制含钙、草酸多的食物，尿酸结石患者不宜食用含嘌呤高的食物。

44．E。门脉高压症临床表现包括早期表现为脾大、脾功能亢进，静脉交通支扩张，可有食管下段、胃底静脉曲张及破裂出血，腹水，因门静脉高压患者肝功能受损，肝脏合成凝血因子障碍，引起凝血机制障碍。

45．C。该患者行肝叶切除术后当天出现心慌、气促、出冷汗、血压下降等血容量不足的表现，考虑该患者可能发生了术后肝断面出血。胆汁性腹膜炎患者可表现为弥漫性腹膜炎体征腹部压痛、反跳痛、肌紧张等。膈下脓肿主要表现为发热、脓肿部位持续钝痛、呃逆等。肝性脑病患者主要表现为意识障碍和扑翼样震颤。胆道梗阻患者主要表现为黄疸、腹痛、寒战与高热。

46．C。局麻药毒性反应中枢神经系统毒性表现往往先于心脏毒性，轻度毒性反应患者表现为头晕、血压升高、谵妄、心率增快等，继续发展可出现肌肉抽搐、惊厥、低血压，最终出现严重低血压、心律失常，甚至心搏骤停等心血管系统全面抑制表现。局麻药过敏反应一般在使用少量局麻药后，出现荨麻疹、咽喉水肿、支气管痉挛、低血压等表现。局麻药用药不足患者会出现疼痛。

47．B。患儿轻度脱水失水量约占体重的5%，表现为精神稍差，尿量减少，前囟稍下陷，四肢温，皮肤黏膜稍干燥；中度脱水患儿失水量约占5%～10%，表现为精神萎靡，尿量减少，前囟下陷，皮肤干燥弹性差，四肢稍凉；重度患儿失水量＞10%，精神淡漠，尿量极少，皮肤弹性极差，前囟明显下陷，出现脉细、血压下降等休克征象。

48．E。留置胸膜腔闭式引流的患者若引流管从胸腔滑脱，应立即用手捏闭伤口处皮肤，以防空气进入，消毒处理后，以无菌凡士林纱布封闭伤口，并协助医师进一步处理。

49．D。大便隐血试验可作为结直肠癌普查或高

危人群的初筛手段。

50．E。患者恶心、呕吐，且一天未进食，故首先输入 5% 的葡萄糖盐水溶液，补充能量和血容量同时，预防患者出现低钠血症。

51．D。颈胸部手术后多采用的体位是半坐卧位，以利于呼吸和引流。

52．C。暴露疗法患者创面可涂 1% 磺胺嘧啶银霜、碘伏等。磺胺嘧啶银具有磺胺嘧啶的抗菌作用和银盐的收敛作用，可促使创面干燥、结痂和促进愈合。暴露疗法适用于创面严重感染及大面积烧伤，应适当约束肢体，注意隔离，防止交叉感染。创面不应覆盖任何敷料，随时用无菌敷料吸净创面渗液，保持干燥；定时翻身，避免创面长时间受压，并观察肢体远端血运。

53．C。急性阑尾炎术后可发生腹腔脓肿，发生在盆腔的脓肿由于刺激直肠，可有大便次数增多，混有黏液，伴里急后重。该患者直肠前壁有触痛，并有波动感，考虑并发了盆腔脓肿，治疗方法主要为超声引导下穿刺抽脓或手术切开引流等。

54．B。血栓闭塞性脉管炎早期（局部缺血期）患者主要的病理变化是血管痉挛，典型症状为间歇性跛行，当患者行走一段后患肢疼痛，被迫停下，休息后疼痛缓解。营养障碍期（中期）主要表现为静息痛。组织坏死期（晚期）主要表现为肢体由远端向近端逐渐发生干性坏疽，肢端发黑，形成经久不愈的溃疡。

55．D。直肠肛管术后应注意保持肛门局部清洁，先排便，排便后坐浴，清洁会阴部，最后换药，促进伤口愈合，坐浴可使用 1：5000 高锰酸钾溶液。肛管疾病手术后 1～2 天以无渣或少渣流食、半流食为主，术后 3 天应多饮水、多吃水果及适量粗纤维食物，戒烟酒，避免辛辣刺激性食物；病情观察；排便护理，术后 2～3 内通过饮食管理尽量避免排便，3 天后无排便者，可口服缓泻药通便，保持大便通畅，但术后 7～10 天禁止灌肠；预防并发症。

56．B。对疑有脊柱骨折者应尽量避免移动。若确实需要搬运，正确的方法是 3 人同步行动，平托患者或滚动至木板、担架或门板运送。严禁弯腰、扭腰。怀疑颈椎骨折、脱位，需要另加 1 人牵引固定头部，并与身体保持一致。搬运时保持患者的脊柱中立位，以免造成或加重脊髓损伤。

57．C。在脊髓休克期应留置导尿，持续引流尿液并记录尿量，以防膀胱过度膨胀。2～3 周后改为每 4～6 小时开放 1 次尿管，或白天每 4 小时导尿 1 次，晚间 6 小时导尿 1 次，以防膀胱萎缩，并训练自律性膀胱。

58．E。门脉高压症患者行分流术后 48 小时内，需制动平卧或低坡半卧位（＜15°），2～3 天后改半卧位。不宜早期下床活动，一般术后需卧床 1 周，防止血管吻合口破裂出血。术后早期禁食，24～48 小时肠蠕动恢复后，提供流质饮食，逐渐过渡到半流食及软食，分流术后易诱发肝性脑病，应限制蛋白质和肉类的摄入。脾切除术后 2 周内每天或隔天监测血小板计数。若血小板＞$600×10^9$/L 时，立即通知医生并遵医嘱应用肝素抗凝，以防静脉血栓形成。

59．E。甲亢术前患者使用碘剂的目的主要包括抑制蛋白水解酶，减少甲状腺球蛋白的分解，逐渐抑制甲状腺素的释放，有助于避免术后甲状腺危象的发生；减少甲状腺血流量，减少腺体充血，使腺体缩小变硬，利于手术切除。但由于碘剂不能抑制甲状腺素的合成，一旦停服，贮存于甲状腺泡内的甲状腺球蛋白大量分解，将使甲亢症状重新出现甚至加重，因此，不准备施行手术治疗的甲亢患者不宜服用碘剂。

60．D。格拉斯哥昏迷计分法（GCS），对睁眼、言语和运动 3 个方面评分，用相同程度的语言和疼痛刺激，对患者的反应作动态分析。最高 15 分表示意识清醒，低于 8 分表示昏迷，分数越低意识障碍越严重。

61．A。实质性脏器如肝、脾、胰、肾等或大血管损伤主要为腹腔内（或腹膜后）出血，临床表现为面色苍白、脉率加快，严重时脉搏微弱，血压不稳，甚至休克，早期可代偿表现为心率增快，收缩压下降。

62．C。自我检查是乳腺癌术后患者最重要的出院指导，最好在月经后的 7～10 天进行，绝经者选择每个月固定的 1 天检查。

63．D。手术人员刷手的范围是从指尖至肘上 10cm。

64．D。手术日晨体温升高者和女性患者月经来潮时应延迟手术。手术日晨准备包括认真检查、确定各项准备工作的落实情况；进入手术室前，指导患者排尽尿液；预计手术时间将持续 4 小时以上及接受下腹部或盆腔内手术者，留置导尿管；胃肠道及上腹部手术者，留置胃管；遵医嘱予以术前用药；拭去指甲油、口红等化妆品，取下活动性义齿、眼镜、发夹、手表、首饰和其他贵重物品；备好手术需要的病历、影像学资料（X 线、CT 等）、特殊用药或物品等，随患者带入手术室；与手术室接诊人员仔细核对患者、手术部位及名称等，做好交接；根据手术类型及麻醉方式准备麻醉床，备好床旁用物，如负压吸引装置、输液架、心电监护仪、吸氧装置等。

65．D。瘢痕性幽门梗阻患者术前 3 天每晚用 300～500ml 温等渗盐水洗胃，以减轻胃壁水肿和炎症，利于术后吻合口愈合。

66．A。牵引术是利用牵引力和反牵引力作用于骨折部，达到复位或维持复位固定的治疗方法。石膏固定、小夹板固定和骨折内固定均仅有固定效果。

67．B。肾损伤非手术治疗的患者出院后 3 个月内不宜从事重体力劳动，以防止继发损伤。

68．E。腹部损伤如伴腹内脏器或组织自腹壁伤口突出，可用消毒或清洁器皿覆盖保护，勿予强行回纳，以免加重腹腔污染，回纳应在手术室经麻醉后进行。

69．C。胸廓成形术会切除与脓腔相应的肋骨，术后根据肋骨切除范围，在胸廓下垫一硬枕或用 1～3kg 沙袋压迫，以控制反常呼吸。

70．B。门脉高压分流术患者预防肝性脑病应限制蛋白质和肉类的摄入，术前 2～3 天口服肠道抗菌药，术前 1 天晚用酸性溶液清洁灌肠，禁用肥皂水等碱性溶液灌肠，术后严密观察并记录生

命体征、神志等，定时检测肝功能和血氨浓度，及时发现肝性脑病。

71．D。该患者最可能诊断为腰椎间盘突出症。腰椎间盘突出症的主要症状为腰痛和坐骨神经痛，坐骨神经痛常为单侧放射性疼痛，从腰骶部、臀部向大腿后外侧、小腿外侧、足跟部或足背部放射，可伴感觉迟钝或麻木。腰椎结核表现为较长期的腰部钝痛，可放射至腰部，查体有拾物试验阳性，伴有乏力、盗汗、低热等结核中毒症状。强直性脊柱炎为风湿性疾病，早期首发症状常为下腰背部疼痛伴晨僵。骨关节炎起病缓慢，开始可因受凉、劳累或轻微外伤而感到酸胀不适或钝痛，后逐渐加重，可有静息后暂时性僵硬关节摩擦痛及嘎吱声。

72．C。MRI 可显示椎管形态，全面反映出各椎体、椎间盘有无病变及神经根和脊髓受压情况，对本病有较大诊断价值。X 线为常规检查，可反映腰部有无侧突、椎间隙有无狭窄等。

73．D。呼吸困难和窒息是甲状腺术后最危急的并发症，多发生于术后 48 小时内。常见原因有切口内出血，喉头水肿，气管塌陷，双侧喉返神经损伤等。

74．B。甲状腺肿瘤术后常见并发症为呼吸困难和窒息，喉返神经损伤，喉上神经损伤，甲状旁腺损伤及甲状腺功能低下。一般不会出现的并发症为甲状腺危象，甲状腺危象又称甲亢危象，发病率很低，是甲状腺毒症急性加重的表现，发生原因可能与循环中的甲状腺激素水平增高有关，多发生于较重甲亢未予治疗或治疗不充分的患者，常见诱因有感染、手术、精神刺激等。

75．A。患者左膝关节肿胀，疼痛，有低热、盗汗等结核中毒症状，考虑为膝关节结核，患者血沉增快（正常男性 0～15mm/h，女性 0～20mm/h）提示结核处于活动期，浮髌试验阳性提示有膝关节积液。在诊断有疑问时，应做组织学诊断，即滑膜活检病理切片检查。关节镜检查对早期诊断膝关节滑膜结核具有独特价值，既可作关节液培养和组织活检。

76．D。膝关节结核治疗主要包括多种抗结核药

物联合应用 12 ～ 18 个月，同时在整个康复过程中进行受累关节的主动非负重功能锻炼。局部治疗包括关节穿刺注射抗结核药物。非手术治疗无效、病变严重考虑行手术治疗。

77．D。全身结核治疗用药原则为早期、联合、适量、规律和全程治疗。联合用药可避免患者出现耐药反应。

78．E。腰椎管狭窄征的典型临床表现是腰腿痛和间歇性跛行。间歇性跛行表现为活动行走后出现下肢疼痛、麻木、无力，下蹲休息数分钟后可继续走路。腰肌劳损表现为无诱因、间歇性腰部酸痛，在腰背部有固定压痛点，不同压痛点可产生不同部位的放射痛。腰部肌膜炎表现为腰部慢性疼痛，有固定的压痛点，发病前近期有与疼痛部位相关的过度活动史。腰椎结核查体有拾物试验阳性，伴有乏力、盗汗、低热等结核中毒症状。腰肌劳损主要表现为无诱因反复发作的慢性腰部疼痛，劳累时加重。

79．C。患者疼痛的主要原因椎间盘组织压迫神经根或椎管容积减小，使神经根出现充血、水肿等炎性反应；行走时，椎管内受阻的椎静脉丛逐渐扩张，加重了对神经根的压迫而出现症状。

80．D。腰椎管狭窄术后第 1 天开始进行股四头肌舒缩和直腿抬高锻炼，每分钟 2 次，抬放时间相等，每次 15 ～ 30 分钟，每天 2 ～ 3 次，以能耐受为限；逐渐增加抬腿幅度，以防神经根粘连。

81．E。腰椎管狭窄脊髓受压者可佩戴腰围 3 ～ 6 个月，直到神经压迫症状缓解。

82．A。该患者在滴入氨基酸（流速 60 滴／分）15 分钟后，患突发恶心呕吐，面色潮红，胸背及四肢有皮疹，首先考虑为氨基酸过敏。患者症状在输入氨基酸后突然发生，氨基酸过敏较脂肪乳延迟过敏可能性更大。发热反应患者表现为发冷、寒战、发热。输液微粒反应可表现为血栓、静脉炎、过敏反应等。

83．C。考虑患者发生氨基酸过敏，出现皮疹、恶心、呕吐等症状，过敏反应较轻，此时应立刻停止输入氨基酸，继续观察，如患者过敏症状进

一步加重，遵医嘱采取相应急救措施。

84．D。对疑有腹部损伤的患者，诊断性腹腔穿刺是最有意义的检查，对于判断腹腔内脏有无损伤和哪一类脏器损伤有很大帮助。抽到不凝血，提示为实质性器官或血管破裂所致的内出血。若抽到血液迅速凝固，提示误入血管或血肿。

85．C。对于已确诊或高度怀疑腹内脏器损伤者的处理原则是做好紧急术前准备，力争早期手术。该患者已诊断为脾破裂，有发生失血性休克可能，应禁食、胃肠减压，并立即建立静脉通道，可收集腹腔内出血行自体输血。积极准备早期手术，可行脾切除术或脾缝合修补术。

86．B。该患者行开颅血肿清除减压术，颅内出血是术后最危险的并发症，多发生在术后 24 ～ 48 小时内。

87．E。脑出血术后脑水肿高峰期为术后 2 ～ 4 天，此期易并发癫痫。

88．C。正常脑脊液每天分泌 400 ～ 500ml，故每天引流量宜不超过 500ml。

89．D。患者脑室外引流管开口应高于侧脑室平面 10 ～ 15cm，以维持正常的颅内压。

90．D。颅内压低于 120 ～ 150mmH$_2$O、小血块阻塞、引流管打折、引流管口吸附于脑室壁、引流瓶高度过高均可造成脑室外引流管无脑脊液流出。

91．B。血尿是膀胱肿瘤最常见、最早出现的症状。常为间歇性全程无痛肉眼血尿，终末加重，可自行减轻或停止，易被误以为"好转"。

92．A。尿频、尿急、尿痛是肾结核的典型症状，还可出现淘米水样脓尿，血尿，腰痛和消瘦、低热等全身结核症状。

93．D。膝关节化脓性炎症可因关节腔内积液出现浮髌试验阳性。

94．C。腰椎结核患者在站立或行走时，往往用手扶住腰部，腰椎结核患者弯腰拾物时需挺腰屈膝屈髋下蹲，称拾物试验阳性。

95．A。前列腺癌常从腺体外周带发生，很少单纯发生于中心区域。

96．C。前列腺增生起始于前列腺围绕尿道精阜部位的移行区。

97．E。双人心肺复苏时，按压通气比例为30∶2。

98．A。心肺复苏时，按压和放松时间比例为1∶1时，心排血量最大。

99．B。来自膀胱的血尿一般为终末血尿。初始血尿提示病变部位在尿道；终末血尿提示出血部位在后尿道、膀胱颈部或膀胱三角区；全程血尿提示出血部位在膀胱或其以上部位。来自膀胱的血尿一般为终末血尿。

100．A。来自肾脏的血尿一般为全程血尿。